对症用药及误用辨别手册

梅峥嵘 编著

SPM 南方出版传媒

广东科技出版社 | 全国优秀出版社

·广州·

图书在版编目（CIP）数据

对症用药及误用辨别手册/梅峥嵘编著.—广州：广东科技出版社，2017.4 （2022.6重印）

ISBN 978-7-5359-6698-8

Ⅰ. ①对… Ⅱ. ①梅… Ⅲ. ①用药法—基本知识②药物—基本知识 Ⅳ. ①R97

中国版本图书馆CIP数据核字（2017）第062001号

对症用药及误用辨别手册
Duizheng Yongyao Ji Wuyong Bianbie Shouce

出 版 人：朱文清
责任编辑：杨柳青　严 旻
封面设计：李康道
责任校对：吴丽霞　黄慧怡　蒋鸣亚
责任印制：彭海波
出版发行：广东科技出版社
　　　　　（广州市环市东路水荫路11号　邮政编码：510075）
销售热线：020-37607413
http://www.gdstp.com.cn
E-mail：gdkjbw@nfcb.com.cn
经　　销：广东新华发行集团股份有限公司
排　　版：广州市友间文化传播有限公司
印　　刷：广州市东盛彩印有限公司
　　　　　（广州市增城区新塘镇太平洋工业区十路2号　邮政编码：511340）
规　　格：889mm×1 194mm　1/32　印张22.625　字数650千
版　　次：2017年4月第1版
　　　　　2022年6月第7次印刷
定　　价：58.00元

如发现因印装质量问题影响阅读，请与承印厂联系调换。

前　言

有一次，我们在社区医院组织了一个健康讲座，参加的大多是大妈、大叔，大家对健康问题都很关心，讲座效果很不错。进入互动环节后，我向在座的大妈、大叔们提了个问题：生了病需要吃药吗？大家哄的一声笑了，七嘴八舌地回答，那还用说吗？我又问：生病的时候没有去医院，自己在药箱里拿药吃的请举一下手！大家还是嘻嘻哈哈的，有七八成都把手举起来了。我接着问了第三个问题：大家对药箱里的药，真的知道什么时候应该吃，吃多少，吃多长时间，哪些药能同时吃，哪些药不能同时吃吗？这一连串的提问，使大家一下子安静了下来。过了一会儿，有个大妈反问我说：不就是感冒吃感冒药，睡不着觉吃安眠药吗？哪来这么复杂？这位大妈的回答，可以说在我的意料之中。因为它代表着我们周围相当一部分人对药的认识，而且这个比例还真的不低。

作为一名临床药剂师，我发现人们在日常生活中存在着很多用药的误区，即使是对于普通感冒这样常见的"小病"，也常常存在"吃错药"的问题。记得有次隔壁的阿姨来找我，说她感冒之后，自己在家吃了一些药，但好几天了也不见好，反而觉得头更痛了。她怕自己说不明白，把服用过的药盒也带来了。我看了看，她服用了3种药，分别是白加黑、感康片和头孢呋辛酯胶囊，看完我就明白她为什么会感到头痛加剧了。

感冒虽然是我们最常见的病，但其用药却是相当有讲究的。首先，市面上的感冒药虽然种类繁多，但它们的成分都大同小异。比如白加黑和感康片，我们在感冒时只服用其中一种就可以了。若同时服用几种感冒药会造成药物过量，可能会损伤肝脏和胃。其次是普通感冒大多数是由病毒引起，并不需要服用抗生素，没有细菌感染不需服用头孢呋辛酯胶囊，这样不仅对病情毫无效果，还会因为滥用抗生素导致耐药细菌的产生，其结果是普通的抗生素对这些耐药细菌不产生效果，给以后的治

1

疗带来麻烦。最后，感康片中含有金刚烷胺，该药对大多数的感冒病毒都不起作用，且该药会让人产生头痛、幻觉和精神错乱等现象。

我判断邻居阿姨的头痛，很可能是金刚烷胺引起。我建议她只服用白加黑一种药物，服用的时间不要超过7日。她后来服药3日后，感冒症状好转，头痛也消失了。

生了病，当然需要药物的治疗，但盲目地靠感觉和经验去吃，绝对不是好办法，合理科学的用药才能达到药到病除的效果。那么究竟如何用药才算是科学、合理的用药呢？

随着时代的发展，我国已经进入老龄化的社会，老年人可以说是用药的大户。相对来说，老年人不管是知识水平还是对科学的态度，跟中青年人都有一定的差距，所以也可以说是错误用药的重点人群。

在工作中发现很多老年人存在用药误区，例如很多老年人同时有高血压、糖尿病及心脑血管疾病，这些疾病往往需要同时服用几种药物，这些药物该怎样服用呢，是饭前还是饭后吃，是早晨吃还是睡前吃，吃了这些药之后是否需要注意饮食，怎样吃才能达到最好的效果，在吃完药之后需要注意观察身体哪些方面的变化，当出现副作用时该怎样处理等一系列问题，我想可能你会在这本书中找到答案。本书收集了治疗常见病的几百种西药及中成药，详细地介绍了各个药物的用法用量及注意事项。当你对药物的用法用量产生疑惑时，希望本书尽可能给你提供帮助。通过阅读本书能够让你明白医生的用药有何作用，每种药物有何功效，对于我们的病我们可以选择哪些药物以及每种药物可能出现的副作用。

本书是在参考药物说明书、国家食品药品监督管理总局、国内外权威文献及个人的临床用药经验的基础上编写而成的，目的在于普及用药常识，介绍治疗常见疾病的药物，指导读者安全用药，纠正用药误区。但需要说明的是该书不能取代医生的诊断，也不能取代医生的治疗方案。

基于这样的目的我编写了这本《对症用药及误用辨别手册》，希望能够在日常的用药方面给予大家一些帮助。

编著者

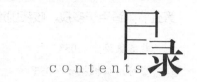

目录 contents

1

第六章　肝胆类用药　427

第一节　适用于慢性肝炎　430

第一章 （感冒、咳嗽、痰喘用药）

1. 简要说明

感冒或流感患者最好在医生的指导下，采用血常规检查，明确感染的病毒后，再选用适当的抗感冒药对症治疗。

如以上呼吸道症状（打喷嚏、鼻塞、流鼻涕等）为主而无发热者，可选用氯雷伪麻缓释片缓解症状。

如肌肉酸痛、头疼症状明显，则可选用含解热镇痛药的抗感冒药。

对于流感病毒引起的感冒，可以选用含有利巴韦林、阿昔洛韦、金刚烷胺等成分的感冒药。

2. 分清感冒、流感和上感

要注意，感冒、流感（流行性感冒）和上感（上呼吸道感染）是不同的三种疾病，分清它们有助于治疗。

感冒和流感都是由病毒引起的，感冒病毒是散发性的，不会引起流行，而流感病毒则会引起地区性的暴发性流行。一般感冒病毒引起的最主要的症状，首先是在鼻部（感冒有时也被称为急性鼻炎），比如打喷嚏、鼻塞、流鼻涕等，基本上不会发热。流感的突出症状则是寒战、高热、浑身肌肉酸痛，头疼症状明显。因此，两者服用的药物也有所不同。

至于上感，则是指上呼吸道感染，主要症状集中在咽喉部位，有明显的灼热、吞咽障碍等感觉。病原体可以是细菌，也可以是病毒，就目前来说，由病毒引起的上感占到多数。

上感和感冒有一定的关联，人们在感冒后，由于上呼吸道的抵抗力下降，常常会继发上呼吸道感染，除了打喷嚏、鼻塞、流鼻涕等鼻部的症状，还会伴随着咽痛、咽痒等上呼吸道症状。

3. 要不要使用抗生素、打点滴

在平时，很多人把感冒、流感和上感简单地自我诊断为感冒，一觉得不舒服，有鼻塞、打喷嚏、咽痛等症状，马上就服用抗生素，或者去小诊所要求打点滴，这都是非常错误的做法。

因为引起感冒的病毒，就生存在人体的细胞之中，目前我们还没有适当的药物，可以将它们直接清除或消灭，只能依靠人体自身的免疫力。感冒时所服用的药物，也仅仅是用来缓解症状，让患者能舒服一些，并不能起到清除病毒的作用。

比如对于流感病毒，现在还没有广谱的药物。如果已经得了流感，可以选用几个缓解症状的药物，如康泰克、泰诺感冒片等，这些药物可以缓解头疼、流鼻涕等症状。这时滥用抗生素，只会造成耐药性和对身体不必要的损害。

至于打点滴，比普通的打针或吃药，对身体所造成的损害，会成倍地增加。因为药物会随着血液进入身体的各个部分，能杀死有免疫作用的正常细胞。在不正规的小诊所，患者常常会得到建议去打点滴，这是需要警惕的，因为打点滴往往是小诊所主要的收入来源。

但是，如果你总是感冒后诱发支气管炎、肺炎等并发症，或已经确认是由细菌感染引起的感冒，那么在医生的指导下，使用抗生素（如头孢类、大环内酯类和第三代喹诺酮类等抗菌药物）来治疗就可能是恰当的。

无论如何，抗生素应在医生的指导下服用，尽量去正规医院开药，这样服用的剂量和用药时间才更能保证安全。

4. 当只出现上呼吸道症状时，吃哪种感冒药

如以上呼吸道症状（打喷嚏、鼻塞、流鼻涕等）为主，并没有伴随着发热症状时，可选用氯雷伪麻缓释片这类药物。氯雷伪麻缓释片含有氯雷他定和硫酸伪麻黄碱两种成分，临床试验表明，该药对缓解感冒或流感的上呼吸道卡他症状的作用较快。服药后30~45分钟即可以感到明显的效果，鼻塞、打喷嚏、流鼻涕等症状会得到迅速减轻或消失，而且每次服药后的效果可持续12小时，每日只需服用2次。

5. 伴有肌肉酸痛、头痛时，吃哪种感冒药

如有肌肉酸痛、明显的头疼症状的患者，可以选用含有解热镇痛药的抗感冒药。这些感冒药含布洛芬和伪麻黄碱，能够很快缓解各种痛症和发热。此外，泰诺、百服宁对感冒或流感伴发热、头痛和关节痛的症状也有很好的疗效。但如果肌肉、头痛症状不明显的患者，就最好不要服用这些药物了，以免引起过敏等不良反应。

6. 得了流行性感冒，吃哪种感冒药

流行性感冒一般是由流感病毒引起的，对于流感病毒，现在还没有广谱的药物。为了缓解症状，同样可以选用泰诺、百服宁等药物。另外，也可以选用含有利巴韦林、阿昔洛韦、金刚烷胺等成分的感冒药。这些成分都有较强的抗病毒作用。

7. 服用中成药时，分清楚感冒的类型

很多传统抗感冒中成药的疗效也不错，但服用之前，最好分清自己是"风热感冒"还是"风寒感冒"，或者是"暑湿感冒"等。

风热感冒主要表现为发热重、不喜吹风、头部胀痛、多汗、

咽喉红肿疼痛、痰黏或黄、鼻塞、流黄涕、口渴喜饮、苔薄白微黄等，多见于夏秋季。

风寒感冒的症状主要为浑身酸痛、鼻塞流涕、咳嗽有痰。

暑湿感冒类似西医所称的"胃肠型感冒"，以胃肠的症状为主，但感染仍然是从呼吸道开始，本质上是感冒，如果以治疗急性肠胃炎的方法，一般无效。患者表现为怕冷、发热、头痛、腹痛、腹泻等症状。此类型感冒多发生在夏季，所以称为暑湿感冒。

一般抗感冒的中成药，药品包装上都有注明是用于风热感冒还是风寒感冒等类型，患者在选购时，可询问药店专业人员。

8. 感冒的辅助治疗

感冒在没有并发症的时候，即单纯的感冒，病程一般为7~10日。所以即便不吃任何药物，也会自愈。据调查显示，感冒患者中有七成人选择自己进行治疗，所以如何正确和安全地用药，是非常关键的。与其滥用抗生素等药物，不如进行有效的辅助治疗，帮助提高自身的免疫能力，缩短病程。比如多喝温水、卧床休息、在不发烧的情况下多喝些富含维生素C的果汁（如橙汁）等，都对治疗感冒有一定的帮助。

第一节　适用于咳嗽、鼻塞、流鼻涕

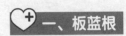

一、板蓝根

本品是一种复方中成药，常见剂型主要有颗粒、冲剂和片剂。板蓝根主要用来治疗风热感冒和流感引起的咽喉肿痛、口咽干燥等症状，以及急性扁桃体炎等。

◆ 常见商品名及用法

太极板蓝根颗粒（袋装）

每袋10克，每包20袋，开水冲服。1次5~10克（含蔗糖），1日3~4次。

同仁堂板蓝根糖浆

每支15毫升，口服，1次15毫升，1日3次。

云南白药板蓝根片

每瓶100片，口服，1次2~4片，1日3次。

不同规格的产品其用法用量不同，以商品包装说明书或者医嘱为准。

◆ 适用情况

主要用来治疗风热感冒和流感引起的咽喉肿痛、口咽干燥等症状（中医称之为肺胃热盛所致的咽喉肿痛、口咽干燥），以及急性扁桃体炎等。

◆ 常见错误用法

很多人一有感冒症状就服用板蓝根，其实这是一种错误做法。板蓝根主治风热感冒，风寒感冒患者服用则没有效果。因此服用前，患者应该先分清自己的感冒类型。

另外，不少人以为板蓝根能治很多传染病（比如说非典、禽流感），这也是一种错误认识，板蓝根只是一种平常中药，并不能包治百病。

而且，板蓝根冲剂也有副作用，所以服用时不要随意加大剂量，每次最多服用两包就可以了。

◆ 药品使用注意

（1）服用板蓝根颗粒时，尽量不要服用其他滋补性中药。

（2）服用板蓝根之后，请不要抽烟，也不要吃辛辣、鱼腥等食物。

◆ **特殊人群用药指南**

（1）对本品过敏者禁用，过敏体质者慎用。

（2）如果患者平时经常会感到脾胃不和，容易腹泻，身体怕冷，就不适宜多服板蓝根了。

（3）板蓝根成分不会通过乳汁或脐血影响胎儿，但多服会造成一定的肠胃反应，所以孕妇服用时要格外注意。

（4）儿童肠胃功能还不健全，不宜多服。

（5）体质比较虚弱的老年人，若板蓝根服用过量，容易出现不良反应。

◆ **药物安全性**

板蓝根本身属于一种寒凉性的中药，如果体质偏虚的人过量服用，就容易引起一系列胃肠反应，例如胃痛、畏寒、食欲不振等症状。

因滥用板蓝根冲剂和针剂，发生过敏反应和其他不良反应的也不少。绝大多数为板蓝根注射液所引起的，主要表现为头昏眼花、面唇青紫、四肢麻木、全身皮肤潮红、皮疹等，有时表现为全身出现红斑型药疹，严重时可引起过敏性休克。

❤➕ 二、复方盐酸伪麻黄碱缓释胶囊

本品的主要成分是盐酸伪麻黄碱和马来酸氯苯那敏，常见剂型为胶囊制剂。它是一种拟肾上腺素药，能够消除鼻咽黏膜充血，减轻鼻塞，收缩上呼吸道毛细血管，主要用于缓解普通感冒，流行性感冒引起的鼻塞、流涕、打喷嚏等上呼吸道症状和花粉症，鼻窦炎所致的各种症状。

◆ **常见商品名及用法**

新康泰克蓝色装

胶囊，每盒1板，每板10粒。温开水送服，成人1次1粒，1日不

可以超过2次。

服用本品3～7日，症状没有缓解时，应该停药就医。

◆ 适用情况

主要用于缓解普通感冒，流行性感冒引起的鼻塞、流涕、打喷嚏等上呼吸道症状和花粉症，鼻窦炎所致的各种症状。

◆ 常见错误用法

有的时候，患者发生感冒时，为了追求好得更快，有可能在服用本品的同时，服用其他治疗感冒的药物。这些其他药物可能含有与本品相似的成分，结果造成药性叠加，带来不利后果。因此在服用本品的同时，不能服用与本品成分相似的治疗感冒的药物，包括中成药和西药。

同样，有的患者为了感冒早点好，会超量服用本品（如1次2粒），结果出现头晕、恶心等症状，这时应该大量喝水，促进药物排解。

本品适合在感冒早期出现鼻塞、流鼻涕、打喷嚏等上呼吸道症状时使用，也就是说，感冒情况还不严重，只出现轻微的感冒症状时，可以使用；当感冒程度较为严重时，或者没有上呼吸道症状时，是不宜使用本品的。

◆ 药品使用注意

（1）如患者正在使用广谱抑菌剂氯霉素，请慎重服用本品。

（2）如患者经常使用巴比妥类或抗惊厥药物，那就要警惕长期服用本品时所引发的肝毒性危险。

（3）不宜与解痉药同服。

（4）如果你在服用酚妥拉明、洋地黄苷类等心血管药物，请不要服用本品。

（5）服药期间，请不要饮用酒精类饮料。

（6）如与其他药物同时使用可能会发生药物相互作用，详情请咨询医生或药剂师。

◆ 特殊人群用药指南

（1）有严重冠状动脉疾病、精神病史及严重高血压的患者禁用。

（2）新康泰克主要含有盐酸伪麻黄碱和扑尔敏两种成分，对该成分过敏者请禁用。

（3）过敏体质人士，肝、肾功能有问题人士，运动员慎用此药。

（4）有心脏病、高血压、甲状腺疾病、糖尿病、前列腺肥大、青光眼、抑郁症、哮喘等病史的患者，应在医生指导下服用。

（5）孕妇服用此药后，可能会影响到胎儿，务必慎用，哺乳期妇女慎用。

（6）新康泰克没有儿童型，一般不推荐儿童服用本品。儿童如果要服用本品，请咨询医生。

（7）老年人应在医生具体指导下服用。

◆ 药物安全性

本品作为一种感冒类的非处方用药，对于治疗有上呼吸道症状的早期普通感冒的效果是不错的。服用新康泰克后，患者比较常见的不良反应是头晕、困倦、乏力、口干。部分患者还会出现胃部不适和大便干燥的现象。

有案例报道，极个别患者甚至有高血压、脑卒中、心律失常、心肌损害等严重不良反应。

用药时，如果身体出现了任何不适，应尽快通知医生。感冒症状消失后，应该停止服药，以免服药时间过长而导致依赖或抗药性。同时值得注意的是，因为本品中含有盐酸伪麻黄碱成分，因此有的药店对本品是实行限购的。

♡➕ 三、感冒灵

本品的主要成分是三叉苦、金盏银盘、野菊花、岗梅、咖啡因、对乙酰氨基酚、马来酸氯苯那敏、薄荷油。常见剂型为颗粒制剂和胶囊制剂。它能清热解毒、消炎止痛、提高机体抵抗力，能用于治疗感冒引起的头痛、发热、鼻塞、流涕和咽喉肿痛等症状。

◆ **常见商品名及用法**

999感冒灵颗粒

每袋10克，每盒9袋。温开水冲服，1次10克，1日3次。

服用本品3日，症状没有得到缓解甚至出现新的严重症状如胸闷、心悸等时，应该停药就医。

◆ **适用情况**

一般用于治疗感冒引起的头痛、发热、鼻塞、流涕和咽喉肿痛等症状。

◆ **常见错误用法**

本品是一种中西药复方制剂，能够清热解毒，消炎镇痛，从本品的成分来看，有金盏银盘、野菊花等，药性偏寒凉，因此本品对于脾胃虚寒的患者来说，不宜服用，以免加重脾胃虚寒状态，给患者带来不利后果，得不偿失。脾胃虚寒的患者会表现出腹痛、腹泻、大便溏稀、四肢不温、口淡不喜饮水，平时喜暖、胃部有疼痛时用手按疼痛减轻等症状。患者如有这些情况，应该避免服用本品。

有的患者在感冒时，为了减轻症状或者想感冒尽快好转，会将其常用的感冒药一齐服下去，但是这些感冒药有的成分或功效相同或相似，结果造成了药性叠加，给患者的身体造成极为不利的影响，这样做容易出现不良反应，损害了患者的身体，因此在服用本品的同时，不宜服用其他同类功效的感冒药（包括西药类的感冒药）。

服用感冒药，最好坚持服用3日左右，观其效果，再决定下一步怎么服药。

有的患者在感冒时，不管自己的职业，随意自行服用此感冒药。因为此感冒药成分中含有乙酰氨基酚、马来酸氯苯那敏、咖啡因，对中枢神经有一定影响，患者可能会呈现兴奋、焦虑、嗜睡等状态，因此在服用本品期间，不得驾驶机、车、船，不得从事高空作业、机械作业和操作精密仪器。

◆ **药品使用注意**

（1）在服用本品期间，忌烟、酒和辛辣、生冷、油腻食物。

（2）在服用本品期间，不宜同时服用其他滋补性中成药。

（3）在服用本品的同时，不宜服含有相同成分或者类似功能的感冒药。

（4）在服用本品的同时，如果需要服用其他药物，请事先咨询医生意见。

◆ **特殊人群用药指南**

（1）对本品过敏者禁用，过敏体质者慎用。

（2）严重肝、肾功能不全者禁用本品，肝功能不全者慎用本品。

（3）脾胃虚寒，有腹痛、喜暖泄泻者慎用本品。

（4）糖尿病患者和有心脏病等慢性病情况严重的患者应该在医生指导下服用本品。

（5）孕妇和哺乳期妇女慎用或者最好不用本品。

（6）儿童和年老体弱者应该在医生指导下服用本品。

（7）膀胱颈梗阻、甲状腺功能亢进、青光眼、高血压和前列腺肥大者慎用。

◆ **药物安全性**

本品作为一种感冒类的非处方药，中西药复方制剂，其不良反应为偶见皮疹、荨麻疹、药热及粒细胞减少，有的患者会出现困倦、嗜睡、口渴和虚弱感。

特别值得注意的是，长期服用本品，会导致肝肾功能异常，重复使用本品可能发生口干、贫血、少尿、疲劳、嗜睡、胃痛、多汗、焦虑、兴奋、失眠、头痛，甚至是出血、急性肾衰竭等严重后果，因此我们一定要避免长期、重复服用本品，做到科学合理用药。

♥ 四、伤风停

本品的主要成分是麻黄、苍术（炒）、荆芥、陈皮、白芷和甘草，常见剂型为胶囊制剂和片剂。本品能发散风寒，主要用于治疗风寒感冒引起的感冒发热、头痛、鼻塞、鼻流清涕、畏寒怕冷、肢体酸重、咽喉发痒、咳嗽等症状，也可以用于治疗上呼吸道感染以及感冒鼻炎有上述症状的患者。

◆ **常见商品名及用法**

云南白药伤风停胶囊

每粒0.35克，每盒24粒。口服，1次3粒，1日3次。

服用本品3日症状无缓解，甚至症状加重者，应该停药就医。

◆ **适用情况**

一般用于治疗风寒感冒引起的感冒发热、头痛、鼻塞、鼻流清涕、畏寒怕冷、肢体酸重、咽喉发痒、咳嗽等症状，也可以用于治疗上呼吸道感染以及感冒鼻炎有上述症状的患者。

◆ **常见错误用法**

本品的成分为麻黄、苍术（炒）等，能够发散风寒，针对的是风寒引起的感冒、发炎等症状，并不适用于风热感冒。感冒时，可以仔细观察一下自己的症状，如果有低热、头痛、鼻塞、鼻流清涕、畏寒怕冷、四肢较凉、肢体酸重等，则基本可以判断为风寒感冒。

这里我们再讲一下风寒感冒和风热感冒比较简单的区别方法：风寒感冒流的是清涕，而风热感冒流黄涕；风寒感冒者四肢较凉，畏寒怕冷，风热感冒者有时会体温上升；风寒感冒者吐痰清稀，风热感冒者吐痰浓黄黏腻。在使用本品时一定要注意进行辨证，以免药不对症，给患者带来不利影响。

有的患者在感冒时，为了减轻症状或者想感冒尽快好转，会将其常用的其他感冒药一齐服下去，但是这些感冒药有的成分或功效相同或相似，结果造成药性叠加，给患者的身体造成极为不利的影响，这样做容易出现不良反应，损害了患者的身体，因此在服用本品的同时，不宜服用其他祛风散寒型的感冒药，最好是一段时间只服用一种感冒药，在明确感染的病原为细菌时，也可以适当服用一些抗菌药。

◆ **药品使用注意**

（1）在服用本品期间，忌烟、酒和辛辣、生冷、油腻食物。

（2）在服用本品期间，不宜同时服用滋补性中成药。

（3）在服用本品的同时，不宜服用含有相同成分或者类似功效的感冒药。

（4）在服用本品的同时，如果需要服用其他药物，请事先咨询医生意见。

◆ **特殊人群用药指南**

（1）对本品过敏者禁用，过敏体质者慎用。

（2）肝、肾功能不全者禁用本品。

（3）风热感冒者不适宜服用本品。

（4）高血压和心脏病等慢性病情况严重的患者应该在医生指导下服用本品。

（5）孕妇和哺乳期妇女慎用或者最好不用本品。

（6）儿童和年老体弱者应该在医生指导下服用本品。

◆ **药物安全性**

本品作为一种感冒类的非处方药，方中中药成分都是临床常见的中药，对于风寒引起的感冒治疗效果显著，安全性很高。对其副作用暂时不清楚。但是本品中含有麻黄等成分，可能会让患者产生药物依赖性，不宜长期服用。

➕ 五、感冒清胶囊

本品的主要成分是南板蓝根、大青叶、金盏银盘、岗梅、山芝麻、穿心莲叶、对乙酰氨基酚、盐酸吗啉呱、马来酸氯苯那敏，常见剂型有胶囊制剂和片剂。本品能够清热解毒、祛风解表，一般用于治疗风热感冒引起的发热、头痛、鼻塞流涕、喷嚏、咽喉肿痛、全身酸痛等症状。

◆ **常见商品名及用法**

银诺克感冒清胶囊

每盒24粒。口服，1次1粒，1日2次。

一般来说，服用本品3～7日症状无缓解，甚至变得更严重时，应该即时停药就医。

◆ **适用情况**

本品一般用于治疗风热感冒引起的发热、头痛、鼻塞流涕、喷嚏、咽喉肿痛、全身酸痛等症状。

◆ **常见错误用法**

按中医的说法，感冒可以分为风寒型和风热型两种。本品中的南板蓝根、大青叶等都属于清热解毒药性偏寒的中药，所以本品针对的是风热型感冒。患有风热型感冒的患者通常会表现为发热重、不喜吹风、头部胀痛、多汗、咽喉红肿疼痛、痰黏或黄、鼻塞、流黄涕、口渴喜饮、苔薄白微黄等，多见于夏秋季。

与前面几种感冒药相似，为了尽快好转而同时服用几种感冒药的方法，也是我们要极力避免的错误，因为这样会使药效叠加，会增加出现不良反应的概率，损害患者的身体。因此在服用本品之后，不宜再服用其他可以清热解毒的感冒药。当然如果在服用本品3～7日后，感冒症状不见缓解，甚至出现了更严重的症状时，一定要及时停药就医。

本品中含有南板蓝根、大青叶等寒凉的中药，因此脾胃虚寒或者体质寒凉的患者（平时体温较低，四肢冰凉，面色青白无华，容易腹泻或者大便溏稀）不宜服用本品，以免雪上加霜，加重寒凉体质。

本品成分中含有乙酰氨基酚、马来酸氯苯那敏、咖啡因，对中枢神经有一定影响，患者可能会呈现兴奋、焦虑、嗜睡等状态，因此在服用本品期间，不得从事驾驶、高空作业等需要高度集中注意力的工作。

◆ **药品使用注意**

（1）在服用本品期间，忌烟、酒和辛辣、生冷、油腻食物。

（2）在服用本品期间，不宜同时服用其他滋补性中成药。

（3）在服用本品的同时，不宜服用含有相同成分或者类似功效的感冒药。

（4）在服用本品的同时，如果需要服用其他药物，请事先咨询医生意见。

◆ **特殊人群用药指南**

（1）对本品过敏者禁用，过敏体质者慎用。

（2）肝功能不全者慎用本品。

（3）脾胃虚寒，有腹痛，喜暖泄泻者慎用本品。

（4）糖尿病患者和有心脏病等慢性病情况严重的患者应该在医生指导下服用本品。

（5）孕妇和哺乳期妇女慎用或者最好不用本品。

（6）儿童和年老体弱者应该在医生指导下服用本品。

◆ **药物安全性**

本品作为一种感冒类的非处方药，中西药复方制剂，安全性较高，副作用很小。但是本品成分中含有马来酸氯苯那敏和对乙酰氨基酚，超量服用后，可能出现排尿困难、尿痛、头痛、头晕、口鼻喉部干燥、恶心、腹痛、皮疹、呕吐、腹泻、多汗、厌食等不良反应，严重的更可能造成肝肾功能损害和低血糖、心律失常等严重不良反应，给患者带来身体上的伤害。因此我们一定要严格按照规定的用量来服用本品，并且避免长期服用。

♥ 六、氯雷伪麻缓释片

本品的主要成分是氯雷他定和硫酸伪麻黄碱，常见剂型为片剂。它能减轻上呼吸道充血，防止组胺引起过敏反应，有效缓解鼻部和眼部的过敏症状。主要用于缓解感冒引起的打喷嚏、流鼻涕、鼻塞、流泪等症状及过敏性鼻炎。

◆ **常见商品名及用法**

开瑞能氯雷伪麻缓释片

每盒6片。温开水送服，成人及12岁以上儿童1次1片，1日2次。或者遵医嘱。

百为晴氯雷伪麻缓释片

每盒6片。温开水送服，成人及12岁以上儿童1次1片，1日2次。或者遵医嘱。

本品为双层结构缓释片，服用时必须整片吞服，不能碾碎或者嚼碎后服用。

服用本品7日，症状没有缓解时，应该停药就医。

◆ **适用情况**

主要用于缓解感冒引起的打喷嚏、流鼻涕、鼻塞、流泪等症状及过敏性鼻炎。

◆ **常见错误用法**

有的患者为了感冒早点好，会超量服用本品（如1次2粒），结果出现头晕、恶心等症状，这时应该大量喝水，促进药物排解。还有些患者可能不到规定服用本品间隔12小时，便提前服用本品，都是错误的，本品不能随意缩短给药时间间隔。

本品不具备退热作用，如果患者在感冒时，伴有发热症状，最好服用其他具有退热功能的抗感冒药。

有的患者在感冒时，会将一些常用的感冒药都服下去，这样是相当危险的。一些感冒药的成分是相似甚至相同的，这样服用，造成药性叠加，容易引起药物中毒，出现较严重的不良反应，因此，在服用本品时，不得服用其他成分相同或者相似的感冒药。

◆ **药品使用注意**

（1）本品如与某些抑制肝药物代谢酶活性的药物同服，会延长排空时间。

（2）本品如与大环内酯类抗生素、茶碱同服，也会延长排空时间。

（3）胃酸过多的患者，请尽量不要将本品与西咪替丁类药物同服。

（4）抑郁症患者请不要将本品与单胺氧化酶抑制剂同服，以免引起高血压。

（5）与甲基多巴、美卡拉明、白陶土、利血平、藜芦生物碱、洋地黄、抗酸药（如奥美拉唑）、β受体拮抗剂（如普萘洛尔）等联用时可产生相互作用。

◆ **特殊人群用药指南**

（1）肝、肾损伤患者慎用本品，如需服用应采用较低的初始剂量（推荐采用每日1片的初始剂量）。

（2）青光眼、狭窄性消化性溃疡、幽门十二指肠梗阻、前列腺肥大、膀胱颈梗阻、心血管疾患、眼内压增加或糖尿病患者以及接受洋地黄的患者应慎用本品。

（3）正在服用或者14日内服用过单胺氧化酶抑制剂的患者禁用。

（4）孕妇如要服用本品，务必先咨询专业医生的意见，判断对胎儿利弊后，才可服用。

（5）本品的部分成分，有可能通过乳汁影响婴儿，所以哺乳期妇女应考虑停止哺乳或停止用药。

（6）12岁以下儿童也可服用本品，但安全性和疗效目前尚未确定。

（7）老年人服药后，药物的代谢期比成年人更长，所以老年人服药后，应密切留意身体状况。

（8）对本品过敏者禁用，过敏体质者慎用。

◆ 药物安全性

本品是一种耳鼻喉科和感冒类处方用药。作为一种常见的治疗感冒的家庭用药，其安全性是比较高的。但是我们还是要知道它的不良反应和副作用。服用本品后，患者比较常见的不良反应是口干、失眠，部分患者还会出现头痛、头晕、乏力、恶心、腹部不适、呕吐、心动过速、面部潮红、激动等现象。

对于极个别的患者，服用后还会产生视觉模糊、血压降低或升高、心悸、晕厥、运动功能亢进、肝功能改变、黄疸、肝炎、肝坏死、脱发、癫痫发作、乳房肿大、多形性红斑及全身过敏反应等现象，不过这些都是极个别案例，一般患者可安心服用。

本组方中的硫酸伪麻黄碱，过量服用时会让人产生兴奋感，还容易产生耐受性，所以感冒症状消失后，应该立即停止服药。如果发生短时间内大量用药的情况，应立即催吐或洗胃。

❤️➕ 七、金感胶囊

本品的主要成分是金银花、穿心莲、板蓝根、蒲公英、对乙酰氨基酚、盐酸金刚烷胺及马来酸氯苯那敏。它能清热解毒，解表疏风。一般用于治疗普通感冒、流行性感冒引起的发热、头痛、鼻塞、流涕、咳嗽、咽喉肿痛等症状。

◆ 常见商品名及用法

百灵金感胶囊

每粒0.45克，每盒24粒。口服，1次2粒，1日2～3次。

服用本品3日症状无缓解，应该停药就医。

◆ 适用情况

一般用于治疗普通感冒、流行性感冒引起的发热、头痛、鼻塞、流涕、咳嗽、咽喉肿痛等症状。

◆ 常见错误用法

本品能够清热解毒，祛风解表。成分中包含金银花、穿心莲、板蓝根等药性偏寒凉的中药，因此本品针对的是风热型感冒。在服用本品前，一定要进行辨证，以免风寒型感冒患者误服本品，反而加重病情。

本品药性寒凉，因此不适合本身体质虚寒或者脾胃虚寒的患者服用，这类患者平时畏寒怕冷，四肢较常人冰凉，面色苍白无华，容易腰背酸痛，喜暖不思饮，舌苔白薄，比较容易腹泻，大便溏稀，男性有的会梦遗、滑精，女的宫寒、月经量少。这类患者不宜服用本品，以免雪上加霜，加重身体寒凉程度。

本品虽然有一定的退热功能，但是在退热这方面效果并不特别突出，如果患者发热，体温超过38.5℃时，一定要及时去医院就诊。

和其他的感冒药一样，在服用本品的同时，不宜再服用其他同类型或者有相同成分的感冒药，以免药性药效叠加，增加不良反应的概率，给患者带来严重后果。

本品成分中含有对乙酰氨基酚、马来酸氯苯那敏，对中枢神经有一定影响，患者可能会呈现兴奋、焦虑、嗜睡等状态，因此在服用本品期间，不得从事高风险工作。

◆ **药品使用注意**

（1）在服用本品期间，忌烟、酒和辛辣、生冷、油腻食物。

（2）在服用本品期间，不宜同时服用其他滋补性中成药。

（3）在服用本品的同时，不宜服用含有相同成分或者类似功能的感冒药。

（4）在服用本品的同时，如果需要服用其他药物，请事先咨询医生意见。

◆ **特殊人群用药指南**

（1）对本品过敏者禁用，过敏体质者慎用。

（2）肝、肾功能不全者禁用。

（3）虚寒，有腹痛，喜暖泄泻者慎用。

（4）糖尿病患者和有心脏病等慢性病情况严重的患者应该在医生指导下服用。

（5）孕妇和哺乳期妇女慎用或者最好不用。

（6）儿童和年老体弱者应该在医生指导下服用。

（7）膀胱颈梗阻、甲状腺功能亢进、青光眼、高血压和前列腺肥大者慎用。

（8）风寒感冒者不适用本品。

（9）有脑血管病史、精神病史或癫痫病史患者慎用。

◆ **药物安全性**

本品作为一种感冒类的非处方药，中西药复方制剂，主要用于治疗风热型感冒，服用本品后最常见的不良反应是困倦、嗜睡、口渴、虚弱感等，有的患者会出现轻度头晕、乏力、恶心、上腹不适等，这些不良反应一般在停药后会自动消失。个别患者会出现皮疹、荨麻疹、药热和粒细胞减少，出现这些严重的不良反应时，应该及时寻求医生的帮助。当然本品中含有一些能对中枢神经造成影响的西药成分，长期服用会造成肝肾功能异常，因此我们要尽量避免长期服用。

第二节　适用于发热、痛症

❤ 一、布洛芬（退热、止痛）

本品的主要成分是布洛芬，其他名字有异丁洛芬、异丁苯丙酸、芬必得等，常见剂型为片剂、缓释胶囊、缓释片、泡腾片。它能抗炎、镇痛、解热，是世界卫生组织和美国食品药品监督管理局唯一共同推荐的儿童退热药，是公认的儿童首选抗炎药。它一般用于成人和儿童的退热，缓解各类关节炎引起的关节痛和其他各种原因引起的疼痛、头痛、痛经、牙痛等症状。

◆ 常见商品名及用法

中诺布洛芬片

每片0.1克，每瓶100片。

用于抗风湿时，1次4～6片，1日3～4次。

用于镇痛时，1次2～4片，每间隔4～6小时1次，1日总量不能超过24片。

用于儿童退热时，每次按每千克体重5～10毫克服用，1日3次。

芬必得

该药是布洛芬缓释胶囊，每粒0.3克，每盒20粒。口服，成人1

次1粒，1日2次（早晚各1次），儿童用量需咨询主治医生意见。

一般来说，本品不宜长期服用，用于镇痛不超过5日，用于退热，不超过3日。

目前，以布洛芬为主料的制剂中有13种剂型被列入我国非处方药目录，大家在购买时应该注意到这一点。

◆ **适用情况**

它一般用于成人和儿童的退热，缓解各类关节炎引起的关节痛和其他各种原因引起的疼痛、头痛、痛经、牙痛等症状。

◆ **常见错误用法**

患者在出现感冒发热或者头痛等各种痛症时，常常为了追求快速治愈的效果而自行加大服药量，这是相当危险的。服用本品过量，有可能出现各种胃肠道的刺激症状，如恶心、呕吐、腹痛、隐血、呕血，甚至诱致各种不同程度的血液病，因此在服用本品时，不能擅自决定超量服用，用于镇痛时，也不能超过每日规定的最大量。

同时，有些退热、镇痛药物，虽然是不同的商品名，但是可能含有相同的布洛芬成分，或者是与布洛芬效果相似的成分，如果同时服用，会导致药性叠加，可能给身体带来不利后果，因此服用本品来退热、镇痛的同时，不宜再服用其他具有退热、镇痛疗效的药物。

本品对肠胃有一定的刺激作用，服用时，必须整粒吞服，不得打开胶囊或者是将药片溶解服用，同时，如果患者有消化性溃疡、胃肠道出血等疾病时，应该慎服本品，以免给胃肠道带来过重的负荷。

◆ **药品使用注意**

（1）在服用本品的同时，不宜服用其他退热镇痛抗炎的药物。

（2）在服用本品的期间，不能饮酒和饮用含有酒精的饮料。

（3）本品与肝素、双香豆素等抗凝药同用时，可导致凝血酶原时间延长，增加出血倾向。

（4）本品不宜与地高辛、甲氨蝶呤、口服降血糖药同时服用。

（5）本品与呋塞米同时服用时，呋塞米的排纳和降压作用会减弱，也能减低其他抗高血压药物的降压效果。

◆ 特殊人群用药指南

（1）对本品过敏，对其他非甾体抗炎药过敏者禁用，对阿司匹林过敏的哮喘患者禁用。

（2）如果患者有活动期消化道溃疡、胃肠道出血、心功能不全、高血压、支气管哮喘、肝肾功能不全、凝血机制或血小板功能障碍，应该慎用本品。

（3）儿童必须在成人监护或医生指导下使用。

（4）孕妇禁用本品。

（5）哺乳期妇女和年龄在60岁以上的老人慎服本品。

◆ 药物安全性

布洛芬是临床应用安全有效的退热药，同时以布洛芬为主料的制剂有13种被列入我国非处方药目录，是制剂品种最多的非处方解热镇痛药之一，副作用较小。有个别患者服用本品后会出现恶心、呕吐、胃烧灼感或者轻度的消化不良、胃肠道溃疡、转氨酶升高、头痛、头晕、精神紧张、嗜睡、下肢水肿或体重骤增，罕见患者出现皮疹、过敏性肾炎、膀胱炎、肾病综合征、肾乳头坏死或者肾功能衰竭、支气管痉挛等。出现这些不良反应时，应该及时就医。同时作为一种非甾体抗炎药，本品不宜长时间服用。

❤➕ 二、对乙酰氨基酚

本品的主要成分是对乙酰氨基酚，常见剂型为片剂、口服溶液和胶囊制剂。它能控制环氧化酶，选择性地控制体温调节中枢前列腺素的合成，促使外周血管扩张，从而使服用者出汗而解热，同时也能起到镇痛的作用。主要用来治疗感冒引起的发热、头痛、关节痛、神经痛和偏头痛等症状，也可以用于牙科治疗后的疼痛、耳痛，以及各种症候性神经痛、腰痛、肌肉痛、跌打疼痛、挫伤痛、变形性关节痛、经痛、分娩后痛等痛症。

◆ **常见商品名及用法**

必理通

对乙酰氨基酚片，每片0.5克，每盒10片。口服，6～12岁儿童，1次0.5片；12岁以上儿童及成人，1次1片，间隔4～6小时可以重复用药1次。

泰诺林

对乙酰氨基酚混悬滴剂，滴管量取口服，1～3岁儿童，每次1～1.5毫升；4～6岁儿童，每次1.5～2毫升；7～9岁儿童，每次2～3毫升；10～12岁儿童，每次3～3.5毫升。

持续发热或者疼痛时，每间隔4～6小时服用1次，24小时内不能超过4次。

本品用于解热时，不得连续使用超过3日；用于镇痛时，不得超过5日。

◆ **适用情况**

主要用来治疗感冒引起的发热、头痛、关节痛、神经痛和偏头痛等症状；也可以用于牙科治疗后的疼痛、耳痛，以及各种症候性神经痛、腰痛、肌肉痛、跌打疼痛、挫伤痛、变形性关节痛、经痛、分娩后痛等痛症。

◆ **常见错误用法**

有的患者在感冒时，会将一些常用的感冒药都服下去，这样是相当危险的，一些感冒药的成分是相似甚至相同的，这样服用造成药性叠加，容易引起药物中毒，并且产生较严重的不良反应，因此，在服用本品时，不能再服用其他具有解热镇痛效果的药品（如某些复方抗感冒药）。

本品对中轻度的疼痛有良好的镇疼效果，有些患者在疼痛时，为了止痛，会超量服用本品，其实是相当危险的。本品每日服用总量不超过2克时，是安全的，但是每日用药总量超过4克，可以导致肝损伤。

本品可以镇痛、退热，但是在消炎方面效果不佳，如果患者感冒时引发了炎症，就不适合使用了。

◆ **药品使用注意**

（1）如果你长期饮酒，或经常应用巴比妥类或抗惊厥药，那就要警惕长期服用本品时所引发的肝毒性危险。

（2）本品和氯霉素合用时，后者的毒性会明显增强。

（3）艾滋病患者应避免将对乙酰氨基酚药与抗病毒药齐多夫同时服用。

◆ **特殊人群用药指南**

（1）活动性、消化性溃疡和肝功能障碍人士禁服此药。

（2）曾患过消化性溃疡的人士慎服此药。

（3）有肝病或肾脏病的患者，在接受该药的处方时，务必告知医生自己的情况。

（4）长期服用非甾体类解热镇痛药的女性，有可能出现暂时性不孕。

（5）对于高热的儿童、老人、消耗性疾病患者，可能会导致体温低下、虚脱、四肢冰凉。

（6）市面上也有小儿用的对乙酰氨基酚药物。2岁以下儿童最好根据医嘱服用，3个月以下的婴儿不能服用对乙酰氨基酚。

（7）对本品过敏者禁用，过敏体质者慎用。

◆ **药物安全性**

该药的安全性较高，儿童也能服用。如果能够按剂量合理服用本品，一般不会引起剧烈的副作用。然而，由于非处方药广泛使用对乙酰氨基酚，如果患者同时服用几种含有对乙酰氨基酚成分的药物，就很有可能造成对乙酰氨基酚过量。长期、过量服用对乙酰氨基酚，有可能会对肝脏产生不良影响，若患者感觉不适时，应即向医生咨询有关情况。

本品较常见的不良反应是恶心、呕吐、出汗、腹痛、皮肤苍白等，少数患者还会出现过敏性皮炎、粒细胞缺乏、血小板减少、贫血、肝功能损害等情况，偶见胃肠道出血病例。

但是值得引起注意的是对乙酰氨基酚通常作为复方制剂的主要成分存在，在服用其他药物时，如果发现其中也含有本品成分，就应该警惕本品的药物叠加作用。

✚ 三、氨酚伪麻美芬片Ⅱ / 氨麻苯美片

本品是复方制剂，其主要成分是对乙酰氨基酚、盐酸伪麻黄碱和氢溴酸右美沙芬，常见剂型为片剂。其中对乙酰氨基酚能抑制前列腺素的合成，产生解热镇痛作用；盐酸伪麻黄碱可以使感冒患者肿胀的鼻黏膜和鼻窦的血管收缩，有助于缓解感冒引起的鼻塞、流鼻涕和打喷嚏等症状；氢溴酸右美沙芬具有镇咳的作用；夜用片含苯海拉明有镇静和抗过敏的作用。本品主要用来减轻感冒时发热、头痛、鼻塞、流鼻涕和咳嗽、全身酸痛等症状。（与其作用相似的产品还有达诺日夜片、日夜百服宁、泰诺等。）

◆ 常见商品名及用法

白加黑

每片0.5克，每盒含日用片10片，夜用片5片。成年人和12岁以上的儿童，日用片每次1~2片，1日2次或白天每6小时服1次；夜用片睡前半小时服用1~2片。

日夜百服宁

每盒含日用片8片，夜用片4片。成年人和12岁以上的儿童，日用片每次1~2片，每日2次或白天每6小时服1次；夜用片睡前半小时服用1~2片。

服用本品3日症状没有缓解，请立即停药就医。

◆ 适用情况

用于减轻感冒时发热、头痛、鼻塞、流鼻涕和咳嗽、全身酸痛等症状。

◆ 常见错误用法

有的患者为了感冒好得快，会自行加大服药剂量，结果出现头晕，嗜睡或者精神方面的问题。本品每日服用白片和黑片的总量一般来说不能超过8片，每次服药至少得间隔6小时，不可以随意加大用药量或者缩短服药间隔时间。

有的患者在感冒时，会将一些常用的感冒药都服下去，这样是相当危险的，一些感冒药的成分是相似甚至相同的，这样服用造成药性叠加，容易引起药物中毒，并且产生较严重的不良反应。因此在服用本品的同时，不宜再服用具有相同或相似成分的抗感冒药物。

◆ 药品使用注意

（1）如果你已服用本类产品，请不要再服用其他解热镇痛药了，因为两者成分大多相似，同服容易增加肾毒性危险。

（2）如果你在服用酚妥拉明、洋地黄苷类等心血管药物，请不要服用本类产品。

（3）本类产品不能和神经镇静药巴比妥类合用。

（4）和氯霉素合用时，后者的毒性会明显增强。

（5）服用本类产品时，不能饮用酒精性饮料，以免增加肾毒性风险。

◆ **特殊人群用药指南**

（1）对本品成分过敏者禁用，过敏体质者慎用。

（2）肝肾功能不全者慎用本品。

（3）有心脏病、高血压、甲状腺疾病、糖尿病、前列腺肥大、青光眼、抑郁症、哮喘等病史的患者，应在医生指导下使用。

（4）孕妇服用此药后，可能会影响到胎儿和胚胎，务必慎用。

（5）儿童及老年人，应在医生指导下服用。

◆ **药物安全性**

本品作为一种国内广泛使用的解热镇痛药，其效果是相当不错的，安全性也比较高。但是也有些人会出现轻度头晕、乏力、恶心、口干、食欲缺乏等症状，偶见上腹不适，停药后可自行恢复。同时本品含有盐酸伪麻黄碱，长时间大剂量滥用可能成瘾，出现主观不适症状。例如精神不振、打哈欠、流泪、流涕、出汗、全身酸痛、失眠、呕吐和腹泻等，严重时还会发生休克。因此在服用本品的时候，一定要注意不能长期服用。当然，现在许多药店已经对本品实行限购了。

❤➕ 四、布洛伪麻片

本品是一种复方制剂，其主要成分是布洛芬和盐酸伪麻黄碱，常见剂型为片剂。布洛芬能够通过控制体温中枢的前列腺合成酶来退热、镇痛和抗炎；盐酸伪麻黄碱则能够缓解鼻咽部黏膜充血、肿胀、减轻鼻塞症状。因此本品主要用于缓解普通感冒或者流行性感冒引起的头痛、发热、咽喉痛、四肢酸痛、关节痛、流涕、鼻塞、打喷嚏等症状。

◆ **常见商品名及用法**

奥瑞拉

片剂，每盒10片装。口服，成人1次1片，1日3次。

爱得芬

片剂，每盒10片装。口服，成人1次1片，1日3次。

其他如爱菲乐、扑风清、诺合等也是布洛伪麻片的常见商品名。

本品一般在餐后服用，24小时之内不得服用本品超过4次。

服用本品3~7日，症状没有得到有效缓解，请立即停药就医。

◆ **适用情况**

主要用于缓解普通感冒或者流行性感冒引起的头痛、发热、咽喉痛、四肢酸痛、关节痛、流涕、鼻塞、打喷嚏等症状。

◆ **常见错误用法**

有的患者在感冒时，会将一些常用的感冒药都服下去，这样是相当危险的，一些感冒药的成分是相似甚至相同的，这样服用造成药性叠加，容易引起药物中毒，并且产生较严重的不良反应。因此在服用本品的同时，不宜再服用具有相同或相似成分的抗感冒药物。有患者将本品与其他解热镇痛的感冒药一起服用，结果胃部出现溃疡。同时本品也不能随意加量服用。

有患者在服用本品时，出现了皮疹或者过敏症状，会被认为是感冒或者服药引起的正常现象而置之不理，结果造成严重后果，因此，如果第一次使用本品时，出现了皮疹等过敏反应，应该立即停药就医。

◆ **药品使用注意**

（1）如果你已服用布洛伪麻片，就不要再服用其他解热镇痛、抗炎药了，以免增加胃肠道或肝肾的负担。

（2）如果你在服用地高辛、甲氨蝶呤、口服降糖药，请不要服用本品。

（3）服药期间不宜饮酒，饮食宜清淡。

（4）如果有同时服用其他药物，应先咨询医生或药剂师。

◆ **特殊人群用药指南**

（1）孕妇、哺乳期妇女及老年人慎用，应在医生指导下使用。

（2）如果患者有活动期消化道溃疡、心脏病、高血压、甲状腺功能亢进、糖尿病、青光眼、前列腺肥大这些疾病，应慎用本品。

（3）儿童必须在成人监护或医生指导下使用。

（4）对布洛芬或盐酸伪麻黄碱过敏的人士禁用，过敏体质者慎用。

◆ **药物安全性**

布洛伪麻片不含抗组胺成分，不会引起嗜睡，不含PPA（苯丙醇胺），是一种安全性较高的感冒非处方用药。少数患者在服药后可能出现恶心、呕吐、胃部不适、轻度消化不良、胃肠道溃疡及出血、头痛、头晕、耳鸣、精神紧张、下肢水肿等不良反应。极个别患者出现皮疹、过敏性肾炎、支气管痉挛、肾功能衰竭、乳头坏死等严重不良反应。

本品也含有一定量的盐酸麻黄碱成分，因此在服用本品时，一定不能长期服用，以防产生药物成瘾。

♥ 五、美扑伪麻

本品是一种复方制剂，主要成分是对乙酰氨基酚、氢溴酸右美沙芬、盐酸伪麻黄碱、马来酸氯苯那敏，常见剂型为片剂、胶囊剂。它能缓解发热、镇痛，也能选择性收缩上呼吸道血管，防止鼻黏膜充血、肿胀，也能减轻因为感冒导致的流泪、流涕、打喷嚏、咳嗽等情况。主要用来治疗普通感冒和流行性感冒引起的头痛、发热、四肢酸痛、打喷嚏、流鼻涕、鼻塞、咳嗽等症状。

◆ **常见商品名及用法**

新康泰克红色装

每盒10片。口服，成人1次1～2片，每间隔6小时服用1次，24小时之内不能超过4次。

服用本品3～7日，症状没有缓解，请停药就医。

◆ **适用情况**

主要用来治疗普通感冒和流行性感冒引起的头痛、发热、四肢酸痛、打喷嚏、流鼻涕、鼻塞、咳嗽等症状。

◆ **常见错误用法**

有的患者在感冒时，会将一些常用的感冒药都服下去，这样是相当危险的，一些感冒药的成分是相似甚至相同的，这样服用造成药性叠加，容易引起药物中毒，并且产生较严重的不良反应。因此在服用本品的同时，不宜再服用其他具有相同或相似成分的抗感冒药物。

本品有不错的镇痛、退烧的效果，有的患者为了使病好得更快，会缩短服药时间，如2～3小时就服用1次，加大剂量、1次吃3～4片，这些都是相当危险的。本品如果超量服用，可能引起药物中毒反应，因此绝对不能随意改变本品的用法用量。本品每日最大量为8片，每次间隔时间不得低于6个小时。

本品有一定的退热效果，但是有的感冒患者发热情况严重，可能需要配合其他的退热药一起服用，才能降低患者的体温。同时如果患者持续咳嗽时，有可能是因为肺部炎症引起，这时需要引起警惕，及时咨询医生的意见，以免产生不良后果。

◆ **药品使用注意**

（1）患者在服用美扑伪麻片后，不宜再服用其他解热镇痛药、抗炎药，以免增加胃肠道或肝肾的负担。

（2）如果在服用氯霉素、巴比妥类、解痉药、酚妥拉明、洋地黄苷类药物，就不宜再服用本品。

（3）服药期间不宜饮用含有酒精的饮料，饮食宜清淡。

（4）抑郁症患者禁止将本品和单胺氧化酶抑制剂同时服用。

（5）如果你同时服用其他药物，应先咨询医生或药剂师。

◆ **特殊人群用药指南**

（1）孕妇、哺乳期妇女慎用，最好在医生指导下使用。

（2）如果患者有心脏病、高血压、甲状腺功能亢进、糖尿病、青光眼、前列腺肥大、抑郁症、哮喘等疾病，应在医生指导下使用本品。

（3）儿童必须在成人监护下使用。

（4）老年人、运动员慎用本品。

（5）对本品过敏的人士禁用，过敏体质者慎用。

（6）有肝病、肾病的人士，请慎用本品；肝病、肾病严重的，禁用本品。

◆ **药物安全性**

美扑伪麻片是一种较常用的感冒解热镇痛非处方药，按照说明书和医嘱服用本品，安全性较高。少数患者可能会出现轻度头晕、乏力、恶心、上腹不适、口干、食欲缺乏和皮疹等，停药后就会缓解消失。但如果这些不适症状持续或加重，应尽快就医。本品同样含有盐酸伪麻黄碱成分，过量服用本品，可能引起药物上瘾。如果连服本品超过10日，一定要咨询医生意见。

➕ 六、复方氨酚肾素片

本品为感冒用药，主要成分是对乙酰氨基酚、咖啡因、盐酸去氧肾上腺素、马来酸氯苯那敏、维生素B_1，是一种西药复方制剂，常见剂型为片剂。本品能够抑制前列腺素的合成，从而解热镇痛，同时可以消除鼻咽部黏膜充血、肿胀，减轻流鼻涕、鼻塞症状。其主要功能是暂时缓解普通感冒和流行性感冒，花粉症或者其他上呼吸道变态反应引起的喷嚏、流鼻涕、鼻塞、头痛、发热、肌肉酸痛等症状。

◆ 常见商品名及用法

幸福科达琳复方氨酚肾素片（成人装）

每盒12片，餐后口服，成人及12岁以上儿童，1次2片，每4小时可以服1次。每24小时不可以超过4次。

幸福科达琳（儿童装）

每盒12片，12岁以下儿童可以服用科达琳的儿童装。2～5岁儿童1次1片，4小时服用1次，24小时内不能超过4次。6～12岁儿童，1次2片，每4小时服用1次。24小时内总量不能超过8片。

服用本品3～7日症状没有得到缓解，请停药就医。

◆ 适用情况

主要用来暂时缓解普通感冒和流行性感冒，花粉症或者其他上呼吸道变态反应引起的喷嚏、流鼻涕、鼻塞、头痛、发热、肌肉酸痛等症状。

◆ 常见错误用法

有的患者在感冒时，会将一些常用的感冒药都服下去，这样是相当危险的，一些感冒药的成分是相似甚至相同的，这样服用造成药性叠加，容易引起药物中毒，并且产生较严重的不良反应。因此在服用本品的同时，不宜再服用具有相同或相似成分的抗感冒药物。

应该注意的是本品有儿童装和成人装两种，成人装的药力较为猛烈，不适合12岁以下的儿童服用，家长在给孩子治疗感冒时，一定要注意分清楚，别混用了，或者认为少吃一点没有问题。

本品服用后，会引起嗜睡、困倦等药物反应，因此从事驾驶、高空作业、机械作业的感冒患者，服用本品后，最好请假休息，暂停工作，以免造成严重后果。

◆ 药品使用注意

（1）服用本品后，不宜再服用其他成分相似的解热镇痛、抗感冒药，以免增加胃肠道或肝肾的负担。

（2）如果同时服用氯霉素、巴比妥类、解痉药、酚妥拉明、洋地黄苷类药物，不宜再服用本品。在服用或者停止服用单胺氧化酶后的14日内，不得服用本品。

（3）服药期间不宜饮含酒精的饮品，饮食宜清淡。服药后宜多饮开水。

（4）如果有同时服用其他药物的情况，应先咨询医生或药剂师。

◆ 特殊人群用药指南

（1）孕妇、哺乳期妇女慎用本品，最好在医生指导下使用。

（2）心脏病、高血压、甲状腺疾病、糖尿病、青光眼、前列腺肥大等患者，应在医生指导下使用本品。

（3）老年人慎用本品。

（4）儿童必须在成人监护下使用。儿童最好选用适合儿童体质的儿童装产品服用。

（5）对本品过敏的人士禁用，过敏体质者慎用。

（6）有肝病、肾病的人士，慎用本品；肝病、肾病严重的，禁用本品。

◆ 药物安全性

复方氨酚肾素片（科达琳）是一种较常用的感冒解热镇痛非处方药，其效果不错，安全性也是比较高的，副作用少，不过少数患者服用后可能出现轻度嗜睡、头晕、心悸、困倦、口干、恶心、多汗、皮疹等不适，一般停药后即可缓解，如果症状持续，应尽快就医。本品不宜长期服用，一次性连续服用超过7日，请咨询医生或者药剂师的意见。

❤️+ 七、清开灵

本品的主要成分为胆酸、猪去氧胆酸、水牛角、珍珠母、板蓝根、黄芩苷、金银花等，常见剂型为胶囊制剂，也有片剂、软胶囊剂和注射剂等。它有比较强的清热、降温、解毒抗炎、镇静安神的功效。主要用来治疗风热感冒、病毒性感冒引起的高热、烦躁、咽喉肿痛等症状，对上呼吸道感染、急性扁桃体炎、急性咽炎、病毒性肝炎也有一定的疗效。

◆ 常见商品名及用法

白云山清开灵胶囊

每粒0.25克，每盒36粒，口服1次2~4粒，1日3次，12岁以下儿童用量酌减。一般餐后2小时服用效果更好。

服用本品3日症状没有得到缓解，请停药就医。

◆ 适用情况

主要用来治疗风热感冒、病毒性感冒引起的高热、烦躁、咽喉肿痛等症状，对上呼吸道感染、急性扁桃体炎、急性咽炎、病毒性肝炎也有一定的疗效。

◆ 常见错误用法

本品主要适用于风热引起的感冒，其表现症状为烦躁不安、咽喉肿痛、发热、体温比较高、舌质呈红绛色、舌苔发黄。不适用于风寒引起的感冒。风寒感冒者表现为怕冷、体温上升不明显、无汗、头痛、鼻塞、流清涕、喉咙发痒、咳嗽。患者一定要区分自己感冒的类型，选择合适的药。

同时，本品含有板蓝根、水牛角、黄芩苷这一类性属寒凉的中药，如果是久病体虚的患者，或者平时属于脾胃虚寒（这类体质的人平时在天气变冷或者吃了冷食之后，会感觉胃痛，痛的时候会感觉胃寒，吃了热的饭食、饮料后痛感减轻。平时胃隐痛，时间比较长，喜温拒按，肚子饿的时候，胃痛得厉害。胃痛时有吐清水、手足冰冷、大便溏稀、舌淡苔白等表现）的体质，应该慎重使用本品，特别是服用后，如果出现腹泻时一定要及时换药，以免伤到脾胃。

◆ **药品使用注意**

（1）在服用本品后，不宜再服用其他滋补性中成药。

（2）在服用本品后，宜清淡饮食，不适宜饮酒。

（3）如果你有同时服用其他药物的情况，应先咨询医生或药剂师。

◆ **特殊人群用药指南**

（1）孕妇、哺乳期妇女慎用本品，最好在医生指导下使用。

（2）心脏病、肠胃病、高血压、肝病、肾病、糖尿病等患者，应在医生指导下使用本品。

（3）老年人慎用本品。

（4）儿童必须在成人监护下使用。

（5）对本品过敏的人士禁用，过敏体质者慎用。

（6）有肝病、肾病的人士，慎用本品；肝病、肾病严重的，禁用本品。

◆ **药物安全性**

清开灵胶囊是一种中药制剂的清热解毒药，治疗风热引起的感冒效果不错，安全性也比较高，但是主要有效成分均为较寒凉的中药，体质偏寒人士服用后可能会出现腹泻、腹痛、恶心、呕吐等不良反应。如出现以上情况，患者应减药或停药，症状严重者，应尽快去医院治疗。

第三节 适用于流行性感冒、重感冒

❤ 一、重感灵片

本品的主要成分有毛冬青、羌活、葛根、石膏、马鞭草、板蓝根、青蒿、马来酸氯苯那敏、安乃近，常见剂型为片剂。本品中的中药成分有清热解毒、消肿抗炎、抗病毒的作用。西药成分马来酸氯苯那敏能收缩鼻腔毛细血管，缓解鼻塞；安乃近具有解热、镇痛的作用。主要适用于治疗重症感冒、流行性感冒、四时感冒引起的高热、恶寒、四肢酸痛、鼻塞、咽喉痛、咳嗽等症状。

◆ **常见商品名及用法**

盖尔重感灵片

每盒60片，口服，1次6~8片，1日3~4次。

◆ **适用情况**

适用于治疗重症感冒、流行性感冒、四时感冒引起的高热、恶寒、四肢酸痛、鼻塞、咽喉痛、咳嗽等症状。

◆ **常见错误用法**

有的患者在感冒时，会将一些常用的感冒药都服下去，这样是相当危险的，一些感冒药的成分是相似甚至相同的，这样服用造成药性叠加，容易引起药物中毒，并且产生较严重的不良反应。因此在服用本品的同时，不宜再服用其他具有相同或相似成分的抗感冒药物。

本品适用于重症感冒，药效比较强烈，如果是一般程度的感冒，就不适合使用了。重症感冒主要表现为恶寒、怕冷、高热、头痛、咽喉肿痛、鼻塞、流鼻涕、咳嗽等。同时本品中含有安乃近成分，服用后可能引起睡意，因此，服用本品期间，不宜驾驶车辆、操作机器和高空作业。

◆ **药品使用注意**

（1）在服用本品期间，请不要服用其他滋补性中成药，饮食宜清淡，请勿饮酒。

（2）如果服用过中枢神经兴奋药或镇静剂，请不要服用本品。

（3）服用本品时，请不要服用其他的解热镇痛药，以免增加肾毒性。

（4）如果你在服用其他药物，请先咨询医生或药剂师。

◆ **特殊人群用药指南**

（1）对本品过敏者禁用，过敏体质者慎用。

（2）肝肾功能不全者慎用此药。

（3）孕妇服用此药，可能会对胎儿造成不良影响，因此，孕妇应禁用。由于该药的部分成分能通过乳汁分泌，因此哺乳期妇女也应该慎用。

（4）老年人及身体虚弱的人士请在医生指导下使用。

（5）胃肠道疾病患者、脾胃虚寒的人士慎用。

◆ **药物安全性**

本品以中药成分为主，是治疗重症感冒的处方药，其副作用尚不明确。但因其含有抗组胺药和安乃近，所以在服用后患者要注意休息，不宜驾驶、高空作业或机械作业。少数患者在服用本品后可能出现腹痛、腹泻、恶心、呕吐等不适表现，应视情况减少药量或停药，严重者应尽快去医院治疗。同时，本品为中西药复方制剂，在服用时，特别要注意其中的西药成分是否对自己有影响。

二、连花清瘟胶囊

本品的主要成分有连翘、金银花、炙麻黄、炒苦杏仁、石膏、板蓝根等，常见剂型为胶囊制剂、冲剂等。它能清热解毒、止咳、化痰、抗菌、抗病毒。主要用来治疗流行性感冒属热毒袭肺证引起的高热、恶寒、四肢酸痛、鼻塞流涕、咳嗽、头痛、咽干咽痛等症状。

◆ 常见商品名及用法

以岭连花清瘟胶囊

每粒0.35克，每盒24粒。口服，成年人1次4粒，1日3次，儿童用药应在医生指导下使用。

服用本品3日，症状没有缓解，应该停药就医。

◆ 适用情况

主要用来治疗流行性感冒属热毒袭肺证引起的高热、恶寒、四肢酸痛、鼻塞、流鼻涕、咳嗽、头痛、咽干咽痛等症状。

◆ 常见错误用法

本品主要适用于风热引起的感冒，其表现症状为烦躁不安、咽喉有肿痛、发热、体温比较高、舌质呈红绛色、舌苔发黄。本品不适用于风寒引起的感冒。风寒感冒者表现为怕冷、体温上升不明显、无汗、头痛、鼻塞、流清涕、喉咙发痒、咳嗽。患者一定要区分自己感冒的类型，选择合适的药。

同时本品中的板蓝根等中药，能够清热解毒，性属寒凉，如果平时脾胃虚寒或者体质偏寒凉的患者，就要慎重服用本品，以免雪上加霜，伤到脾胃。一些原本就有胃肠道方面疾病的患者，如果患有感冒，也应该慎用本品，以免给胃肠道带来负担。

◆ 药品使用注意

（1）在服用本品期间，请不要服用其他滋补、滋腻性的中药。

（2）在服用本品期间请勿饮酒，饮食宜清淡，不宜食用辛辣、生冷、油腻的食物。

（3）如果正在服用其他药物，请先咨询医生或药剂师。

◆ **特殊人群用药指南**

（1）对本品成分过敏者禁用，过敏体质者慎用。

（2）高血压、心脏病的患者请慎用本品。

（3）患有肝病、糖尿病、肾病等严重慢性病患者应在医生指导下服用。

（4）患者有脾胃虚弱、大便稀薄等症状，应该在医生指导下服用。

（5）孕妇、哺乳期妇女慎用本品。

（6）儿童、年老体弱者应在医生指导下服用。

（7）风寒感冒者不适用。

◆ **药物安全性**

本品是中成药复合制剂，副作用尚不明确。应注意的是本品的成分以寒凉性的中药为主，有胃肠道疾病患者、脾胃虚寒的人士服用后可能会出现腹痛、腹泻等不良反应，老年人、儿童和身体虚弱的人士亦应注意用药量，本品不宜长期服用，药物过量或长期服用可能导致腹泻、腹痛、食欲减退等不适反应。

服药后如出现不良反应，应考虑减少药量或停药，情况严重的患者应尽快去医院治疗。

❤＋ 三、复方氨酚烷胺胶囊

本品的主要成分是对乙酰氨基酚、盐酸金刚烷胺、人工牛黄、马来酸氯苯那敏和咖啡因。它具有镇痛、解热、抗病毒和抗过敏的作用。主要用来缓解由普通感冒或流行性感冒引起的发热、头痛、四肢酸痛、打喷嚏、流鼻涕、鼻塞、咳嗽、咽痛等症状，也可用于流行性感冒的预防和治疗。

◆ 常见商品名及用法

葵花复方氨酚烷胺胶囊

每盒10粒。口服，成年人1次1粒，1日2次。

仁和可立克复方氨酚烷胺胶囊

每盒10粒。口服，成年人1次1粒，1日2次。

快克复方氨酚烷胺胶囊

每盒10粒。口服，成年人1次1粒，1日2次。

其他还有轻克、太平洋、999等品牌的复方氨酚烷胺胶囊。

儿童可以选用有些品牌推出的儿童装产品。

服用本品3~7日，症状没有缓解，应该停药就医。

◆ 适用情况

主要用来治疗由普通感冒或流行性感冒引起的发热、头痛、四肢酸痛、打喷嚏、流鼻涕、鼻塞、咳嗽、咽痛等，症状通常可得到缓解，也可用于流行性感冒的抗病毒治疗。

◆ 常见错误用法

本品为西药制剂，每日的服用量都有严格规定，本品的正常服用量为1次1粒，但是有的患者会自行加大服药量，服用2粒甚至3粒，这样做其实是相当危险的，容易引起肾毒性反应或者是精神方面的状况，因此，本品一定不能超量服用。

有的患者除了感冒外，还会出现其他的发烧、喉咙肿痛等感冒伴生症状，便把其他针对症状的消炎药、抗生素等与感冒药一起服用，却没有注意到有些药与本品的成分相同或相似，这无意中增加了服药量，会对患者产生不良影响。因此在服用本品的同时，一定要注意不要服用与本品成分相同或相似的其他药物。

本品药性相对而言比较强烈，对患者身体的排毒能力有一定的要求。有的父母贪图方便，会给自己的小孩也服用本品，是有一定危险的。本品一般不推荐给小孩使用，以免给其肝肾功能造成负担。儿童应服用专为儿童生产的儿童型配方产品。

◆ **药品使用注意**

（1）本品要注意不能长期服用，以免造成肝毒性危险。

（2）和氯霉素合用时，后者的毒性会明显增强。

（3）如果和抗抑郁药同服，需要调节抗抑郁药的用量，否则容易让阿托品药物的副作用增强。

（4）如果你服用过中枢神经兴奋药，请不要服用本品，否则会造成中枢神经过度兴奋，严重时还会引起惊厥或心律失常等不良反应。

（5）在服用本品时，请不要服用其他的解热镇痛药，以免造成肾毒性危险。

（6）如果你已经饮用过酒精类饮料，请不要服用本品，否则容易对肝脏造成损害。

◆ **特殊人群用药指南**

（1）对本品成分过敏者、活动性消化性溃疡及肝功能障碍患者禁用此药。

（2）有严重肝病、肾病的人士要慎用此药。

（3）孕妇服用此药可能会对胎儿造成不良影响，因此，孕妇应禁用。由于该药的部分成分能通过乳汁分泌，因此哺乳期妇女也应该慎用。

（4）老年人服用时，有可能出现排尿困难、昏厥，常引起体位性低血压；偶见白细胞减少；长期服用可见下肢肿胀。

（5）请不要让1岁以下的儿童服用此药。

◆ **药物安全性**

本品作为一种治疗感冒的非处方药，效果不错，安全性还是比较可靠的，但是要注意本品的最大日服用量，不能超过2片。如果每日超过8片，很快就会出现恶心、呕吐、胃痛或胃痉挛、腹泻、厌食、多汗等症状。这些症状会持续24小时，2~4日之内，就会损害到肝功能。如果发现患者出现了服药过量症状，应立即送院进行治疗。

常见的不良反应包括皮疹、恶心、呕吐、出汗、腹痛、厌食及面色苍白等，长期大量服用本品，会损害患者的肝肾功能，偶然还会出现紫绀的情况。

第四节　适用于各种急（慢）性咳嗽

❤️➕ 一、雪梨止咳糖浆

本品的主要成分为梨清膏、枇杷叶、紫菀、款冬花、桔梗、炒苦杏仁、前胡，常见剂型为口服液制剂。方中雪梨能生津润燥，清热化痰；枇杷叶清肺化痰，降气止咳；紫菀、款冬花能润肺化痰止咳；桔梗宣肺利膈；苦杏仁降气止咳；前胡宣肺降气祛痰。诸药合用，君臣佐使，共显润肺止咳化痰之功效。主要用来治疗因为燥痰阻肺、感冒、支气管炎所致的少痰性咳嗽。

◆ 常见商品名及用法

武当雪梨止咳糖浆

每瓶100毫升。口服，成人1次10～15毫升，1日3～4次。儿童减半服用。

服用本品3日，症状无缓解，请及时就医。

◆ 适用情况

主要用来治疗因为燥痰阻肺、感冒、支气管炎所致的少痰性咳嗽。

◆ 常见错误用法

人们都知道本品能够化痰止咳，所以在咳嗽有痰的时候，会服用本品来止咳化痰。但是没有注意到本品只适合于治疗感冒、支气管炎引起的少痰症状，患者如果少痰，痰中带少量血丝，咽干口渴、声音嘶哑、舌红而干、舌苔黄薄、脉弦细时，可以服用本品，但是如果痰量比较多，或者是其他原因如风寒阻肺等引起咳嗽就不宜服用本品了。

本品只是针对感冒和支气管炎引起的咳嗽，有止咳化痰的功效，但对治疗感冒和支气管炎本身来说收效甚微。因此在患感冒或者支气管炎时，仅服用本品是无起到根本性的作用的，还需要服用针对感冒和支气管炎的药物进行治疗。

本品是一种家庭常用的止咳化痰药物，但是很多人忽视了它其实是一种处方药，因此应该在医生指导下服用，最好不要随意买来服用。

◆ **药品使用注意**

（1）服药期间，应该饮食清淡，忌生冷、辛辣、海鲜食物，忌烟酒。

（2）在服药期间，不能同时服用其他滋补性中药。

◆ **特殊人群用药指南**

（1）痰湿阻肺者慎用。

（2）孕妇虽无明确规定禁止服用本品，但是可以自己炖雪梨冰糖代用，以确保其安全无副作用。

（3）儿童需在监护人监护下服用本品，以免超过用量。

◆ **药物安全性**

该药中所用中药都属于十分常见的普通药材，暂时没有见到过相关不良反应的报道，但是服用时，应注意分清自己的证型及症状，是属于燥痰阻肺还是痰湿阻肺。

❤️➕ 二、克咳胶囊

本品的主要成分是麻黄、罂粟壳、苦杏仁、莱菔子、桔梗、甘草、石膏等，常见剂型为胶囊制剂。方中麻黄辛散苦泄，温通宣畅，外能发散风寒，内能开宣肺气；石膏性寒，能清泻肺热，两者共为君药；苦杏仁平喘、降气，莱菔子下气化痰、为臣药，罂粟壳可以敛肺止咳，与麻黄相配，宣敛相宜；桔梗性善上行，宣肺利气，为佐药；甘草祛痰止咳，调和诸药，为使药；诸药合用，起清热祛痰，平喘止咳的功效。主要用来治疗痰多堵积在肺部而引起的咳嗽、呼吸急促、气喘、气短等症状的支气管炎或者是喘息型支气管炎患者。

◆ 常见商品名及用法

益佰克咳胶囊

每粒0.3克，每盒12粒。口服，成人1次3粒，1日2次。

服用本品3日，症状无缓解，请及时就医。

◆ 适用情况

主要用来治疗痰多堵积在肺部而引起的咳嗽、呼吸急促、气喘、气短等症状的支气管炎或者是喘息型支气管炎患者。

◆ 常见错误用法

本品能够化痰止咳，但是本品中的麻黄具有很强的发汗宣肺能力，如果是表虚自汗、阴虚盗汗的人就不宜服用本品了。当然表虚自汗和阴虚盗汗，很多人不明白是什么意思，这个要靠医生辨别，普通人只要抓住一点，平时在没有生病的情况下，喜欢出汗的人服用本品时都应该慎重对待就不会错了。

本品中含有莱菔子，耗气破气能力比较强，不适宜肺肾虚喘的患者，因此有支气管扩张、肺脓肿、肺心病、肺结核者出现咳嗽时应去医院就诊，不能服用本品。如果患者平时有体虚乏力、气虚血弱，甚至肾亏虚的症状，不宜服用本品。

本品比较适合痰热蕴肺的患者服用，此类患者多有胸闷、咳嗽、黄色痰液、痰液浓稠、舌红苔黄的症状。风寒引起肺部不适的患者不适合服用。

◆ **药品使用注意**

（1）在服药期间，应饮食清淡，不要吃生冷、辛辣、海鲜等食品，禁烟、酒。

（2）在服药期间，不能同时服用其他滋补、滋腻性中药。

◆ **特殊人群用药指南**

（1）孕妇及哺乳期妇女禁用。

（2）儿童禁用本品，年老体弱者应在医生指导下服用。

（3）心脏病、高血压患者慎用。

（4）有支气管扩张、肺脓肿、肺心病、肺结核患者出现咳嗽时应去医院就诊。

（5）对本品过敏者禁用，过敏体质者慎用。

◆ **药物安全性**

本品是一种常见的镇咳祛痰平喘的中成药，副作用尚不明确，偶见红热样皮疹，伴全身皮肤血管性水肿，以及双眼睑及口周红皮病样改变的过敏反应。本品含有麻黄及罂粟壳成分，长期服用，可能会对药物产生依赖性，因此一定不能长期服用。

♥+ 三、小儿咳喘灵

本品的主要成分是麻黄、金银花、苦杏仁、板蓝根、石膏、甘草、瓜蒌等，常见剂型为口服液和颗粒制剂。它能清热解毒、宣肺祛痰、止咳平喘。主要用于治疗小儿上呼吸道感染、咽喉炎、扁桃体炎、急（慢）性支气管炎、支气管哮喘、细菌性或病毒性肺炎。

◆ 常见商品名及用法

龙牡小儿咳喘灵颗粒

每袋2克，每盒15袋。开水冲服，2岁以内，1次1克；3～4岁，1次1.5克；5～12岁1次2克。1日3～4次。

葵花小儿咳喘灵口服液

每支10毫升，每盒6支。口服，2岁以内，1次5毫升；3～4岁，1次7.5毫升；5～12岁，1次10毫升。1日3～4次。

服用本品3日，症状无缓解，请及时就医。

◆ 适用情况

主要用于治疗小儿上呼吸道感染引起的咳嗽。

◆ 常见错误用法

本品针对儿童用药，药性比较温和，适合在小儿发热初起、咳嗽情况还不严重的情况下服用，有比较理想的效果，但是如果小儿出现高热痰多、气喘、鼻煽时，说明其身体状况不是太理想，需要紧急就医，不能抱着让孩子先服用本品、再等等看的心理，以免错过最佳治疗时期。

本品虽然有一定的退热效果，但是如果患儿出现38.5℃以上的体温时，本品用于退热的效果就没有那么强劲了，应该及时去医院就医。

本品含有麻黄、石膏、板蓝根这类性属寒凉的中药，如果患者平时脾虚容易腹泻，就不太适合使用本品了，即便服用，也应该在医生指导下辅以健脾止泻的其他药物一齐服用。

本品是一种有效的镇咳药物，但是如果患者久咳不愈或者咳嗽频繁伴有呕吐，可能患者还有其他呼吸道问题，应该及时去医院就医。

◆ 药品使用注意

（1）在服药期间，应饮食清淡，不要吃生冷、辛辣、海鲜食物。

（2）在服药期间，不能同时服用滋补、滋腻性中药。

◆ **特殊人群用药指南**

（1）儿童可依据药物包装说明，在大人的监控下服用。

（2）对本品过敏的人士禁用，过敏体质者慎用。

（3）高血压、心脏病患儿慎用，脾虚易腹泻者应该在医生指导下服用。

（4）婴儿和糖尿病患儿应该在医生指导下服用。

◆ **药物安全性**

本品是一种常见的儿童呼吸道疾病非处方用药，其副作用尚不明确。但是俗话说，儿科无小病，儿童生病时，最好不要胡乱给孩子吃药，而应该看清楚药物的功效，是否对症等，在大人的监控下，及时合理用药，用药时也应关注患儿病情的发展，发现情况不对时，应该及时就医。

♥ 四、氢溴酸右美沙芬

本品的主要成分是氢溴酸右美沙芬，常见剂型为片剂。它是一种中枢性镇咳药，能通过抑制延脑咳嗽中枢而产生镇咳作用。主要用于缓解感冒、急（慢）性支气管炎、咽喉炎、支气管哮喘、肺结核及其他上呼吸道感染引起的一般性的少痰性咳嗽，也可以用于治疗频繁、剧烈的咳嗽。

◆ **常见商品名及用法**

华南氢溴酸右美沙芬片

每片15毫克，每盒12片。口服，1~6岁儿童，每次服用2.5 ~7.4毫克，每日3~6次，日服用的最大剂量为30毫克；6~12岁儿童，每次服用5 ~15毫克，日服用的最大剂量为60毫克。

正可氢溴酸右美沙芬胶囊

每粒12毫克，每盒12粒。口服，成人1次1～2粒，1日3～4次。切记不可超过规定的最大日用量服用。

服用本品7日，症状无缓解，请及时就医。

◆ 适用情况

主要用于缓解感冒、急性或慢性支气管炎、咽喉炎、支气管哮喘、肺结核及其他上呼吸道感染引起的一般性的少痰性咳嗽，也可以用于治疗频繁、剧烈的咳嗽。

◆ 常见错误用法

本品有很强的镇咳作用，常用于治疗感冒、支气管炎等上呼吸道感染疾病，但是本品主要是缓解咳嗽症状，并不能从根本上治疗感冒、支气管炎这些疾病，所以不能单服本品作为这些疾病的治疗药物。

本品是一种中枢性镇咳药，仅针对无痰或者少痰症状的咳嗽有效，如果患者咳嗽时，痰比较多，就不宜使用本品来镇咳了，应该使用针对痰多的、祛痰效果更好的其他药物。

有时候患者会咳嗽频繁、剧烈，在服用本品时感觉症状减轻，为了进一步消除咳嗽而超量服用本品，这是相当危险的。过量服用本品，引起不良反应的概率会加大，还有可能引起神志不清、支气管痉挛、呼吸抑制等危险。因此，一定不能超量服用本品。如果咳嗽长时间难以控制，应及时就医，查明病因进行对症治疗。

◆ 药品使用注意

（1）抑郁症患者之前如服用过单胺氧化酶抑制剂，请在停药两周之后，再开始服用本品。

（2）患有精神类疾病患者，请不要将此药与其他中枢神经抑制药物同服。

（3）饮用完酒精类饮料，请不要服用本品，以免令中枢神经过度兴奋。

◆ **特殊人群用药指南**

（1）妊娠3个月内妇女禁用此药。

（2）有精神病史人士禁用此药。

（3）对本品过敏者禁用。

（4）过敏体质者、痰多患者及有哮喘、肝病和肾病的人士慎用本品。

（5）老年人服用本品时，用法和用量略有不同，请尽量在医生的指导下进行。

◆ **药物安全性**

本品是一种常见的非处方镇咳药，安全性较高，儿童也能在医生的指导下，在安全剂量内服用。但本品并非完全没有副作用，患者在服药后有可能出现头晕、头痛、嗜睡、嗳气、易激动等症状，所以这段时间内尽量不要驾驶交通工具。另外，本品可使患者出现兴奋情绪，部分患者还会有食欲缺乏、便秘、恶心、皮肤过敏等情况，停药之后，这些症状自然就会消失。

❤️➕ 五、枸橼酸喷托维林

本品的主要成分是枸橼酸喷托维林，常见剂型有片剂和口服液等。它能直接抑制咳嗽中枢，减轻呼吸道阻力，使呼吸顺畅。常用于治疗上呼吸道感染引起的急性、轻度咳嗽和百日咳，减少支气管分泌物。

◆ **常见商品名及用法**

咳必清

每瓶100片。口服，成人1次1片，每日3~4次。

◆ **适用情况**

常用于治疗上呼吸道感染引起的急性、轻度咳嗽和百日咳，减少支气管分泌物。

◆ 常见错误用法

本品有很强的镇咳作用，常用于治疗感冒、支气管炎等上呼吸道感染疾病引起的咳嗽，但是本品也主要是针对镇咳发生作用，不能从根本上治疗感冒、支气管炎这些疾病。

本品是一种中枢性镇咳药，不具备祛痰作用，仅对无痰或者少痰症状的咳嗽有效，如果患者咳嗽时，痰比较多，应该使用针对痰多的祛痰效果更好的其他药物。

本品有一定的局麻作用，如果患者是从事驾驶、机器操作、高空作业等需要头脑清晰，注意力高度集中的职业，服用本品后，应该请假休息，不能工作，以免导致严重后果。

◆ 药品使用注意

（1）过敏性鼻炎患者，请不要将阿伐斯汀与本品同服。

（2）有精神类疾病的人士，请不要将本品与精神类药物同服。

（3）过敏人士，请不要将本品与抗组胺类药物同服。

◆ 特殊人群用药指南

（1）对本品过敏者禁用，过敏体质者慎用。

（2）青光眼、心力衰竭患者慎用。

（3）孕妇、哺乳期妇女禁用。

（4）心脏病患者和伴有肺瘀血患者慎用。

（5）老年人和儿童服用此药时，其用法和用量应在医生的指导下进行。

◆ 药物安全性

本品作为一种非处方的镇咳药，对无痰型的咳嗽有着相当不错的镇咳效果，其安全性较高，不容易产生成瘾性。但是我们也要清楚知道其副作用，服药后，部分患者可能会出现头晕、头痛、嗜睡等不良反应，在这段时间内请不要从事危险工作。一部分患者可能会有口干、恶心、腹胀、便秘、皮肤过敏等反应，停药后不良反应即会消失。

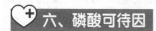 六、磷酸可待因

磷酸可待因的别名为可待因、磷酸甲基吗啡，是一种化学物，一般为复方制剂中的组方。它能对延脑的咳嗽中枢有选择性和直接性的作用，因此有很强的镇咳能力，兼具一定的镇痛、止血功能，主要用来治疗频繁剧烈的干咳，对胸膜炎或者大叶性肺炎引起的早期伴有胸痛的干咳者特别合适。

◆ 常见商品名及用法

白敬宇制药磷酸可待因片

每片30毫克，口服，成人1次15～30毫克，1日2～3次。

联邦止咳露复方磷酸可待因口服液

每瓶120毫升，口服，成人1次10～15毫升，1日1～3次；儿童用量酌减或者遵医嘱。

不同的商品，其用量以商品说明书为准。

但是注意不得超量服用本品，必须控制在每日极量以下。

◆ 适用情况

主要用来治疗频繁剧烈的干咳，对因胸膜炎或者大叶性肺炎引起的早期伴有胸痛的干咳者特别合适。

◆ 常见错误用法

本品有很强的镇咳作用，常用于治疗由感冒、支气管炎等上呼吸道感染引起的咳嗽，但是本品也主要是针对镇咳发生作用，不能从根本上治疗感冒、支气管炎、大叶性肺炎这些疾病。

本品的镇咳效果非常好，但是很多时候，由于患者的疾病没有从根本上痊愈时，在一段时间后，又会发生剧烈的咳嗽，患者会继续使用本品来镇咳，但是一定要严格注意本品每天服用的最大量，

绝对不可以为了镇咳而超量服用本品，以免引发不良后果。

本品是一种中枢性镇咳药，不具备祛痰作用。对无痰性的干咳特别有效，同时本品能够抑制支气管腺体的分泌，可以使痰液变得黏稠，难以咳出，如果患者是多痰且黏稠，尽量不要使用本品。

有时候，支气管哮喘、肺气肿发生阻塞的患者，也会剧烈咳嗽，但是一定不能服用本品，因为本品抑制支气管腺体分泌时，会使分泌物更加黏稠，有可能阻塞支气管、肺管等，给患者带来危险。

本品有一定的镇痛功能，如果患者发生急性腹痛时，在诊断未明确时，不能服用本品，以免掩盖了病痛的真相，给医生诊断带来麻烦，甚至造成误诊。同理，原因不明的腹泻，在没有查明原因之前，也不宜服用本品。

胆结石患者，服用本品，可能引起胆管痉挛，前列腺肥大的患者，服用本品，容易引起尿潴留而使病情加重。

◆ 药品使用注意

（1）本品尽量不要与抗胆碱药合用，否则会加重便秘或者尿潴留的不良反应。

（2）本品与美沙酮、肌肉松弛药合用时，会加强中枢性呼吸抑制作用，服用时务必注意。

（3）服药期间尽量不要饮酒，否则会极大地削弱服药者的安全驾驶能力。

◆ 特殊人群用药指南

（1）支气管哮喘性咳嗽、换气量差的肺气肿等阻塞性肺部疾病患者禁用。

（2）对本品过敏的患者禁用，痰多浓稠的患者慎用。有支气管哮喘、急腹症诊断结果没出来前、不明原因腹泻以及胆结石、颅脑外伤或者颅内病变等患者应在医生指导下慎用此药。

（3）本品可透过胎盘使胎儿成瘾，分娩时服用本品可引起婴儿呼吸抑制，所以孕妇禁用。

（4）本品可经乳汁排出，哺乳期妇女慎用。

（5）含可待因的止咳药一般不推荐用于儿童，因此1岁以下的婴儿和急性腹泻的幼儿禁用本品。

◆ **药物安全性**

本品作为一种常用镇咳药，对干咳少痰的咳嗽有超强功效，其安全性是比较高的，只要根据医嘱服用本品，一般不会出现剧烈的不良反应。一些患者偶尔会出现恶心、呕吐、便秘等症状，部分患者会出现呼吸异常、心率异常等反应。极少数患者甚至还会出现耳鸣、惊厥、肌肉不受控制、皮肤过敏甚至精神抑郁等症状，这些症状一般停药后就会消失。

不过要特别注意的是，含磷酸可待因的止咳水具有很强的依赖性，属于第二类精神药物，所以绝对不能长期服用。因为长期服用止咳水成瘾而发生的案例并不少见，对于青少年来说，尤其如此。

第五节　适用于多痰、咳痰困难等

♥ 一、盐酸氨溴索

本品是一种化学制剂，是一种有效的黏液溶解剂，常见剂型为口服液、注射液等。它能促进呼吸道内部黏稠分泌物的排除，并减少黏液的滞留，有显著的促进排痰的作用。主要用于急（慢）性支气管炎、支气管哮喘、支气管扩张、肺结核等引起的痰液黏稠、咳痰困难等症状。

◆ 常见商品名及用法

沐舒坦

该药为盐酸氨溴索糖浆，每瓶100毫升。口服，成人和12岁以上儿童，1次10毫升，1日2次；6～12岁儿童，1次5毫升，1日2～3次；2～6岁儿童，1次2.5毫升，1日3次；1～2岁儿童，1次2.5毫升，1日2次。（这个剂量适合于呼吸道疾病急性发作或者慢性呼吸道疾病的初始治疗量，一般在2周以后，可以减半量服用）

本品的祛痰作用可以随着补液而增加。根据疾病类型及其严重性，医生会决定服用药物的时间。在没有医生指导的情况下，服用本品不要超过4~5日。

◆ 适用情况

主要用于急（慢）性支气管炎、支气管哮喘、支气管扩张、肺结核等引起的痰液黏稠、咳痰困难等症状。

◆ 常见错误用法

本品最强的功效就是祛痰，因此针对的是呼吸道疾病中痰液分泌不正常，排痰功能不良，特别适合痰多引起的咳嗽症状。因此如果是少痰、干咳的患者，就不宜使用本品了。

在使用本品时，有呼吸道堵塞症状的患者，应该慎用，因为服用本品后，会产生较多的稀化痰液，导致堵塞更加严重，即便使用时（特别是年少和年老的患者）也一定要注意做到保持排痰通畅。

有的患者发生强烈的咳嗽时，会将各种镇咳药物一齐服下，以增强止咳的效果，这样做是错误的，因为有可能各种镇咳药物药性相冲突，或者叠加，会带来不利后果。

◆ 药品使用注意

（1）不宜与中枢性镇咳药（如右美沙芬等）同时服用，以免稀化的痰液堵塞气管。

（2）不能与其他强力镇咳药同时服用。

（3）本品与阿莫西林、头孢呋辛、红霉素、强力霉素等抗生素同时使用，将导致抗生素在体内浓度升高。

（4）本品与β_2受体激动剂、茶碱等扩张支气管药物同时使用时，将加大药效反应。

◆ **特殊人群用药指南**

（1）孕妇、哺乳期妇女慎用。

（2）2岁以下儿童需在医生指导下使用。

（3）对本品过敏者禁用。

（4）有严重肝病、肾病患者，应该在医生指导下使用。

◆ **药物安全性**

盐酸氨溴索是一种比较安全的镇咳祛痰类药物，其副作用相当小，偶尔可见皮疹、恶心、胃部不适、食欲缺乏、腹痛、腹泻。但是它比较适合痰多咳嗽的患者使用，选择时应注意这一点，同时也应针对引起咳嗽的原因，配合其他药物同时使用。

二、蜜炼川贝枇杷膏

本品是一种复方中成药，主要成分为枇杷叶、水半夏、川贝母、杏仁等。它能清肺热、止咳平喘、理气化痰，主要适用于治疗肺燥咳嗽、痰黄而且黏、胸闷、咽喉痛或者痒，声音嘶哑的急（慢）性支气管炎或咽喉炎患者。

◆ **常见商品名及用法**

京都念慈庵蜜炼川贝枇杷膏

一般为瓶装，有75毫升、150毫升和300毫升3种规格。口服，1次15毫升，每日3次，小儿用量酌减。

潘高寿蜜炼川贝枇杷膏

一般为瓶装，有138毫升、345毫升2种规格。口服，1次22毫升，约1汤匙，1日3次。

一般来说，服用本品1周，症状无改善者，应该停药就医。

◆ **适用情况**

主要适用于治疗肺燥咳嗽、痰黄而且黏、胸闷、咽喉痛或者痒，声音嘶哑的急（慢）性支气管炎或咽喉炎患者。

◆ **常见错误用法**

一般来说，咳嗽分为风寒咳嗽和风热咳嗽，风寒引起的症状包括咳嗽、胸部紧缩而声音嘶哑、鼻塞音重、咽喉发痒、咳痰稀薄色白，常伴有鼻涕、喷嚏等症状，舌苔白，多伴有怕冷的现象。风热引起的症状包括痰稠、痰黄、口干咽痛、鼻流黄涕、发热、头痛、舌苔黄。咳嗽时多兼有发热、出汗。蜜炼川贝枇杷膏一般只用于治疗风热咳嗽。因此患者在发生咳嗽时，一定要注意自己是否对症，别误服本品。

本品主要针对咳嗽症状，对引起咳嗽的具体疾病起不到很好的治疗效果，因此在服用本品的同时，还应该针对具体的病症，服用对症的药物，才能起到真正的治疗作用。

在服药的期间，如果患者出现高热，体温超过38℃，或者呼吸喘急、咳嗽加重、痰量明显增多等情况时，说明病情已经加重，应该立即去医院就诊。

◆ **药品使用注意**

（1）在服药期间，应该清淡饮食，不要吃生冷、辛辣、海鲜类食品，禁烟、酒。

（2）在服药期间，不能同时服用其他滋补性中药。

（3）本品中含有川贝母，不宜与含有乌头类药物同服。

（4）如与其他药物同时使用可能会发生药物相互作用，详情请咨询医生或药剂师。

◆ **特殊人群用药指南**

（1）对本品过敏者禁用，过敏体质者慎用。

（2）有支气管扩张、肺脓肿、肺心病、肺结核、糖尿病等患者应在医生或者药剂师指导下服用。

（3）孕妇和哺乳期妇女的体质较为特殊，最好慎用本品。

（4）儿童可以服用本品，但最好有成年人监护。

◆ **药物安全性**

本品作为一种中国传统的祛痰中成药，祛痰的效果较好。该药尚没有任何严重副作用的报道，但是我们在服用本品以前，还是应该辨别自己是风寒还是风热引起的咳嗽，做到对症服药。同时，是药三分毒，我们最好避免长期服用本品。

❤+ 三、橘红化痰片

本品的主要成分是化橘红、炒苦杏仁、川贝母、白矾、锦灯笼、婴粟壳、五味子、甘草等中药，常见剂型为片剂、胶囊和丸剂。其主要成分中的化橘红是广东化州的特产，能够理气化痰、健脾止咳，其余的成分也能起到平喘降气、化痰清热敛肺的效果。主要用于治疗肺肾阴虚、咳嗽、咯痰、喘促、胸膈满闷等症。

◆ **常见商品名及用法**

澳华橘红化痰片

每片0.3克，每盒24片。口服，1次3片，1日3次。

◆ **适用情况**

主要用于治疗肺肾阴虚、咳嗽、咯痰、喘促、胸膈满闷等症状。

◆ **常见错误用法**

本品的主要成分化橘红，性味苦、辛、温，偏温燥，因此其燥湿化痰的能力比较强，特别适合于治疗寒痰、湿痰所造成的咳喘（咳嗽时痰比较多，色白清稀，舌苔淡白）、痰多、胸膈闷胀。外感咳喘者（表现为咳喘痰白质稀，通常伴有怕冷、流清鼻涕等症状，或者是咳喘声高气促、痰多色黄、身热面赤、口渴心烦等症状）不适合使用本品。

本品虽然能够滋阴清热，敛肺止咳，但是只是针对咳嗽化痰这一症状，对其他呼吸道疾病无根本性的治疗作用。如果在服用本品一段时间后，症状没有得到缓解，反而有加重的现象，应该及时停药就医。同时本品主要针对肺肾阴虚患者起效，能够滋阴清肾。肺肾阳虚的患者，最好慎服本品。

本品没有良好的散热降温效果，如果患者在咳嗽时出现发热，体温超过38℃，或者出现气喘气促、咳嗽加重、痰量明显增多等症状应立即去医院就诊。

◆ **药品使用注意**

（1）在服药期间，应该饮食清淡，忌生冷、辛辣、海鲜食物，忌烟酒。

（2）在服药期间，不能同时服用滋补性中药。

（3）本品中含有甘草成分，不适合与甘遂、大戟、海藻、芫花类药物同服。

（4）本品中含有川贝母，不宜与含有乌头类药物同服。

如与其他药物同时使用可能会发生药物相互作用，详情请咨询医生或药剂师。

◆ **特殊人群用药指南**

（1）外感咳喘者（表现为咳喘痰白质稀，通常伴有怕冷、鼻流清涕等症状，或者是咳喘声高气促、痰多色黄、身热面赤、口渴心烦等症状）禁用。

（2）虽无明确报道证明孕妇及哺乳期妇女禁服本品，但是由于该人群体质的特殊性，最好慎用。

（3）因为本品中含有罂粟壳成分，儿童应该慎用或者禁用本品。

（4）年老体弱者应在医生指导下服用本品。

（5）高血压、心脏病、肾病等严重患者慎用或者在医生的指导下服用本品。

（6）对本品过敏者禁用。

◆ **药物安全性**

本品作为一种常见祛痰中成药处方药，一般来说，应该在医生的指导下服用。其安全性方面暂时没有见过其副作用的相关报道。本品中含有少量罂粟壳成分，长期服用可能会产生依赖性，因此本品不宜长期服用。

四、复方贝母氯化铵片

本品是一种镇咳祛痰的常用药物，其主要成分是贝母粉、桔梗粉、氯化铵、远志流浸膏等，常见剂型为片剂。它能刺激呼吸道黏膜的分泌，使痰液易于排出，同时也能清热化痰止咳、祛风健胃。主要用来治疗一般急（慢）性支气管炎，感冒等引起的咳嗽、多痰症状。

◆ **常见商品名及用法**

利君复方贝母氯化铵片

每盒24片。一般饭后口服，成人1次1~2片，每日3~4次。

一般服药3~7日，症状未缓解，请停药就医。

◆ **适用情况**

主要用来治疗一般急（慢）性支气管炎，感冒等引起的咳嗽、多痰症状。

◆ **常见错误用法**

有的患者在感冒引起咳嗽等不舒服症状时，为了追求快速痊愈的效果，又认为本品是中药制剂，药性温和，所以会自行加大服药量，结果引起恶心、呕吐等不良反应。自行加大本品的服用量，虽然不会引发严重后果，但是可能增加不良反应出现的概率，所以严格按照说明书或者医生指导进行服用，才是正确的做法。

感冒、支气管炎等呼吸道疾病很多时候都会引发咳嗽，但是不是每一种咳嗽都适合使用本品，本品有较强的祛痰能力，主要针对的是咳嗽时痰多的症状。如果是干咳或者是少痰性的咳嗽，就不适合服用本品了。

本品成分中含有一定的氯化铵成分，对胃部有轻微的刺激作用，如果患者本身有胃部疾患如胃炎、胃溃疡等，应该特别小心使用本品，即便服用，也应该在医生的指导下服用。

◆ **药品使用注意**

（1）在服药期间，应该饮食清淡，忌生冷、辛辣、海鲜食物，忌烟酒。

（2）感染性疾病患者，请不要将本品与磺胺嘧啶、呋喃妥因一起服用。

（3）如与其他药物同时服用可能会发生药物相互作用，详情请咨询医生或药剂师。

◆ **特殊人群用药指南**

（1）对本品过敏者禁用，过敏体质者慎用。

（2）肝肾功能不全者禁用。

（3）消化道溃疡患者需在医生指导下服用。

（4）复方贝母氯化铵本身对孕妇并无明显影响，但是因为孕妇体质的特殊性，在使用前还是需要征求医生的指导。

（5）儿童和老人的用法用量请征询医生的指导。

◆ **药物安全性**

本品作为一种常见祛痰中西药合剂的非处方药，其安全性比较高，副作用很小，少数患者在服用本品后，会出现恶心、呕吐甚至腹痛的现象，个别患者可能出现过敏性皮疹，一般来说，这些不良反应会在停药后自动消失。但是我们要知道，是药三分毒，本品中的某些成分对于人体来说，是有细小的危害的，所以我们最好不要长期服用本品。

 五、标准桃金娘油肠溶胶囊

本品的主要成分是桃金娘油，常见剂型为微黄色透明软胶囊。它可重建上、下呼吸道的黏液纤毛清除系统的清除功能，从而稀化和碱化黏液，增强黏液纤毛运动，促进痰液排出。此外，标准桃金娘油具有抗炎作用，能通过减轻支气管黏膜肿胀而起到舒张支气管的作用。标准桃金娘油对细菌和真菌亦具有杀菌作用，能消除呼吸时的恶臭气味。主要作为一种黏液溶解性祛痰药，用于治疗急（慢）性鼻窦炎和支气管炎，用于治疗支气管扩张、慢性阻塞性肺疾病、肺部真菌感染、肺结核、矽肺等，还用于在支气管造影术后，使造影剂的排出。

◆ **常见商品名及用法**

吉诺通标准桃金娘油肠溶胶囊

每盒10粒。成人急性患者1日3～4次，1次1粒，慢性患者1日2次，1次1粒。

吉诺通标准桃金娘油肠溶胶囊儿童装

每盒10粒。4～10岁患者、急性患者1日3～4次，1次1粒，慢性患者1日2次，1次1粒。

一般在餐前30分钟，用温开水送服。

◆ **适用情况**

主要作为一种黏液溶解性祛痰药，用于治疗急（慢）性鼻窦炎和支气管炎，用于治疗支气管扩张、慢性阻塞性肺疾病、肺部真菌感染、肺结核、矽肺等。

◆ **常见错误用法**

本品主要作为一种黏液溶解性祛痰药存在的，在治疗各种呼吸道感冒疾病时，只是一种辅助药，对疾病起不到根本性的治疗作用，因此，不能只依赖本品来治疗这些疾病，多数情况下，都应该配合其他对症的药物一起使用。

如果患者的症状是痰多咳嗽，但是痰咳不出来，那么在服用本品祛痰时，不宜服用其他强效镇咳药物，以避免痰液稀化后，却因为咳嗽被阻止，致使稀化的痰液阻塞气管，造成不利后果（特别是儿童和一些年老体弱的患者用药时应该注意这一点）。

有的父母在小孩出现呼吸道不适，如痰多咳嗽时，也会将自己服用过的成人装本品给小孩服用，其实本品有专门针对儿童身体特质的儿童装，剂量更安全，切不可以混淆使用。

◆ **药品使用注意**

如与其他药物同时服用可能会发生药物相互作用，详情请咨询医生或药剂师。

◆ **特殊人群用药指南**

（1）对本品过敏者禁用，过敏体质者慎用。

（2）经实验研究表明，孕期妇女在医生指导下可以服用本品，但是服用时应该考虑到本品的亲脂性而可能进入乳汁，应慎用。

（3）儿童有专用的儿童装，按照包装盒上的说明服用即可。

◆ **药物安全性**

本品是一种纯植物提取的祛痰类非处方药，其安全性是相当高的。即使大剂量使用，也较少有不良反应发生。偶尔会出现胃肠道不适，或令肾结石和胆结石出现移动；偶尔也会出现皮疹、面部浮肿、呼吸困难、循环障碍等过敏反应。

❤➕ 六、愈创甘油醚

本品是一种化学制剂，别名愈甘醚、甘油愈创木酯、甲甘苯二醚等，常见剂型有片剂、颗粒制剂和糖浆制剂等。它能刺激胃黏膜，引起支气管分泌的增加，从而稀释痰液，同时还有镇咳、解痉、抗惊的作用。一般与其他镇咳平喘药物一起合用，用来治疗慢性支气管炎的多痰咳嗽、肺脓肿、支气管扩张和继发性哮喘等黏液不易咳出的情况。

◆ **常见商品名及用法**

史达功右美沙芬愈创甘油醚糖浆

口服，成人1次5～10毫升，1日3次。12岁以下儿童用量：2～3岁，体重12～14千克，2～3毫升/次，1日3次；4～6岁，体重16～20千克，3.5～4.5毫升/次，1日3次；7～9岁，体重22～26千克，5～6毫升/次，1日3次；10～12岁，体重28～32千克，6.5～7.5毫升/次，1日3次。

衡山愈创甘油醚片

片剂，口服，成人1次1片，1日3～4次。

本品对胃黏膜有一定的刺激作用，一般在餐后服用可以减少对胃肠的刺激。

◆ **适用情况**

一般与其他镇咳平喘药物一起合用，用来治疗慢性支气管炎的多痰咳嗽、肺脓肿、支气管扩张和继发性哮喘等黏液不易咳出的情况。

◆ **常见错误用法**

本品是一种辅助药物，能使痰液稀释、易于排出。本品也具有一定的镇咳解痉作用，但是并不强烈，如果患者发生强烈的咳嗽、咳喘时，应该与其他镇咳平喘（事先咨询医生或者药剂师）的药物一齐服用，才能起到更好的效果。

本品对胃黏膜有一定的刺激作用，本身有胃炎、胃溃疡等胃肠道疾病的患者应该慎用本品；有急性胃肠炎，肾炎和肺出血的患者，应该禁用本品。

◆ **药品使用注意**

（1）如要与其他镇咳、平喘类药物同时服用，请先咨询医生意见。

（2）抑郁症患者如在服用单胺氧化酶抑制药，请不要将愈创甘油醚和右美沙芬合用。

◆ **特殊人群用药指南**

（1）对本品过敏者禁用，过敏体质者慎用。

（2）消化道溃疡患者慎用，急性胃肠炎、肾炎和肺出血患者禁用。

（3）因为孕妇及哺乳期妇女的特殊体质，所以孕妇和哺乳期妇女慎用此药。妊娠早期妇女禁用本品。

（4）儿童服用本品时，必须在成人监护下使用。

（5）与苯丙醇胺合用时，高血压、心脏病、糖尿病、外周血管病、前列腺肥大、青光眼等患者需慎用。

◆ **药物安全性**

本品是祛痰类非处方药，效果较好，安全性比较高，但是对胃肠道有一定的刺激作用，所以有些患者在服用本品后，会出现头晕、嗜睡、恶心、胃肠不适、过敏等症状。而本身就有胃肠道疾病的患者，在服用本品时，就应该特别小心，需要在医生的指导下服用。

❤➕ 七、止咳祛痰颗粒

本品是一种中西药复方制剂，其主要成分是桔梗、百部、苦杏仁和盐酸麻黄碱，常见剂型为颗粒制剂。它能润肺祛痰，止咳定喘。一般用于治疗感冒引起的咳嗽、气喘、痰多等症状，也可以用于治疗慢性支气管炎和哮喘引起的上述症状。

◆ 常见商品名及用法

三仁堂止咳祛痰颗粒

每袋10克，每盒6袋。温开水冲服，1次10克，1日3次。

服用本品3日症状无改善或者出现更严重的情况时，应该停药就医。

◆ 适用情况

一般用于治疗感冒引起的咳嗽、气喘、痰多等症状，也可以用于治疗慢性支气管炎和哮喘引起的上述症状。

◆ 常见错误用法

本品主要用于治疗感冒引起的咳嗽、痰多、气喘等症状，能够润肺祛痰，止咳定喘，因此针对的是感冒时有咳嗽且痰比较多的情况，如果感冒时干咳无痰或者少痰的患者就不宜服用本品了，在服用本品前，应该注意先辨证。

本品有润肺、宣肺的功能，有轻微的退烧效果，如果患者感冒且有轻微的发热现象时，可以服用本品，但是如果患者体温过高，超过38.5℃时，应该及时去医院就诊。

本品以中药为主要成分，药性较为平和，如果患者在服用后出现喘促气急、咳嗽加重、痰量明显增多的时候，应该及时去医院就诊。

本品比较容易和祛痰止咳颗粒混淆，两者的功效相似，但是本品是非处方药，而祛痰止咳颗粒是处方药，要凭医生的处方才能购买，这一点也要引起大家的注意。

◆ 药品使用注意

（1）忌食辛辣、油腻食物。

（2）用于治疗感冒时，应该注意是否和治疗感冒的药物成分相同或相似，以免药效叠加。

（3）在服用本品的同时，如需服用其他药物，请事先咨询医生意见。

◆ 特殊人群用药指南

（1）对本品过敏者禁用，过敏体质者慎用。

（2）本品含有盐酸麻黄碱，运动员慎用。

（3）支气管扩张、肺脓肿、肺心病、肺结核、糖尿病患者、青光眼、前列腺肥大和老年患者应该在医生指导下服用本品。

（4）心脏病患者慎用本品。

（5）儿童应该在医生指导下使用本品。

（6）高血压、动脉硬化、心绞痛和甲状腺功能亢进等患者禁用本品。

（7）孕妇和哺乳期妇女禁用本品。

◆ 药物安全性

本品是一种效果相当不错的祛痰类非处方药，安全性比较高，但是本品中含有盐酸麻黄碱成分，服用后，可能出现头晕、头痛、心跳加速或多汗等症状，此时应该及时停药，必要时咨询医生甚至去医院就诊。当然我们也要尽量避免长期服用本品，以免造成对药物的依赖性。

➕ 八、复方甘草合剂口服液

本品是一种中西药复方制剂，其有效成分是甘草流浸膏和复方樟脑酊，常见剂型为口服液制剂。本品中的甘草流浸膏能减轻咽喉部黏膜的刺激，缓解胃肠平滑肌痉挛；复方樟脑酊中的阿片可以镇咳止痛，抑制胃肠道蠕动。本品进入人体后，能够刺激支气管黏膜分泌水样液体，稀释痰液，促进痰液的排出。常用于治疗上呼吸道感染、支气管炎和感冒时所产生的咳嗽和咳痰不爽。

◆ 常见商品名及用法

金象海王复方甘草口服液

每瓶100毫升。口服，1次5~10毫升，1日3次。

服用本品时，应该先摇晃药瓶，使溶液均匀。

服用本品7日症状无改善或者出现更严重的情况时，应该停药就医。

◆ 适用情况

常用于治疗上呼吸道感染、支气管炎和感冒时所产生的咳嗽和咳痰不爽。

◆ 常见错误用法

本品能够刺激支气管黏膜分泌水样液体，从而稀释痰液，促使痰液排出。主要针对的是上呼吸道感染、支气管炎或者感冒时痰多阻肺或者是咳嗽时，痰不易咳出等情况，对于少咳少痰，干咳无痰等情况不适用。

本品有较强的祛痰能力，如果是给老人和小孩服用本品的时候，要防止其痰一下子被大量稀释时，会阻塞肺管或者是支气管，对于某些长年卧床的老人更是要特别注意，保证其排痰顺畅。

本品对胃肠道有一定的刺激作用，会影响到胃肠道的蠕动，因此有胃炎和胃肠道溃疡的患者应该慎用本类产品。

有一小部分厂家生产的本类产品中，可能含有激素成分，长期服用，容易引起水肿和高血压等不良反应，因此，在使用本品前，应该认真阅读其说明书，如果发现有激素成分，应该慎用。

有的患者，除了痰多之外，可能还伴有强烈的咳嗽。为了镇咳，可能在服用本品的时候，服用一些镇咳效果比较好的镇咳药物，其实本品自身就有不错的镇咳作用，如果再服用其他强力镇咳药，可能影响痰的排出，因此在使用本品的同时不宜再服用其他强力镇咳药物。

◆ **药品使用注意**

（1）忌食辛辣、油腻食物。

（2）在使用本品的同时，应该避免服用其他强力镇咳药。

（3）在服用本品的同时，如需服用其他药物，请事先咨询医生意见。

◆ **特殊人群用药指南**

（1）对本品过敏者禁用，过敏体质者慎用。

（2）孕妇和哺乳期妇女禁用本品。

（3）有胃炎和胃肠道溃疡患者慎用本品。

（4）有慢性阻塞性肺疾病合并呼吸功能不全者慎用。

◆ **药物安全性**

本品是一种中西药复方制剂，作为一种效果相当不错的祛痰镇咳药的非处方药，安全性很高，副作用较少，但因本品对胃肠道有轻微的抑制作用，可能会使患者产生恶心、呕吐等不良反应。但是本品以甘草流浸膏为主要成分，甘草有弱皮质激素样作用，长期使用，可能会引起水钠潴留和低血钾的假性醛固酮增多、高血压和心脏损害。因此我们不能长期服用本品来祛痰。

♥+ 九、盐酸溴己新

本品是一种化学制剂，别名溴己铵、必消痰、必漱平、溴苄环己胺等，常见剂型为片剂和注射液。它能直接作用于支气管腺体，促使黏液分泌细胞溶酶体，使得痰液的黏稠度降低，易于咳出，同时还可以刺激胃黏膜，使呼吸道腺体分泌增加，稀释痰液，从而排出不易咳出的痰液。主要用于治疗急性及慢性支气管炎、哮喘、支气管扩张、肺气肿，尤适用于治疗白色黏痰咳出困难者及因痰液广泛阻塞小支气管引起的危重急症等。

◆ **常见商品名及用法**

万邦盐酸溴己新片

每片8毫克，每瓶100片。口服，成人1次1~2片，1日3次。

必嗽平盐酸溴己新片

每片8毫克，每瓶100片。口服，成人1次1~2片，1日3次。

本品对胃黏膜有一定的刺激作用，一般在餐后服用可以减少对胃肠的刺激。

◆ **适用情况**

用于治疗急性及慢性支气管炎、哮喘、支气管扩张、肺气肿，尤适用于治疗白色黏痰咳出困难者及因痰液广泛阻塞小支气管引起的危重急症等。

◆ **常见错误用法**

很多呼吸道疾病如急（慢）性支气管炎、哮喘都会出现呼吸困难、剧烈咳嗽等现象，但是本品主要是对痰多，且痰不易咳出的症状有特别好的效果。如果是其他症状的呼吸道疾病，就不宜使用本品了。患者在服用本品时，一定要注意到这一点。

很多支气管炎、支气管哮喘、肺炎初期患者，其痰是白色的，服用本品有良好的效果，但是后来，痰呈黄或者绿色，变得黏稠，有的还带有臭味，说明病情在进一步发展，此时单服本品祛痰的效果就不那么理想了，应该加服抗生素来控制感染。

本品对胃黏膜有一定的刺激作用，如果本身有胃炎、胃溃疡等胃肠道疾病的患者应该慎用本品，如果有急性胃肠炎、肾炎和肺出血的患者，应该禁用本品。

◆ **药品使用注意**

（1）本品与四环素合用，可以增加四环素的抗菌疗效。

（2）如正在使用其他药品，使用本品前请向医生或药剂师咨询。

◆ **特殊人群用药指南**

（1）对本品过敏者禁用，过敏体质者慎用。

（2）胃炎和胃溃疡患者慎用本品。肝功能不全患者应在医生指导下服用本品。

（3）青光眼、尿潴留、前列腺肥大患者禁用本品。

（4）儿童服用本品时，必须在成人监护下使用。

（5）虽然没有直接的证据表明本品对孕妇以及哺乳期妇女有不良反应，但是出于对其特殊体质的考虑，使用前，应征询医生或者药剂师的建议。

◆ 药物安全性

本品为常见的高效非处方祛痰药，安全性较高。由于其对胃黏膜有一定的刺激性，所以患者在服用本品后，偶有恶心、胃部不适，在减量或者停药后，这些症状会立即消失。也有少数患者血清转氨酶会短暂升高，但是能自行恢复。值得注意的是，现在本品也用来治疗眼干综合征。另外在作为非处方药使用的时候，最好用片剂。

♥ 十、羧甲司坦

本品的主要成分是羧甲司坦，别名安溴淳、溴环己胺醇、醋硫丙氨酸、痰之保克等，常见剂型为片剂、颗粒剂、口服液、含片和泡腾片。它是一种黏液溶解剂，可能降低痰液浓度，也能润滑气管内管，使痰易于咳出，同时也用于支气管黏膜的修复，达到祛痰的效果。主要用于治疗慢性支气管炎、支气管哮喘等呼吸道疾病引起的痰液黏稠、咯痰困难和痰阻气管等症状。另外，也可用于治疗小儿非化脓性中耳炎，以防耳聋。

◆ 常见商品名及用法

康福来羧甲司坦片

每片0.25克，口服，2～4岁儿童1次1片，5～8岁儿童1次2片，1

日3次。

白云山羧甲司坦口服液

每支10毫升，每盒6支。口服，成人1次5～15毫升，1日3次。儿童用量以医嘱为准。

其他如痰之何、强利痰灵、化痰片、美咳片等也是同种性质的产品的不同商品名。

本品对消化道有一定的刺激作用，最好在饭后服用。一般连续服用本品3日症状无缓解，请停药就医。

◆ **适用情况**

主要用于治疗慢性支气管炎、支气管哮喘等呼吸道疾病引起的痰液黏稠、咯痰困难和痰阻气管等症状。另外，也可用于治疗小儿非化脓性中耳炎，以防耳聋。

◆ **常见错误用法**

很多呼吸道疾病如急（慢）性支气管炎、哮喘都会出现因为呼吸困难、剧烈咳嗽等现象，所以有些患者在服用本品的同时，会服用一些强效的镇咳药物来止咳，结果因为服用本品而稀化了的痰液反而被阻止，堵塞了气管，造成不利后果。因此，在服用本品的同时，不能服用其他强效镇咳药物。

本品对胃黏膜有一定的刺激作用，本身有胃炎、胃溃疡等胃肠道疾病的患者应该慎用本品，有急性胃肠炎、肾炎和肺出血的患者，应该禁用本品。

◆ **药品使用注意**

（1）服用本品时不能与强镇咳药同时服用，以免稀化的痰液不易咳出而堵塞气道。

（2）服用本品时，如正在服用其他药物，请咨询医生或者药剂师的建议。

◆ **特殊人群用药指南**

（1）对本品过敏者禁用，过敏体质者慎用。

（2）胃炎和胃溃疡等消化道溃疡患者慎用本品。

（3）儿童服用本品时，必须在成人监护下使用。

（4）孕妇由于体质比较特殊，服用本品时要慎重。

◆ **药物安全性**

本品为常见的高效非处方祛痰药，具有较高安全性，但是其对消化道有刺激作用，可能会引起患者恶心、腹泻、胃肠道出血，有时也会出现头晕、皮疹等不良反应，不过值得注意的是，本品被证明对氨基糖苷类抗生素、氨苄西林、头孢噻啶等药效没有影响，可以配合此类药物同时服用。

❤➕ 十一、乙酰半胱氨酸

本品的主要成分是乙酰半胱氨酸，常见剂型以颗粒剂、胶囊剂为主。本品是一种黏液溶解剂，它能够降低痰的浓度，使其容易排出，同时本品不仅能溶解白痰也能溶解脓性痰，用于治疗急（慢）性支气管炎、支气管扩张、肺炎、肺结核、肺气肿等引起的痰液黏稠和咯痰困难。

◆ **常见商品名及用法**

富露施乙酰半胱氨酸颗粒

每包0.1克，每盒6包。加少量温水溶解后口服，成人1次2包，1日3次；小儿1次1包，1日2～4次。

奥源一号乙酰半胱氨酸颗粒

每盒10袋，加少量温水溶解服用或直接口服，成人1次1包，1日3次；儿童1次半包，1日2～4次。

其他如痰易净、易咳净、易维适、莫咳粉等也是以本品为主要成分的不同商品名的产品。

本品如果为泡腾片制剂或者颗粒制剂时，最好以低于40℃的温开水冲服，以免影响其效果。

◆ **适用情况**

用于治疗急（慢）性支气管炎、支气管扩张、肺炎、肺结核、肺气肿等引起的痰液黏稠和咯痰困难。

◆ **常见错误用法**

本品的祛痰能力强烈，能够迅速将呼吸道中的黏液稀化，如果患者本身呼吸功能不全（一些肺病、心脏病或者是年老体弱患者），应该特别小心，要将突然稀化的痰液及时吐出，防止堵塞气管，造成不利影响，同时在服用本品祛痰的时候，也要避免同时使用强效镇咳的药物。

本品在治疗急（慢）性支气管炎、支气管扩张、肺炎、肺结核等呼吸道疾病时，针对的是咯痰困难和痰液黏稠症状的患者，其他没有这种症状的患者，不适合服用本品，患者应该注意区分。

◆ **药品使用注意**

（1）本品易使青霉素、头孢霉素、四环素等抗生素失效，因此不宜合用，如果一定要使用，应错开4小时交替使用。

（2）本品不可以与碘化油、糜蛋白酶、胰蛋白酶一起使用。

（3）在服用本品的同时，应该避免服用其他强力镇咳药。

◆ **特殊人群用药指南**

（1）对本品过敏者禁用，过敏体质者慎用。

（2）老人伴有呼吸功能不全者慎用。

（3）不宜与一些金属如铁、铜及橡胶、氧化剂接触。喷雾器要采用玻璃或者塑料制品。

（4）孕妇慎用本品，如有必要，一定要在医生的指导下使用。

（5）儿童患者如需使用本品，必须在成人监护下使用。

（6）支气管哮喘患者应该慎用或甚至禁用本品。

◆ **药物安全性**

本品是一种高效的祛痰药物，但副作用较大，可能引起呛咳、支气管痉挛、恶心、呕吐等反应，减量或停药后就可以缓解。

也有案例报道，静脉注射此药时出现严重的不良反应，例如全身红疹、瘙痒、恶心、呕吐、头晕、心动过速；血管神经性水肿、低血压、支气管痉挛等不良反应也偶有发生。因此儿童和老年患者在服用本品时，一定要有成人在旁边监护，在出现严重不良反应时及时就医。

第六节　适用于气喘、哮喘等呼吸障碍

♥ 一、沙丁胺醇

沙丁胺醇是一种选择性的β_2受体激动剂，常见的剂型有片剂、胶囊剂和注射剂等。它能有效地抑制组胺等致过敏物质的释放，有效防止支气管发生痉挛。可以用来治疗喘息性支气管炎、支气管痉挛、肺气肿、支气管哮喘等疾病所引起的哮喘。同时本品对慢性充血性心力衰竭也有一定功效。

◆ **常见商品名及用法**

舒喘灵沙丁胺醇气雾剂

气雾吸入：0.1 ~ 0.2毫克/次（只喷1 ~ 2下），必要时4小时重复1次。儿童常用量：口服，1 ~ 2毫克/天，分3 ~ 4次服用；气雾剂，气雾吸入：0.1 ~ 0.2毫克/次。

不同的商品，其用量以商品说明书为准。

但是注意不得超量使用本品，必须控制在每日极量以下。

◆ **适用情况**

可以用于预防喘息性支气管炎、支气管痉挛、肺气肿、支气管哮喘等疾病所引起的支气管痉挛。

◆ **常见错误用法**

本品药效强烈，能防止支气管发生痉挛，避免患者发生剧烈的咳嗽。但是本品只是针对咳嗽这一症状，有较强的作用，并不能从根本上治疗如支气管炎、肺气肿等这些呼吸道疾病。患者如果发生呼吸道不适（强烈不适时）应该及时去医院进行检查，再做针对性的治疗。

有些患者，特别是哮喘患者，在使用本品后，能够及时缓解呼吸道不适症状，感觉非常方便，便长期使用，甚至是一感觉呼吸不畅便开始使用，结果不但出现了不良反应，而且慢慢地感觉，本品没有什么效果。这是因为长期使用本品可形成耐受性，时间长了，不但效果降低，有的患者甚至会症状加重。所以在使用本品的时候，一定要注意避免长期用药。

有些心血管功能不全、冠状动脉供血不足、高血压、甲状腺功能亢进和糖尿病等患者应该慎重使用本品，因为本品可能与这些疾病患者平时吃的药药性相冲突。患者在没有医生专业指导下服用本品，很可能造成严重后果。

◆ **药品使用注意**

（1）与其他肾上腺素受体激动剂同时使用时，可能增加其不良反应。

（2）与茶碱类药物合用时，可松弛支气管平滑肌，但是也可能增加其不良反应。

（3）本品不宜与普萘洛尔同时使用。

◆ **特殊人群用药指南**

（1）对其他肾上腺素受体激动剂过敏者慎用，对氟利昂抛射剂过敏者禁用。

（2）高血压、冠状动脉供血不足、糖尿病、甲状腺功能亢进、心功能不全等患者慎用。

（3）怀孕前后可以按规范使用本品，但是妊娠期妇女不建议使用。

（4）儿童应按照药物包装说明，在成人的监控下使用本品。

◆ 药物安全性

沙丁胺醇是一种临床应用较久、作用较为广泛的 β_1 受体激动剂，服用方便，局部刺激性小，安全性好，疗效佳。服用本品，较常见的不良反应有震颤、恶心、心率加快或者心搏异常。偶尔可见头晕、目眩、口咽发干等不良反应。过量服用本品，可能引起胸痛、头晕、头痛、恶心、呕吐、血压升高、心率持续加快、情绪烦躁不安等中毒性反应。特别值得患者注意的是，本品长期服用可能产生耐药性，甚至可能使症状加重。

❤➕ 二、止咳平喘糖浆

本品的主要成分是麻黄、桑白皮、石膏、鱼腥草、水半夏、陈皮、苦杏仁、罗汉果、薄荷素油、茯苓、甘草等，常见剂型为口服糖浆制剂。它能清热宣肺、燥湿化痰、降气平喘、止咳。一般用于治疗风热感冒、支气管炎引起的咳喘、气粗痰多、周身不适、咽痛等症状。

◆ 常见商品名及用法

通园止咳平喘糖浆

每瓶100毫升。口服，成人1次10～20毫升，1日3次，小儿用量酌减。

一般服用3日症状无缓解，应及时停药就医。

◆ 适用情况

一般用于治疗风热感冒、支气管炎引起的咳喘、气粗痰多、周身不适、咽痛等症状。

◆ **常见错误用法**

本品针对的是因风热引起的感冒，患者表现为明显发热、畏风、出汗、口渴、流浊涕、咽喉肿痛、咳嗽、咳吐黄色痰等。对于风寒性感冒，本品的治疗效果不佳。在服用本品的过程中，如果发现患者体温持续升高，咳嗽不止，也应该及时停药就医。

如果已经是支气管扩张、肺脓肿、肺心病和肺结核患者，出现咳嗽时，应该时刻关注病情进展，当发生感染时，应该及时去医院就诊，而不是通过服用本品来平缓症状。

本品中含有石膏、桑白皮等药性寒凉的中药成分，如果患者平时脾虚胃寒或者体质偏寒凉性，不宜服用本品，以免雪上加霜，伤及脾胃。

本品味道比较甜，口感不错，因此有些小朋友喝完还想喝，于是趁父母不注意时，偷偷品尝。其实本品中含有麻黄等成分，容易造成药物依赖性，同时是药三分毒，不宜超量服用，因此父母在给儿童患者服用本品时，一定要注意控制用量，平时要将其放在儿童接触不到的地方。

◆ **药品使用注意**

（1）服用本品时，忌食辛辣、生冷、油腻的食物，禁烟、酒。

（2）服用本品时，也不要同时服用其他滋补性中药。

◆ **特殊人群用药指南**

（1）高血压、青光眼、心脏病患者及脾胃虚寒泄泻者慎服。

（2）对本品成分过敏者禁用，过敏体质者慎用。

（3）孕妇禁服本品，哺乳期妇女因其体质的特殊性，服用本品前应事先咨询医生的意见。

（4）儿童服用本品时需在成人监护下严格按照儿童用法、用量服用本品。

（5）糖尿病患者禁服本品。

◆ 药物安全性

本品作为一种效果理想的平喘类非处方中成药，安全性较高。但是患者在服用本品前，一定要辨清自己的症状是否和本品的功能相匹配。同时，本品成分中有麻黄成分，长期服用，可能会产生依赖性。

三、清肺消炎丸

本品的主要成分是麻黄、石膏、地龙、炒苦杏仁、人工牛黄、羚羊角、牛蒡子等，常见剂型为棕褐色的水蜜丸。方中麻黄和石膏能够清泻肺火、清热、止咳、平喘，地龙能清热平喘，苦杏仁能止咳平喘，葶苈子能泻肺平喘，牛黄、羚羊角能清热豁痰，牛蒡子能解毒利咽，诸药合用，能起到清热化痰、止咳平喘的功效。一般用于治疗痰热阻肺、胸胁胀痛、咳嗽气喘、吐痰黄稠；也用于上呼吸道感染、急性支气管炎、慢性支气管炎急性发作及肺部感染见上述证候者。

◆ 常见商品名及用法

达仁堂清肺消炎丸

每袋5克（60丸），每盒6袋。12岁以上及成人1次60丸，1日3次；6～12岁，1次40丸，1日3次；3～6岁，1次30丸，1日3次；1～3岁，1次20丸，1日3次；1岁以下，1次10丸，1日3次。

温开水送服效果更好。一般服用本品3日症状无缓解者，应该停药就医。

◆ 适用情况

用于治疗痰热阻肺、胸胁胀痛、咳嗽气喘、吐痰黄稠；也用于治疗上呼吸道感染、急性支气管炎、慢性支气管炎急性发作及肺部感染见上述证候者。

◆ **常见错误用法**

本品针对的是因为风热引起的感冒，患者表现为明显发热、畏风、出汗、口渴、流浊涕、咽喉肿痛、咳嗽、咳吐黄色痰等。本品不适合风寒引起的感冒咳嗽。风寒感冒者表现为怕冷、体温上升不明显、无汗、头痛、鼻塞、流清涕、喉咙发痒、咳嗽。患者在服用本品前，应该先辨别一下自己的症状是否对症。

如果已经是支气管扩张、肺脓肿、肺心病和肺结核患者，出现咳嗽时，应该时刻关注病情进展，当发生感染时，应该及时去医院就诊，而不是通过服用本品来平缓症状。

本品虽然有一定的退热功能，但是如果患者在服药期间，体温超过38.5℃，或者出现咳嗽不止、痰量明显增多的现象时，应该及时去医院就诊。

本品中含有石膏、麻黄等药性寒凉的中药成分，如果患者平时脾虚胃寒、大便溏稀或者体质偏寒凉，不宜服用本品，以免雪上加霜，伤及脾胃。

有人认为本品属于纯中药配方，药性平和，其实这个药的药性是比较强的，所以年老体弱患者，应该慎用本品，以免身体虚泄，带来不利后果。

◆ **药品使用注意**

（1）服用本品时，不要食用辛辣、生冷、油腻的食物，禁烟、酒。

（2）服用本品时，也不要同时服用其他滋补性中药。

◆ **特殊人群用药指南**

（1）高血压、青光眼、心功能不全者慎用。肝病、糖尿病、肾病等慢性病严重的患者应该在医生指导下服用本品。

（2）对本品成分过敏者禁用，过敏体质者慎用。

（3）年老体弱者慎用本品。

（4）孕妇和哺乳期妇女因其体质的特殊性，服用本品时应咨询医生意见。

（5）儿童服用本品时需在成人监护下严格按照儿童用法、用量服用。

（6）风寒表证咳嗽者慎用本品。

◆ 药物安全性

本品作为平喘类非处方中成药，暂时没有不良反应方面的报道，但是患者在服用本品前，一定要辨清自己的症状是否和本品的功能相匹配。同时，本品成分中有麻黄成分，长期服用，可能会产生依赖性。

♥ 四、氨溴特罗口服溶液

本品的主要成分为盐酸氨溴索和盐酸克仑特罗，常见剂型为口服液。成分中的盐酸氨溴索可以降低痰液黏稠度，令痰液容易咳出。盐酸克仑特罗可以松弛器官平滑肌，促进痰液外排。一般用来治疗急（慢）性呼吸道疾病如急（慢）性支气管炎、支气管哮喘、肺气肿等引起的咳嗽、痰液黏稠、排痰困难、喘息等症状。

◆ 常见商品名及用法

易坦静氨溴特罗口服溶液

每瓶100毫升、60毫升、75毫升、120毫升多种规格。口服，12岁以上儿童及成人，1次20毫升，1日2次。

如症状明显好转后，可减至1次10毫升，1日2~3次。

如果呼吸出现严重困难，可1次服用20毫升，1日3次，持续2~3日。

儿童用量

根据年龄及体重调整剂量，请参考下表。

年　龄	体重/kg	每次用药量/mL
未满8个月	4～8	2.5
8～12个月	8～12	5.0
2～3岁	12～16	7.5
4～5岁	16～22	10
6～12岁	22～35	15

为避免服用本品对肠胃的刺激，一般饭后服用效果更好。

◆ 适用情况

一般用来治疗急（慢）性呼吸道疾病如急（慢）性支气管炎、支气管哮喘、肺气肿等引起的咳嗽、痰液黏稠、排痰困难、喘息等症状。

◆ 常见错误用法

本品是一种相当有效的镇咳祛痰药物，但是并不代表患者，特别是儿童患者咳嗽有痰时就需要服用本品，其实一般轻度的不频繁的咳嗽，有助于排痰，而本品针对的是咳嗽较为剧烈，痰液黏稠，排痰困难的情况，在服用本品时一定要注意区分。

同时，在服用本品后，症状明显好转时，即应该减量服用，如成人最开始时服用量为1次20毫升，明显好转后则应减为1次10毫升。同时对于12岁以下的儿童患者，也应该注意其用量。

◆ 药品使用注意

（1）本品与肾上腺素、异丙肾上腺素等儿茶酚胺类药物合用时，会令心律不齐，使用时务必注意。

（2）抑郁症患者注意不要将单胺氧化酶（MAO）抑制剂或三环类抗抑郁药和本品同用。

（3）心律失常患者注意不要将普萘洛尔等非选择性β受体阻断药和本品合用。

（4）如果患者正在服用大剂量的交感神经兴奋剂，服用本品时更须注意。

◆ **特殊人群用药指南**

（1）肥厚型心肌病患者和对本品过敏者禁用。

（2）有支气管痉挛史、甲状腺功能亢进症、高血压、心脏病（心功能不全、心律不齐等）、糖尿病、重度肾功能不全患者慎用。

（3）患者如同时服用黄嘌呤类药物、甾体类药物及利尿剂等，应先咨询医生的意见，再服用本品。

（4）儿童可以服用本品，服用量应遵循上表，并在成人监护下服用。

（5）孕妇和哺乳期妇女体质较为特殊，且有严重不良反应的报道，所以务必慎服。

（6）老人或者体虚患者在服用本品时，应酌情减量服用。

◆ **药物安全性**

本品作为一种效果理想的平喘类非处方药，广受欢迎，但存在一定的不良反应，部分患者会出现头痛、手颤、嗜睡、不安、头晕、失眠、兴奋、四肢发麻等症状。甚至有的患者还会出现心悸、心动过速、血压升高、心律不齐等症状，这些症状在停药后一般都会消失。极个别的还会出现过敏性皮疹、支气管痉挛、低血压、虚脱等严重反应，此时应立即停药。从其不良反应来看，长期服用本品，对身体肯定有一定影响，因此不宜长期服用。

五、二羟丙茶碱

本品是一种平喘药和慢阻肺用药，其主要成分是二羟丙茶碱，常见剂型为白色片剂或注射剂。它能松弛支气管平滑肌，改善患者呼吸功能，起到平喘的效果。适用于治疗支气管哮喘、喘息型支气管炎、阻塞性肺气肿等引起的喘息症状；也用于治疗心源性肺水肿引起的哮喘；尤适用于治疗不能耐受茶碱的哮喘病例。

◆ **常见商品名及用法**

玉圣二羟丙茶碱片

每片0.2克，每瓶50片。口服，成人1次0.1～0.2克（0.5～1片），1日3次。

常用商品名还有如喘定、甘油茶碱、丙羟茶碱、新赛林等。

一般饭后口服本品，以免对肠胃造成刺激。

◆ **适用情况**

适用于治疗支气管哮喘、喘息型支气管炎、阻塞性肺气肿等引起的喘息症状，也用于治疗心源性肺水肿引起的哮喘；尤适用于治疗不能耐受茶碱的哮喘病例。

◆ **常见错误用法**

本品具有一定的平喘功能，但是一般来说，服用本品后，不能迅速缓解患者急性哮喘发作的症状，因此本品不能作为急性哮喘严重发作时的首选平喘药物。

有的患者，在哮喘发作时特别难受，为了平喘，会加大剂量服用本品，结果导致心悸、呕吐、失眠等不良反应发生，更有甚者会因中枢神经兴奋过度而出现脱水、惊厥等症状，所以服用本品，一定要按照常规剂量服用。易激动的患者，应该预先服用镇静药。

本品对肠胃有一定的刺激作用，如果患者本身有胃肠道溃疡疾病，就一定慎用或者禁用本品，以免加大肠胃溃疡程度，加重病情。

◆ **药品使用注意**

（1）躁狂症患者不要将本品与锂盐合用，不然会影响锂盐的功效。

（2）如果哮喘患者同时服用咖啡因等黄嘌呤类药物，需要咨询医生的意见。

（3）本品与红霉素、克林霉素、林可霉素同用时，容易发生中毒危险。

（4）心脏病、高血压患者尽量不要将本品与普萘洛尔同用，否则容易令本品的药效降低。

◆ **特殊人群用药指南**

（1）对本品过敏的患者，活动性消化溃疡、未经控制的惊厥性疾病者禁用。

（2）本品不能作为哮喘急性发作患者的首选用药。

（3）心脏病患者，有肝病、肾病的患者，甲状腺功能亢进者，糖尿病患者，前列腺增生而导致排尿困难者，高血压患者，消化道溃疡患者及哮喘急性严重发作的患者慎用本品。

（4）本品可以通过胎盘屏障，也会分泌进乳汁，所以孕妇及哺乳期妇女慎用本品。

（5）儿童慎用本品。

（6）55岁以上的老年人身体解毒能力有所减弱，应慎用本品。

◆ **药物安全性**

本品作为一种效果理想的平喘类非处方药，其安全性较高，广受患者欢迎。一般来说，按常规剂量服用本品，一般不会出现危险。若剂量过大，则有可能引起心律失常，以及心悸、呕吐、易激动、失眠等情况。较大的剂量，还会导致中枢神经过度兴奋，甚至发热、脱水、惊厥等症状，对于这种情况，应预先服用镇静药。

➕ 六、补肺丸

本品的主要成分是熟地黄、党参、黄芪、桑白皮、紫菀和五味子，常见剂型为水蜜丸制剂。它能补肺液，增肺气，通过提升肺动力来平喘止咳。一般用于哮喘、肺气肿、肺心病、慢性支气管炎及上述疾病引起的咳嗽、痰多、胸闷、胸痛、喘促、呼吸困难等症状。

◆ 常见商品名及用法

乐天补肺丸

每丸9克，每盒10丸。口服，1日2次，1次1丸。

一般服用本品7日症状无缓解，甚至出现更严重的症状时，请停药就医。

◆ 适用情况

一般用于治疗哮喘、肺气肿、肺心病、慢性支气管炎及上述疾病引起的咳嗽、痰多、胸闷、胸痛、喘促、呼吸困难等症状。

◆ 常见错误用法

本品能够补肺液，增肺气，提升肺动气，适合治疗哮喘、肺气肿、肺心痛、慢性支气管炎引起的咳嗽、喘促、呼吸困难等症状。但是本品不适合治疗外感咳嗽，很多患者不明白外感咳嗽是什么意思，其实是指咳嗽是由于外部环境的刺激引起的，如外感风寒、风热等引起的咳嗽。简单一点说就是感冒引起的咳嗽或者急性支气管炎、急性肺炎等引起咳嗽不宜服用本品。

有的人说本品对于肺结核、肺膜炎、肺癌等都有良好的治疗效果，其实是夸大了本品的作用。本品对于肺结核、肺膜炎、肺癌等只有辅助治疗的作用，能在一定程度上缓解其毒副作用，但是起不到根治的效果。现在有些厂家为了销售本品，片面夸大本品的功能，消费者在使用时，一定要选择正规的厂家的产品，不能被其误导。

◆ 药品使用注意

（1）服用本品时，不要食用辛辣、生冷、油腻的食物，禁烟、酒。

（2）服用本品时，也不要同时服用其他滋补性中药。

◆ 特殊人群用药指南

（1）对本品成分过敏者禁用，过敏体质者慎用。

（2）孕妇和哺乳期妇女因其体质的特殊性，服用本品时应咨询医生意见。

（3）儿童服用本品时需在成人监护下严格按照儿童用法、用量服用。

（4）外感咳嗽者不宜服用本品。

◆ **药物安全性**

本品作为一种平喘止咳的非处方药，通过补肺液来提升肺动力，效果确实不错。以常见中药为主要成分，安全性也很高，不良反应和副作用暂时还不明确。如果在使用过程中，出现不良反应，应该及时寻求医生的帮助。当然，是药三分毒，我们应该坚持科学合理服用本品。

七、金咳息胶囊

本品的主要成分是蛤蚧、生晒参、黄芪、川贝母、五味子、桑白皮、苦杏仁、玄参、当归、白芷、茯苓和甘草，常见剂型为胶囊制剂。本品能够补肺纳气、止咳平喘、理肺化痰，适用于治疗肺脾两虚、肾不纳气所致久咳痰白、气喘阵作、动则益甚、疲乏无力、畏寒背冷、苔白、脉沉等，或用于治疗慢性气管炎迁延、缓解期，轻度慢性阻塞性肺气肿见有上述症候者。

◆ **常见商品名及用法**

双药金咳息胶囊

每粒0.4克，每盒24粒。口服，1次4～5粒，1日3次。

一般服用本品7日症状无缓解，甚至出现更严重的症状时，请停药就医。

◆ **适用情况**

一般适用于治疗肺脾两虚、肾不纳气所致久咳痰白、气喘阵作、动则益甚、疲乏无力、畏寒背冷、苔白、脉沉等，或用于治疗慢性气管炎迁延、缓解期，轻度慢性阻塞性肺气肿见有上述症候者。

◆ **常见错误用法**

本品能够补肺纳气、止咳平喘、理肺化痰，可用于治疗因为脾肺两虚、肾不纳气所造成的久咳不止、气喘无力等症状，也可以用于治疗慢性气管炎的迁延、缓解期和轻度慢性阻塞性肺气肿。但是不适用于治疗急性支气管炎或者是慢性支气管炎急性发作期表现为痰热壅肺和阴虚肺燥。

本品与平喘的西药制剂相比，药性较为温和，如果患者在哮喘、支气管炎等急性发作时，出现咳嗽剧烈、长久、呼吸急促等情况，应该给患者服用有快速平喘功能的药物，不宜使用本品给患者平喘。简单地说，本品适合于慢性病患者平时调养肺气，不适合发作时急救。

◆ **药品使用注意**

（1）服用本品时，不要食用辛辣、生冷、油腻的食物，禁烟、酒。

（2）服用本品时，如需服用其他药物，请事先咨询医生意见。

◆ **特殊人群用药指南**

（1）对本品成分过敏者禁用，过敏体质者慎用。

（2）孕妇和哺乳期妇女因其体质的特殊性，服用本品时应咨询医生意见。

（3）儿童服用本品时需在成人监护下严格按照儿童用法、用量服用。

（4）哮喘等急性发作期，表现为痰热壅肺和阴虚燥肺者不宜服用本品。

◆ **药物安全性**

本品作为一种平喘止咳的非处方药，为中药制剂，所用中药都是临床常见的，安全性比较高，暂时不明确其副作用和不良反应，如果在服用过程中出现任何不良反应，请及时寻求医生的帮助。值得注意的是，现在市场上有些厂家片面夸大本品的功效，消费者在购买和服用时，应该保持清醒的头脑，科学合理用药。

❤ 八、硫酸特布他林

本品是一种化学制剂，其他名称有间羟舒喘灵、叔丁喘宁等。常见剂型为片剂或者气雾剂、注射剂等。它是一种肾上腺素能激动剂，它能选择性激动β_2受体，舒张支气管平滑肌，抑制内源性痉挛物质的释放和内源性介质引起的水肿，从而达到平喘的效果。一般用于治疗支气管哮喘、哮喘型支气管炎和慢性阻塞性肺部疾病引起的支气管痉挛，也可以用于预防早产和胎儿窒息。

◆ **常见商品名及用法**

博利康尼硫酸特布他林片

每片2.5毫克，每盒20片。口服，成人，开始时的1～2周，1次半片，1日2～3次，以后1次1片，1日3次。儿童，开始时的1～2周，1次1/4片，1日3次，以后1次半片，1日3次。

博利康尼硫酸特布他林雾化液

每支2毫升，每盒20支。雾化后吸入，成人，1次1支，1日2～3次。体重20千克以下儿童，1次半支，1日最多不超过4次。

本品一般在饭后使用，可以减少对肠胃的刺激。

以硫酸特布他林为主要成分的不同商品名还有喘康速、间羟嗽必妥、间羟异丁肾、叔丁喘宁、特布他宁、间羟叔丁肾上腺素等。

◆ **适用情况**

一般用于治疗支气管哮喘、哮喘型支气管炎和慢性阻塞性肺部疾病引起的支气管痉挛，也可以用于预防早产和胎儿窒息。

◆ **常见错误用法**

使用本品的喷雾剂产品时，经常因为患者雾化吸入的方法不正确，而导致吸用本品后效果不佳，所以应该定期检查。对于儿童患者更是推荐使用口服型制剂，更为方便。

当患者持续使用本品一段时间后，会发现按原来的用法用量，很难缓解症状，这时不能随意加大本品的使用剂量，而是应该警惕有是否病情恶化的情况，应该尽快去医院说明情况，进行检查。

本品平喘的效果相当不错，但是有些患者在使用本品时，会发生一些不良反应，这些不良反应的程度取决于剂量和给药途径。因此在使用本品时，应该先从小剂量开始使用，再慢慢增至正常剂量，尽量不要为了追求平喘效果，而从第一次开始就使用正常剂量。

◆ **药品使用注意**

（1）与肾上腺素受体激动剂同用时，有可能使疗效增加，但也可能增加不良反应。

（2）并用茶碱类药可增加疗效，但心悸等不良反应也可能加重。

（3）本品和非选择性β受体阻滞剂（包括滴眼剂）同用，可能会失效。

（4）$β_2$受体激动剂可能会引起低钾血症，同时使用黄嘌呤衍生物、类固醇和利尿剂会加重症状。

◆ **特殊人群用药指南**

（1）甲状腺功能亢进、冠心病、高血压、糖尿病患者慎用。

（2）对本品过敏者禁用。

（3）本品会舒张子宫平滑肌，影响孕妇的子宫活动能力，孕产妇必须慎用。

（4）儿童可以服用本品，但是需在成人监护下按照儿童服用标准使用。

（5）老人或者体虚患者在服用本品时，请征询医生的指导。

◆ 药物安全性

本品是一种处方药，其平喘效果良好，但是要在医生指导下使用。本品的主要不良反应为震颤、强直性痉挛、心悸等。口服如果超过5毫克时，手指发生震颤的机会就达到20%~30%。癫痫病史患者大剂量服用时，有可能发生酮症酸中毒。长期使用，有可能会产生耐药性，令疗效降低。不良反应的程度取决于剂量和给药途径。从小剂量逐渐加至治疗量能减少不良反应。如患者出现不良反应，大多数在开始用药1~2周内自然消失。同时，本品的喷雾剂产品见效比较快，通常能在30分钟内见效，而口服型产品使用方便，患者可以根据自己的实际情况，选择使用。

第二章 肌肉痛、发炎、发热用药

1. 简要说明

偏头痛患者应先分清症状的轻重，然后再进行用药调节。

一般的钝麻性疼痛，可选用阿司匹林、扑热息痛、安乃近等解热镇痛药。

对于炎症性疼痛，应选用消炎痛、消炎灵、炎痛喜康、消痛灵等非甾体抗炎药。

对于内脏绞痛，可选用阿托品、颠茄酊、溴苯辛等平滑肌解痉药。

2. 镇痛药的类型要分清

目前市面上的镇痛药主要分为解热镇痛药、阿片类镇痛药、非激素类抗炎镇痛药、平滑肌解痉药等。不同种类的痛症，应选用不同类型的药品。倘若选用不当，不仅难以达到理想的镇痛效果，而且还可能会给机体造成不良后果。例如患有风湿性关节炎，应选用非激素抗炎镇痛药，若选用其他镇痛药，则可能没有效果。

3. 偏头痛主要视乎程度选药

偏头痛是一种由神经—血管功能障碍所致的反复发作的一侧搏动性头痛，多见于女性。

大量研究表明，解热镇痛药及其咖啡因复合物，对于成人及儿童偏头痛发作均有效，故对于轻、中度的偏头痛发作，和既往使用有效的重度偏头痛发作，上述药物可作为一线药物首选。可选用的解热镇痛药包括阿司匹林、布洛芬、双氯芬酸及对乙酰氨基酚等药物（这些药被称为非甾体抗炎药）。还需要说明的是，这些药物应在偏头痛发作时尽早使用，疗效更佳。

4. 钝麻性的痛症，选用一般的解热镇痛药

这类药物由于可以抑制或减少前列腺素的合成（因为前列腺素能够促使神经末梢感受器对致病因子的敏感性增加），因而可以起到镇痛作用。常用的有阿司匹林、扑热息痛、去痛片、复方氨基比林、安乃近、赖氨匹林、扑炎痛等。它们具有中等程度的镇痛作用，一般对钝痛有效，对外伤性剧痛、内脏平滑肌绞痛则无效，常用于头痛、牙痛、神经痛、肌肉痛、关节痛、月经痛等。服用这类药物后较为常见的副作用有胃痛、呕吐、恶心、胃出血、哮喘、延长凝血酶原时间、抑制血小板凝集等，故患有胃、肝、肾、血液等疾病的患者，以及孕妇、过敏体质者不宜服用这类药物。

5. 消除炎症性疼痛，应选用非激素类抗炎镇痛药

这类药物的特点是消炎作用较强，对消除炎症性疼痛效果显著。常用于风湿性关节炎、类风湿性关节炎、骨关节炎等非特异性炎症所引起的疼痛。其作用可能与抑制前列腺素的合成有关，这类药物的不良反应与解热镇痛药大致相同，故患有胃、肝、肾、血液等疾病的患者，以及孕妇应避免使用。常用的消炎药包括消炎痛、消炎灵、炎痛喜康、消痛灵、布洛芬等。

6. 抑制大脑痛感中枢的止痛药

这类药物对大脑痛觉中枢具有抑制作用，从而可以起到明显的镇痛效果。在使用这类药物时，必须注意避免长时间使用，以防

久用后导致药物成瘾。此外，在明确诊断前也应尽可能避免使用，以免掩盖病情，贻误诊治。这类药物常用于外伤性剧痛（如严重创伤、烧伤、骨折等），内脏剧痛（如心绞痛、肾绞痛、胆绞痛，治疗这类疾病引起的疼痛必须与阿托品合用），癌症剧痛、手术后疼痛等。常用的药物有吗啡、杜冷丁、阿米酮、强痛定、美散痛、芬太尼、镇痛新、罗通定等。

7. 内脏绞痛时，可选用平滑肌解痉药

这类药物由于能解除平滑肌痉挛，可以缓解平滑肌痉挛所引起的各种内脏绞痛，常用于胃肠痉挛性疼痛、肾绞痛、胆绞痛等。常见药品有阿托品、颠茄酊、溴苯辛等。因此，这类药物使用剂量过大时可出现口干、心悸、视力模糊、眩晕、排尿困难等副作用。因此，凡是有青光眼、前列腺肥大、幽门梗阻等疾病的患者应禁用，老年人及心功能不全的患者也应慎用。

8. 要不要经常换药

一般来说，当某种药物使用后效果良好，可以不用经常更换，但如果需要长时间使用镇痛药，那么，更换药物可以防止药物依赖性和机体对该药物的耐受性。

第一节　适用于普通头晕、头痛和蚊虫叮咬

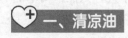
一、清凉油

本品的主要成分是薄荷脑、薄荷油、樟脑油、樟脑、桉油、

丁香油、桂皮油、氨水，常见剂型为油脂软膏药制剂。它有清凉散热、醒脑提神、止痒止痛、活血消肿的功效。一般用于治疗感冒头痛、中暑、晕车、蚊虫叮咬等。

◆ **常见商品名及用法**

天坛清凉油

每盒19克。外涂，取适量搽于头部太阳穴或者涂于蚊虫叮咬处，1日2～3次。

◆ **适用情况**

一般用于治疗感冒头痛、中暑、晕车、蚊虫叮咬等。

◆ **常见错误用法**

本品能够活血消肿，镇痛止痒，平时遇到蚊虫叮咬、皮肤痒或者轻度烫伤时可以用本品涂抹伤口。但是如果伤口出现皮肤破损等情况，则不能使用本品。同时所说的上述症状比较轻微时，才适合使用本品，如果情况严重时，本品的效果则一般。

在使用本品后，有的患者会发现伤口有明显的灼热感或者瘙痒，甚至出现局部红肿等情况，不要以为是使用本品后的正常情况，此时应该及时将已涂药物洗干净，做停药处理，必要时向医生咨询意见。

有的患者在头痛时，使用本品能够有效缓解疼痛，但是如果经常性地发生头痛时，则应该在头痛缓解后，及时去医院查明头痛的原因，以免延误病情。同时本品对剧烈头痛的缓解效果一般，对于突然发生的剧烈的头痛，应该及时就医（就医前尽量不使用任何的止痛镇痛药物，以妨碍医生的判断）。

患者在中暑前感到头晕时，将本品涂抹在太阳穴上有预防中暑的效果。但是中暑发生后，再涂抹本品的意义不大，只能起简单的提神作用，不能起降温的作用，而中暑的患者最需要的是降温。

人们把"清凉油"叫作万金油，意思是很多种病都可以用到它来缓解症状。但是本品很多时候也只能缓解症状，对疾病的根治起不到效果。

◆ **药品使用注意**

本品一般对其他药物没有影响。但是在使用本品的同时，不宜使用其他外用药物。

◆ **特殊人群用药指南**

（1）对本品过敏者禁用，过敏体质者慎用。

（2）孕妇慎用本品。

（3）儿童应该在成年人的监护下使用本品。

◆ **药物安全性**

本品是"芳香疗法"的杰作，是居家旅行必备良药，可以说是家庭生活中头痛脑热、蚊虫叮咬等少不了的必备药物。本品的安全性比较高，不良反应很小，但也有个别患者对本品有过敏反应，使用后会出现皮肤红肿、瘙痒等症状，此时应该及时停药，并洗干净已涂药物，必要时求助医生。本品又叫万金油，似乎是各种病的百搭药，但是本品对很多种病只能起头痛医头、脚疼医脚的缓解作用，这一点一定要有特别清醒的认识。

♥➕ 二、风油精

本品的主要成分是薄荷脑、樟脑、桉油、丁香酚和水杨酸甲酯，常见剂型为溶液制剂。本品能够清凉皮肤，具有止痛、祛风、止痒、活血、消炎、消肿的功效。一般用于治疗蚊虫叮咬和伤风感冒引起的头痛、头晕、晕车等情况。

◆ **常见商品名及用法**

水仙风油精

每瓶3毫升。外用时，取适量涂于患处；口服时，每次4～6滴。儿童用量酌减。

◆ **适用情况**

一般用于治疗蚊虫叮咬和伤风感冒引起的头痛、头晕、晕车等症状。

◆ **常见错误用法**

本品能够活血消肿，镇痛止痒，平时遇到蚊虫叮咬、皮肤痒或者轻度烫伤时可以用本品涂抹伤口，但是如果伤口出现皮肤破损等情况时，是不能使用本品的。上述症状比较轻微时，才适合使用本品，如果情况严重，本品的效果一般。特别是发生Ⅱ度以上的烫伤时（皮肤表面上会起水泡），禁用本品。

在使用本品后，有的患者会发现伤口有明显的灼热感或者瘙痒，甚至出现局部红肿等情况，不要以为是使用本品后的正常情况，此时应该及时将已涂药物洗干净，做停药处理，必要时向医生咨询。

有的患者在头痛时，使用本品能够有效缓解疼痛，但是如果经常性地发生头痛，则应该在头痛缓解后，及时去医院查明头痛的原因，以免延误病情。同时本品对剧烈头痛的缓解效果一般，对于突然发生的剧烈头痛，应该及时就医（就医前尽量不使用任何的止痛镇痛药物，以免影响医生的判断）。

患者因中暑而感到头晕时，将本品涂抹在太阳穴上有预防中暑的效果，但是中暑已经发生后，再涂抹本品意义不大，只能起简单的提神作用，不能起降温的作用，而中暑的患者最需要的是降温。

本品能够口服，因此有人口服少量本品，用来预防中暑。这种做法其实是不对的，风油精中含有一定量的樟脑成分，有轻微的毒性，对口腔和皮肤黏膜等部位有刺激性，因此最好不要口服本品。

◆ **药品使用注意**

本品一般对其他药物没有影响。但是在使用本品的同时，不宜使用其他外用药物。

◆ **特殊人群用药指南**

（1）对本品过敏者禁用，过敏体质者慎用。

（2）孕妇慎用本品。

（3）3岁以下儿童慎用本品。儿童应该在成年人的监护下使用本品。

◆ **药物安全性**

本品也可以算得上广大中国家庭经常使用的药物之一，实属居家旅行不可少的良药。本品安全性很高，不良反应很少，有些患者在使用本品后，会发生过敏现象，此时停用即可。本品不可以长期口服，有报道患者因长期口服本品成瘾。

♥ 三、白花油

本品的主要成分是水杨酸甲酯（冬青油）、薄荷脑、桉树油精、薰衣草精油、樟脑、冰片等，常见剂型为溶液制剂。本品中的薄荷脑能够清凉止痒，冬青油可以抗菌消炎，樟脑能够除湿杀虫、温散开痛、开窍辟秽，桉树精油能祛风止痛，薰衣草精油能够怡神、静心、止痛。本品一般用于治疗头晕头痛、伤风鼻塞、肌肉酸痛、蚊虫叮咬。

◆ **常见商品名及用法**

和兴白花油

每瓶10毫升。外用，取适量涂搽患处，1日3～4次。

◆ **适用情况**

本品一般用于头晕头痛、伤风鼻塞、肌肉酸痛、蚊虫叮咬。

◆ **常见错误用法**

本品能够用于治疗头晕头痛，但是止痛的效果不是特别突出。本品主要针对的是外感风寒、风热等程度较轻的头痛，对于剧烈的头痛使用本品，镇痛效果则一般。同时如果头痛时间长、发作频率高，则应该及时就医，以免延误病情，不能总是依靠本品来镇痛。

本品能够活血消肿，镇痛止痒，平时遇到蚊虫叮咬、皮肤痒或者轻度烫伤时可以用本品涂抹伤口，但是如果伤口出现皮肤破损等情况时，是不能使用本品的。上述症状比较轻微时，才适合使用本品，如果情况严重，本品的效果一般。特别是发生Ⅱ度以上的烫伤时（皮肤表面上会起水泡），禁用本品。

在使用本品后，有的患者会发现伤口有明显的灼热感或者瘙痒，甚至出现局部红肿等情况，不要以为是使用本品后的正常情况，此时应该及时将已涂药物洗干净，做停药处理，必要时向医生咨询。

有人在头痛脑热或者感觉不适时，会在涂搽本品的同时，口服少量本品，以加强提神醒脑的功效，其实本品是一种外用药，最好不要口服，因为本品中的樟脑成分对口腔黏膜等有一定刺激作用。有神经损伤或者胃肠道溃疡和胃肠功能疾病的患者，应该慎服本品。

◆ **药品使用注意**

本品一般对其他药物没有影响。但是在使用本品的同时，不宜使用其他相同功效的外用药物。

◆ **特殊人群用药指南**

（1）对本品过敏者禁用，过敏体质者慎用。

（2）孕妇慎用本品。

（3）3岁以下儿童慎用本品。儿童应该在成年人的监护下使用本品。

（4）有神经损伤或者胃肠道溃疡和胃肠道疾病的患者应该在医生指导下使用本品。

◆ **药物安全性**

本品也算得上居家旅行的一种必备良药，携带方便，功能多样。其安全性较高，副作用很少，但是要注意在使用本品的时候，要避免误入眼睛。同时，本品主要是作为一种外用产品存在的，不宜长期口服（本品中含有冰片成分，长期口服可能使患者成瘾）。

♥ 四、驱风油

本品的主要成分是薄荷脑、冬青油、樟脑等，常见剂型为液体制剂。本品能够祛风止痛、芳香通窍，一般用于治疗伤风喷嚏、鼻塞头痛、晕车晕船、肌肉酸痛、蚊虫叮咬、跌打扭伤等症状。

◆ 常见商品名及用法

斧标驱风油

每瓶14毫升。外用，取适量涂搽患处。

◆ 适用情况

一般用于治疗伤风喷嚏、鼻塞头痛、晕车晕船、肌肉酸痛、蚊虫叮咬、跌打扭伤等症状。

◆ 常见错误用法

本品主要针对的是外感风寒、风热等程度较轻的头痛，对于剧烈的头痛，使用本品，镇痛效果则一般。同时如果长期头痛、频繁发作，则应该及时就医，以免延误病情，不能总是依靠本品来镇痛。

本品能够活血消肿，镇痛止痒，平时遇到蚊虫叮咬、皮肤痒或者轻度烫伤时可以用本品涂抹伤口，但是如果伤口出现皮肤破损等情况时，是不能使用本品的。同时所说的上述症状比较轻微时，才适合使用本品，如果情况严重时，不宜使用。同时在使用本品时，应该避免误入眼睛。

在使用本品后，有的患者会发现伤口有明显的灼热感或者瘙痒，甚至出现局部红肿等情况，不要以为是使用本品后的正常情况，此时应该及时将已涂药物洗干净，做停药处理，必要时向医生咨询。

有人在头痛脑热或者感觉不适时，会在涂搽本品的同时，口服少量本品，加强提神醒脑的功效。其实本品是一种外用药，最好不要口服，因为本品中的樟脑成分对口腔黏膜等有一定刺激作用。有神经损伤或者胃肠道溃疡和胃肠功能疾病的患者，应该慎服本品。

在发生跌打损伤时，可以使用本品配以揉擦，达到舒筋活血、消炎散肿的目的，但是本品不能代替必需的手术和其他的正规治疗。如果外伤程度较为严重时，最好由专业人士进行专业处理。

◆ **药品使用注意**

本品一般对其他药物没有影响。但是在使用本品的同时，不宜使用其他相同功效的外用药物。

◆ **特殊人群用药指南**

（1）对本品过敏者禁用，过敏体质者慎用。

（2）孕妇慎用。

（3）3岁以下儿童慎用。儿童应该在成年人的监护下使用。

（4）年老体弱者慎用。

◆ **药物安全性**

本品也算得上居家旅行的一种必备良药，携带方便，功能多样。其安全性较高，副作用很少，但是要注意在使用本品的时候，要避免误入眼睛。同时本品主要是作为一种外用产品存在的，应该慎服。

❤➕ 五、去痛片

本品是一种复方制剂，其主要成分是氨基比林、非那西丁、咖啡因和苯巴比妥，常见剂型为片剂。本品能够解热、镇痛、抗风湿，一般用于治疗感冒发热、头痛、神经痛、牙痛、月经痛、肌肉痛以及风湿痛和类风湿性关节炎等症状。

◆ **常见商品名及用法**

华南去痛片

每瓶100片，需要时服用，1次1~2片，1日1~3次。

◆ **适用情况**

一般用于治疗感冒发热、头痛、神经痛、牙痛、月经痛、肌肉痛以及风湿痛和类风湿性关节炎等症状。

◆ **常见错误用法**

本品能够用于治疗发热和头痛、神经痛、牙痛、肌肉痛、月经痛和风湿痛等轻、中度的疼痛，也就是说本品的镇痛效果只适合于不是太剧烈的疼痛，如果疼痛特别剧烈时，服用本品，可能起不到镇痛的效果。

本品对于各种创伤性剧痛和内脏平滑肌绞痛没有效果，也就是说本品对于刀伤等外力作用的创口性伤痛，镇痛效果一般，也不适用于胃痛等内脏平滑肌绞痛等。

有的患者，疼痛时服用本品镇痛后，忽视了引起疼痛的根源。如果患者疼痛（如头痛、痛经）等长期发作，还是应该及时就医，找出疼痛的根本原因，做针对性治疗。

本品只能在疼痛发生时做镇痛药，不可以长期使用或者滥用，去痛片的副作用是比较多的，长期使用或者滥用，给人体可能带来巨大危害，一定要慎用，不能够习惯性地服用本品来镇痛。

本品长期服用，可导致肾脏损害，严重者可致肾乳头坏死或尿毒症，甚至可能诱发肾盂癌和膀胱癌。不宜长久使用，以免发生中性粒细胞缺乏，用药超过1周要定期检查血常规。

◆ **药品使用注意**

（1）本品不宜与含有亚硝酸盐的药物或者食物同时混用，容易引起亚硝胺中毒。早期表现出恶心、呕吐、腹痛、腹泻等症状。

（2）在服用本品的同时，如需服用其他药物，请事先咨询医生或者药剂师。

◆ 特殊人群用药指南

（1）对本品过敏者禁用，过敏体质者慎用。

（2）本品可能造成肾功能损害，因此儿童和老人应该慎用。

（3）孕妇和哺乳期妇女，因其体质的特殊性，禁用本品。

（4）肝肾功能不全或者存在肾部疾病的患者慎用本品。

◆ 药物安全性

本品服用简单，便宜，镇痛效果相当不错。一般来说，偶尔服用本品来镇痛，安全性是比较高的。但是服用本品，一定要对本品的不良反应和副作用比较清楚。服用本品可能会有呕吐、皮疹、发热、大量出汗及口腔炎症发生，少数患者可能会出现中性粒细胞缺乏、再生障碍性贫血、渗出性红斑、剥脱性皮炎、龟头糜烂等不良反应。更重要的是，长期服用本品，有可能导致肾脏损害，严重的可能肾乳头坏死或者尿毒症，甚至引发肾盂癌和膀胱癌，因此本品一定不能长期服用。长期服用本品可造成依赖性和耐受性。

♥ 六、萘普生片

本品是一种西药制剂，其主要成分是萘普生，常见剂型为片剂。它能通过抑制前列腺素合成来抗炎、解热、镇痛，一般用于缓解轻度至中度的疼痛，如关节痛、神经痛、肌肉痛、偏头痛、头痛、痛经、牙痛等，也可以用于治疗风湿性关节炎和类风湿性关节炎、强直性脊柱炎、痛风和腱鞘炎等。

◆ 常见商品名及用法

仙竹萘普生片

每片0.1克，每盒40片。口服，成人首次服用为0.5克，以后1次

0.25克，必要时，可以每间隔6～8小时服用1次。

本品一般在饭后2小时左右服用效果最好。

◆ **适用情况**

一般用于缓解轻度至中度的疼痛，如关节痛、神经痛、肌肉痛、偏头痛、头痛、痛经、牙痛等，也可以用于治疗风湿性关节炎和类风湿性关节炎、强直性脊柱炎、痛风和腱鞘炎等。

◆ **常见错误用法**

本品有一定的退热功能，但是普通发热时不宜使用本品，只有在体温超过38.5℃时，才服用本品。同时一旦患者体温下降，就应及时停服本品。服用本品退热的同时，也不宜服用其他退热药。

本品有良好的镇痛功能，对于中度的疼痛可以维持1小时左右的镇痛效果，普通疼痛能维持7小时左右，但是本品对患者有一定的影响，不能长期服用。同时，如果某些不明原因或者反复发作的疼痛，一定要及时去医院检查，查明原因，不能因为服用本品疼痛减轻，便不了了之。而对于长期性的关节炎或者慢性疾病的患者，其关节、骨骼、神经等都可能发生器质性病变，服用本品，能够帮助缓解疼痛，但是对于这些器质性的病变部位，不具备修复功能，因此本品取代不了正规治疗所需的药物、手术和手法。

本品对胃肠道有一定的刺激作用，因此有胃肠疾病的患者应该慎用本品，而有胃、十二指肠溃疡的患者应该禁用本品。

本品如果需要长期服用，则应该定期进行肝肾功能、血常规和眼科检查，一般来说，长期服用本品，应该尽可能地使用最低有效量。

◆ **药品使用注意**

（1）本品与食物、含镁和铝物质同时服用，可使其吸收率降低，与碳酸氢钠同服，则吸收率加快。

（2）与阿司匹林同服，可以加快本品的排出。

◆ **特殊人群用药指南**

（1）对本品或者同类药物有过敏史，对阿司匹林或者其他非甾体抗炎药引起过哮喘、鼻炎及鼻息肉综合征者应禁用本品。有胃、十二指肠活动性溃疡者也应禁用本品。

（2）儿童应该在医生指导下服用本品。

（3）孕妇、哺乳期妇女不宜服用本品。

（4）年老患者应该慎用本品。

◆ **药物安全性**

本品服用简单，便宜，镇痛效果相当不错，是老牌的解热镇痛药物，安全性较高，副作用很少。其主要的副作用是胃肠道轻度不适，有的患者可能出现恶心、呕吐、消化不良、便秘、胃肠道出血、失眠或者头痛、头晕、耳鸣、嗜睡、皮疹、血管神经性水肿、视觉障碍或者出血时间延长等不良反应，一般对患者没有特别严重的影响，无须中断服药。但是本品不宜长时间服用，如需长期服用，需定期去医院进行肝肾功能、血常规等检查，以确保药物没有给患者带来伤害。

第二节　适用于偏头痛

❤️＋ 一、天麻素片

本品的主要成分是天麻素，是一种从天麻中提取的植物成分，常见剂型为片剂。本品可以恢复大脑皮质兴奋与抑制过程中的平衡失调，增加脑血流量和缓解脑血管痉挛，具有安眠、镇静和镇痛的作用。主要用来治疗神经衰弱、头痛、偏头痛等症状。适合偏头痛、三叉神经痛、枕骨大神经痛的患者，以及神经衰弱导致的头痛、失眠症状的患者。

◆ **常见商品名及用法**

天眩清天麻素片

每片0.25克，每盒24片。口服，成人1日3次，1次2～4片。

有失眠症状的患者，可以在睡前加服1片。

◆ **适用情况**

主要用来治疗神经衰弱、头痛、偏头痛等症状。

◆ **常见错误用法**

本品具有镇静、安眠、镇痛的效果，特别适合治疗神经衰弱、头痛、偏头痛、失眠等症状，但是这些痛症应该是时间比较长的、慢性的。如果患者出现剧烈的、突发的头痛症状时，应该及时去医院就诊，查明原因，做针对性的治疗。滥服本品，有可能掩盖病情，给医生诊断带来麻烦。

本品以天麻素为主要成分，可以增加脑血管流量，降低脑血管压力。本品对治疗脑血栓虽然有一定的效果，但是并不能起到根本性的治疗作用。同时，对于感冒引起的头痛、头晕，也是没有效果的。而天麻其实是有小毒性的，因此无症状的患者尽量不要服用本品，不能将之当作心脑血管疾病的保健药，以免不受其利，反受其害。

◆ **药品使用注意**

如果患者正在使用咖啡因、巴比妥类等药物，请告诉医生；未经医生或药剂师允许，不要擅自使用或停用任何一种药物。

◆ **特殊人群用药指南**

（1）对本品过敏者禁用，过敏体质者慎用。

（2）其他特殊人群服用禁忌尚不明确，需慎用。

◆ **药物安全性**

本品作为一种治疗偏头痛、头痛等症状的非处方药，主要成分从中药天麻中提取的天麻素，安全性是比较高的，副作用很小，少数患者在服药后可能出现口鼻干燥、头昏、上腹部不适等症状。但一般不影响患者接受用药，无须特殊处理。

♥➕ 二、麦角胺咖啡因片

本品的主要成分是酒石酸麦角胺和咖啡因，常见剂型为糖衣片和双层片剂。麦角胺中的酒石酸盐能减少血管的过度扩张和收缩，减轻头痛。咖啡因则可以刺激脑部的神经系统，令思维更集中，主要用来缓解一般因偏头痛引起的跳痛等症状。

◆ 常见商品名及用法

麦咖麦角胺咖啡因片

每盒6片。口服，成人1次1~2片，如果无效，隔0.5~1小时再服1~2片。

◆ 适用情况

主要用来缓解偏头痛的症状。

◆ 常见错误用法

本品主要用来减轻偏头痛的症状，但是对偏头痛没有根本性的治疗作用，只用于在头痛发作时，短期服用来止痛。

同时本品对偏头痛也没有预防作用，在偏头痛没有发作时，服用本品也是没有效果的。

头痛的原因很多，偏头痛、血管性神经性头痛、高血压、脑血管病、中耳炎等病都能引起头痛。如果患者出现不明原因的剧烈头痛时，一定不能先服用本品来止痛，因为服用本品可能掩盖病症发生的位置等情况，使医生难以判断病变的真正原因，给诊断带来麻烦。正确的做法是及时去医院就诊，查明原因后，再做针对性的治疗。

本品能够使脑动脉血管的过度扩张和搏动恢复正常来减轻头痛，但是如果患者的头痛是由于严重的高血压、闭塞性血栓等引起的，那绝对不能服用本品，这一点要特别注意。

◆ 药品使用注意

（1）偏头痛患者在服药期间，应避免食用牛奶制品、香蕉、酸黄瓜、核桃、酒、巧克力、味精和烟熏烤肉等食物，这些食物会引起过敏，增加头痛发病概率。

（2）本品与β受体阻滞剂、大环内酯类抗生素、血管收缩剂和5-羟色胺（5HT1）激动剂等有相互作用，应避免与这些药物同用。

◆ 特殊人群用药指南

（1）活动期溃疡病、冠心病、严重高血压、甲状腺功能亢进、闭塞性血栓性脉管炎、肝功能损害、肾功能损害者禁用。

（2）对本品过敏者禁用，过敏体质者慎用。

（3）麦角胺有催产作用，孕妇禁用。

（4）老年人慎用，可增加老年病的患病风险，应在医生指导下使用。

（5）儿童慎用，或遵医嘱。

◆ 药物安全性

本品是一种有减轻偏头痛症状的管理类处方药。本品是被列为国家第二类精神药品管理的药品，务必严格遵守国家对《精神药品管理办法》的管理条例，按规定开精神药品处方，严格按照管理条例来供应和管理，防止滥用。

服用本品后，患者常见的不良反应有手、趾、脸部麻木和刺痛感，脚和下肢肿胀（局部水肿），肌痛；少数患者会出现焦虑或大脑缺血、幻视，胸痛、胃痛、气胀等情况。

患者一旦出现这些不良反应，应及时停药，并咨询当地医生，如情况严重，应及时就诊。大剂量服用本品可能危及生命，应谨慎服用。

♥ 三、正天丸

本品的主要成分是钩藤、白芍、当归、地黄、白芷、防风、羌活、桃仁、红花、细辛、独活、麻黄等中药，常见剂型为赤褐色小丸。它能养血平肝，疏风活血，通络止痛，主要用于治疗外感风邪、瘀血阻络、血虚失养、肝阳上亢引起的偏头痛，紧张性头痛、神经性头痛、颈椎病引起的头痛和经前头痛。

◆ 常见商品名及用法

三九正天丸

每袋6克，每盒10袋。口服，1次1袋，1日2～3次。

一般来说，本品饭后服用效果更好，1个疗程的服用时间为15日。

初发头痛服药3日症状无缓解，经常性头痛服药15日，症状无缓解，应去医院就诊。

◆ 适用情况

主要用于外感风邪、瘀血阻络、血虚失养、肝阳上亢引起的偏头痛、紧张性头痛、神经性头痛、颈椎病型头痛和经前头痛。

◆ 常见错误用法

头痛的原因很多，偏头痛、血管性神经性头痛、高血压、脑血管病、中耳炎等病都能引起头痛，如果患者出现不明原因引起的剧烈头痛时，一定不能先服用本品来止痛，因为服用本品可能掩盖病症发生的位置等情况，使医生难以判断病变的真正位置等，给诊断带来麻烦。正确的做法是应及时去医院就诊，查明原因后，再做针对性的治疗。

本品的成分能够活血化瘀、通经活络，如果患者是因为高血压引起的头痛，就不能服用本品了，以免造成患者血压升高，带来不利影响。

女性患者在经期内应该停服本品，以免造成月经量增加，给身体带来不利影响。

服用正天丸，应该按疗程服用效果最好，一般的患者，应该连服本品2个疗程，头痛反复发作的患者，应该在服完本品2个疗程后，停药15日，再加服1~2个疗程。个别重度头痛患者，可以服用更长一点的时间，而且可以将每日服药次数改为1日4次。

◆ **药品使用注意**

（1）在服用本品期间，忌烟、酒和辛辣、油腻、刺激性食物。

（2）在服用本品期间，不宜同时服用其他滋补性中药。

◆ **特殊人群用药指南**

（1）对本品过敏者禁用，过敏体质者慎用。

（2）有高血压、心脏病患者慎服，糖尿病、肝病、肾病等慢性病情况严重的患者应该在医生指导下服用本品。

（3）儿童、孕妇、哺乳期妇女和年老体弱者应该在医生指导下服用本品。

◆ **药物安全性**

服药后常见的不良反应有胃部烧灼感，进食量和体重增加。嗜睡和疲惫感是最常见的不良反应，还有的表现为不自主运动、下颌运动障碍、强直等。多数用药3周后出现，停药后消失。

本品长期服用还可能出现抑郁症，以女性患者较常见。

少数患者可出现失眠、焦虑、皮疹、口干、溢乳、肌肉酸痛等症状。但多为短暂性现象，停药后可以缓解。

用药后疲惫症状逐步加重者应当减量或停药。严格控制药物使用剂量，当使用维持剂量达不到治疗效果时应当减量或停服药。

❤➕ 四、盐酸氟桂利嗪胶囊

本品的主要成分是盐酸氟桂利嗪，是一种化学制剂，常见剂型为胶囊制剂。它是一种选择性钙拮抗剂，能够阻滞过量的钙离子进入细胞，防止细胞内钙负荷过量，同时可以防止缺血缺氧时，过多的钙进入神经元，可以改善脑微循环和神经元代谢，抑制脑血管痉挛，血小板凝聚，稳定细胞膜。主要用于偏头痛的预防性治疗和前庭功能紊乱引起的眩晕的对症治疗。

◆ 常见商品名及用法

西比灵盐酸氟桂利嗪胶囊

每粒5毫克，每盒20粒。用于预防性治疗偏头痛时，口服，65岁以下，1次2粒，1日1次；65岁以上1次1粒，1日1次。用于平时维持治疗，每服用5日，应停药2日。

一般晚上临睡前服用本品，效果最好。

用于治疗眩晕情况时，剂量和治疗偏头痛相同，症状得到有效控制后，应该及时停药。

◆ 适用情况

主要用于偏头痛的预防性治疗和前庭功能紊乱引起的眩晕的对症治疗。

◆ 常见错误用法

本品用来治疗偏头痛的效果很好，但是很多人对服用本品的剂量把握不好，一般来说本品用于偏头痛的预防治疗，65岁以下患者开始治疗时每晚2粒，65岁以上患者每晚1粒。如在治疗2个月后未见明显改善，则可视为患者对本品无反应，可停止用药。如果疗效满意，患者需维持治疗时，应减至每7日连续给药5日（剂量同上），停药2日。治疗满6个月应停药观察，只有在复发时才应重新服药。

同时，有个别患者在服用本品治疗过程中会出现乏力现象加剧的状况，此时应该停止服药。同时本品可能会引发抑郁症，如果头痛的患者经常出现精神忧郁、情绪低落等现象时，尽量不要通过服用本品来控制头痛，以免引发抑郁症。同时，服用本品后，可能引起困倦，因此需要驾驶车辆或者是操纵机器的患者应该特别注意这一点。

◆ **药品使用注意**

（1）服药期间忌食油腻和高热、高脂肪食物。

（2）本品与酒精、催眠药或镇定药合用时可见中枢神经系统的过度镇静作用，不宜同时使用。

（3）如有服用其他药物，应先咨询医生。

◆ **特殊人群用药指南**

（1）有本品物过敏史，有抑郁症病史，有帕金森病或其他锥体外系疾病时，禁用此药。

（2）驾驶员和机械操作者慎用，以免发生意外。

（3）由于本制剂可随乳汁分泌，孕妇和哺乳期妇女慎用此药。

（4）儿童对药物的反应敏感，代谢机能相对较弱，原则上儿童慎用或禁用此药。

（5）老年患者神经系统较敏感，代谢能力较弱，剂量上应酌情减少。

◆ **药物安全性**

本品是一种预防偏头痛发生的管理类处方药。本品列为国家第二类精神药品管理的药品，务必严格遵守国家对《精神药品管理办法》的管理条例，按规定开写精神药品处方和供应、管理本类药品，防止滥用。

服用本品后，患者常见的不良反应有手、趾、脸部麻木和刺痛感，脚和下肢肿胀（局部水肿），肌痛；少数患者会出现焦虑或大脑缺血、幻视，胸痛、胃痛、气胀等情况。还有部分患者服药后会出现四肢不自主运动、下颌运动障碍、强直等现象，患者一旦出现这些不良反应，应及时停药，并咨询当地医生，如情况严重，应及时就诊。大剂量服用本品可能危及生命，应谨慎服用。

♥ 五、佐米曲普坦片

本品的主要成分是佐米曲普坦，常见剂型为片剂。它能引起颅内血管收缩并抑制前炎症神经肽的释放，从而起到缓解头痛的作用。主要用于成人先兆或非先兆偏头痛的急性治疗。

◆ 常见商品名及用法

恒力安佐米曲普坦片

每盒规格为2片、4片、6片、12片不等。推荐剂量为2.5毫克（1片），间隔2小时可再服。如果24小时内症状持续或复发，再次服药仍有效。服药时间最少相隔2小时，总量最好不超过15毫克（6片）。

若对头痛减轻不满意者，在随后的发作中，可用5毫克（2片）。

其他如帝宁、枢复来等也是以佐米曲普坦为主要成分的不同商品品牌名。

◆ 适用情况

主要用于成人先兆或非先兆偏头痛的急性治疗。

◆ 常见错误用法

本品主要用于成人先兆或非先兆偏头痛的急性治疗。只有患者被明确诊断为偏头痛，表现为头部不适、嗜睡、烦躁、忧郁、视觉暗点、亮光、幻觉、肢体感觉障碍时，才可以服用本品。如果患者有出现不明原因的头痛，在诊断结果未明之前，是不能服用本品的。同时，本品只有在患者出现偏头痛先兆或者偏头痛急性发作时，才可以服用本品用于镇痛。其他原因引起的头痛，应该慎用本品。本品对偏头痛的发作是没有预防作用的。

本品能够引发颅内血管收缩，因此高血压患者或者是高血压未经控制的患者应该慎用本品，以免引来不利后果。

服用本品后，可能引起嗜睡，因此驾驶员和机器操纵者应该慎用。

◆ **药品使用注意**

（1）本品和食物相互影响较少，患者可正常饮食。

（2）使用本品治疗12小时内应避免使用其他5HT1D激动剂，如佐米曲普坦等。

（3）使用吗氯贝胺（一种特殊的单胺氧化酶–A抑制剂）的患者，建议24小时内服用本品的最大量为7.5毫克。

（4）与西咪替丁、口服避孕药合用时，本品的血药浓度会增加。另外，与心得安同时服用可延缓本品的代谢。

◆ **特殊人群用药指南**

（1）对本品过敏的患者禁用。

（2）患者如有高血压，血压未经控制的应慎用。

（3）除已经明确诊断为偏头痛的患者，其他原因引起的头痛患者慎用本品。

（4）症状性帕金森综合征患者与其他心脏旁路传导有关的心律失常者慎用本品。

（5）缺血性心脏病患者慎用本品。

（6）本品可能引起嗜睡，驾驶员及机械操纵者慎用。

（7）哺乳期妇女慎用。

（8）本品对妊娠期妇女的影响尚不明确，孕妇应慎用本品，或遵医嘱。

◆ **药物安全性**

本品作为一种有效缓解偏头痛的药物，其安全性是比较高的，本品的耐受性比较好，不良反应常见的有恶心、头晕、嗜睡、温热感、无力、口干，还有咽喉部、颈部、四肢及胸部可能出现沉重感、紧缩感和压迫感，偶有肌痛、肌肉无力，多出现在服药后4小时内，症状轻微、持续时间短，不需治疗亦能自行缓解。如有不良反应未能缓解或情况严重者，应及时就诊。

第三节　适用于肩酸、肌肉痛、腰痛

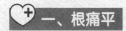 **一、根痛平**

本品是常见的治疗骨伤科颈肩痛药物，其主要成分是白芍、葛根、续断、狗脊（砂炒去毛）、伸筋草、桃仁（去皮）、红花、乳香（醋制）、没药（醋制）、牛膝等中药，常见剂型为颗粒制剂、胶囊制剂和片剂。它能祛除积聚的瘀血、疏通筋络，同时收敛止痛。根痛平主要用于治疗风寒阻络导致的肩颈疼痛、活动受限、上肢麻木。服用本品可以帮助缓解颈肩、腰椎的肌肉、关节痛症，起到舒筋活络、活血祛瘀的作用。对颈椎错位、椎管狭窄、骨质增生、椎间盘突出、韧带增厚以及严重劳损、外伤引起的颈肩痛症也有一定的辅助疗效。

◆ **常见商品名及用法**

保尔根痛平颗粒

每袋8克。

温水冲服，1次1袋，1日2次。

普尔丁根痛平胶囊

每粒0.3克，每盒40粒，口服，1次6粒，1日2次。

燕峰根痛平片

每片0.5克，每盒24片，1次3片，1日3次。

本品对肠胃有轻微刺激作用，因此一般饭后服用更好。

服用本品7日，症状无缓解，应该停药就医。

◆ **适用情况**

主要用于治疗颈肩痛症，用于风寒阻络导致的肩颈疼痛、活动受限、上肢麻木。服用本品可以帮助缓解颈肩、腰椎的肌肉、关节痛症，起到舒筋活络、活血祛瘀的作用。对颈椎错位、椎管狭窄、骨质增生、椎间盘突出、韧带增厚以及严重劳损、外伤引起的颈肩痛症也有一定的辅助疗效。

◆ 常见错误用法

本品对胃有一定的刺激作用，如果患者本身有胃溃疡、十二指肠溃疡、急性胃炎、胃出血等胃部疾病时，慎服本品，以免引起严重的后果。

本品用来治疗颈肩痛症，主要是起缓解疼痛的作用，对这些病症有一定的辅助疗效，但是本品并不能代替常规的药物、治疗手法和手术治疗。也就是说，一些器质性的病变，必须经过手术、药物治疗才能起到根本的治疗效果。千万别因为服用本品后，疼痛症状缓解，就停止治疗。

本品能够活血化瘀，因此女性患者在经期内是应该停服本品的，以免月经量增多，同时给身体带来其他不利后果。

◆ 药品使用注意

（1）在服用本品时，不能喝酒，忌食辛辣、生冷食物，同时不要喝浓茶、绿豆汤，禁吃萝卜、公鸡、鲤鱼和猪血等。

（2）本品和降血压药物同时服用，可能会相互影响药效，因此不宜同时服用，或咨询医生。

◆ 特殊人群用药指南

（1）本品含有的红花、没药、乳香、牛膝等成分会对孕妇产生不良影响，因此孕妇禁用此药；月经期妇女或哺乳期妇女慎用，或遵医嘱。

（2）儿童须在成人监管下服用，年老体弱者应在医生指导下使用。

（3）糖尿病患者及有高血压、心脏病、肝病、肾病等慢性病严重者慎用此药。

◆ **药物安全性**

根痛平是中成药制剂，其副作用目前尚不明确。患者需要注意的是，本品对胃肠道有轻微刺激，胃肠道病患者或脾胃虚寒体质人士服药后可能会出现腹痛、腹泻等不适，这时可视情况减少用药，或咨询医生。经期妇女可能会出现月经量增多、腹部不适、头晕，哺乳期妇女会出现乳汁量减少等情况，因此要慎用此药。

♥ 二、正骨水

本品是专门用来治疗跌打扭挫伤的非处方药，其主要成分有九龙川、土鳖虫、莪术、过江龙、徐长卿、碎骨木、虎杖、千斤拔、樟脑、穿壁风、草乌、薄荷脑等26味中药，常见剂型为溶液制剂。它可以起到消肿、散瘀、止痛、通络、活血的作用。通过扩张血管，促进血液循环，帮助局部瘀血的吸收、消肿，减轻炎症的症状。正骨水主要用于治疗关节和肌肉的跌打损伤、急性扭挫伤、骨折脱臼和劳损引起的肌肉关节痛症。

◆ **常见商品名及用法**

玉林正骨水

每瓶装88毫升。正骨水为外用药，不能服食或掺酒服用。使用时用药棉蘸药液轻搽患处，情况严重或急性损伤时用药液湿透药棉敷患处1小时，一般每日2~3次。

◆ **适用情况**

正骨水主要用于治疗关节和肌肉的跌打损伤、急性扭挫伤、骨折脱臼和劳损引起的肌肉关节痛症。

◆ **常见错误用法**

患者一般在发生急性扭挫伤后将本品外涂在患处，但是要注意在涂擦本品时，动作要轻柔，不可以将其当作活络油那样，用力揉擦患处。

如果患者皮肤出现破损溃疡，则不能使用本品，应该在其伤口愈合后再使用。如果患者同时有发生骨折或者脱臼的现象应先将患处复位后，再使用本品。

正骨水可以随时使用，但使用次数不宜太频繁。因为药水中的薄荷脑、樟脑等成分对皮肤有一定的刺激性，频繁、长期大面积涂擦可能会损伤皮肤，造成溃疡。

◆ **药品使用注意**

（1）用药期间可正常饮食，但骨伤跌打患者应以清淡的食物为宜，最好不吃煎炸油腻、辛辣的食物，不宜喝酒，海鲜等发物也不宜食用。

（2）涂擦本品后，不宜再涂擦其他跌打损伤类的药酒、药油等，以免对皮肤造成太大的刺激。

（3）如正在使用其他药物，使用本品前请咨询医生或药剂师。

◆ **特殊人群用药指南**

（1）本品含有活血化瘀的中药成分，对孕妇会产生不良影响，因此孕妇禁用此药，经期和哺乳期妇女慎用本品。

（2）儿童、年老体弱者应在医生指导下使用，婴幼儿皮肤较敏感，不适宜使用本品。

（3）对本品过敏者禁用，过敏体质者慎用。用药后皮肤过敏如有瘙痒起疹等应停止使用，症状严重者应去医院就诊。

（4）患处皮肤如有破溃或出血倾向时禁用本品。

◆ **药物安全性**

正骨水由多种中药制剂组成，是一种非处方外用药。经毒理学研究表明无明显毒副作用，安全性比较高，副作用和不良反应相对比较少。患者在使用后可能出现的不良反应主要表现为皮肤瘙痒、破溃、起疹。这时可用清水洗净皮肤表面，减轻药物对皮肤的刺激，并停用本品。

本品为外用药物，禁止口服或接触口腔、鼻腔、眼部、耳部、生殖器等皮肤黏膜组织。如不慎接触，应用大量清水冲洗，情况严重者应及时就医。如误服本品，应及时就医。

❤️➕ 三、红药贴膏

本品为治疗跌打损伤、筋骨瘀痛的非处方用药，是中西药复合制剂，主要中药成分有三七、白芷、土鳖虫、川芎、当归、红花、冰片、樟脑，其余化学成分为水杨酸甲酯、薄荷脑、颠茄流浸膏、硫酸软骨素、盐酸苯海拉明，常见剂型为外用贴膏。它有祛瘀新生、舒筋通络、行气活血的功效，能帮助患处止痛、放松、抗炎、促进局部瘀血的吸收。主要用于治疗跌打损伤、急（慢）性肌肉关节劳损、腰痛、颈肩痛等症状。

◆ **常见商品名及用法**

沈阳红药贴膏

每贴7厘米×10厘米。一般以每盒4贴为主。本品为外用药，使用时，先洗干净患处（生理盐水），再贴敷。1～2日更换1贴。使用本品3日症状无缓解时，应该及时停药就医。

◆ **适用情况**

用于治疗跌打损伤、急（慢）性肌肉关节劳损、腰痛、颈肩痛等症。外敷患处能缓解肌肉关节的疲劳和疼痛，舒筋通络、去瘀、止痛。

◆ **常见错误用法**

一般来说，本品应该在跌打损伤、肌肉劳损疼痛时使用，急性扭挫伤，肌肉、关节损伤出现肿胀、骨折、脱臼、错位时应先将患处复位、固定，并待患处消肿后再使用。

如果患者皮肤出现创口溃疡，出血等情况时，不宜使用本品，应该在伤口基本愈合后再使用。考虑到长时间贴敷会影响皮肤表面的透气性和导致细菌滋生，所以一般来说，1~2日应该更换1次贴膏。在更换时，应该注意清洗一下患处皮肤。

有的患者在使用本品后，出现了皮肤瘙痒、发红、轻微发热、起疹这些轻微的不良反应，是正常的，可以做停药处理。但是如果患处出现了红肿、疼痛，甚至活动受限等情况，千万不要以为这是使用本品的正常现象，此时应该及时停药就诊。当然使用本品3日，症状无缓解的患者也是应该停药就诊。

◆ **药品使用注意**

（1）本品和食物相互影响不大，用药期间可正常饮食，但骨伤跌打患者不宜食用煎炸油腻及辛辣、海鲜类食物，应以清淡的食物为宜，不宜饮酒。

（2）贴敷本品的同时，患处不宜再涂擦其他跌打损伤类的药酒、药油等，贴敷本品后不宜再包扎患处，以免影响患处的血液循环。

（3）如正在使用其他药物，使用本品前请咨询医生或药剂师。

◆ **特殊人群用药指南**

（1）本品中的三七、红花等成分为孕妇禁用药，因此孕妇禁用，经期和哺乳期妇女慎用。

（2）婴幼儿禁用本品，儿童、年老体弱者慎用本品，敷贴时间不宜太长以防皮肤过敏，或在医生指导下使用。

（3）对本品过敏者禁用，过敏体质者慎用。用药后皮肤过敏如有瘙痒起疹等应停止使用，症状严重者应去医院就诊。

（4）患处皮肤如有破溃或出血倾向时禁用本品。

◆ **药物安全性**

红药贴膏主要药物成分为中药，安全性较高，按照说明正常使用副作用和不良反应较少。患者可能出现的不良反应主要有皮肤瘙痒、发红、起疹等过敏症状，儿童、老年人长时间贴敷可能会引起皮肤破溃，出现这些不良反应时应停止用药，以医用酒精清洁消毒患处皮肤，严重时应及时就医。

本品不宜长期大面积使用，用药后皮肤过敏者应停止使用，症状严重者应去医院就诊。

本品为外用药物，禁止口服或接触口腔、眼部、生殖器等皮肤黏膜组织，如误服本品，应及时就医。

♡➕ 四、神农镇痛膏

本品是一种跌打扭挫伤非处方用药，为中药复合制剂，主要成分有三七、胆南星、白芷、狗脊、羌活、石菖蒲、防风、升麻、红花、土鳖虫、川芎、当归、血竭、马钱子、没药、樟脑、重楼、薄荷脑、乳香、水杨酸甲酯、冰片、丁香罗勒油、人工麝香、颠茄流浸膏、熊胆粉，常见剂型为贴膏。它有舒筋通络、活血祛瘀、祛风胜湿、强壮筋骨的功效，能让患处肌肉放松、止痛，促进血液循环，帮助吸收局部瘀血。主要用来治疗急（慢）性肌肉、软组织劳损、慢性风湿痛、跌打扭伤、腰痛、肩颈痛症等，本品也可用于颈椎病、腰椎病、关节扭挫伤的辅助治疗。

◆ 常见商品名及用法

吉民药业神农镇痛膏

每贴9.5厘米×11.6厘米，每盒5贴。本品膏使用方便，直接贴在患处，对手、足等关节处可根据需要剪成相应的大小使用，1~2日更换1次。

◆ 适用情况

用于跌打损伤、急（慢）性肌肉关节劳损、腰痛、颈肩痛等症状。外敷患处能缓解肌肉、关节的疲劳和疼痛，舒筋通络、去瘀、止痛。

◆ **常见错误用法**

本品在跌打损伤、肌肉劳损疼痛时可随时使用，急性扭挫伤，患处出现肿胀时应待肿胀基本消除后再使用；关节扭伤、颈椎和腰椎错位时应先采取复位治疗后再使用或遵医嘱。

患处皮肤如有破溃应待伤口愈合后再使用。

长时间贴敷会影响皮肤表面的透气性和导致细菌滋生，所以一般来说，1~2日应该更换1次贴膏。儿童和老人的贴敷时间更应缩短，同时在更换膏药时，应该注意清洗一下患处皮肤。

有的患者在使用本品后，出现了皮肤瘙痒、发红、轻微发热、起疹这些轻微的不良反应，是正常的，可以做停药处理。但是如果患处出现了红肿、疼痛，甚至活动受限等情况，千万不要以为这是使用本品的正常现象，此时应该及时停药就诊。当然使用本品3日，症状无缓解的患者也是应该停药就诊的。

本品可以用于颈椎病、腰椎病、关节扭挫伤的辅助治疗，但不能代替常规的药物、手术和手法治疗。因此患者一定不能因为使用本品，自觉症状减轻，而停止使用其他药物或者停止手术治疗。

◆ **药品使用注意**

（1）本品基本不会和食物造成相互影响，患者正常饮食即可，跌打损伤患者饮食宜清淡，不宜食用生冷、油腻、煎炸、辛辣及海鲜类的食物，不宜饮酒。

（2）贴敷本品的同时，患处不宜再涂擦其他跌打损伤类的药酒、药油等，贴敷本品后不宜再包扎患处，以免影响患处的血液循环。

（3）如正在使用其他药物，使用本品前请咨询医生或药剂师。

◆ **特殊人群用药指南**

（1）本品中的三七、红花、当归为孕妇忌用药，因此孕妇禁用此药。

（2）经期妇女使用本品可能会出现月经量增多、经期延长的情况，请慎用本品。

（3）少数高血压患者可能会出现血压升高的情况，应慎用本品，或遵医嘱。

（4）对本品过敏者禁用，过敏体质者慎用。用药后皮肤过敏如有瘙痒起疹等应停止使用，症状严重者应去医院就诊。

（5）婴幼儿禁用本品，儿童、年老体弱者慎用本品，敷贴时间不宜太长，或在医生指导下使用。

（6）患处皮肤如有破溃或出血倾向时禁用本品。

◆ 药物安全性

神农镇痛膏由多种中药制剂而成，对人体的副作用和不良反应相对较少，因而安全性高，但仍需注意某些中药成分对特殊人群的使用禁忌，以及膏药贴敷对皮肤的影响。

贴敷本品后的不良反应主要有皮肤瘙痒、起疹、红肿的过敏症状；长期贴敷本品可能导致患处皮肤破溃、感染，出现这些情况应停用本品，使用医用酒精清洁消毒患处皮肤，情况严重者应及时就医。

♥➕ 五、麝香祛痛气雾剂

本品为骨伤科跌打、扭伤、挫伤非处方用药，为中药复合制剂，主要成分有人工麝香、红花、樟脑、独活、冰片、龙血竭、薄荷脑、地黄、三七，其余辅料为乙醇、纯化水、抛射剂，常见剂型为喷剂。它能消肿、散瘀、止痛、活血，能促进血液循环，缓解肌肉、关节的痛症，消除局部肿胀和瘀血。主要用于治疗跌打损伤、肌肉劳损、风湿瘀阻导致的关节疼痛。

◆ 常见商品名及用法

李时珍麝香祛痛气雾喷剂

每瓶72克，56毫升。外用，喷在患处后可起到镇痛消肿的作用，成人每日使用2~3次，儿童用量酌减或遵医嘱。如配合按摩患处5~10分钟至皮肤表面轻微发热效果更佳。

◆ **适用情况**

麝香祛痛气雾喷剂适用于跌打损伤、肌肉劳损、风湿瘀阻导致的关节疼痛，喷涂在患处，能起到消肿止痛、活血祛瘀、舒筋活络的功效。

◆ **常见错误用法**

本品在跌打损伤、肌肉劳损疼痛时可随时使用，急性扭、挫伤，患处出现肿胀时应待肿胀基本消除后再使用；关节扭伤、颈椎和腰椎错位应先采取复位治疗后再使用或遵医嘱。患处皮肤如有破溃应待伤口愈合后再使用。

一般来说，对于时间较长的扭伤、疼痛等在喷完本品后，如果能在患处周围做5~10分钟的揉按，可以促进本品的吸收，起到舒筋活血的作用，但是如果是急性的扭、挫伤，则在24小时内是不宜按摩患处的。如果患者出现软组织扭伤严重或者出血的情况时，可以用本品将药棉喷湿后敷于患处。

使用本品3日后，如症状没有缓解，或患处出现局部瘙痒、起疹、破溃、红肿、疼痛、活动受限等不适症状时应去医院就诊。

◆ **药品使用注意**

（1）使用本品时可正常饮食，但饮食宜清淡，忌生冷、油腻、辛辣及海鲜类食物，不宜饮酒。

（2）使用本品的同时，患处不宜再涂擦其他跌打损伤类的药酒、药油等，也不宜贴敷药膏或进行包扎。

（3）如正在使用其他药物，使用本品前请咨询医生或药剂师。

◆ **特殊人群用药指南**

（1）本品中的麝香、三七、红花对子宫具有收缩作用，因此孕妇禁用此药。

（2）处于经期的妇女使用本品可能会导致月经量增多、经期延长的情况，应慎用本品。

（3）少数高血压患者使用本品后可能会出现血压升高的情况，请慎用本品，或遵医嘱。

（4）对乙醇（酒精）过敏或对本品成分过敏者禁用，过敏体质者慎用。用药后皮肤如有瘙痒起疹等应停止使用，症状严重者应去医院就诊。

（5）婴幼儿禁用本品，儿童、身体虚弱者慎用本品，或在医生指导下使用。

（6）职业运动员慎用本品。

（7）患处皮肤如有破溃或出血倾向时禁用本品。

◆ 药物安全性

麝香祛痛气雾喷剂安全性较高，除对乙醇（酒精）过敏者外，基本无明显不良反应。患者只要按照正常用法、用量使用，并避免一些使用禁忌，一般不会产生明显的副作用和不良反应。

少数患者在使用本品后可能出现患处皮肤瘙痒、起疹、红肿、破溃的症状，这时应停用本品，使用清水清洁患处皮肤，情况严重者应及时就医。

使用本品时要注意避免接触眼、口、生殖器等部位，如果不慎接触，应用大量清水冲洗，情况严重应及时就医。

❤➕ 六、麝香镇痛膏

本品为骨伤科非处方用药，为中药复合制剂，主要成分有人工麝香、生川乌、红茴香根、辣椒、樟脑、颠茄流浸膏、水杨酸甲酯，常见剂型为贴膏。本品中的麝香、红茴香根成分能祛风通络，散寒活血，散瘀止痛；生川乌祛风除湿；辣椒、樟脑具有挥发性和高渗透性，帮助药物深入患处，促进血液循环，消除局部肿胀和瘀血，起到镇痛、祛风、散瘀的作用。主要用于治疗风湿性关节痛，关节扭伤以及肌肉劳损引起的痛症，也可用于颈椎病、腰椎病、关节扭挫伤的辅助治疗。

◆ 常见商品名及用法

余良卿麝香镇痛膏

每贴7厘米×10厘米。每盒10贴装，外敷患处即可。一般来说，成人1~2日换敷1贴，儿童和老人应该缩短敷贴时间。

◆ 适用情况

主要用于治疗风湿性关节痛，关节扭伤以及肌肉劳损引起的痛症，也可用于颈椎病、腰椎病、关节扭挫伤的辅助治疗。

◆ 常见错误用法

本品在跌打损伤、肌肉劳损疼痛时可随时按需要使用。关节扭伤、颈椎、腰椎错位的患者应先进行复位治疗再使用本品；肌肉急性挫伤引起肿胀的患者应先待肿胀基本消除后再使用；患处皮肤如有破溃应待伤口愈合后再使用。

有的患者在更换旧膏药时，就急忙换上新的一贴，其实是错误的。更换膏药时，除了应该对患处皮肤进行清洗外，还应该让皮肤休息几个小时，再贴上新的膏药。

在贴用本品3日，症状无缓解，甚至是患处出现局部红肿、剧烈瘙痒、疼痛加剧、局部活动范围受限等情况时，应该及时停药就医。当然，有些患者在使用本品时会出现轻微的过敏反应，这时可以停止使用本品，以药用酒精或者清水清洁患处皮肤即可。

本品可以对颈椎病、腰椎病、关节扭挫伤进行辅助治疗。患者在使用本品后，会自觉疼痛减轻，但是并不意味着可以停止正常的药物、手术、手法的治疗，这一点应该特别注意。

◆ 药品使用注意

（1）使用本品时可正常饮食，但饮食宜清淡，忌生冷、油腻、辛辣及海鲜类食物，不宜饮酒。

（2）使用本品时不宜服用其他寒凉的中成药，如板蓝根、夏桑菊等。

（3）使用本品的同时，患处不宜再涂擦其他跌打损伤类的药酒、药油等，也不宜进行包扎。

（4）如正在使用其他药物，使用本品前请咨询医生或药剂师。

◆ 特殊人群用药指南

（1）本品中的麝香成分对子宫具有收缩作用，因此孕妇禁用此药。

（2）经期妇女使用本品可能会导致月经量增多、经期延长等情况，应慎用本品。

（4）少数高血压患者使用本品后可能会出现血压升高的情况，请慎用本品，或遵医嘱。

（5）青光眼、前列腺肥大患者慎用本品，或在医生指导下使用。

（6）儿童要在成人监管的情况下使用，且敷贴时间不宜过长。

（7）对本品过敏者禁用，对胶布过敏者慎用。皮肤病患者慎用本品，过敏体质者慎用，用药后皮肤过敏如有瘙痒起疹等应停止使用，症状严重者应去医院就诊。

（8）婴幼儿禁用本品，身体虚弱者慎用本品，或在医生指导下使用。

（9）患处皮肤如有破溃或出血倾向时禁用本品。

◆ 药物安全性

麝香镇痛膏主要成分为中成药，安全性较高，患者按照正常用法用量使用，很少会出现明显的副作用和不良反应。少数患者在使用后会出现皮肤过敏现象，如红痒的症状，这时应停止使用本品，以医用酒精或清水清洁患处皮肤，情况严重者应及时就医。当然本品也是不宜长时间大面积使用的。

❤➕ 七、腰痛丸

本品为骨伤科非处方用药，为中药复合制剂，主要成分有杜仲叶（盐炒）、补骨脂（盐炒）、狗脊（制）、续断、当归、赤芍、白术（炒）、牛膝、泽泻、肉桂、乳香（制）、土鳖虫（酒炒），常见剂型为褐色水蜜丸。它能够温补肾阳、活血散瘀、舒筋通络、强壮筋骨，帮助促进血液循环。一般用于腰肌劳损、肾阳虚引起的腰腿痛。服用本品后能强腰补肾、活血止痛，帮助患者舒缓腰肌劳损和肾虚引起的腰痛、腰膝酸软、腿痛等症状。

◆ 常见商品名及用法

胡余庆堂腰痛丸

每袋9克，每盒4袋。成人1次1袋，1日2次。

一般来说，本品用温盐水送服效果更好，服用本品3日症状无缓解者，应该停药就医。

◆ 适用情况

一般用于腰肌劳损、肾阳虚引起的腰腿痛。服用本品后能强腰补肾、活血止痛，帮助患者舒缓腰肌劳损和肾虚引起的腰痛、腰膝酸软、腿痛等症状。

◆ 常见错误用法

当患者出现不明原因的腰痛，或者腰痛时疼痛十分剧烈，身体局部活动出现僵化，腰扭动时疼痛加剧，应该及时去医院就医，查明原因，不能先服用本品止痛，以免掩盖病情。同时本品不能代替常规手术和手法治疗。

本品中的杜仲叶、补骨脂、狗脊、肉桂成分能温补肾阳，在药性上属于温性的。因此针对的是肾阳虚引起的腰痛。肾阳虚的患者多表现为腰膝酸痛、畏寒怕冷，平时四肢冰凉，容易头目晕眩、精神不振，面色白或者黧黑，舌苔发白，有的男性患者会阳痿、早泄，女性患者会宫寒不孕等。同时本品不适宜阴虚火旺的患者服用，肾阴虚的患者主要表现为头晕目眩、眼干、肢体麻木、口燥咽干、容易疲劳、失眠多梦、肝区隐痛、耳鸣、腰膝经常性酸痛、舌红少苔，男性易遗精，女性月经量少等。患者在服用本品的时候，一定要对自己腰痛的原因进行分析。

本品药性属辛温，对胃肠有一定的刺激作用，如果患者是本身有急（慢）性胃肠病或者脾胃虚寒，就应该慎用本品。

患者如果有出现因实热，或感冒等引起的发热现象时，也不能使用本品。

◆ 药品使用注意

（1）使用本品时可正常饮食，但忌生冷、油腻、辛辣食物，饮食宜清淡，不宜饮酒。

（2）使用本品时不宜服用其他寒凉的中成药，如板蓝根、连翘等，同时也不宜服用滋补性的中成药。

（3）如正在使用其他药物，服用本品前请咨询医生或药剂师。

◆ 特殊人群用药指南

（1）孕妇及哺乳期妇女慎用本品，或遵医嘱。

（2）儿童及婴幼儿不宜服用本品。

（3）老年病患者、身体虚弱者不慎用本品，或在医生指导下使用。

（4）急（慢）性胃肠病患者或脾胃虚寒患者请慎用本品，或遵医嘱。阴虚火旺，有实热的患者禁用本品。

（5）本品不适宜肾阴虚患者服用，症见狗脊、肉桂成分能温补肾阳。

（6）长期失眠患者请慎用本品，或遵医嘱。

（7）对本品过敏者禁用，过敏体质者慎用，症状严重者应去医院就诊。

◆ **药物安全性**

　　腰痛丸为中成药复合制剂，其副作用目前尚不明确。少数患者可能会出现腹泻、腹痛、恶心、失眠等不良反应，这时应停止服药，情况严重时应及时就医。

♥➕ **八、跌打丸**

　　本品为骨伤科常用中成药，主要成分有三七、当归、白芍、赤芍、桃仁、红花、血竭、北刘寄奴、骨碎补（烫）、续断、苏木、牡丹皮、乳香（制）、没药（制）、姜黄、三棱（醋制）、防风、甜瓜子、枳实（炒）、桔梗、甘草、关木通、自然铜（煅）、土鳖虫，常见剂型为褐色水蜜丸。本品能活血散瘀、止痛消肿、温经通络、强壮筋骨，促进血液循环、消炎止痛、缓解肌肉疲劳。

◆ **常见商品名及用法**

　　万和跌打丸

　　每丸3克，每盒10丸。本品以开水分次送服，成人1次1丸，1日2次，切勿整颗吞服。儿童用药量应减半，注意分开多次以开水送服。

　　本品外用可加适量白酒将药丸调成糊状，然后涂敷于患处，每日2次。

　　使用本品3日，症状无缓解者，应该停药就医。

◆ **适用情况**

　　本品能活血散瘀、止痛消肿、温经通络、强壮筋骨，促进血液循环、消炎止痛、缓解肌肉疲劳。

◆ **常见错误用法**

　　本品能够活血化瘀，有助于血脉流通，对肠胃也有一定的刺激作用，因此，患者本身如果有急（慢）性胃肠炎或者体内有溃疡、出血症状时，一定要慎用本品，以免造成更严重的后果。有少数高血压患者服用本品后，可能出现血压升高的情况，因此高血压患者应该慎用本品。

本品能够活血化瘀，所以女性患者本身月经量比较多或者在经期内都应该避免使用本品，以免加大月经流量。

本品可以用来外敷，但是如果患者本身患处有皮肤破损、出血、溃疡等情况时，要等其伤口愈合后再来外敷使用。同时对于某些跌打损伤如骨折、关节错位等情况，本品只能起辅助治疗作用，不能代替必需的手术、手法治疗，千万不能因为服用本品，疼痛情况减轻就掉以轻心。

◆ 药品使用注意

（1）使用本品时饮食宜清淡，忌生冷、油腻、辛辣的食物，不适宜饮酒。

（2）使用本品时不宜服用其他寒凉的中成药，如板蓝根、菊花、银花等。

（3）如正在使用其他药物，服用本品前请咨询医生或药剂师。

◆ 特殊人群用药指南

（1）本品含有的红花、三棱为孕妇禁用药，因此孕妇禁用本品。

（2）本品颗粒较大，因此婴幼儿不可服用本品，儿童须在成人监管下服用。

（3）如果患者身体较虚弱，应慎用本品，或在医生指导下使用。

（4）患有急（慢）性胃肠道炎或胃溃疡的患者，请慎用本品，或遵医嘱。

（5）少数高血压患者在服用本品后可能出现血压升高的情况，应慎用本品，或在医生指导下使用。

（6）皮肤破溃者不宜外用。

◆ **药物安全性**

　　跌打丸为治疗骨伤、跌打损伤的常用中成药，其副作用目前尚不明确。患者需要注意的是服药后如果出现腹泻、腹痛、肠胃不适等情况应停止再服药，症状严重时应及时就医。如外用本品涂敷患处后出现过敏、瘙痒、起疹、红肿、破溃等情况应停止使用，并清洁患处皮肤。外用本品时应避免接触口、眼、生殖器等部位，如不慎接触，应以大量清水冲洗。

♥ 九、云南白药

　　本品为骨伤科常用中成药，主要成分有三七、麝香、草乌等，为复合制剂，常见剂型有散剂、膏剂、胶囊剂、药贴剂等。它能使凝血酶原时间缩短，增加凝血酶原含量，诱导血小板聚集释放，从而达到加速止血的作用，也能改善微循环，改变血管通透性，起到消炎、消肿、防感染、促进伤口愈合的作用。一般用于治疗外伤出血、跌打损伤、瘀血肿痛的症状，内服本品能活血祛瘀、舒筋活络，外用能消炎止血，止痛消肿。对急性损伤、外伤出血、关节肿痛、瘀血、吐血、咯血、便血、痔血、崩漏下血、支气管及肺结核咯血以及蚊虫叮咬导致的皮肤红肿、破溃、感染，都具有较好的疗效。

◆ **常见商品名及用法**

　　云南白药气雾剂

　　每盒60克+50克（两瓶），外用，喷于伤患处，1日3～5次。

　　云南白药散剂

　　每瓶4克，内含保险子1粒。温开水送服，1次0.25～0.5克，1日4次。2～5岁儿童按成人1/4量服用，6～12岁儿童按成人1/2量服用。

　　本品用于内服时，一般使用3日症状无缓解，应该停药就医。

◆ **适用情况**

云南白药适合治疗外伤出血、跌打损伤、瘀血肿痛等症状，内服本品能活血祛瘀、舒筋活络，外用能消炎止血，止痛消肿。

对急性损伤、外伤出血、关节肿痛、瘀血、吐血、咯血、便血、痔血、崩漏下血，支气管及肺结核咯血以及蚊虫叮咬导致的皮肤红肿、破溃、感染，都具有较好的疗效。

临床上也可用于外科创伤、消化道出血、呼吸道出血、产伤出血的止血、消炎、止痛。

◆ **常见错误用法**

云南白药散剂，最主要的是对其用量的把握，很多人在出现内出血或者刀伤等出血情况严重时，常常会认为，服用这么少，能达到治疗效果吗？服用本品，应该严格按照包装书上推荐量或者医嘱说明。通常来说，本品自带的小勺，盛满药粉后，压紧刮平即为0.25克，不可以随意加量服用。

刀伤、跌扑损伤无论轻重，凡有出血的情况，患者可用温开水送服本品；瘀血肿痛没有出血的患者，可用酒送服（儿童不宜用酒）。妇科各种出血症状，用酒送服，但经血过多、血崩时用温开水送服。虽然说用水或者用酒送服不会引起太大的问题，但是对治疗效果还是有一定的影响的，在服用本品时最好注意到这一点。

本品（散剂）一般会带有一粒保险子，在外出血情况严重时方可服用，一般情况是不需要服用这粒保险子的。

本品有良好的消炎、止痛、消肿、止血的效果，但是不能代替如关节错位、刀伤、骨折等疾病本身所需的手术、手法治疗，不要因为使用本品后，疼痛等症状减轻就掉以轻心。

◆ **药品使用注意**

（1）服用本品1日内，不宜食用蚕豆、鱼类、酸冷食物和饮料。使用本品时饮食宜清淡，忌生冷、油腻、辛辣食物，不宜饮酒。

（2）如正在使用其他药物，服用本品前请咨询医生或药剂师。

◆ **特殊人群用药指南**

（1）本品含有的麝香成分会促使子宫收缩，为孕妇禁用药，因此孕妇禁用本品。经期妇女慎用本品，或遵医嘱。

（2）婴幼儿慎用本品，或遵医嘱，儿童须在成人监管下服用。

（3）如果患者身体较虚弱，应慎用本品，或在医生指导下使用。

（4）患有急（慢）性胃肠道炎或胃溃疡的患者，请慎用本品，或遵医嘱。

（5）少数高血压患者在服用本品后可能出现血压升高的情况，应慎用本品，或在医生指导下使用。

（6）对本品过敏者禁用，过敏体质者慎用，伴有严重心律失常的患者不宜使用。症状严重者应去医院就诊。

（7）经期妇女最好慎用本品，或在医生指导下使用。本品可用于治疗经血量多，血崩症状，但曾有报道经期妇女在服用本品后出现经血量增多，经期延长的情况。

◆ **药物安全性**

本品是云南最著名的中成药，由民间名医曲焕章于1902年研制成功，以云南特产三七为主要成分，其系列配方一般都为保密配方。但是其功效，特别是止血镇痛的功效，被人称为伤科圣药，可见其效果。本品的不良反应或副作用都很少出现。但患者在用药时仍需注意如果出现过敏反应，如皮肤瘙痒、起疹、红肿，应停止用药；外伤感染的患者在使用本品外敷伤口前应彻底清创、冲洗、消毒，有的患者外敷云南白药后可有轻微灼痛，随着病情的好转将逐渐消失，但如灼痛感未有消失或加重，应停止用药，及时就医。

❤➕ 十、跌打万花油

本品为跌打损伤、撞击扭伤、刀伤出血的常用非处方药。由野菊花、乌药、水翁花、徐长卿、大蒜、马齿苋、葱、金银花叶、黑老虎、威灵仙、红花、三七等多种中药复合制剂而成，常见剂型为溶液制剂。它所含的红花成分能促进毛细血管和小血管壁平滑肌收缩，帮助消肿散瘀；三七成分能缩短凝血酶原时间，起到止血的作用；三棱、莪术、防风、海桐皮能促进伤口渗出物吸收，抑制细菌感染，帮助抗炎和促进伤口愈合。主要用于治疗跌打损伤、碰撞伤、砸伤、扭伤、刀伤、烫伤引起的局部瘀血、肿胀、疼痛、出血。

◆ 常见商品名及用法

敬修堂跌打万花油

每瓶25毫升。一般跌打损伤的患者，可用药棉蘸油搽涂患处，1日2～3次，配合按摩效果更佳。刀伤、烫伤的患者可用药棉浸润药油，涂敷患处，1日换敷1次，保持伤口清洁。

◆ 适用情况

主要用于各种跌打损伤、碰撞伤、砸伤、扭伤、刀伤、烫伤引起的局部瘀血、肿胀、疼痛、出血。同时对腱鞘炎、腰肌劳损、坐骨神经痛及术后伤口愈合的症状也有较好的疗效。

◆ 常见错误用法

有的患者在跌打扭伤后使用本品，会出现皮肤过敏的情况，有的人会认为这是药物在起作用，是一种正常现象，其实是错误的，一般出现这种情况，应该立即停止使用本品，而改用其他药物。

如果患者损伤面积太大，也不宜使用本品，本品适合比较小面积使用。

本品可以用来治疗轻度的火、水烧烫伤，注意是轻度的，如果水、火烧烫伤比较严重时，不宜使用本品，而应该及时就医处理。

本品具有一定的刺激性，如果患者的皮肤出现了破损或患有其他皮肤病时，不宜使用本品。同时，如果患者皮肤表面出现水泡时，可以先用注射器将水泡里面的水抽出，再使用本品。

◆ **药品使用注意**

（1）使用本品后，饮食宜清淡，忌食生冷、油腻的食物，不宜饮酒。

（2）如正在使用其他药物，服用本品前请咨询医生或药剂师。

◆ **特殊人群用药指南**

（1）本品孕妇禁用，因含有的中药成分能促使子宫平滑肌收缩，有导致流产的危险。经期妇女慎用本品，或遵医嘱。

（2）婴幼儿慎用本品，或遵医嘱，儿童、年老体弱的患者应在医生指导下使用。

（3）对本品过敏者禁用，过敏体质者慎用，伴有严重心律失常的患者不宜使用。症状严重者应去医院就诊。

（4）皮肤病、皮肤破溃或感染处禁用本品。

（5）如正在使用其他药物，使用本品前请咨询医生或药剂师。

◆ **药物安全性**

本品是物美价廉的家庭常备外用药之一，作为跌打损伤、外伤出血的常用中成药，安全性较高，少见不良反应和副作用。患者在使用的时候，按照说明书或医嘱使用即可。需要注意的是本品不宜长期或大面积使用，有的患者用药后出现皮肤过敏，应停止使用，症状严重者应去医院就诊。同时，经期妇女使用本品可能会导致月经量增多、经期延长，应慎用本品，或在医生指导下使用。

♥ 十一、复方对乙酰氨基酚片（Ⅱ）

本品是一种解热镇痛药，主要成分是对乙酰氨基酚、异丙安替比林和咖啡因，常见剂型为片剂。本品中的对乙酰氨基酚通过选择性地抑制下丘脑体温调节中枢的前列腺素合成，起到解热作用；通过抑制前列腺素的合成和释放，能提高人体的痛阈，达到镇痛的效果，异丙胺替比林也能抑制前列腺素合成，具有解热镇痛的作用。咖啡因为中枢神经兴奋药，能增强对牙痛、头痛、痛经、肌肉痛、风湿痛的镇痛效果。主要用于缓解头痛、牙痛、痛经、风湿痛、肌肉痛以及普通感冒或流行性感冒引起的发热症状。

◆ **常见商品名及用法**

散利痛

每盒10片。成人1次1～2片，1日3次。6岁以上儿童1次1/2 片，1日最多服用3次。

散列通

每盒10片。成人1次1～2片，1日3次。6岁以上儿童1次1/2 片，1日最多服用3次。

服用本品用于退热3日，用于镇痛5日，症状没有缓解时，应该及时停药就医。

◆ **适用情况**

主要用于缓解头痛、牙痛、痛经、风湿痛、肌肉痛以及普通感冒或流行性感冒引起的发热症状。

◆ **常见错误用法**

有些患者在使用本品治疗因为感冒引起的发热时，还会服用其他一些感冒药，但是没有注意到那些感冒药的成分和功效与本品相似，结果药性叠加，给自己造成不利影响，因此在服用本品的同时，不能再服用其他有解热镇痛效果的药物。

本品有良好的镇痛功效，但是有些疼痛如牙疼、头痛等发作时，痛感十分强烈，患者为了追求更好的止痛效果，会自行加大服药量或者缩短服药时间，这些都是相当危险的，本品超量服用，可能产生药物中毒，引起严重不良反应。

有的父母在孩子感冒发热、头痛时，认为本品是对症药品，给孩子服用也是可以的。其实6岁以上儿童应该减半量服用本品，而6岁以下的儿童是不宜服用本品的。

本品含有对乙酰氨基酚，如果患者在喝醉酒后引发感冒头痛，或者患者本身有肝病，或者是病毒性肝炎时，本品可能会增加肝脏毒性作用。在这些情况下，患者最好不要使用本品。

◆ **药品使用注意**

（1）患者在服用复方对乙酰氨基酚的时候要注意不能同时服用其他解热镇痛类的药物，或含有解热镇痛类药物的复方感冒药。

（2）如果患者正在服用抗凝药（如香豆素、肝素），就不适宜同时服用本品，因为这样会互相影响药效，不利病情的治疗。

（3）如果和皮质激素类药物同用（如可的松），会增加胃肠道的负担，更容易出现胃肠道不适的情况。

（4）如果你正在服用氯霉素、巴比妥类、颠茄类药物，请不要服用本品。

（5）服药期间，不能饮用酒精类饮料，因为这会影响药物对神经中枢的作用疗效。

（6）如与其他药物同时使用可能会发生药物相互作用，详情请咨询医生或药剂师。

◆ **特殊人群用药指南**

（1）本品未能证明对孕妇和哺乳期妇女是否安全，因此孕妇和正在哺乳期的妇女慎用本品。

（2）散利痛和其他复方对乙酰氨基酚药物主要含对乙酰氨基酚、异丙安替比林和阿司匹林，对这些药物成分和阿司匹林过敏的人士请勿服用。

（3）散利痛和其他复方对乙酰氨基酚药物均有扩张血管，促进血液循环的作用，因此如果患有血友病或血小板减少症和活动性出血性疾病的人士必须禁用本品。

（4）喘息、鼻息肉综合征、对其他解热镇痛药过敏者禁用。

（5）复方对乙酰氨基酚药物主要经由肝、肾排出，因此严重肝肾功能不全的患者要禁用此药。肝肾功能不全患者要慎用此药。

（6）患有痛风、心功能不全、鼻出血、月经过多和溶血性贫血的人士要慎用此药。

（7）6岁以下（含6岁）儿童禁用本品。老年人应在医生具体指导下服用。

◆ **药物安全性**

本品是一种较为常见的非处方镇痛退烧药，其止痛退热的效果相当不错，在规定的剂量下使用安全性是比较高的，服用本品的不良反应比较少，基本不影响正常的工作和生活。服用本品少数患者会出现头晕、困倦、恶心、呕吐、腹痛、食欲不振等不良反应。极少数患者还会出现胃肠道出血或溃疡、过敏性哮喘、皮疹、荨麻疹、皮肤过敏、血尿、眩晕和肝脏受损。因此在服药时请务必注意用药量，不宜长期或大量地用药，疼痛和发热症状消失后，就不需要再服药，以免产生对药物的依赖或抗药性。服药后如有任何不适，应该立即停止用药，并咨询医生。

♥ 十二、布洛芬（止痛）

本品是一种非甾体抗炎药，主要成分为布洛芬，常见剂型有混悬液，另有同样以布洛芬为主要成分的胶囊、滴剂、干混悬剂、缓释片、凝胶剂、泡腾片、糖浆、乳膏型药物。它能抑制前列腺素的合成，具有镇痛消炎和抗炎的功效。一般用于缓解儿童轻至中度的头痛、牙痛、关节痛、肌肉痛、神经痛，也可以用于治疗儿童因为普通或者流行性感冒引起的发热症状（关于布洛芬退热功效可参见布洛芬片）。

◆ 常见商品名及用法

美林布洛芬混悬液

每瓶有100毫升和30毫升两种规格，两种包装。成人或12岁以上儿童，推荐1次服用15～20毫升，1日3～4次，或按医嘱。

12岁以下儿童，如果用于退热，建议按体重和年龄标准服用：

2～3岁，体重12～4千克，1次3毫升；4～6岁，体重16～20千克，1次5毫升；7～9岁，体重22～26千克，1次8毫升；10～12岁，体重28～32千克，1次10毫升。1日3次服用或按医嘱。

一般来说，本品用于镇痛时服用5日，用于退热时，服用3日，症状无缓解，应该停药就医。

◆ 适用情况

主要用于缓解头痛、牙痛、痛经、风湿痛、肌肉痛以及普通感冒或流行性感冒引起的发热症状。

◆ 常见错误用法

本品用于镇痛时，主要用于缓解头痛、牙痛、风湿痛、肌肉痛、神经痛等，只是缓解痛状，使患者感觉舒服，对疾病本身没有特别的治疗效果。如果患者是因为跌打损伤疼痛时服用本品，可能会感觉疼痛程度有所缓解，但是代替不了疾病本身所需的手术、手法和药物治疗。

本品缓解的主要是轻至中度的疼痛，如果患者出现突然不明原因的剧烈疼痛时，不宜服用本品止痛，应该及时就医处理。

服用本品来镇痛退热之后，注意不要再服用其他有相同功效的药物，以免增加胃肠道的不良反应。同时本品以布洛芬成分为主，市场上的很多感冒药均含有布洛芬成分，或与布洛芬有相同功效，在购买合用时，一定要注意到这一点。

本品对胃肠有一定的刺激性作用，如果患者本身有急（慢）性胃肠炎或者是消化道溃疡的患者，应该慎用本品。

◆ **药品使用注意**

（1）布洛芬混悬液基本不会和食物和饮料发生相互影响，但服药期间请不要饮用酒精类饮品。

（2）不能同时服用其他含有解热镇痛药的药品（如某些复方抗感冒药）。布洛芬和其他解热、镇痛、抗炎类药物同时服用，可增加胃肠道的不良反应，有可能导致胃溃疡。

（3）如果你有服用地高辛、甲氨蝶呤、呋塞米（呋喃苯胺酸）等降血糖和降血压药物，布洛芬能使这些药物的血药浓度增高，因此不宜同时服用。

（4）本品不宜和肝素、香豆素等抗凝药物同用。

◆ **特殊人群用药指南**

（1）活动性消化道溃疡者禁用本品，患有胃肠病的人士要慎用此药。

（2）对本品过敏，或曾因服用阿司匹林及其他非类固醇类抗炎药诱发哮喘、鼻炎或荨麻疹的患者禁用。

（3）严重肝肾功能不全患者禁用此药，有肝肾疾病的患者应慎用此药或咨询医生。

（4）孕妇及哺乳期妇女请慎用本品。

（5）2岁以下小儿慎用本品或遵医嘱。儿童必须在成人监护下服用。

（6）有支气管哮喘病史患者，服用本品可能会引起支气管痉挛，诱发哮喘，因此应慎用。

（7）心功能不全及原发性高血压患者请慎用本品。

（8）对其他抗风湿药物耐受差的人士可能对本品有较好的耐受性，药物效果不明显。

（9）需要同时服用抗凝血药物的患者在服用本品的初期应随时监测凝血酶原的时间，避免意外情况出现。

◆ **药物安全性**

本品是一种较为常见的非处方镇痛退热药，对常见的中轻度的疼痛有很好的镇痛效果，在规定的剂量下使用安全性是比较高的，服用本品的不良反应比较少，基本不影响正常的工作和生活。服用本品后少数患者会出现头晕、困倦、恶心、呕吐、腹痛、食欲不振等不良反应。极少数患者还会出现胃肠道出血或溃疡、过敏性哮喘、皮疹、荨麻疹、皮肤过敏、血尿、眩晕和肝脏受损的情况。因此在服药时请务必注意用药量，不宜长期或大量地用药，疼痛和发热症状消失后，就不需要再服药，以免产生对药物的依赖或抗药性。服药后如有任何不适，应该立即停止用药，并咨询当地医生。

第四节　适用于风湿、痛风

♥ 一、四妙丸

本品是一种中成药，其主要成分是苍术、牛膝、黄柏和薏苡仁，常见剂型为褐色水蜜丸。它能抑菌、解热、抗炎、消肿，同时也能镇痛镇静、清热利湿、通筋利痹，主治因为湿热下注引起的骨髓炎、关节炎造成的两足麻木、筋骨酸痛等症状。

◆ **常见商品名及用法**

紫鑫四妙丸

每袋6克，每盒6袋。温开水伴服，成人1次1袋，1日2次，小儿减半服用。一般来说，服用本品1~3个月为1个疗程。

◆ **适用情况**

主治因为湿热下注引起的骨髓炎、关节炎造成的两足麻木、筋骨酸痛等症状。

◆ **常见错误用法**

　　本品清热利湿、通筋利痹，主要治疗因为湿热下注引起的两足麻木、筋骨酸痛等症状，因此如果患者属于阴虚体质时，是不能够服用本品的。阴虚体质的人一般表现为五心烦热、口干咽燥、心悸气短、尿黄便干、头晕眼花、精神不振、面色苍白无华，女性还会表现出月经不调等症状，患者在服用时应该注意分辨。此外，本品对于风寒湿痹造成的关节炎等属于完全不对症，应禁止服用本品。

　　本品对肠胃有一定的刺激作用，如果患者本身有胃寒、胃弱少食的情况，应该慎用本品。本品含有黄柏等性属寒凉的中药，会给患者胃肠造成不利影响。

　　同时，如果患者正值经期，应该停服本品，等患者经期过后，再继续服用，以免加大月经量。

◆ **药品使用注意**

　　（1）在服用本品期间，禁饮酒，忌食油腻食物。

　　（2）在服用本品期间，不宜再服用其他具有清热和通泻功能的药物，以免对肠胃造成刺激。

◆ **特殊人群用药指南**

　　（1）对本品过敏的患者禁用，过敏体质者慎用。

　　（2）孕妇禁服本品。

　　（3）阴虚体质者禁用，本身脾虚胃寒者、胃弱少食者慎用。

　　（4）有带下问题或者月经期间妇女慎用本品。

　　（5）儿童需减量服用本品，年老体虚的老人应在医生的指导下服用本品。

◆ **药物安全性**

　　四妙丸最早收录在元朝的《丹溪心法》当中，可见其是中国中医传统的精华名药。其副作用目前尚不明确，当然，服用中药，很重要的一点就是要对症治疗，要注意自己的体质症状是否合乎药性和药效。同时是药三分毒，本品最好不要长期服用。

❤️ 二、风湿关节炎片

本品是一种中成药，其主要成分是马钱子、麻黄、当归、苍术、续断、桃仁、红花、乳香等中药，常见剂型为片剂。本品能祛风利湿、舒筋活络、消炎活血镇痛，一般用于治疗风湿痹痛、腰腿疼痛、风湿性关节炎等症。

◆ 常见商品名及用法

立效风湿关节炎片

每片0.31克，每盒24片。口服，1次仅服4片，1日2次。

一般来说，服用本品1～3个月为1个疗程。

◆ 适用情况

一般用于治疗风湿痹痛、腰腿疼痛、风湿性关节炎等症。

◆ 常见错误用法

本品能够通经、活血、止痛，所含成分桃仁、红花等对女性的月经量有一定影响，因此，女性在经期应该避免服用本品，以免加大经期出血量，给身体带来不利影响。同时本身血压较高的患者也不能服用本品。

很多风湿病患者因为患病时间长，可能骨头、关节等已经发生器质性的病变，本品虽然能够通经活血、舒活筋骨，但是对已经发生器质性病变的部位没有特别的恢复功能，所以本品不能取代应有的手法、手术和药物。患病时间较长的，有关节骨骼不灵便的患者，必须去医院进行检查，做针对性的治疗。

治疗风湿性关节炎等慢性病，服药时间一般来说比较长，但是本品中含有马钱子成分，有一定的毒性，不宜长期服用，因此服用本品的时间不宜过长，用法用量必须严格按照医嘱或者推荐用量，不可以自行加大用量。

◆ **药品使用注意**

（1）在服用本品期间如需服用其他药物，请事先咨询医生或者药剂师意见。

（2）在服用本品期间，不宜服用寒凉性食物和药物。

◆ **特殊人群用药指南**

（1）对本品过敏的患者禁用，过敏体质者慎用。

（2）孕妇禁服本品。

（3）高血压病患者禁用本品，心脏病患者慎用本品。

（4）年老体弱者需在医生指导下服用本品。

◆ **药物安全性**

风湿关节炎片是一种风湿骨科的非处方药，中药制剂，服用本品的不良反应和副作用暂时不明确，如果在服用过程中发现有异常，请及时咨询医生或者药剂师。本品中含有马钱子成分，有一定的毒性，因此，本品不宜长时间服用。

三、麝香祛风湿膏

本品是治疗风湿的外用药，其主要成分是麝香、乳香、没药、血竭、冰片、薄荷脑、桂皮油等中药，常用剂型为贴膏制剂。它能祛风湿、活血、镇痛、消肿，用于治疗风湿痛、筋骨痛、关节痛、腰腿酸痛和常见的跌打肿痛。

◆ **常见商品名及用法**

余仁堂麝香祛风湿膏

每盒8片。本品为外用药，一般来说，成人1～2日换敷1贴，儿童和老人应该缩短敷贴时间。

一般来说，使用本品3日症状无缓解，就应停药就医。

◆ **适用情况**

一般用于治疗风湿痛、筋骨痛、关节痛、腰腿酸痛和常见的跌打肿痛。

◆ **常见错误用法**

有的患者因为患风湿性关节炎时间长，可能关节和骨头都发生了器质性的病变，使用本品，虽然能够有助于减轻患者关节炎发作时的疼痛，也能舒筋活血、祛湿，但是本品不能代替正常手术和手法治疗，患者不要因为症状减轻就掉以轻心。

本品在皮肤发生破溃时，是严禁使用的，只能等破溃处愈合后，再使用本品。千万别认为伤口不流血或者流脓了，就可以使用本品。

有的患者在更换旧膏药时，就急忙换上新的一贴，其实这种做法是错误的。更换膏药时，除了应该对患处皮肤进行清洗外，还应该让皮肤休息几个小时，恢复自己的呼吸和透气性，再贴上新的膏药。

在贴用本品3日，症状无缓解，甚至是患处出现局部红肿、剧烈瘙痒、疼痛加剧，局部活动范围受限等情况时，应该及时停药就医。当然，有些患者在使用本品后会出现轻微的过敏反应，这时可以停止使用本品，以药用酒精或者清水清洁患处皮肤即可。

◆ **药品使用注意**

（1）使用本品时可正常饮食，饮食宜清淡，忌生冷、油腻、辛辣及海鲜类食物，不宜饮酒。

（2）如正在使用其他药物，使用本品前请咨询医生或药剂师。

◆ **特殊人群用药指南**

（1）本品中的麝香成分对子宫具有收缩作用，因此孕妇禁用。

（2）经期妇女使用本品可能会导致月经量增多、经期延长的情况，应慎用本品。

（3）少数高血压患者使用本品后可能会出现血压升高的情况，

请慎用本品，或遵医嘱。

（4）青光眼、前列腺肥大患者慎用本品，或在医生指导下使用。

（5）儿童要在成人监管的情况下使用，且敷贴时间不宜过长。

（6）对本品过敏者禁用，对胶布过敏者慎用。皮肤病患者慎用本品，过敏体质者慎用，用药后皮肤过敏如有瘙痒、起疹等应停止使用，症状严重者应去医院就诊。

（7）婴幼儿禁用本品，身体虚弱者慎用本品，或在医生指导下使用。

（8）患处皮肤如有破溃或出血倾向时禁用本品。

◆ **药物安全性**

本品属于中药外用贴剂，安全性是比较高的，副作用也很小，有的患者在使用本品后，可能会出现皮疹、轻微红肿、发炎等轻微的不良反应，此时可以做停药休息处理。本品不宜长时间大面积使用，在使用时应该注意让皮肤休息，这点很重要的。

♥+ 四、消炎镇痛膏

本品是一种慢性软组织扭、挫伤类非处方药，其主要成分是丁公藤、麻黄、当归、白芷、乳香、肉桂油、薄荷脑等。本品能渗入皮下组织，起到镇痛、消肿、活血、行气的功效。可以用于治疗神经痛、风湿痛、关节痛、肩痛、肌肉酸痛和跌打损伤等症状。

◆ **常见商品名及用法**

恒健消炎镇痛膏药

每盒8片。本品为外用药，直接贴敷患处，1日1～2次。

一般来说，使用本品3日症状无缓解，即应停药就医。

◆ **适用情况**

本品可以用于治疗神经痛、风湿痛、关节痛、肩痛、肌肉酸痛和跌打损伤等症状。

◆ **常见错误用法**

　　有的患者，由于患风湿性关节炎时间长，可能关节和骨头、神经都发生了器质性的病变，使用本品，能够消炎镇痛、行气活血，有效减轻患者的痛苦，但是本品对已经发生器质性病变的部位没有特别好的改善作用。本品不能取代应有的手术、治疗手法和药物治疗，患者不能因为使用本品后症状减轻就掉以轻心。

　　在患者皮肤发生破溃时，应严禁使用本品，只能等破溃处愈合后再使用。如果患者伤口或者皮肤有渗出液，也不能使用本品的。

　　一般来说，在本品贴敷24小时之后，应该及时更换，更换时可以先不急着贴敷新的，先洗干净患处皮肤，让其在自然环境下保持2~3小时，恢复皮肤通透性之后，再贴上新的膏药，同时，一贴膏药不宜贴敷太久，最长不能超过2日，否则可能引起皮肤过敏等症状，使用本品，最好一天一贴。

◆ **药品使用注意**

　　（1）使用本品时可正常饮食，饮食宜清淡，忌生冷、油腻、辛辣及海鲜类食物，不宜饮酒。

　　（2）如正在使用其他药物，使用本品前请咨询医生或药剂师。

◆ **特殊人群用药指南**

　　（1）对本品过敏者禁用，过敏体质者慎用。

　　（2）青光眼、前列腺肥大患者慎用本品，或在医生指导下使用。

　　（3）孕妇和哺乳期妇女慎用本品。

　　（4）患处皮肤如有破溃或渗出液时禁用本品。

◆ **药物安全性**

　　本品属于中药外用贴剂，安全性是比较高的，副作用也很小。有的患者在使用本品后，可能会出现皮疹、轻微红肿、发炎等轻微的不良反应，此时可以做停药休息处理。本品不宜长时间大面积使用，在使用时应该注意让皮肤休息，这是很重要的。

♥ 五、秋水仙碱片

本品属于抗痛风类药，一般为单一制剂，主要成分为秋水仙碱，常见剂型为片剂。本品作用于中性粒细胞、中性白细胞、单核细胞以及局部细胞，通过改变中性白细胞的形状以及抑制前列腺素、白三烯、白介素-6的释放和产生，达到缓解关节疼痛、消炎、减轻关节肿胀的效果。秋水仙碱片主要用作治疗痛风性关节炎的急性发作，也可用来预防痛风性关节炎复发。服用这种药可以缓解痛风性关节炎急性发作引起的关节痛症，减轻关节肿胀，并预防痛风性关节炎急性发作的复发。

◆ 常见商品名及用法

舒风灵秋水仙碱片

每片1毫克，每盒20片。服用时，痛风急性期成人每隔1～2小时服0.5～1毫克，直至关节痛症缓解，24小时内不宜超过6毫克。

◆ 适用情况

秋水仙碱片主要用作治疗痛风性关节炎的急性发作，也可用来预防痛风性关节炎复发。服用这种药可以缓解痛风性关节炎急性发作引起的关节痛症，减轻关节肿胀，并预防痛风性关节炎急性发作的复发。

◆ 常见错误用法

本品用于镇痛时，主要针对痛风性关节炎引起的关节疼痛，一般的肌肉、关节劳损引起的疼痛不适宜服用本品，建议选择其他镇痛类药物。

本品能够缓解痛风性关节炎急性发作时患者的疼痛，但是本品不影响尿酸盐的形成、溶解和排泄，所以不能用本品来代替痛风治疗药物。同时由于某些患者的关节炎为长期性发作，关节可能会变形或扭曲等，本品不能代替正常治疗所需的手术、手法治疗，只是起缓解疼痛的作用。

本品虽然是一种用来治疗和预防痛风性关节炎的常用药物，但是它是一种处方药，而且有一定的毒性，在没有医生的指导下，最好不要随便买来自行服用。

服用本品时，用药剂量应以能控制病情为宜，不能超量服用，用药时间也不能太长，关节发炎一旦被控制，就应该立即停药，用药和服药期间应该定期检查肝功能、血常规等，防止药物中毒。

秋水仙碱片主要针对痛风性关节炎急性发作的治疗，如果忘记用药，会对治疗效果有一定影响，被抑制的关节痛症可能重新出现，这时应及时补服，并咨询医生是否需要改变疗程。服用秋水仙碱片的疗程有较多需要注意的细节，患者最好设定闹铃提醒，以免忘记服药。

◆ 药品使用注意

（1）秋水仙碱片会导致可逆性的维生素B_{12}吸收不良，所以在服药的时候，宜同时补充维生素B_{12}。

（2）本品会使中枢神经系统抑制药增效，拟交感神经药的反应性加强，因此如果患者正在服用其他镇痛类药物、复方感冒药、镇咳药、安眠药、精神类药物时应慎用此药，服药前最好咨询医生。

（3）服用本品时请不要饮用酒精类饮品。

◆ 特殊人群用药指南

（1）对本品高度敏感的患者禁用此药。

（2）骨髓增生低下、肝肾功能不全者禁用此药。

（3）秋水仙碱会抑制骨髓，使血小板减少，因此骨髓造血功能不全，贫血病患者应慎用。

（4）本品通过肝肾代谢，当肾排泄功能下降时容易造成积蓄中毒，肝功能不全时也会因为解毒能力下降，导致毒性加重，因此有严重心脏病及胃肠道疾患者慎用。

（5）本品可致畸胎，因此孕妇及哺乳期妇女禁用，女性患者在服药期间及停药后的数周内不宜妊娠。

（6）老年患者应减少用药剂量，并随时注意不良反应出现。

◆ **药物安全性**

秋水仙碱片是一种治疗痛风的处方药，最好在医生指导下使用本品。其作用于细胞，是一种细胞有丝分裂毒素，有一定的毒性，一旦过量服用且缺乏解救措施，对人体会有较大的影响，所以患者在服药时要特别注意服用的剂量，一旦出现不良反应，应及时停药，并咨询医生，不良反应严重的应及时就医。

本品的不良反应和服用剂量的大小有很大关系，患者在服用后可能会出现腹痛、腹泻、呕吐、食欲不振等不适情况。严重者会出现脱水及电解质紊乱的表现。长期服用本品有可能导致出血性胃肠炎或吸收不良综合征。另有部分患者出现脱发、皮疹、发热和肝损害的症状。

在预防痛风而长期服用本品的患者和有轻度肾功能不全患者身上，可能出现肌神经病变，表现为肌肉感觉麻木、刺痛和无力。

本品可导致血小板减少、中性粒细胞下降，严重者可导致再生障碍性贫血，少数病例可能危及生命。尤其是老年人，在服用本品后如果出现少尿、血尿、抽搐和意识障碍等休克表现时，需立即就医，采取相应措施。

本品孕妇及哺乳期妇女禁用，女性患者在服用本品后数周内不可妊娠。曾有两例报道男性患者在服用本品后导致生育的婴儿出现唐氏综合征，因此男性患者在服用本品治疗后的一段时间内也最好不考虑生育，或事先咨询医生。

♥ 六、痛风定胶囊

本品是一种中成药制剂，其主要成分是黄柏、秦艽和赤芍，常见剂型为胶囊制剂和片剂。它能清热祛风除湿、通络活血镇痛。一般用于治疗湿热所致的关节红肿热痛，伴有发热、汗出不解、心烦不安、口渴喜饮、小便黄和痛风病有上述症候者。

◆ **常见商品名及用法**

升和痛风定胶囊

每粒0.4克，每盒24粒。口服，1日3次，1次4粒。一般饭后服用效果更好。

◆ **适用情况**

一般用于治疗湿热所致的关节红肿热痛，伴有发热、汗出不解、心烦不安、口渴喜饮、小便黄和痛风病有上述症候者。

◆ **常见错误用法**

本品能够清热祛湿、通络活血止痛，主要是针对因为湿热原因所致的关节红肿痛和痛风病，一般这类患者除了表现为关节红肿外，还有发热、汗出不解、心烦气躁、口渴喜饮、小便发黄等症状，对于寒湿所致的关节肿痛和关节炎的治疗效果，则不尽如人意。寒湿体质的患者，除了也会有相应的关节肿痛外，通常从外观上表现为面色青白、发暗、畏寒怕冷、四肢冰凉等。患者在服用本品时应该注意区分。

有的患者长期患有关节炎或者痛风，有可能关节已经变形或者发生器质性的病变，服用本品，可以活经络、祛湿寒、镇痛，但是不代表本品能取代必需的手术、手法和药物治疗。

本品是一种中药制剂，中药所含生物碱等有效成分会与茶中的鞣酸发生沉淀而失去应有的药效，因此在服用本品后，不能立即饮茶，如需饮茶，最好与服药时间错开两三个小时。这一点被很多患者忽视，结果导致治疗效果不尽如人意。

◆ **药品使用注意**

（1）首先要戒酒，尤其是啤酒，避免进食含高嘌呤食物，如动物内脏、骨髓、海味等。

（2）服药后不宜立即饮茶和苏打水。

◆ **特殊人群用药指南**

（1）对本品过敏者禁用，过敏体质者慎用。

（2）孕妇慎用本品，如需服用，须在医生的指导下服用。

◆ **药物安全性**

本品作为一种治疗痛风的纯中药制剂，暂时没有见到明显不良反应的报道。但是治疗痛风，一定要注意健康的饮食结构，将食物与药物结合起来，才能真正起到好的作用。

♡＋ 七、别嘌呤醇

本品是一种化学制剂，中文别名有阿罗嘌呤、别嘌呤醇、塞洛力等，常见剂型为片剂或者胶囊制剂。它能够降低血液中的尿酸浓度，同时避免尿酸结石的沉淀，有助于尿酸结石的重新溶解。主要用于慢性原发性或者继发性痛风的治疗，也可以用于原发性和继发性高尿酸血症、痛风石、尿酸性肾结石和尿酸性肾病和有肾功能不全的高尿酸血症的治疗。

◆ **常见商品名及用法**

彼迪别嘌醇片

每片0.1克，每瓶100片。一般情况下，用于治疗痛风开始服用时每次0.05克，每日1~2次，剂量慢慢增加，每次0.1~0.2克；2~3周后增至每日0.2~0.4克，分2~3次服，每日最多不超过0.6克。

用于治疗其他疾病时，应该依据医生的推荐使用量或者是商品包装说明书上规定的量。

一般来说，本品宜在饭后服用，以减轻其对肠胃的刺激。

◆ 适用情况

主要用于慢性原发性或者继发性痛风的治疗，也可以用于治疗原发性和继发性高尿酸血症、痛风石、尿酸性肾结石、尿酸性肾病和有肾功能不全的高尿酸血症的治疗。

◆ 常见错误用法

本品治疗的痛风是指慢性原发性和继发性痛风的治疗，对于痛风急性发作时是不能作为抗炎药使用的，所以本品不能用于治疗急性痛风发作。

本品必须在痛风性关节炎的急性炎症症状消失后（也就是发作后两周左右）才能开始服用，在最开始的4～8周，为了避免诱发痛风，必须与秋水仙碱或者其他消炎药一起联合用药。

本品用于治疗不同疾病时，所需服用的量是不同的，患者一定要对自己的病情有所了解，同时牢记自己每日应该服用的量，千万别混淆了用量。服用本品，最开始必须先从小剂量开始，再逐渐增加至有效量以维持正常血尿酸和尿尿酸水平，然后再减少剂量，以最小剂量维持较长时间。

服药期间，为了加速尿酸的排出，患者应该注意多喝水。用药期间定期检查血常规和肝肾功能，同时最好定期检查血清尿酸含量和24小时尿尿酸水平，根据其水平来调整用量。

◆ 药品使用注意

（1）本品与硫唑嘌呤或6-巯嘌呤（6-MP）合用时，可使后者分解代谢减慢而增加毒性，因此合用时后者用量应减至常用量的1/4左右。

（2）不要与氯化钙、维生素C、磷酸钾（或钠）同时服用，否则会增加肾脏中黄嘌呤结石的形成。

（3）不要与布美他尼、呋塞米、美加明及吡嗪酰胺合用，否则会增加血中尿酸浓度。

（4）与抗凝药双香豆素、茚满二酮衍生物等同用时，后者的抗凝效应增加，应注意调整剂量，防止出血。

（5）本品为肝药酶抑制剂，与茶碱合用时要调整剂量，防止茶碱中毒。

◆ **特殊人群用药指南**

（1）肝肾功能损害者及老年人慎用，如需使用也应该减少一日用量。

（2）儿童每日按1千克体重对应8毫克的比例服用。

（3）如果患者肾功能不太好，可能会使别嘌呤醇体内蓄积，造成不良反应增多。

（4）对本品过敏，严重肝肾功能不全和明显血细胞低下者禁用。

◆ **药物安全性**

本品是一种治疗痛风的常见处方药，一般应该在医生指导下服用。服用本品的常见不良反应有瘙痒性丘疹或荨麻疹（如果皮疹持续时间长，对症处理也不消或者加强则应停药）、腹泻、恶心、呕吐和腹痛等胃肠道反应；有的患者会出现白细胞减少，或者血小板减少、贫血、骨髓抑制（此时应该停药）等严重不良反应；少数患者发生脱发、发热、淋巴结肿大、肝毒性、间质肾炎和过敏性血管炎；国外甚至报道过数例患者，服用本品后，发生不明原因的死亡。所以，由此可见本品的不良反应是比较严重的，服用本品，一定严格按照其规定的用法用量，并随血液中的尿酸水平不断调整，直至所需最小量。

➕ 八、双氯芬酸钠双释放肠溶胶囊

本品的主要成分是双氯芬酸钠，是一种化学制剂，常见剂型为胶囊制剂。双氯芬酸钠能够抑制环氧化酶的活性，具有解热镇痛的作用，还可以抑制血小板的聚集，可延长凝血酶原时间。主要用于治疗急性关节炎症和痛风发作、慢性关节炎症、类风湿性关节炎、强直性脊柱关节炎和脊柱的其他炎性风湿性疾病、与关节和脊柱的退行性疾病有关的疼痛、软组织风湿病、创伤或手术后的肿痛或炎症。

◆ 常见商品名及用法

戴芬

每粒75毫克，每盒10粒。该药正常成人的剂量为1日1次，1次1粒，必要时可增至1日2次，1次1粒。

应在餐前空腹随足量饮水服用，那些易发生胃肠道反应的患者最好在进餐的同时服用。

◆ 适用情况

主要用于治疗急性关节炎症和痛风发作、慢性关节炎症、类风湿性关节炎、强直性脊柱关节炎和脊柱的其他炎性风湿性疾病，与关节和脊柱的退行性疾病有关的疼痛、软组织风湿病、创伤或手术后的肿痛或炎症。

◆ 常见错误用法

有些关节炎患者和痛风患者，因为时间长，可能骨头和关节都已经发生器质性的病变，服用本品，虽然可以有效减轻病痛发作时的痛苦，但是本品不能从根本上解决这些器质性的病变问题，不能代替必需的手术、手法和药物治疗。千万不要因为疼痛减轻了而掉以轻心。

本品能够抑制血小板的聚集，延长凝血酶原时间，增加出血现象，因此如果患者存在着体内出血的情况（如本身就有各种体内溃疡或者内伤、黑便，或者其他不明原因的血液病病史），是不宜服用本品的，以免对身体造成严重后果。同时，本品对胃肠道有一定的刺激作用，如果患者有胃和十二指肠溃疡、胃肠炎等疾病，也是不宜服用本品的，以免进一步刺激到胃肠道。

有的关节炎、痛风、风湿病患者，会服用一些能行气活血的药酒，但是服用本品时饮酒，可能引起患者反应能力受损，思维和行动变得迟缓，特别是如果患者从事驾驶或者操作机器的工作，更是增加了危险。因此，在服用本品的同时，应该避免饮酒，即便是有行气活血功效的药酒也应该停饮。

◆ **药品使用注意**

（1）避免与其他非甾体抗炎药，包括选择性COX-2抑制剂合并用药。

（2）在应用戴芬的同时使用糖皮质激素和阿司匹林等其他解热镇痛药，可增加胃肠道出血的危险。

（3）在应用戴芬的同时使用地高辛、苯妥英钠、锂剂或甲氨蝶呤，可导致这些药物在血清中的水平增高。

（4）在服用本品的同时，应该避免喝酒。

（5）同时应用戴芬和环孢素，可加重环孢素对肾脏的损害。

◆ **特殊人群用药指南**

（1）已知对本品以及阿司匹林、布洛芬过敏的患者禁用。

（2）服用阿司匹林或其他非甾体类抗炎药后诱发哮喘、荨麻疹或过敏反应的患者禁用。

（3）禁用于冠状动脉搭桥手术（CABG）围手术期疼痛的治疗。

（4）有应用非甾体抗炎药后发生胃肠道出血或穿孔病史的患者，应谨慎使用非甾体抗炎药，以免使病情恶化。当患者服用该药发生胃肠道出血或溃疡时，应停药。

（5）有心血管疾病或心血管疾病危险因素的患者，服用此药有较大风险。用药前要告知医生，保持警惕。

（6）肝肾功能不全、心脏病或刚做过大手术者慎用。

（7）该药对胎儿可能产生不良影响，可能影响胎儿的心血管系统，导致动脉导管早闭，因此在妊娠期应避免使用。

（8）老年患者对不良反应的耐受性一般较差，出现不良反应的频率增加，尤其是胃肠道出血和穿孔，其风险可能是致命的，因此老年人服用该药应在医生的严格指导下进行。

◆ **药物安全性**

本品是一种常用的治疗痛风、关节炎的非甾体类抗炎药，其常见的不良反应为胃肠道不适，如恶心、呕吐、腹泻或食欲不振，有时可出现头痛、头晕、疲倦、皮疹和胃肠道出血。注意服用该药期间可能出现肝功能检测值升高，或有肝损伤的表现，服用后若出现疲劳、嗜睡、腹泻、瘙痒、黄疸、上腹痛和流感样症状时，请及时就医。

本品长时间使用会产生依赖性，因此要根据控制病情的需要，在最短治疗时间内使用最低有效剂量，使不良反应降到最低。

如果服用药物过量，出现身体摇摆、呼吸缓慢或加速、呼吸困难、耳鸣、视力模糊、胃肠道出血、重度头痛、意识模糊、嗜睡、昏迷、惊厥、运动障碍等症状，则要采取急救措施：对服药不久的患者可应用催吐方法（患者意识不清和惊厥发作时除外），1小时以内还可在服用活性炭后洗胃，服药1小时以上的患者一般不必洗胃，可多次服用活性炭，以减少药物的吸收。

♥➕ 九、骨通贴膏

本品是治疗风湿的外用药，其主要成分是丁公藤、麻黄、当归、干姜、白芷、海风藤、乳香、三七、姜黄、辣椒、樟脑、肉桂油、金不换、薄荷脑，常见剂型为膏药贴剂。它能活血通络、消肿止痛，祛风散寒，一般用于治疗寒湿阻络同时有血瘀证引起的局部关节疼痛，有肿胀、麻木、屈伸不利或者活动受阻等情况。

◆ **常见商品名及用法**

天和骨通贴膏药

每盒10贴。本品为外用药，成人12小时换敷1贴，儿童和老人应该缩短敷贴时间。

一般来说，使用本品3日症状无缓解，即应停药就医。

◆ **适用情况**

一般用于治疗寒湿阻络同时有血瘀证引起的局部关节疼痛，有肿胀、麻木、屈伸不利或者活动受阻等情况。

◆ **常见错误用法**

在使用本品前，应该先将患处皮肤清洗干净再贴，同时，贴在关节等活动处时，本品膏布的弹力方向应与关节活动方向一致，否则膏药很容易掉下来。

有的患者贴外用膏药时，一般都是1日换1贴，本品则应该12小时换1贴，在新旧贴更换间，应给皮肤休息时间，洗干净皮肤，停贴2小时左右，再换新贴。

有的患者，因为风湿性关节炎时间一长，可能关节和骨头都发生了器质性的病变，使用本品，虽然能够有助于减轻患者关节炎发作时的疼痛，也能舒筋活血、祛湿，但是本品不能代替正常手术和手法治疗，患者不要因为症状减轻就掉以轻心。

本品在皮肤发生破溃时，严禁使用，只能等破溃处愈合后，再使用本品。千万别认为伤口不流血或者流脓了，都可以使用本品。

如果患者在贴用本品后，出现皮肤过敏如瘙痒、皮疹等现象时，别以为是膏药正在起作用，把体内的湿气拔出来了，这其实是不良反应，应该立即停用本品，洗干净皮肤，症状严重的患者更应及时就医处理。

◆ **药品使用注意**

（1）使用本品时饮食宜清淡，忌生冷、油腻、辛辣及海鲜类食物，不宜饮酒。

（2）如正在使用其他药物，使用本品前请咨询医生或药剂师。

◆ **特殊人群用药指南**

（1）对本品过敏者禁用，皮肤过敏者慎用。

（2）经期妇女使用本品可能会导致月经量增多、经期延长的情况，应慎用本品。

（3）少数高血压病患者使用本品后可能会出现血压升高的情况，请慎用本品，或遵医嘱。

（4）患处皮肤溃破者和孕妇慎用本品。

（5）儿童需在成年人监护下使用本品。

◆ **药物安全性**

通则不痛，痛则不通，骨通贴膏正是将各种中草药组合起来，通经活络，达到消肿止痛的效果。本品以中药为主要成分，安全性是比较高的，副作用很少，有的患者贴用后，可能会出现皮疹、瘙痒等不良反应，罕见水泡。出现这些不良反应时，应该及时停用本品，并洗干净患处皮肤，情况严重者更应就医处理。本品不宜长时间大面积使用，一般12小时即应更换新贴。

❤️ 十、狗皮膏

本品是治疗风湿的外用药，其主要成分是生川乌、生草乌、羌活、独活、青风藤、香加皮、防风、铁丝威灵仙、苍术、蛇床子、麻黄、高良姜、小茴香、官桂、当归、赤芍、木瓜、苏木、大黄、油松节、续断、川芎、白芷、乳香、没药、冰片，常见剂型为膏药制剂。本品能祛风散寒、活血止痛，一般用于治疗风寒湿邪、气血瘀滞所致的痹病，症见四肢麻木、腰腿疼痛、筋脉拘挛；或跌打损伤、闪腰岔气、局部肿痛；或寒湿瘀滞所致的脘腹冷痛、行经腹痛、寒湿带下、积聚痞块。

◆ **常见商品名及用法**

紫金狗皮膏

每盒5贴。本品为外用药，使用前，先用生姜擦净患处皮肤，并将膏药加温软化，贴于患处或者穴位上。

一般来说，使用本品3日症状无缓解，即应停药就医。

◆ **适用情况**

一般用于治疗风寒湿邪、气血瘀滞所致的痹病。症见四肢麻木、腰腿疼痛、筋脉拘挛；或跌打损伤、闪腰岔气、局部肿痛；或寒湿瘀滞所致的脘腹冷痛、行经腹痛、寒湿带下、积聚痞块。

◆ **常见错误用法**

本品在使用前，应该先用生姜擦干净患处皮肤，再将本品温热软化后，贴在患处。一般来说，本品1贴可用2日左右，不宜超过3日。当然天气比较热或者感觉有瘙痒等过敏情况时，可以提前将本品剥除。

本品能够祛风散寒，活血散瘀，因此妇女行经腹痛、寒湿带下者也可以使用本品来散瘀活血。孕妇应该慎用本品，即便是在医生指导下使用了本品，也不能将本品贴在腰腹部，这一点要特别注意。

本品可以用于跌打损伤等情况，但是如果患处皮肤有破损、渗出液等情况时不宜使用。

本品有不错的镇痛效果，特别对一些跌打损伤、闪腰岔气等情况有不错的效果，但是如果那些部位如腰部等长期发生疼痛时，应该及时去医院进行检查，查明原因再做针对性的治疗。另外，一些朋友的关节痛长期发作，可能其关节、骨头已经发生器质性病变，此时贴用本品只能缓解疼痛症状，对器质性的病变部位没有多少改善作用，本品取代不了正常的手术、治疗手法和必需的药物治疗。

◆ **药品使用注意**

（1）使用本品时饮食宜清淡，忌生冷、油腻、辛辣及海鲜类食物，不宜饮酒。

（2）如正在使用其他药物，使用本品前请咨询医生或药剂师。

◆ **特殊人群用药指南**

（1）对本品过敏者禁用，皮肤过敏者慎用。

（2）经期妇女使用本品可能会导致月经量增多，应慎用本品。

（3）患处皮肤溃破者和孕妇慎用本品。

（4）儿童需在成年人监护下使用本品。

◆ **药物安全性**

狗皮膏药，相信是大家都熟悉的一种药物了。它在中国北方家庭十分受欢迎，腰酸背痛发作时，就会习惯性地将之贴上。本品的安全性较高，副作用较少，有的患者在使用本品后，可能会出现皮肤瘙痒、红肿、起疹等不良反应，此时应停药并洗干净皮肤即可。本品效果显著，但是其中含有冰片成分，不宜长时间大面积使用。

♥ 十一、大活络丸

本品是治疗风湿的中成药，其主要成分是蕲蛇（酒制）、草乌（炙）、豹骨（制）、人工牛黄、乌梢蛇（酒制）、天麻、熟大黄、人工麝香、血竭、熟地黄、天南星（制）、水牛角等，常用剂型为水蜜丸制剂。本品能够祛风、除湿、舒筋、活络。一般用于治疗风寒湿痹引起的肢体疼痛、手足麻木、筋脉拘挛、中风瘫痪、口眼歪斜、半身不遂、言语不清。

◆ **常见商品名及用法**

同仁堂大活络丸

每丸3.6克，每盒6丸。口服，以黄酒或者温开水送服，1次1

丸，1日1~2次。

◆ **适用情况**

一般用于治疗风寒湿痹引起的肢体疼痛、手足麻木、筋脉拘挛、中风瘫痪、口眼歪斜、半身不遂、言语不清。

◆ **常见错误用法**

有的人认为本品是纯中药制剂，安全性较高，服用后可以行气活血、通筋活络，人人都可以服用，其实是错误的，是药三分毒，肾脏病患者或者肝肾亏虚的患者要慎用本品。本品有一定的肾毒性，是不可以随意长期服用的。如需长期服用，应该要定期检查肾功能。

同时本品对胃肠道有一定的刺激作用，如果本身有胃肠道疾病如胃、肠炎，特别是胃溃疡和十二指肠溃疡的患者，禁用本品。曾经有消化性溃疡患者，连续服用本品3日后，出现了消化道大出血，最后导致失血性休克。

本品是一种处方药，普通患者不要随便将本品买来任意服用。

◆ **药品使用注意**

（1）使用本品饮食宜清淡，忌生冷、油腻、辛辣及海鲜类食物，不宜饮酒。

（2）如正在使用其他药物，使用本品前请咨询医生或药剂师。

◆ **特殊人群用药指南**

（1）对本品过敏者禁用，皮肤过敏者慎用。

（2）孕妇禁服本品。

◆ **药物安全性**

本品出自清代《兰台轨范》，由50余味中药组成。其不良反应目前尚不明确。有少数患者服用本品后，出现了口干、大便偏干、胃部短暂不适的不良反应，一般在停药后可以自行消失。如果这些不良反应特别严重时，请及时停药，并咨询医生意见。本品是一种处方药，消费者不可以自行购买使用。本品有一定的肾毒性，如需长期服用，需在医生指导下，并定期去医院检查肾功能。

第三章 皮肤病、外伤感染用药

1. 简要说明

和其他疾病类似，皮肤病的理想疗法也是要去除病因，彻底治疗。

接触性皮炎，一般会用到皮炎平、派瑞松、艾洛松等激素类药物。

皮肤的细菌性感染，可以用敏感的抗菌药外涂。

病毒性皮肤感染，一般会用到阿昔洛韦、泛昔洛韦等抗病毒药物。

真菌性皮肤感染，可以使用外用抗真菌制剂治疗。这类外用药物较多，常用的有咪唑类药物如咪康唑、联苯苄唑、益康唑、酮康唑和克霉唑等。

2. 要知道自己属于哪一种类型的皮肤问题

如果皮肤被灼伤、擦伤，或者被其他外力损伤，这个时候大家都比较明确自己出了什么问题。但也有很多时候，皮肤问题总是"突如其来"的：患者忽然感觉到了瘙痒，或者不经意间发现了红肿……遇到这些情况，大部分患者就会到药房买药涂抹，这种做法并不妥当。因为市面上没有任何一种皮肤病用药是"万金油"，那些在电视上大卖广告的皮肤病药物，实际上都具有特殊性。如果用错了，就很有可能让皮肤问题更严重。

3. 细菌性皮肤感染要选什么药

如果全身皮肤出现点状、片状红斑，米粒大小的疱疮，并且有疼痛或出脓情况，这就很有可能是属于细菌性皮肤感染了。像脓疱疮、丹毒等感染性皮肤病，使用敏感的抗菌药可以很快治愈。

4. 病毒性皮肤感染要选用什么药

如果皮肤出现数个黄褐色的小疙瘩，不痛也不痒，这些主要为病毒性皮肤感染，医学上称为疣，这是由于病毒感染了皮肤引起的。

病毒性皮肤感染的一种常见症状还有带状疱疹，带状疱疹就像一个小血泡，经常出现在腰间或三叉神经附近，这是由于病毒感染了神经引起的。

对于病毒性感染，一般会用到阿昔洛韦、泛昔洛韦等抗病毒药物。治疗以抗病毒、消炎、止痛，局部对症治疗和防止继发感染为原则，局部治疗以干燥、消炎为主。对于疣，也可以用外科手术治疗。

5. 真菌性皮肤感染要选用什么药

如果皮肤出现的水泡是类似鱼鳞或碎屑的，摸上去有粗粗的感觉，这很有可能是皮肤出现了真菌性感染，医学术语称之为癣。绝大多数癣类皮肤病，都可以用抗真菌药物治疗，局部性浅表的真菌感染都可使用外用抗真菌制剂治疗。这类外用药物较多，常用的有咪唑类药物如咪康唑、联苯苄唑、益康唑、酮康唑和克霉唑等。

6. 接触性皮炎要选用什么药

平时，人们会经常提到"皮肤过敏""湿疹"等皮肤问题。这些皮肤病虽然很常见，但具体的病理却不是那么清楚，一般认为是和人体的变态反应和免疫系统有关。目前医学上主要做对症治疗，使用的多是激素类药物，例如皮炎平、派瑞松、艾洛松等。这些药物没有直接的杀菌抑菌作用，如果是其他种类的皮肤病，就不要选用了。

7. 不同剂型适合不同的皮损情况

除了根据发病原理用药，还要注意根据皮损特点用药。

乳膏：目前最常见的治疗皮肤病的剂型是乳膏，乳膏的渗透性较好，又易于清洗，适用于亚急性或慢性皮炎、湿疹等。

软膏：非常常见的一种剂型，是由药物与凡士林及羊毛脂等油脂性、水溶性基质混合制成的半固体外用制剂。软膏的渗透作用较乳膏强，适用于慢性湿疹、神经性皮炎、银屑病等的治疗。有渗出性皮损则不宜用软膏。

糊膏：有一定的吸收水分和收敛作用，适用于有轻度渗出的亚急性皮炎、湿疹。毛发部位不宜用糊膏。

硬膏：又称贴剂，由于硬膏贴于皮肤表面后，阻止水分蒸发，增加了皮肤的水合作用，从而有利于药物的吸收。适用于慢性、局限性皮肤损伤。有毛部位不宜应用。

油剂：是以植物油或矿物油为溶剂或以不溶性粉末混于上述油类而制成的剂型。常用的有40%氧化锌油。适用于渗出不多的急性皮炎、湿疹，有清洁、保护、减轻炎症的作用。

搽剂：指药物用乙醇、油或适宜的溶剂制成的溶液、乳状液或混悬液，供无破损皮肤擦用的液体制剂。

涂膜剂：指药物溶解或分散于含成膜材料溶液中，涂患处后形成薄膜的外用液体制剂。

凝胶剂：指药物与能形成凝胶的辅料制成均一、混悬或乳状液型的稠厚液体或半固体制剂，局部涂后形成一层薄膜，清洁透明。

散剂（粉剂）：有干燥、保护、散热等作用，适用于无渗出性的急性、亚急性皮炎，常用的有滑石粉、氧化锌粉等。

洗剂：用前应充分震荡混匀，有散热、干燥、消炎、止痒的作用，适用于急性皮炎无渗出者，常用的有炉甘石洗剂等。

溶液：是药物的水溶液，有清洁、散热、消炎及促进上皮新生的作用。主要作湿敷用。适用于有渗出性的急性皮炎、湿疹或有小片糜烂、溃疡的皮肤损害。

醋剂：乙醇挥发，溶于其中的药物均匀地分布于皮肤表面，发挥其药理性能，破损皮肤及腔口周围忌用。

不同剂型适合不同的皮损情况

病期	剂型	皮损情况
急性	1. 粉剂、洗剂、溶液湿敷 2. 溶液湿敷、油剂	1. 红斑、丘疹、丘疱疹、无糜烂及渗出 2. 水泡、糜烂、渗出
亚急性	1. 糊膏、油剂 2. 乳膏、软膏、凝胶剂	1. 有少许渗出 2. 无渗出
慢性	1. 乳膏、软膏、醋剂 2. 硬膏、软膏、乳膏、凝胶剂、涂膜剂 3. 醋剂、洗剂、乳膏、搽剂	1. 泛发慢性皮损 2. 局限性肥厚皮损 3. 单纯瘙痒而无原发皮损

第一节　适用于皮炎、湿疹、皮肤过敏等接触性皮炎

❤➕ 一、丹皮酚软膏

　　本品的主要成分是丹皮酚和丁香油，常见剂型为软膏。它能消炎止痒抗过敏。常用于治疗各种湿疹、皮炎、皮肤瘙痒、蚊（臭）虫叮咬而红肿等各种皮肤疾病，同时也可以用于治疗过敏性鼻炎和预防感冒。

◆ 常见商品名及用法

　　立方立清丹皮酚软膏

　　每支20克。外用，轻轻涂敷在患处，1日2～3次。

　　用于预防感冒时，涂在鼻下上唇处，鼻炎时，涂在鼻腔内。

　　一般来说，使用本品7日症状无缓解时，应该停药就医。

◆ 适用情况

　　常用于治疗各种湿疹、皮炎、皮肤瘙痒、蚊（臭）虫叮咬红肿等各种皮肤疾病，同时也可以用于治疗过敏性鼻炎和预防感冒。

◆ 常见错误用法

　　本品适用的皮肤瘙痒主要是因为皮炎、湿疹、蚊（臭）虫叮咬等引起，如果是因为糖尿病、肾病、肝病肿瘤等疾病引起的皮肤瘙痒，那就起不到止痒的效果了。

　　一般来说，使用本品之前，应该先用清水将患处清洗干净，再涂抹本品，同时，本品本身就是油脂性的软膏，因此不能再在患处同时使用其他油脂类的物质和护肤品，以免影响药物的吸收。

　　使用本品后，如果用药部位有烧灼感，并出现瘙痒、红肿等现象时，千万不要以为是皮肤疾病本身的反应或者是使用本品后的正

常反应，这其实是一种使用本品后的不良反应，应该立即停药，并用清水洗干净患处皮肤，反应情况严重时，应该就医处理。

◆ **药品使用注意**

（1）使用本品时不宜食用辛辣、油腻、海鲜类的食物，不宜饮酒。

（2）使用本品后，不适宜再用其他皮肤外用药物。同时皮肤患处也不能使用其他油脂类物质和护肤品。

（3）如患者正在服用其他药物，请先咨询医生或药剂师。

◆ **特殊人群用药指南**

（1）对本品过敏者禁用，过敏体质者慎用。

（2）孕妇禁用本品，哺乳期妇女慎用本品。

（3）儿童和老年患者，应该在医生指导下使用本品。

（4）本品不适用于糖尿病、肾病、肝病等疾病引起的皮肤瘙痒。

◆ **药物安全性**

本品是一种治疗皮肤疾病的常用非处方药，纯中药制剂，其不良反应目前尚不明确。个别患者使用后，感觉到皮肤有灼烧感，并出现瘙痒、红肿等不良反应，此时只需停药，用清水将其清洗干净即可，如果不良反应严重时，应该就医处理。同时，本品作为一种外用药，不宜大面积、长期使用，一般在症状得到有效控制时，即可考虑减量直至停用。

❤➕ 二、复方鱼肝油氧化锌软膏

本品是一种复方制剂，其主要成分是氧化锌、鱼肝油和呋喃西林，常见剂型为软膏制。本品中的氧化锌有收敛、保护和干燥作用；鱼肝油能给患者皮肤补充营养，加速伤口愈合；呋喃西林能够抑菌消炎。本品主要用于治疗急（慢）性皮炎、湿疹、冻疮、轻度烧烫伤等症。

◆ **常见商品名及用法**

双燕复方鱼肝油氧化锌软膏

每支10克。外用，轻轻涂敷在患处，1日2～3次。

一般来说，使用本品7日症状无缓解时，应该停药就医。

◆ **适用情况**

本品主要用于急（慢）性皮炎、湿疹、冻疹、轻度烧烫伤等。

◆ **常见错误用法**

本品能够用于急（慢）性皮炎、湿疹、冻疮、轻度的烧烫伤等，但是如果患者皮肤出现创口或者化脓等情况时，不宜使用本品。同时对于烧、烫、冻伤来说，本品只合适于程度较轻的烧、烫、冻伤等，如果皮肤已经起了水泡，或者红肿得厉害，不宜使用本品。

一般来说，使用本品之前，应该先用清水将患处清洗干净，再涂抹本品，同时，本品是油脂性的软膏，因此不能再在患处同时使用其他油脂类的物质和护肤品，以免影响药物的吸收。

使用本品后，如果用药部位有烧灼感，并出现瘙痒、红肿等现象时，千万不要以为是皮肤疾病本身的反应或者是使用本品后的正常反应，这其实是一种使用本品后的不良反应，应该立即停药，并用清水洗干净患处皮肤，情况严重时，应该就医处理。

◆ **药品使用注意**

（1）使用本品时不宜食用辛辣、油腻、海鲜类的食物，不宜饮酒。

（2）使用本品后，不适宜再用其他皮肤外用药物。同时皮肤患处也不能使用其他油脂类物质和护肤品。

（3）如患者正在服用其他药物，请先咨询医生或药剂师。

◆ **特殊人群用药指南**

（1）对本品过敏者禁用，过敏体质者慎用。

（2）化脓性皮肤病禁用本品。

（3）儿童应在成人监护下使用本品。

◆ **药物安全性**

本品是一种皮肤科常用非处方外用药。其安全性高，副作用很少，只有少数患者在使用后，皮肤出现刺激性反应，如烧灼感，或者是过敏如皮疹、瘙痒等，此时应该及时停药，并洗干净用药皮肤。另外，本品作为一种外用药，不宜长期、大面积使用。

❤➕ 三、氢化可的松

本品可治疗过敏性皮炎、湿疹、神经性皮炎、脂溢性皮炎及瘙痒症，为单一制剂，其主要成分是氢化可的松，常见剂型有软膏剂、片剂、注射剂。氢化可的松具有抗炎、抗过敏、止痒和减少渗出的作用，涂擦在皮肤上，可以减轻皮肤对炎症的反应，消除局部的发热、红肿；能抑制细胞中介的免疫反应，延迟过敏反应出现，从而减轻过敏症状。本品可治疗常见的皮肤过敏症状，如过敏性皮炎、湿疹、风疹、皮肤瘙痒、脂溢性皮炎，适合大部分皮肤过敏的患者使用。

◆ **常见商品名及用法**

氢化可的松软膏

每支20克。本品外涂患处，1日2～4次，轻揉片刻可使疗效更好。

一般来说，使用本品3日症状无缓解时，应该停药就医。

◆ **适用情况**

本品可治疗常见的皮肤过敏症状，如过敏性皮炎、湿疹、风疹、皮肤瘙痒、脂溢性皮炎，适合大部分皮肤过敏的患者使用。

◆ 常见错误用法

本品可治疗常见的皮肤过敏症状，如过敏性皮炎、湿疹、风疹、皮肤瘙痒、脂溢性皮炎，适合大部分皮肤过敏的患者使用。但禁用于感染性的皮肤病，如脓疱疮、疥疮、疱疹、体癣等。所以在使用本品前，应该先看看自己的皮肤病是否能适用于本品。

在出现了过敏症状后，立即使用本品，可以收到明显的效果，但是本品不宜长期、大面积地使用，如果长期大面积使用，可能发生局部皮肤萎缩，毛细血管扩张、色素沉着、毛囊炎、口周皮炎以及继发感染等副作用。

使用本品后，如果用药部位有烧灼感、并出现瘙痒、红肿等现象时，千万不要以为是皮肤疾病本身的反应或者是使用本品后的正常反应，这其实是一种使用本品后的不良反应，应该立即停药，并用清水洗干净患处皮肤，情况严重时，应该就医处理。

◆ 药品使用注意

（1）使用本品时不宜食用辛辣、油腻、海鲜类的食物，不宜饮酒。

（2）使用本品后，不适宜再用其他皮肤外用药物。

（3）如患者正在服用其他药物，请先咨询医生或药剂师。

◆ 特殊人群用药指南

（1）对本品过敏者禁用，过敏体质者慎用。

（2）孕妇禁用本品，哺乳期妇女慎用本品。

（3）儿童和老年患者，应该在医生指导下使用本品。

（4）本品不适用于糖尿病、肾病、肝病等疾病引起的皮肤瘙痒。

◆ 药物安全性

本品为治疗皮肤过敏的常用药物，经皮肤吸收量较少，相对于片剂和注射剂，安全性较高，副作用和不良反应较少。但患者在使用时还是要注意用量，不宜长期、大面积地使用。少数患者可能有灼烧感、并出现瘙痒、红肿等不良反应，这时应停止用药，并洗净用药部位。

❤ 四、复方地塞米松乳膏

本品是一种中西药合成复方制剂，其主要成分是薄荷脑、樟脑和醋酸地塞米松，常见剂型为软膏。其成分中的地塞米松是糖皮质激素药物，具有抗炎、抗过敏作用；薄荷脑、樟脑能促进局部循环，并帮助患者消炎、止痛及止痒。一般用于治疗常见的皮炎症状，如湿疹、神经性皮炎、脂溢性皮炎、局限性瘙痒症。

◆ 常见商品名及用法

皮炎平复方地塞米松乳膏

每支10克或者20克。将本品外涂患处，1日2~3次。涂抹后，轻揉片刻可使疗效更好。

一般来说，使用本品3日，症状无明显缓解时，应该停药就医。

◆ 适用情况

一般用于治疗常见的皮炎症状，如湿疹、神经性皮炎、脂溢性皮炎、局限性瘙痒症。

◆ 常见错误用法

本品有抗炎、抗过敏作用，但是并没有抗病毒的功效。有些患者是病毒感染性皮肤病，如疱疹、水痘等，如不加选择地使用本品，不仅没有效果，还可能延误病情。

如果患处的皮肤已经出现了破溃、化脓或者明显性的渗出时，也不宜使用本品。使用本品前，应该保证皮肤没有破溃。

使用本品，也应该注意使用时间的问题，一般来说，本品使用后，可以很快发挥作用，如果使用本品3日，症状无缓解，就应该停药就医。同时本品不宜长期使用，连续使用最多不超过4周，面部、腋下、腹股沟及外阴等皮肤细薄处连续使用不能超过2周，以避免皮肤萎缩、毛细血管扩张、色素沉着以及继发感染这些副作用。

◆ **药品使用注意**

（1）使用本品时不宜食用辛辣、油腻、海鲜类的食物，不宜饮酒。

（2）使用本品后，不适宜再用其他皮肤外用药物。

（3）如患者正在服用其他药物，请先咨询医生或药剂师。

◆ **特殊人群用药指南**

（1）孕妇及哺乳期妇女慎用本品，最好在医生指导下使用。

（2）婴幼儿及儿童慎用，需在成人监管下使用，不宜大面积使用。

（3）对本品过敏者禁用，过敏体质者请慎用。

◆ **药物安全性**

本品为治疗皮炎、湿疹的常用药物，经皮肤吸收量较少，安全性相对较高，副作用和不良反应较少。但患者在使用时还是要注意用量，不宜长期、大面积地使用，以避免皮肤萎缩、毛细血管扩张、色素沉着以及继发感染这些副作用。少数患者在使用本品后可能有灼烧感，并出现瘙痒、红肿等不良反应，极少数患者会出现过敏现象，这时应停止用药，并洗净用药部位。

五、氯雷他定

本品是一种化学制剂，中文名又为百为乐等。常用剂型有片剂、胶囊制剂、糖浆剂、泡腾片等剂型。氯雷他定是H1受体阻断药，通过抑制肥大细胞释放的白三烯和组胺物质，起到抗过敏、减轻过敏症状的作用。主要用来治疗由过敏源引起的荨麻疹及瘙痒性皮肤和其他过敏性皮肤病，也用于季节性或者常年性的过敏性鼻炎。

◆ 常见商品名及用法

开瑞坦

每片10毫克，每盒4片。成人和12岁以上儿童，1次10毫克，1日1次；体重大于30千克的儿童，1次10毫克，1日1次；体重小于30千克的儿童，1次5毫克，1日1次。

一般来说，服用本品3日症状无明显缓解应该停药就医。

◆ 适用情况

主要用来治疗由过敏源引起的荨麻疹及瘙痒性皮肤和其他过敏性皮肤病，也用于季节性或者常年性的过敏性鼻炎。

◆ 常见错误用法

本品有抗炎、抗过敏作用，但是并没有抗病毒的功效。如果患者是病毒感染性皮肤病，如疱疹、水痘等，则不宜使用本品。

同时，本品适用于由皮炎、湿疹、蚊（臭）虫叮咬等引起的皮肤瘙痒，如果是因为糖尿病、肾病、肝病肿瘤等疾病引起的皮肤瘙痒，则使用本品疗效不佳。

有的时候，患者因为瘙痒比较厉害，或者是疱疹症状比较恐怖时，为了快速好转，会自己加大剂量服用本品，结果引起药物中毒。因此服用本品时，应该严格按量服用，如果出现超量服用，并引起中毒症状时，应该立即采取催吐措施，并送医院治疗。

◆ 药品使用注意

（1）使用本品时不宜食用辛辣、油腻、海鲜类的食物，不宜饮酒。

（2）使用本品后，不适宜再服用其他抗过敏药物，或遵医嘱。

（3）如患者正在服用其他药物，请先咨询医生或药剂师。

◆ 特殊人群用药指南

（1）孕妇及哺乳期妇女慎用本品，服药期间最好停止哺乳。

（2）婴幼儿及儿童慎用，需在成人监管下使用，或遵医嘱。

（3）对本品过敏者禁用，过敏体质者请慎用。

（4）肝功能不全的患者慎用本品，严重肝功能不全的患者应在医生指导下服用。

◆ **药物安全性**

本品为治疗过敏性皮肤病和过敏性鼻炎的药物，是H1受体阻断药，相对于激素类药物，对中枢神经的影响较少，安全性更高，副作用和不良反应较少。患者服药后常见的不良反应有乏力、头痛、嗜睡、口干、恶心、皮疹，极少数患者会出现脱发、肝功能异常、心动过速、心悸的情况，应视情况考虑停药或送院治疗。

❤️ 六、苯海拉明

本品是一种治疗过敏性皮炎和皮肤瘙痒等常用皮肤病用药，又名苯那君、可那敏、苯那坐尔等。其主要成分为盐酸苯海拉明、苯佐卡因、薄荷脑、樟脑，常见剂型有溶液剂、片剂、注射剂。其成分中的苯海拉明为抗组胺药，通过抑制组胺物质的释放，起到缓解过敏反应的作用；苯佐卡因为局部麻醉药，有止痛、止痒作用；薄荷脑、樟脑促进局部血液循环，能消炎、止痒、止痛。常用于缓解过敏性皮炎、荨麻疹、皮肤瘙痒等过敏性皮肤病引起的皮疹、皮肤瘙痒、风团、皮肤红肿等症状。也可以用于预防晕船、晕机、晕车等晕动病。

◆ **常见商品名及用法**

爱100盐酸苯海拉明片

每片25毫克，每瓶50片。口服，成人1次1片，1日2～3次。

三益复方苯海拉明搽剂

每瓶50毫升。外用，成人每次使用适量涂擦在患处，1日2～3

次，一般来说，使用本品3日症状无缓解，应该停药就医。

◆ **适用情况**

　　常用于缓解过敏性皮炎、荨麻疹、皮肤瘙痒等过敏性皮肤病引起的皮疹、皮肤瘙痒、风团、皮肤红肿等症状，也可以用于预防晕船、晕机、晕车等晕动病。

◆ **常见错误用法**

　　当患者发生大面积的荨麻疹等其他过敏性皮疹，并带有皮肤瘙痒时，如果出现症状的皮肤面积过大，则不宜使用本品的外用搽剂来止痒，而应该服用口服制剂。本品的外用制剂，只适用于小面积皮肤病的涂擦。

　　特别要注意的是，有支气管哮喘的患者，服用本品后可能会导致痰液黏稠，难以咳出，并伴随严重的呼吸困难，因此支气管哮喘患者不宜服用本品。

　　本品虽然是一种抗变态反应的药物，但是本品本身也可以引起过敏，如果在用药期间，发现患者出现皮疹时，应该立即停药，改用其他药物。同时本品有比较强烈的耐药性，患者如果发现在开始时效果很好，后期效果越来越差时，就应该改用其他种类的抗组胺药。

　　有的老年患者服用本品后，容易发生长时间的呆滞或者头晕情况，因此，老人服用本品时一定要有人在旁边看护。

◆ **药品使用注意**

　　（1）使用本品时不宜食用辛辣、油腻、海鲜类的食物，不宜饮酒。

　　（2）使用本品（外用剂型）后，不适宜再涂擦其他皮肤外用药。

　　（3）如患者正在服用其他药物，请先咨询医生或药剂师。

　　（4）本品可短暂影响巴比妥类药和磺胺醋酰钠等吸收。

　　（5）本品可增加中枢神经抑制药的作用，和氨基水杨酸钠同用，可降低后者的血药浓度。

◆ **特殊人群用药指南**

（1）婴幼儿、孕妇、哺乳期妇女禁用本品。

（2）儿童慎用，需在成人监管下使用，不宜大面积使用。

（3）对本品过敏者禁用，过敏体质者请慎用。

（4）皮肤如有明显破损、溃疡的患者禁用本品的外用剂型。

（5）支气管哮喘患者，低血压、高血压、心血管病、甲状腺功能亢进、青光眼患者慎用本品。

（6）重症肌无力者禁用。

◆ **药物安全性**

本品为治疗过敏性皮肤病的药物，苯海拉明是H1受体阻断药，相对于激素类药物，对中枢神经的影响更少，安全性更高，副作用和不良反应较少。口服本品后的常见不良反应为头晕、恶心、呕吐、食欲不振和嗜睡，偶见皮疹和粒细胞减少发生。患者外用药常见的不良反应有皮肤烧灼感、红肿，这时可停药，并洗净用药部位，在使用时还要注意用量，一次用药太多，可能会导致嗜睡、困倦。本品有一定的药毒性，一定不能超量使用，如果出现药物中毒症状，应该及时求医处理。

七、复方倍氯米松樟脑乳膏

本品为治疗虫咬性皮炎、丘疹性荨麻疹、湿疹、接触性皮炎、神经性皮炎等皮肤过敏症状的药物。其主要成分为薄荷脑、合成樟脑、水杨酸甲酯、冰片、麝香草酚、丙酸倍氯米松。本品是一种复合制剂，常见剂型有乳膏剂、搽剂、喷雾剂。其成分中的丙酸倍氯米松是一种糖皮质激素，能减轻和防止炎症表现，具有消肿、止痛、止痒、抗过敏的功效；冰片、薄荷脑、樟脑等药物成分能促进血液循环，消炎、止痛、减轻水肿。主要用于缓解丘疹性荨麻疹、湿疹、接触性皮炎、神经性皮炎、虫咬性皮炎等引起的皮肤瘙痒、红肿、风团、皮疹的症状。

◆ 常见商品名及用法

水仙复方倍氯米松樟脑乳膏

每支10克。成人每次使用适量涂擦在患处，1日2～3次。

一般来说，使用本品7日症状无缓解，应该停药就医。

◆ 适用情况

主要用于缓解丘疹性荨麻疹、湿疹、接触性皮炎、神经性皮炎、虫咬性皮炎等引起的皮肤瘙痒、红肿、风团、皮疹的症状。

◆ 常见错误用法

本品主要用于上述症状，但是并没有抗病毒的功效，因此本品并不适用于病毒感染性的皮肤病，如疱疹和水痘等。

本品使用时间不宜超过4周，面部、腋下、腹股沟及外阴等皮肤细薄处连续使用不能超过2周，以免引起色素沉着等问题。

如果患处皮肤有明显的破损、溃疡和开放性伤口时，不宜使用本品。如果患者发生症状的皮肤面积过大时，也不适合使用本品，而是应选用其他具有抗组胺功能的口服药。

◆ 药品使用注意

（1）使用本品时不宜食用辛辣、油腻、海鲜类的食物，不宜饮酒。

（2）使用本品后，不适宜再涂擦其他皮肤外用药。

（3）如果患者正在服用其他药物，请先咨询医生或药剂师。

◆ 特殊人群用药指南

（1）孕妇及哺乳期妇女慎用本品。

（2）儿童慎用，需在成人监管下使用，不宜大面积使用。

（3）对本品过敏者禁用，过敏体质者请慎用。

（4）如果皮肤有明显破损、溃疡或开放性伤口请勿使用本品。

（5）运动员慎用。

◆ **药物安全性**

本品为治疗过敏性皮肤病的药物，适合大部分皮肤过敏患者使用，特别是经常在野外工作、出差、旅游的人士。在合理使用的情况下，副作用和不良反应较少，安全性较高。因此患者在使用时要注意用量和用药时间，如果用药后出现轻度红斑、丘疹和皮肤瘙痒等刺激症状，应立即停药，洗净用药部位，并咨询医生意见。

❤️➕ 八、马来酸氯苯那敏片

本品是一种抗组胺类药，又名扑尔敏、氯非那敏等，常见剂型为片剂、注射剂等。本品通过对H1受体的拮抗起到抗过敏作用，缓解过敏症状。本品一般可用于治疗荨麻疹、湿疹、药疹、神经性皮炎、虫咬性皮炎、日光性皮炎引起的皮肤瘙痒、皮疹、风团、红肿的症状，适合大部分皮肤过敏患者使用，也可用来治疗过敏性鼻炎、药物及食物过敏引起的过敏症状。

◆ **常见商品名及用法**

扑尔敏

每片4毫克，每盒24片或者每瓶100片。口服，成人1次1片，1日3次。

为减少其对胃的刺激，服用本品时，最好与大量水、奶或者食物同服。

◆ **适用情况**

本品一般可用于治疗荨麻疹、湿疹、药疹、神经性皮炎、虫咬性皮炎、日光性皮炎引起的皮肤瘙痒、皮疹、风团、红肿的症状，适合大部分皮肤过敏患者使用，也可用来治疗过敏性鼻炎。

◆ 常见错误用法

老年人服用本品时，比较容易发生不良反应，容易头晕、头痛、低血压，因此老年人在服用本品时，应该减量服用。

本品可能使痰液黏稠，因此，如果是支气管哮喘患者应该特别注意到这一点，其服用后可能导致痰液咳不出来，使呼吸困难。

本品有比较明显的中枢神经抑制作用，所以驾驶员、飞行员、高空作业者、危险机器操作者、精密仪器操作者和学生是需要禁用或者慎用本品的。

患者在使用时应注意用量，不可以因为自己过敏程度严重或者瘙痒难忍而自行加大剂量服用。如果大量用药，可能出现中毒现象，表现为瞳孔散大、面色潮红、幻觉、兴奋、共济失调、惊厥，严重者可导致昏迷、心脏及呼吸衰竭。一旦出现这些情况，应立即送院治疗。

◆ 药品使用注意

（1）使用本品时不宜食用辛辣、油腻、海鲜类的食物，不宜饮酒。

（2）如果你正在服用止痛药、感冒药或含有金刚烷胺、抗胆碱药、哌哌啶醇、吩噻嗪等成分的药物，和马来酸氯苯那敏片同时服用，会加强这些药物的效果，应先咨询医生或药剂师。

（3）本品和镇静剂、催眠药、安眠药同用，会加深中枢神经的抑制作用，加重困倦、嗜睡、疲劳等副作用，因此应避免和这些药物同时服用。

（4）奎尼丁、三环类抗抑郁药物不宜与本品同用。

（5）如果患者正在服用其他药物，请先咨询医生或药剂师。

◆ 特殊人群用药指南

（1）孕妇及哺乳期妇女慎用本品。

（2）婴幼儿及儿童慎用，需在成人监管下使用，不宜长时间使用。

（3）膀胱颈梗阻、幽门十二指肠梗阻、甲状腺功能亢进、高血压和前列腺肥大者慎用。

（4）对本品过敏者禁用，过敏体质者慎用。

（5）癫痫患者、驾驶员、飞行员、高空作业者、危险机器操作者、精密仪器操作者和学生禁用或慎用扑尔敏。

◆ 药物安全性

本品为治疗过敏性皮肤病的常用药物，马来酸氯苯那敏是H1受体拮抗剂，具有一定的中枢神经抑制作用，因此相对于其他同类药物，不良反应和副作用比较多，主要表现为嗜睡、口渴、多尿、咽喉痛、困倦、虚弱感，少数患者可能出现心悸、皮肤瘀斑、出血倾向。用药后患者应注意休息，如果情况严重应停止用药，并到医院就诊。

九、盐酸西替利嗪片

本品的主要成分是盐酸西替利嗪，常见剂型为片剂、滴剂和胶囊剂。盐酸西替利嗪是一种选择性组胺H1受体拮抗剂，通过抑制引起过敏反应的H1受体，起到抗过敏的作用。可用于治疗季节性或常年性过敏性鼻炎、荨麻疹、皮肤瘙痒等病，缓解这些病症引起的皮肤瘙痒、皮疹、风团、红肿等症状。

◆ 常见商品名及用法

彼迪盐酸西替利嗪片

每片10毫克，每盒8片。口服，成人1次1片，1日1次，12岁以下儿童酌减，参考剂量为1日半片，2～5岁儿童参考剂量为1次1/4片（0.25毫克），或遵医嘱。

◆ 适用情况

本品可用于治疗季节性或常年性过敏性鼻炎、荨麻疹、皮肤瘙痒等病，缓解这些病症引起的皮肤瘙痒、皮疹、风团、红肿等症状。

◆ **常见错误用法**

本品是一种化学制剂，主要通过胃肠道吸收，经尿液排出，对肾有轻微的影响。因此，患者在服用本品时（特别是儿童患者）应该根据其症状，先以起始剂量或者最小剂量服用，一旦过敏情况被控制，即可考虑减量或者停药。

有的患者，会因为过敏导致皮肤瘙痒难忍而超量服用本品，结果引起药物中毒或者是不良反应加重。目前本品没有特效的拮抗剂，严重超量的患者需要立即洗胃，处理起来还是比较麻烦的。因此，一定要严格注意本品的用量，不可以随意超量服用。

◆ **药品使用注意**

（1）使用本品时不宜食用辛辣、油腻、海鲜类的食物，不宜饮酒。

（2）本品暂未发现与其他药物相互作用的报道，但患者最好不要和镇静剂同时服用。

（3）如果患者正在服用其他药物，请先咨询医生或药剂师。

◆ **特殊人群用药指南**

（1）孕妇及哺乳期妇女禁用本品。

（2）幼儿及儿童慎用，需在成人监管下使用，不宜长时间使用。

（3）肾功能损害的患者用量应减半，或遵医嘱。

（4）驾驶、操作机器或高空作业的人士慎用。

（5）对本品过敏者禁用，过敏体质者请慎用。

◆ **药物安全性**

本品为治疗过敏性皮肤病用药，盐酸西替利嗪属于选择性H1受体拮抗剂，因其对中枢神经的影响较少，因此安全性相对比较高，副作用和不良反应少。患者在服药后还是要注意可能会出现的困倦、嗜睡、头痛、眩晕、激动、口干及胃肠道不适等症状，驾驶、机器操作或高空作业的人士最好在服药期间暂停工作。

♥ 十、湿毒清胶囊

本品的主要成分是地黄、当归、丹参、蝉蜕、黄芩、白鲜皮、土茯苓、甘草、苦参，常见剂型为胶囊制剂和片剂。本品中的丹参、当归、地黄能滋阴润燥、补血祛风；蝉蜕疏散风热、透疹利咽；黄芩、土茯苓、白鲜皮和苦参清热燥湿、解毒消肿，这几种中药合用能清热利湿，祛风止痒，养血补血，缓解荨麻疹、湿疹等皮肤过敏引起的瘙痒、皮疹、皮炎等症状。本品可治疗荨麻疹、湿疹以及风热外侵、湿热下注引起的皮肤瘙痒、皮疹等症状，对老年人因皮肤萎缩干燥引起的皮肤瘙痒也有疗效。

◆ **常见商品名及用法**

玉林湿毒清胶囊

每粒0.5克，每瓶30粒。口服，成人1次3～4粒，1日3次。

服用本品7日症状无缓解，应该停药就医。

◆ **适用情况**

本品可治疗荨麻疹、湿疹以及风热外侵、湿热下注引起的皮肤瘙痒、皮疹等症状，对老年人因皮肤萎缩干燥引起的皮肤瘙痒也有疗效。

◆ **常见错误用法**

本品主要用于上述症状，但是对因为糖尿病、肾病、肝病等疾病原因造成的皮肤瘙痒，没有效果。

本品能够清热利湿、活血润燥、祛风止痒，特别对风热外侵、湿热下注造成的皮肤瘙痒有良好效果，因此在服用本品的同时，不宜服用其他温热性的中药了，以免药性冲突，起不到应有的效果。

本品中含有当归、丹参，能够通经活血，因此如果月经量过多或者体内有出血证如各种内出血、消化道溃疡等情况时，不宜服用本品。

◆ **药品使用注意**

（1）在使用本品时不宜食用辛辣、油腻、海鲜类的食物，不宜饮酒。

（2）在使用本品期间，请不要服用其他温热性的中成药。

（3）如果患者正在服用其他药物，请先咨询医生或药剂师。

◆ **特殊人群用药指南**

（1）孕妇及哺乳期妇女慎用本品，应在医生指导下使用。

（2）幼儿及儿童慎用，需在成人监管下使用，不宜长时间使用。

（3）对本品过敏者禁用，过敏体质者请慎用。

（4）月经量过多或者有出血证者慎本品。

◆ **药物安全性**

本品是一种常见的治疗皮肤瘙痒的中成药，其主要成分均为常见中药，其副作用目前尚不明确。少数患者服药后可能出现腹泻、腹痛的不良反应，这时应考虑减少药量或停药处理即可。皮肤出现问题，给生活带来许多不便，我们除了要合理用药外，也要注意平时生活中的细节，如湿疹患者不宜用热水洗烫患处，平时少用碱性香皂洗澡等。

➕ 十一、曲咪新乳膏

本品是一种复方制剂，其主要成分是硝酸米康唑、醋酸曲安奈德和硫酸新霉素，常见剂型为乳膏制剂。本品具有消炎、抗过敏、止痒和抵抗各种真菌和细菌的作用。一般用于治疗湿疹、接触性皮炎、脂溢性皮炎、神经性皮炎、体癣、股癣以及手足癣等。

◆ **常见商品名及用法**

特一曲咪新乳膏

每支10克。成人每次使用适量涂擦在患处，1日2~3次。

一般来说，使用本品7日症状无缓解，应该停药就医。

◆ **适用情况**

一般用于治疗湿疹、接触性皮炎、脂溢性皮炎、神经性皮炎、体癣、股癣以及手足癣等。

◆ **常见错误用法**

很多患者的皮肤病容易反反复复，这是因为他们在治疗时，没有将各种致病真菌或者细菌完全杀死，让其有卷土重来的机会，因此为了避免复发，皮肤念珠菌病和各种癣病的疗程至少为2周，而足癣的疗程更是需要1个月左右。

有的慢性皮肤病，治疗时期比较长，这时对所用药品的时间限制要特别注意。比如本品的使用时间，就不能超过4周，面部、腋下、腹股沟及外阴等皮肤细薄处连续使用不能超过2周。长期使用可能造成局部皮肤萎缩、毛细血管扩张、多毛和继发感染等。因此，在使用本品时，特别是面部等处的用药，一定要严格控制其使用时间。

同时，如果患处皮肤有明显的破损、溃疡和开放性伤口时，是不宜使用本品的。同时如果患者发生症状的皮肤面积过大时，也不适合使用本品，而是应选用其他具有抗组胺功能的口服药。

◆ **药品使用注意**

（1）使用本品时不宜食用辛辣、油腻、海鲜类的食物，不宜饮酒。

（2）使用本品后，不适宜再涂擦其他皮肤外用药。

（3）如果患者正在服用其他药物，请先咨询医生或药剂师。

◆ 特殊人群用药指南

（1）孕妇及哺乳期妇女慎用本品。

（2）儿童慎用，需在成人监管下使用，不宜大面积使用。

（3）对本品过敏者禁用，过敏体质者请慎用。

（4）如果你的皮肤有明显破损、溃疡或开放性伤口请勿使用本品。

（5）有高血压、心脏病、肝功能不全和骨质疏松症的患者慎用本品。

◆ 药物安全性

本品是一种皮肤科非处方药品。对于治疗湿疹、皮炎和各种癣病有不错的治疗效果。本品安全性比较高，常见的不良反应为偶然有患者会发生过敏反应，产生皮肤烧灼、瘙痒和针刺感，此时应该将涂抹药物的部位洗干净，必要时向医生求助，本品不可以长期大面积使用，长期使用可能造成局部皮肤萎缩、色素沉着、多毛等结果。

第二节　适用于疱疮、毛囊炎、疖痈等细菌性感染

❤➕一、红霉素软膏

本品的主要成分是红霉素，常见剂型为白色、淡黄色或者黄色软膏，是皮肤科非处方类用药。红霉素对大部分革兰氏阳性杆菌、各组链球菌均具有活性，对奈瑟菌属、流感嗜血杆菌、百日咳鲍特氏菌等也具有敏感性。使用本品后，药物可透过细菌细胞膜抑制细菌的蛋白质合成，从而杀灭细菌，帮助局部患处消炎、愈合。本品

可用于治疗皮肤细菌感染所致的寻常痤疮、脓疱、皮肤溃疡、小儿皮肤糜烂、浅度烧伤合并湿疹感染，手术后创伤等皮肤病。

◆ 常见商品名及用法

恒健红霉素软膏

每支10克。红霉素软膏是外用药，取本品适量涂于患处，每日2～3次即可。

用于治疗小儿皮肤糜烂，可在患儿入睡前将患处清洗干净后以药棉将红霉素软膏涂于患处，每日1次。

使用本品7日症状无缓解，甚至出现红肿、灼痛等不良反应时，应该及时就医。

◆ 适用情况

本品可用于治疗皮肤细菌感染所致的寻常痤疮、脓疱、皮肤溃疡、小儿皮肤糜烂、浅度烧伤合并湿疹感染、手术后创伤等皮肤病。

◆ 常见错误用法

本品可以杀菌消炎，治疗因为皮肤细菌感染所致的寻常痤疮，也有的患者会买来治疗青春痘，但是有的有效果，有的没效果，这是因为如果患者长的是炎性青春痘，涂抹本品，可以起到缓解炎症的症状，但是本品本身是没有祛痘的功效的。同时，本品是一种抗生素类药品，最好不要长时间使用，以免产生依赖性。

本品是一种抗生素类药物，在使用的时候，最好避免与其他同类型药物联用，同时本品作为一种化学制剂，对肝、肾有轻微的毒副作用，因此，本身肝、肾功能不好的患者，应该在医生的指导下使用本品。

◆ 药品使用注意

（1）涂擦本品期间，宜清淡饮食，不宜饮酒，不宜食用辛辣刺激的食物。

（2）涂擦本品后，患处请勿再涂擦其他消炎杀菌类药物，不要使用化妆品或护肤品。

（3）本品和其他红霉素类抗生素药物合用会引起交叉过敏反应，用药期间，不宜服用其他红霉素类药物，如正在服用其他药物，请先咨询医生或药剂师。

◆ **特殊人群用药指南**

（1）本品对孕妇及哺乳期妇女的安全性尚未确立，故应慎用。

（2）本品可用于婴幼儿及儿童，但应在成人监护下使用。

（3）对本品或红霉素过敏者禁用。

◆ **药物安全性**

本品可以算得上是中国家庭最常用的一种非处方药了，生活中难免小伤小破小红肿发炎，本品就能派上用场了。安全性高，副作用也小。其最常见的不良反应是局部有烧灼感，有的患者会感觉涂抹后皮肤变得干燥发痒、长红斑，有个别患者甚至会出现荨麻疹样反应，这种轻微的不良反应，通常会在停药后自动消失，如果不良反应比较严重时，应该及时停药就医处理。

❤️➕ 二、盐酸洛美沙星乳膏

本品的主要成分是盐酸洛美沙星，常见剂型为乳膏制剂。本品是喹诺酮类抗菌药，能够通过抑制细菌的DNA旋转酶起杀菌作用，对很多种细菌有高度的抗菌性。本品主要用于治疗各种皮肤软组织的细菌感染性疾病如脓疱疮、疖肿、毛囊炎、外伤感染和足癣继发感染等。

◆ **常见商品名及用法**

洛芙林盐酸洛美沙星乳膏

每支20克。本品是一种外用药，取适量涂抹患处，1日2次。

◆ 适用情况

本品主要用于治疗各种皮肤软组织的细菌感染性疾病如脓疱疮、疖肿、毛囊炎、外伤感染和足癣继发感染等。

◆ 常见错误用法

有的患者买来本品后，直接将本品涂抹在患处，这不一定是正确的。如果患处的脓性分泌物较多时，应该先用生理盐水清洗患处，再使用本品。有的患者使有本品后，会出现红肿、灼热、水泡、皮疹、刺痛等过敏症状，此时应该先清洗干净再涂药物。

本品有一定的光毒性，患者使用本品后，涂药部位应该避免光照（阳光、紫外光、强烈的灯光），可以用纱布等将患处遮掩起来。如果发生光敏反应时，应该中断治疗并进行诊治。这种避光行为应该持续至停药后一个星期左右。

使用本品时，应该大量饮水，促进排尿（排尿量在1200毫升以上），以避免发生结晶尿。

如果患者有其他炎症、肌腱断裂时，应该停用本品，等炎症和肌腱断裂痊愈时再继续使用本品。

使用本品后，如果出现神经病变症状，包括疼痛、灼热感、麻刺感、麻木感、虚弱或出现轻触感、痛觉、温度感觉、位置感觉、震动感觉和（或）运动强度等感觉缺失时，应该马上停用本品，必要时寻找医生的帮助。

◆ 药品使用注意

（1）涂擦本品期间，宜清淡饮食，不宜饮酒，不宜食用辛辣刺激的食物。

（2）本品不宜和其他喹诺酮类药物同时服用。

（3）在使用本品时，如需服用其他药物，请事先咨询医生或者药剂师的意见。

◆ 特殊人群用药指南

（1）对本品和其他喹诺酮类药物过敏者禁用本品。

（2）孕妇和哺乳期妇女禁用本品。

（3）儿童最好不要使用本品。

◆ **药物安全性**

本品是一种抗感染的处方药，应该严格按照医生处方的用法和用量来使用。同时本品在使用过程中应该严格观察患者反应，患者如果发现自己有异常感觉，应该及时和医生沟通，调整用法用量，甚至换药。本品的不良反应较多，有可能引起头痛、恶心、呕吐、腹泻、腹痛、光敏反应、血压波动、水肿、心动过速或过缓、心律失常（期外收缩）、紫绀、心力衰竭、心绞痛、心肌梗死发作、肺栓塞、脑血管异常等，所以在使用本品时，一定要慎重。

三、复方片仔癀软膏

本品的主要成分是片仔癀粉（三七、蛇胆、牛黄，麝香等），常见剂型为浅棕黄色的软膏制剂。本品能够清热、止痛、解毒、凉血、化瘀。一般用于治疗细菌性皮肤病和病毒性皮肤病，如带状疱疹、脓疱疹、单纯疱疹、毛囊炎、痤疮等。

◆ **常见商品名及用法**

片仔癀复方片仔癀软膏

每支10克。外用，取适量本品涂抹于患处，1日2～3次。

◆ **适用情况**

一般用于治疗细菌性皮肤病和病毒性皮肤病，如带状疱疹、脓疱疹、单纯疱疹、毛囊炎、痤疮等。

◆ **常见错误用法**

本品可以治疗痤疮，也就是通常人们所说的青春痘，原理是通过改善面部血液循环，达到治疗青春痘的效果。但是有些患者在面部长了青春痘时，喜欢用手去挤压患处，这样容易造成感染，即使青春痘治好后，还容易留下痘印。所以在面部长了青春痘时，一定不要用手去挤压患处。

同时，有些患者在使用本品治疗青春痘时，痘痘会发生变红现象，说明患者对本品过敏，请及时停用本品，必要时寻求医生的帮助。

本品是一种外用药，对皮肤的感染有良好的治疗效果，但是如果患者热毒较重（皮肤发红，容易长疮、生疖、化脓等）又伴有恶寒发作时，应该及时去医院就诊，以免延误病情。

◆ **药品使用注意**

（1）涂擦本品期间，宜清淡饮食，不宜饮酒，不宜食用辛辣刺激的食物。

（2）涂擦本品后，患处请勿再涂擦其他消炎杀菌类药物，不要使用化妆品或护肤品。

（3）如正在服用其他药物，请先咨询医生或药剂师的意见。

◆ **特殊人群用药指南**

（1）孕妇禁用本品，哺乳期妇女慎用本品。

（2）儿童慎用本品。

（3）对本品过敏者禁用，过敏体质者慎用。

◆ **药物安全性**

本品由多种名贵中药精制而成，其不良反应目前尚不明确。有个别患者使用后，可能会出现局部皮疹等不良反应，此时应该及时停药。同样，作为一种皮肤外用药，我们应该避免大面积、长时间地使用本品。

四、杆菌肽软膏

本品是治疗感染性皮肤病的外用药，其主要成分是杆菌肽，常见剂型为软膏制剂。对大多数革兰氏阴性、阳性细菌具有较强的抗菌作用，通过杀灭患处的细菌，帮助患处皮肤抗感染，加快愈合。本品用于治疗脓疱疮等化脓性皮肤病、小面积烧烫伤和溃疡面的感染。症见皮肤溃疡、化脓、起脓疱疮，涂擦患处能起到杀菌、消毒的作用。

◆ 常见商品名及用法

杆菌肽软膏

每支8克。每次取适量涂擦在患处，1日3次。

使用本品7日症状无缓解，甚至出现红肿、起疹、痛痒等不良反应时，应该及时就医。

◆ 适用情况

本品可用于治疗皮肤细菌感染所致的寻常痤疮、脓疱、皮肤溃疡、小儿皮肤糜烂、浅度烧伤合并湿疹感染、手术后创伤等皮肤病。

◆ 常见错误用法

本品适用于脓疱疮等化脓性皮肤病、小面积烧烫伤和溃疡面的感染，对大多数革兰氏阴性、阳性细菌有抵抗、灭杀的作用，能够帮助患处皮肤抵抗感染，加速创口愈合。但是本品对于真菌性皮肤病和过敏性皮肤病是没有效果的，患者在使用时应该注意到这一点。

本品仅限局部使用，也就是说，本品仅限小面积皮肤出现感染时使用，同时本品使用期不宜超过7日，如未见好转，应向医生咨询。

本品本身为油性软膏，在涂抹后，患者不宜再用其他的油性护肤品和抗感染的外用药物，以免药性发生冲突。

◆ 药品使用注意

（1）本品对食物基本没有影响，患者可正常饮食。

（2）请避免与肾毒性及耳毒性药物（如庆大霉素等）合用。

（3）如果你正在服用其他药物，请咨询医生或药剂师的意见。

◆ **特殊人群用药指南**

（1）本品未能证明对孕妇和哺乳期妇女是否安全，孕妇和正在哺乳期的妇女慎用本品。

（2）对本品过敏者禁用，青霉素过敏者禁用，过敏体质者慎用。

（3）儿童必须在成人监护下使用。

（4）大面积创伤请勿使用本品，以免吸收产生肾毒性和耳毒性。

◆ **药物安全性**

本品为外用抗菌药物，使用时请避免接触眼部和口部。少数患者可能出现的不良反应有用药部位的烧灼感、红肿、皮疹、皮肤瘙痒，极少数患者会出现局部过敏或全身过敏性反应的症状。用药后如有这些不良反应，可用双氧水清洗用药部位，情况严重者应及时就医。

五、莫匹罗星软膏

本品的主要成分是莫匹罗星，是一种化学制剂，常见剂型有软膏制剂。本品是一种外用抗生素类药物，对各种革兰氏阳性球菌尤其对葡萄球菌和链球菌高度敏感，对耐药金黄色葡萄球菌和某些革兰氏阴性菌也有一定的抗菌作用。通过杀灭患处的细菌，帮助患处皮肤抗感染，加快愈合。本品用于治疗脓皮病、毛囊炎、疖肿等原发性感染，也可以用于湿疹、皮炎、糜烂、溃疡等继发性感染。

◆ **常见商品名及用法**

百多邦

每支5克。外用，局部涂抹适量，必要时患处可用辅料包扎或敷盖，1日3次，5日为1个疗程，必要时可重复1个疗程。

使用本品5日症状无缓解，甚至出现红肿、起疹、痛痒等不良反应时，应该及时就医。

◆ **适用情况**

本品适用于治疗脓皮病、毛囊炎、疖肿等原发性感染，也可以用于湿疹、皮炎、糜烂、溃疡等继发性感染。

◆ **常见错误用法**

本品是一种外用抗生素类药物，对各种革兰氏阳性球菌尤其对葡萄球菌和链球菌高度敏感，对耐药金黄色葡萄球菌和某些革兰氏阴性菌也有一定的抗菌作用。但是本品对于绿脓假单孢菌、套氧菌和真菌感染的皮肤病无效（其实普通人很难判断，只是使用本品，完全无效后，就应该考虑到这一点了）。

本品仅限局部使用，也就是说，本品仅限小面积皮肤出现感染时使用。一般来说，本品1日涂抹3次即可，不要过多地涂抹本品在患处。同时，长时间使用本品，可能产生耐药性，因此，本品不宜长时间使用。

在涂抹本品后，患者不宜再用其他抗感染的外用药物，以免药性发生冲突。

本品长时间使用，可能产生肾毒性，因此本来有肾功能损害、肾功能不全的患者应该特别注意到这一点，慎用本品。

◆ **药品使用注意**

（1）本品对食物基本没有影响，患者可正常饮食。

（2）本品和其他药物的相互作用影响尚不明确，如正在服用其他通过肾脏代谢的药物，请先咨询医生或药剂师。

◆ **特殊人群用药指南**

（1）本品未能证明对孕妇和哺乳期妇女是否安全，孕妇和正在哺乳的妇女应慎用本品。

（2）对莫匹罗星和聚乙二醇过敏者禁用，过敏体质者慎用。

（3）儿童必须在成人监护下使用。

（4）大面积创伤请勿使用本品。

◆ **药物安全性**

本品为外用抗生素类药，安全性较高，患者偶然会出现烧灼感、红肿蜇刺感及瘙痒等不良反应，一般不需停药。如果不良反应长时间出现，应停药，并清洗用药部位。本品应避免眼部、口部和鼻腔内接触，如不慎接触，以清水冲洗即可。本品长时间使用，可能会产生轻微的肾毒性，因此，要尽量避免长期使用本品。

❤️➕ 六、过氧苯甲酰凝胶

本品的主要成分是过氧苯甲酰，常见剂型为白色至淡黄色凝胶。本品是一种氧化剂，使用后，能慢慢释放出新生态氧，可以灭杀痤疮丙酸杆菌，还会使皮肤干燥和脱屑。常用来治疗一般性的痤疮。

◆ **常见商品名及用法**

班赛

每支15克。使用前，先温和洗净患处，以棉签取少量本品点涂，1日1～2次。

◆ **适用情况**

常用来治疗一般性的痤疮。

◆ **常见错误用法**

使用本品时，应该针对患处用棉签点涂，不能大面积涂抹。这一点在使用时要特别注意。

同时，本品对内分泌紊乱引起的痤疮可以起一定的辅助治疗效果，但是不能代替常规药物治疗，必须同时治疗内分泌紊乱，才能从根本上治疗痤疮。

当患者的皮肤有破损、割伤、擦伤或者痤疮已经破溃、化脓应禁止使用本品。

本品可能引发接触性皮炎，使用后皮肤会出现烧灼感、瘙痒、发红等不良反应，所以如果患者是敏感型皮肤时，可以先从额头部的痤疮患处试用，感觉安全后，再逐步扩大使用面积。

◆ 药品使用注意

（1）本品对食物基本没有影响，患者可正常饮食。

（2）涂擦本品后，患处请勿再涂擦其他消炎杀菌类药物，不要使用化妆品或护肤品。

（3）本品如与肥皂、清洁剂、痤疮制剂等含有过氧苯甲酰、雷锁辛、硫黄、维A酸，或者含有酒精的制剂和药用化妆品合用时，可能使皮肤干燥和脱屑作用加强。

（4）本品和其他药物的相互作用影响尚不明确，如正在服用其他药物，请先咨询医生或药剂师。

◆ 特殊人群用药指南

（1）本品未能证明对孕妇和哺乳期妇女是否安全，孕妇和正在哺乳的妇女应慎用。

（2）对本品过敏者禁用，过敏体质者慎用。

（3）本品对儿童影响尚不明确，儿童请慎用。

（4）大面积创伤请勿使用本品。皮肤有急性发炎和有溃破情况时，禁用本品。

◆ 药物安全性

本品为外用治疗痤疮用药，对寻常型痤疮、粉刺有效。在使用时会出现皮肤轻微脱屑，是正常现象，患者只要注意用量，不过量使用就能避免产生不良反应和副作用。如出现大量脱屑、红肿、水肿这些不良反应，因立即停药，采用冷压法处理以迅速减轻副作用。

♥➕ 七、克罗米通乳膏

本品的主要成分是克罗米通，常见剂型为软膏制剂。它能通过主要成分克罗米通作用于疥虫的神经系统，导致疥虫麻痹死亡，从而消除病源，治愈皮肤病症状。另外克罗米通对皮肤神经也有麻痹作用，从而能起到止痒的效果，主要用来治疗疥疮及皮肤瘙痒症状。

◆ 常见商品名及用法

优力肤霜克罗米通乳膏

每支10、20克、30克三种规格。用于治疗疥疮时，先洗干净身体，擦干后，将本品从颈以下涂搽全身皮肤，特别是皱折处、手足、指趾间、腋下和腹股沟；24小时后涂第2次，再隔48小时后洗澡将药物洗去。

用于止痒时，局部抹擦患处，1日3次。

◆ 适用情况

主要用来治疗疥疮及皮肤瘙痒症状。

◆ 常见错误用法

本品禁用于急性渗出性皮肤病。急性渗出性皮肤病以有明显渗出、糜烂、潮红、瘙痒为主要特征。

在外用本品后，一般不宜再使用其他外用型皮肤科药物，以免药性发生冲突。

一般来说，在治疗疥疮时，除了用药之外，还应该更换衣物和床单，做清洗、消毒、杀虫处理。同时，同床的伴侣和生活关系紧密的家人，也应该积极防护，必要时也应同时接受治疗。

◆ 药品使用注意

（1）涂擦本品期间，不宜食用辛辣刺激以及温度比较高的食物，以减少出汗。宜清淡饮食，不宜饮酒。

（2）涂擦本品后，患处请勿再涂擦其他消炎杀菌类药物，不要使用化妆品或护肤品。

（3）本品和其他药物的相互作用影响尚不明确，如正在服用其他药物，请先咨询医生或药剂师。

◆ **特殊人群用药指南**

（1）本品具有一定神经毒性，孕妇和正在哺乳的妇女应慎用，或咨询当地医生。

（2）对本品过敏者禁用，过敏体质者慎用。

（3）儿童请慎用本品，不能大面积涂于儿童的皮肤，婴幼儿不宜使用本品。

（4）大面积创伤、急性炎症性糜烂或渗出性皮损处禁用。

◆ **药物安全性**

本品为外用抗感染药，对疥疮、阴虱病有良好疗效，安全性较高，在使用时会出现轻微的皮肤麻木感。患者要避免接触眼睛及其他黏膜（如口、鼻等），不能口服本品。若误服本品，应立即洗胃。使用本品后患者可能出现的不良反应有皮肤烧灼、红肿、皮疹、接触性皮炎，如大量使用可能出现乏力、恶心、头晕、头痛、抽搐、神志模糊等副作用，这时应立即停药，并咨询医生。

➕ 八、拔毒膏

本品的主要成分为金银花、连翘、大黄、栀子、黄柏、赤芍、川芎、木鳖子、蓖麻子、蜈蚣、红粉、轻粉等26味中药，常见剂型为药膏制剂。本品中的金银花、连翘、大黄、栀子、黄柏能清泻湿热，解毒消炎；赤芍、川芎、木鳖子、蓖麻子、蜈蚣、红粉、轻粉能活血消肿，化腐生肌，帮助皮肤创面愈合。一般本品可用于治疗皮肤感染细菌所致的疔、疖、头疽初期或化脓期，能起到拔腐生肌、清热解毒的作用。

◆ **常见商品名及用法**

同仁堂拔毒膏

每张0.5克，每盒20张。使用时，将本品加热软化后，贴于患处，平时隔天换1次，溃脓时，可以每日换1次。

◆ **适用情况**

一般本品可用于治疗皮肤感染细菌所致的疔、疖、头疽初期或化脓期，能起到拔腐生肌、清热解毒的作用。

◆ **常见错误用法**

本品在使用前，应该先用热毛巾或者生姜片将需要贴药的部位擦拭干净再贴。贴的时候，应剃干净汗毛或者避开汗毛较多的地方，这样可以粘得更牢。同时使用本品时，应该先将本品在酒精灯、蜡烛上加温，或者漂在热水面上使其软化后再使用。

如果患处有红肿或者溃烂时，不宜使用本品，以免发生化脓性感染。在使用本品后，如果局部皮肤出现了丘疹、水泡或者感觉瘙痒难当时，说明患者对本品过敏，应该停止使用本品，将清洗干净患处，做抗过敏治疗。

◆ **药品使用注意**

（1）使用本品期间，宜清淡饮食，不宜饮酒，不宜食用辛辣刺激的食物。

（2）使用本品后，患处请勿再使用其他消炎杀菌类药物，不要使用化妆品或护肤品。

（3）如正在服用其他药物，请先咨询医生或药剂师。

◆ **特殊人群用药指南**

（1）孕妇禁用本品，哺乳期和月经期妇女慎用。

（2）对本品过敏者禁用，过敏体质者慎用。

（3）婴幼儿不宜使用本品，儿童须在成人监护下使用。

（4）患处有红肿及溃烂时不宜贴，以免发生化脓性感染。

◆ **药物安全性**

本品为感染性皮肤病外用中成药，不良反应和副作用较少，按说明书和医嘱使用即可。少数患者会出现丘疹、水泡、自觉瘙痒剧烈等过敏现象，这时应立即停止用药，并采取抗过敏治疗。而且要注意的是，本品适合在疖疗痈发，有头疽的初期或者是化脓期使用，在其后期或者已经发生化脓溃破时就不宜使用了。

♡ 九、清热暗疮丸

本品的主要成分是穿心莲、牛黄、金银花、蒲公英、大黄浸膏、山豆根、栀子、珍珠层粉和甘草，常见剂型为丸剂。本品能够清热解毒、凉血散瘀、泻火通腑。一般用于治疗因为热毒壅聚、气滞血瘀引起的粉刺、疖、口疮、黄水疮等。

◆ **常见商品名及用法**

吉春清热暗疮丸

每盒72丸。口服，1次2～4丸，1日3次。

一般来说，服用本品14日为1个疗程。本品对胃肠有一定的刺激作用，最好在饭后服用。

◆ **适用情况**

一般用于治疗因为热毒壅聚、气滞血瘀引起的粉刺、疖、口疮、黄水疮等。

◆ **常见错误用法**

本品能够清热解毒、凉血散瘀、泻水通腑。成分中的穿心莲和金银花、大黄等都属于寒凉且药性较强的中药，如果患者本身是寒凉体质或者体质较虚时，一般不能服用本品，如需服用，应该在医生指导下服用。脾胃虚寒（表现为胃隐痛，且时间较长，喜欢热的温暖的食物，用手按的时候，痛感缓解，空腹的时候，痛感加强，吃了东西之后，痛感减轻，平时劳累或者受凉后，痛感加重，四肢无力，手脚冰凉，大便溏薄，舌头色浅，舌苔发白）的患者，不应长期服用本品，以免雪上加霜，使脾胃寒凉程度加重，给身体带来不利影响。

本品对胃肠有一定的刺激作用，如果服用后，出现了胃脘不适、食欲减少、大便溏稀时应该停服本品。

一般来说，患者在粉刺、疖、疱等初起时服用本品，效果比较好，如果已经出现了多个脓肿，或者是脓疱、囊肿等情况特别严重时，再服用本品，效果不佳，此时应该及时去医院就诊，采用必要的手术和药物来进行治疗。

本品主要针对的是热毒壅聚、气滞血瘀引起的粉刺等，如果是其他原因如内分泌失调等引起的粉刺，效果不一定特别好，这一点也要引起患者的注意。粉刺、毛囊炎、脓疱等也与患者本人的清洁卫生有关系，因此在进行药物治疗的同时，患者一定要注意个人卫生。

◆ **药品使用注意**

（1）使用本品期间，宜清淡饮食，不宜饮酒，不宜食用辛辣刺激的食物。

（2）在服用本品的同时，不宜服用其他滋补温热性的中成药。

（3）如正在服用其他药物，请先咨询医生或药剂师。

◆ **特殊人群用药指南**

（1）孕妇慎用本品，哺乳期妇女应该在医生指导下服用本品。

（2）对本品过敏者禁用，过敏体质者慎用。

（3）如有多个脓肿、囊肿、脓疱等严重者应去医院就诊。

（4）脾胃虚寒，身体较虚的患者不宜服用本品。

◆ **药物安全性**

本品是一种排出体内湿热毒，由内及外的皮肤科非处方药。本品以临床常见中药为主要成分，服用本品，可能出现的不良反应目前尚不明确。如果服用本品后，出现胃脘不适、食欲减少、大便溏稀时，说明患者体质寒凉，不宜服用本品，此时应该及时停药。本品对脾和肾有一定的影响，不宜长时间服用。

❤➕ 十、复方珍珠暗疮片

本品的主要成分是金银花、蒲公英、当归尾、地黄、黄柏、大黄（酒炒）、水牛角浓缩粉、羚羊角粉、北沙参、黄芩、赤芍、珍珠层粉等15味中药，常见剂型为片剂。本品能够凉血通脉、清热解毒。一般用于消除青年面部痤疮，也可以用于治疗一般性的皮肤湿疹和皮炎等皮肤疾病。

◆ **常见商品名及用法**

德众复方珍珠暗疮片

每片0.33克，每盒84片。口服，1次4片，1日3次。

一般来说，服用本品14日症状无缓解，甚至出现更严重的皮肤病症状时，应该停药就医。

◆ **适用情况**

一般用于消除青年面部痤疮，也可以用于治疗一般性的皮肤湿疹和皮炎等皮肤疾病。

◆ **常见错误用法**

本品能够清热解毒、凉血通脉，成分中金银花、大黄等药性寒凉，因此本身体质寒凉或者脾胃虚寒的患者不宜长期服用本品，以免加重患者寒凉体质，给身体带来不利影响。

本品对胃肠有一定的刺激作用，如果服用后，出现了胃脘不适、食欲减少、大便溏稀时应该停服本品。

一般来说，患者在粉刺、疖、疮等初起时，服用本品，效果比较好，如果已经出现了多个脓肿，或者是脓疱、囊肿等情况特别严重时，再服用本品，效果不佳。此时应该及时去医院就诊，采用必要的手术和药物来进行治疗。

有的患者在长了痤疮后，特别喜欢用手去挤压患处或者是已经生成的脓疱，这样很容易造成感染，不利于面部皮肤的健康。因此长了粉刺等，一定不能用手去挤压患处，平时更应特别注意保持面部卫生。

有的患者长了粉刺等，影响到美观，因为工作的原因，他们会用化妆品对患处进行遮掩，这样很不利于皮肤的通气性，更可能因为劣质化妆品，助长粉刺等的生长，所以不要滥用化妆品，应该让皮肤自主呼吸，有利于皮肤健康的恢复。

◆ **药品使用注意**

（1）在使用本品期间，宜清淡饮食，不宜饮酒、食用辛辣刺激的食物。

（2）在服用本品的同时，不宜服用其他滋补温热性的中成药。

（3）如正在服用其他药物，请先咨询医生或药剂师。

◆ **特殊人群用药指南**

（1）孕妇慎用本品，哺乳期妇女应该在医生指导下服用。

（2）对本品过敏者禁用，过敏体质者慎用。

（3）如有多个脓肿、囊肿、脓疱等严重者应去医院就诊。

（4）脾胃虚寒，身体较虚的患者不宜服用本品。

◆ **药物安全性**

本品是一种用来治疗暗疮、粉刺等的皮肤科非处方药，其主要成分是常见中药，副作用目前尚不明确。不过本品中有些成分性属寒凉，长期服用，可能会对胃肠有一定的影响。如果在服用过程中，发现大便溏稀、食欲不振等情况应该及时停药。同时青少年长痤疮的原因复杂，如果痤疮特别严重或者服药无效时，一定要及时去医院查明原因，做针对性治疗，不宜随意自行用药。

第三节　适用于痘、疣及疱疹等病毒性感染

❤ 一、连翘败毒丸

本品的主要成分为金银花、连翘、大黄、紫花地丁、蒲公英、栀子、白芷、黄芩、赤芍、浙贝母、桔梗、玄参、木通、防风、白鲜皮、甘草、蝉蜕、天花粉，常见剂型为丸剂、胶囊剂。本品中的多种中药具有清热解毒、疏风散结、消肿止痛的功效，清泻体内热毒，消除患处的肿胀和疼痛。一般用于治疗风热湿毒引起的疮疡初起、红肿疼痛、恶寒发热、风湿疙瘩、全身刺痒、大便秘结等症状。

◆ 常见商品名及用法

同仁堂连翘败毒丸

每袋6克，每盒10袋。1次1袋，1日2次。

一般服用本品3日症状无改善者，应该停药就医。

◆ 适用情况

一般用于治疗风热湿毒引起的疮疡初起、红肿疼痛、恶寒发热、风湿疙瘩、全身刺痒、大便秘结等症状。

◆ 常见错误用法

本品主要用于风热湿毒引起的疮疡、红肿、风湿疙瘩和全身刺痒等症状，本品能够清热解毒，性属寒凉，能够清泄热毒，因此不适合体质寒凉或者脾胃虚寒的患者使用，以免雪上加霜，加重寒凉体质，给脾胃造成不利影响。

有的患者在长青春痘的时候，也会服用本品，但是效果却是有好有坏，这是因为引起青春痘的原因很多。如果是因为内分泌紊乱

等因素造成的青春痘，本品的治疗效果当然一般，但是如果因为体内湿热不清、瘀积造成的，本品就能起到一定的作用了。

本品有良好的清热解毒功效，身体健康的人，不宜将本品当作清热解毒的保健药来服用，以免给肝肾功能带来负担。

◆ **药品使用注意**

（1）在使用本品期间，宜清淡饮食，不宜饮酒、食用辛辣刺激的食物。

（2）在使用本品时，不宜服用其他滋补性的中成药。

（3）如正在服用其他药物，请先咨询医生或药剂师。

◆ **特殊人群用药指南**

（1）本品暂时没有关于孕妇临床应用研究资料，因此孕妇禁用、哺乳期和月经期妇女请慎用本品，或事先咨询当地医生。

（2）儿童使用本品的不良反应暂不明确，因此儿童须在成人监护下使用。

（3）老年人或身体虚弱者请慎用本品，如老年患者有肾小球滤过功能减退，则不适合使用本品。

（4）对本品过敏者禁用，过敏体质者慎用。

（5）高血压、心脏病患者慎服。

（6）运动员慎用。

◆ **药物安全性**

本品作为一种清热解毒的非处方药，功效相当不错，对治疗初起疖、疔、红肿等有良好的效果，纯中药制剂，安全性也比较高。其常见的不良反应是头晕、头痛、恶心、呕吐、腹痛和腹泻，偶尔发生皮疹甚至是伴随肝功能损害的严重剥脱性皮炎。如果患者有某些严重的基础性疾病，如癌症，则可能出现轻度一过性血清氨基转移酶升高、肝毒性症状、肾功能异常的不良反应，应予以注意。

♥+ 二、阿昔洛韦乳膏

本品的主要成分为阿昔洛韦，辅料为单硬脂酸甘油酯、甘油、白凡士林和十二醇硫酸钠，常见剂型为膏药制剂。本品属于嘌呤核苷类抗病毒药，药物作用于患处，能通过皮肤深入病毒细胞内，干扰病毒DNA多聚核酶，从而抑制病毒复制，对单纯疱疹病毒和水痘带状疱疹病毒具有抑制作用。本品可用于治疗单纯疱疹、带状疱疹所致的局部皮肤疮疡处，症见唇周、生殖器黏膜边缘的单纯疱疹和在肋间呈带状分布的带状疱疹。

◆ 常见商品名及用法

高邦阿昔洛韦乳膏

每支10克。外用涂擦在患处，涂药时需戴指套或手套，单纯疱疹患者1日涂擦3次；带状疱疹患者按疗程使用一般每2小时涂擦1次，1日6次，连续使用7日，疗效比较好。

连续使用7日，症状无缓解者，应该就医处理。

◆ 适用情况

本品可用于治疗单纯疱疹、带状疱疹所致的局部皮肤疮疡处，症见唇周、生殖器黏膜边缘的单纯疱疹和在肋间呈带状分布的带状疱疹。

◆ 常见错误用法

使用本品时一定要戴指套或手套，不可以裸手直接接触药物。

本品使用后，有些患者会感觉有烧灼感、瘙痒或者红肿等情况，千万不要以为这是用药后的正常反应，这其实是药物过敏反应。此时，应该将已涂药物洗净，如果过敏反应特别严重时，还应就医处理。

本品经皮肤吸收后，主要由肝肾解毒后排出体外，因此会增加肝肾功能的负担，如果本身有肝肾功能不全者或者有脱水现象的患者应该慎用本品。老年患者因为生理原因，肾功能减退，所以用药的时候，需要减小剂量，同时延长两次用药间隔的时间。

◆ **药品使用注意**

（1）在使用本品期间，宜清淡饮食，不宜饮酒、食用辛辣刺激的食物。

（2）在使用本品时，不宜在患处再使用其他抗病毒、抗感染的药物。

（3）如正在服用其他药物，请先咨询医生或药剂师。

（4）本品仅用于皮肤黏膜，不能用于眼部。

◆ **特殊人群用药指南**

（1）孕妇及哺乳期妇女慎用。

（2）儿童使用本品须由成年人监护。

（3）老年人或身体虚弱者请慎用本品，老人需减量使用本品。

（4）对本品过敏者禁用，过敏体质者慎用。

（5）脱水和肝肾功能不全者慎用本品。

（6）精神异常或以往对细胞毒性药物出现精神反应者慎用。

◆ **药物安全性**

本品是一种皮肤常用的非处方药，主要用于病毒感染引起的单纯疱疹和带状疱疹，按医嘱和说明书使用，安全性较高，不良反应和副作用较少。患者用药后可能出现轻微的灼热感或刺痛感，但如感到强烈的不适和疼痛，应停止用药，并将局部药物洗净，必要时需咨询医生。同时本品由肝肾解毒后排出体外，对肝肾功能有一定负担，所以不能长时间使用。

✚ 三、泛昔洛韦片

本品是一种化学制剂，其主要成分是泛昔洛韦，常见剂型为片剂、胶囊剂和喷雾剂。它能通过作用于疱疹病毒细胞中，抑制

HSV-2多聚酶的活性，从而选择性地抑制疱疹病毒DNA的合成和复制，起到抗病毒的作用。本品可用于治疗病毒感染所致的带状疱疹、原发性生殖器疱疹的治疗，症见生殖器黏膜边缘的单纯疱疹和在肋间呈带状分布的带状疱疹。

◆ 常见商品名及用法

凡乐泛昔洛韦片

每片0.125克，每盒12片。口服，成人1次0.25克，1日3次。

一般来说，治疗带状疱疹的疗程为7日，治疗原发性生殖器疱疹的疗程为5日。

◆ 适用情况

本品可用于治疗病毒感染所致的带状疱疹、原发性生殖器疱疹的治疗，症见生殖器黏膜边缘的单纯疱疹和在肋间呈带状分布的带状疱疹。

◆ 常见错误用法

有些患者在患上生殖器疱疹后，比较忌讳就医，便自行购买药品治疗。但单纯依靠本品，并不能治愈生殖器疱疹，最好是在医生指导下，查明病因，进而对症治疗才是最好的选择。此外，本品是否能够防止疾病传播，目前仍不清楚。生殖器疱疹可以通过性接触传播，因此在治疗期间，首先要避免有性接触。

一般来说，肾功能不全的患者要根据其肾功能的实际情况来调整剂量。所以肾功能不全的患者在服用本品前，应该通过检查明确自己的肌酐清除率剂量，然后根据本品的商品包装说明书上的推荐剂量使用本品。

经过一段时间的治疗后，如果患者发现本品刚使用时效果不错，后来则效果不好了，就要考虑是否对本品有一定的耐药性，需要改用其他药物进行治疗。

◆ 药品使用注意

（1）在服用本品期间，不宜饮酒，食用辛辣刺激的食物，宜清淡饮食。

（2）在服用本品时，不宜再服用其他抗感染、抗病毒的药物。

（3）如果你正在服用丙磺舒或其他由肾小管主动排泄的药物，本品可能导致血浆中泛昔洛韦的浓度升高。

（4）本品和其他醛类氢化酶催化代谢的药物可能互相影响。

（5）如正在服用其他药物，请先咨询医生或药剂师。

◆ 特殊人群用药指南

（1）孕期妇女使用本品的不良反应尚未明确，因此孕妇及哺乳期妇女慎用。

（2）儿童及婴幼儿禁用本品。

（3）老年人或身体虚弱者请慎用本品，最好在服药前能监测肾功能。

（4）严重的肝肾功能不全患者禁用本品，肾功能不全患者慎用，或咨询医生。

（5）对本品过敏者禁用，过敏体质者慎用。

◆ 药物安全性

本品是新一代的嘌呤核苷类似物，口服后在体内可以转变为具有抗病毒作用的三磷酸盐，常见的副作用是头痛和恶心，少数患者可能出现头晕、失眠、嗜睡、感觉异常、腹泻、腹痛、疲劳、发热、寒战、皮疹、皮肤瘙痒、咽炎等症状，这时应考虑减少用药或停药，情况严重的患者应及时就医。本品长时间服用，除了可能产生耐药性外，对肝肾功能也有一定负担，因此不能长期服用。

❤️ 四、酞丁安软膏

本品是一种化学制剂，其主要成分是酞丁安，常见剂型为黄色软膏。它能通过抑制病毒的DNA合成和早期蛋白质合成，起到抗病毒的作用。对单纯疱疹Ⅰ型或Ⅱ型病毒，水痘带状疱疹病毒有抑制作用，同时也有较好的止痒和抗真菌作用。本品用于治疗带状疱疹、单纯疱疹、尖锐湿疣、传染性平疣等病毒性皮肤病治疗，也可用于浅部真菌感染。

◆ 常见商品名及用法

包尤清酞丁安乳膏

每支15克。单纯疱疹、带状疱疹、扁平疣、尖锐湿疣患者使用时外涂患处，1日3次；真菌感染的手足癣、体股癣患者早晚各使用1次，连续使用3~4周。

连续使用本品7日，症状无缓解，应该停药就医。

◆ 适用情况

本品用于治疗带状疱疹、单纯疱疹、尖锐湿疣、传染性平疣等病毒性皮肤病治疗，也可用于浅部真菌感染。

◆ 常见错误用法

本品主要针对带状疱疹、单纯疱疹有一定的治疗作用。但是对尖锐湿疣和扁平疣等的治疗效果一般，患者在使用时必须要注意到这一点。

有的患者在使用本品时，出现了皮肤红斑、丘疹和刺痒感，如果是比较轻微的，可以不用处理。如果用药后，出现用药部位有烧灼感、红肿等现象比较严重时，应该及时停药，并将局部药物清洗干净，如果情况进一步恶化，应该及时就医。

◆ 药品使用注意

（1）使用本品时，患者宜清淡饮食，不宜饮酒，不宜食用辛辣刺激的食物。

（2）请勿同时使用其他皮肤病外用药。

（3）如正在服用其他药物，请先咨询医生或药剂师。

◆ 特殊人群用药指南

（1）本品目前缺乏对孕期妇女和哺乳期妇女的临床用药资料，

孕妇、哺乳期妇女禁用本品。

（2）婴幼儿禁用本品，儿童必须在成人监管下使用。

（3）对本品过敏者禁用，过敏体质者慎用。

◆ 药物安全性

本品是外用抗病毒软膏，不含激素，能作用于皮肤，抑制感染的病毒，起到抗病毒的效果。经皮肤吸收到人体的药量很少，安全性较高。少数患者有可能出现红肿、烧灼、丘疹的不良反应，这时可减少用药量，不良反应严重的患者应停止用药，并清洁用药部位，及时就医。

第四节 适用于皮癣、灰指甲等真菌性感染

一、灰黄霉素片

本品是一种化学制剂，其主要成分是灰黄霉素，常见剂型为片剂或者软膏制剂。它对毛发癣菌、小孢子菌、表皮癣菌等浅部真菌有良好的抗菌作用，通过干扰真菌核酸的合成而抑制真菌生长，起到抗菌的作用。本品可用于皮肤真菌感染导致的头癣、严重体股癣、手足甲癣（灰指甲）的治疗，对头癣的疗效较好，对带状疱疹也有一定疗效。

◆ 常见商品名及用法

特一灰黄霉素片

每片0.1克，每瓶100片。本品刚开始服用时成人每日可服1克（10片），有治疗效果后，可减少为1日服0.25～0.5克，连续使用20～30日。一般头癣需要服用8～10周，体癣2～4周，足癣4～8周，

甲癣至少18~27周；儿童用量为每日0.015~0.02克，分3~4次服用。服药时给以高脂肪饮食可促进药物吸收。

如果患者服用本品超过14日后，症状无改善，应该减少或者停止用药，并咨询医生意见。

◆ **适用情况**

本品可用于皮肤真菌感染导致的头癣、严重体股癣、手足甲癣（灰指甲）的治疗，对头癣的疗效较好，对带状疱疹也有一定疗效。

◆ **常见错误用法**

本品对皮肤因真菌感染导致的头癣、严重体股癣、手足甲癣（灰指甲）的治疗，其中对头癣的疗效较好，对带状疱疹也有不错的效果，但是对于某些酵母菌与细菌混合感染的足癣没有效果，因此在治疗这些癣之前，最好先去医院查明引起癣病的细菌，然后针对性地用药。

本品服用后，偶可致周围血常规白细胞减少，也可能引起肝毒性的蛋白尿。因此，在服用本品期间，应该定期检查造血系统和肝肾功能、血尿常规等，如果发现异常应及时就医。有的患者在服用本品时，忽视上述这些用药特征，有可能造成较严重的后果。

本品偶可致肝毒性，因此本身有肝功能损害或者肝病的患者在使用本品时，应该考虑到这一点，慎用本品。

很多癣病都可能复发，因此，服用本品必须坚持到临床症状消失和检查发现病原菌已经完全根除，方可停药。一般疗程为头癣8~10周，体癣2~4周，足癣4~8周，指甲癣至少4个月，趾甲癣至少6个月，而且趾甲癣复发率比较高，患者可以在服完1个疗程药后，自觉症状消失时，去医院进行检查，决定停药时间，不可以自行停药。

◆ **药品使用注意**

（1）在服用本品期间，可正常饮食，适宜高脂肪饮食；不宜食用辛辣刺激的食物；不宜饮酒，否则会导致患者心动过速、出汗、皮肤潮红。

（2）在服用本品时，不宜再服用其他抗感染、抗病毒的药物。

（3）如果正在服用华法林、香豆素等抗凝药物，本品可能导致肝代谢增强，影响抗凝药物的功效，故不宜同时服用。

（4）扑米酮、苯巴比妥类药物会导致本品的抗真菌作用减弱，应注意不要同时服用这些药物。

（5）如果你正在口服雌激素类避孕药，本品会降低口服避孕药的效果，应避免同时服用。

（6）如正在服用其他药物，请先咨询医生或药剂师。

◆ **特殊人群用药指南**

（1）孕妇禁用本品，育龄期妇女治疗期间应采取避孕措施，并持续至治疗结束后1个月。哺乳期及经期妇女慎用。

（2）两岁以下的婴幼儿禁用本品。

（3）肝肾功能不全严重的患者禁用本品，本品可能导致肝毒性，肝功能不全或原有肝病患者要慎用本品。

（4）肾功能不全患者慎用，或咨询医生意见。

（5）对青霉素过敏的患者慎用本品，或咨询医生意见。

（6）男性患者在使用本品治疗期间及治疗结束后至少6个月以内要采取避孕措施。

（7）对本品过敏者禁用，过敏体质者慎用。

◆ **药物安全性**

本品为口服抗真菌感染用药，其常见的不良反应为头痛，约10%的患者可出现头痛症状，尤其是用药初期，继续用药可减轻症状；约3%的患者可发生皮疹，另外常见的不良反应还有嗜睡、乏力等，偶有眩晕、共济失调和周围神经炎等发生。少数患者可能出现轻微的胃痛、恶心、腹泻；极少数患者可能出现血管神经性水肿、持续性荨麻疹、剥脱性皮炎、光感性皮炎、肝毒性和蛋白尿。一旦出现药物过量或严重不良反应时应采取洗胃、催吐及补液疗法。

♥＋ 二、硝酸咪康唑乳膏

本品是一种化学制剂，其主要成分是硝酸咪康唑，常见剂型为软膏剂，它能通过抑制真菌细胞膜合成，以及影响真菌代谢，达到杀灭真菌的效果，对皮肤癣菌、念珠菌、某些革兰氏阳性菌具有抗菌作用。本品可用于皮肤真菌感染导致的手足癣、体股癣、手足甲癣（灰指甲）、花斑癣、真菌性甲沟炎和念珠性外阴阴道炎的治疗，对外耳炎、细菌感染性皮肤病也有一定疗效。

◆ 常见商品名及用法

达克宁

每支20克。用于手足癣、体股癣等皮肤感染时，每日涂擦患处早晚各1次，症状消失后（通常需2～5周）应继续用药10日，以防复发。用于指（趾）甲感染时每日1次。

如果患者使用本品超过7日后，症状无改善，应该减少或者停止用药，并咨询医生意见。

◆ 适用情况

本品可用于皮肤真菌感染导致的手足癣、体股癣、手足甲癣（灰指甲）、花斑癣、真菌性甲沟炎和念珠性外阴阴道炎的治疗，对外耳炎、细菌感染性皮肤病也有一定疗效。

◆ 常见错误用法

引起癣病的原因有真菌和非真菌两大类，本品对于各种真菌所致的癣病都有效果，但是对于非真菌所致的癣病就没有用处了，因此在治疗癣病前，最好搞清楚所患癣病是什么原因造成的，以免药不对症。

使用本品来治疗念珠菌病时，应该避免密封包扎，这样做会促使致病菌生长。

在使用本品治疗手足癣、体股癣、手足甲癣（灰指甲）、花斑癣时，即使临床症状已经完全消失，皮肤看起来已经恢复了正常，也应继续使用本品1个星期，以防止癣病复发。

在使用本品的同时，患处皮肤不应使用其他油脂性药物和护肤品，同时也不要使用其他外用药物，以免药性冲突。

使用本品时，如果用药部位出现烧灼感，并且有红肿现象发生时，别以为这是用药后的正常现象，此时应该停药，并将局部皮肤清洗干净，情况特严重时，还应该就医处理。

使用本品来治疗外阴阴道炎等妇科疾病时，如果性伴侣也被感染，也应该一齐治疗。

◆ **药品使用注意**

（1）患者使用本品期间，可正常饮食，最好以清淡的食物为主，忌辛辣食物及烟酒。

（2）使用本品的皮肤部位不宜再使用其他抗感染、抗真菌的外用药物。

（3）如正在服用其他药物，请先咨询医生或药剂师。

◆ **特殊人群用药指南**

（1）孕妇、哺乳期妇女慎用本品，应先咨询医生或药剂师。

（2）两岁以下的婴幼儿慎用本品，儿童应在成人监管下用药。

（3）对本品过敏者禁用，过敏体质者慎用。

（4）本品用于治疗妇科病时，无性生活史的女性应该在医生指导下使用。

（5）性伴侣也被感染时，也应同样接受治疗。

◆ **药物安全性**

达克宁杀真菌，治疗脚气，可能这是本品给大家最深的印象，也是大家常用的一种非处方皮肤药。本品为外用广谱抗真菌用药，通过皮肤吸收的药量很少，安全性较高，患者按说明书或医嘱使用即可。少数患者使用后可能出现皮肤红肿、瘙痒、刺痛、起疹等不适反应，这时可减少用药量，情况严重的患者应停止用药，洗净用药部位，并咨询医生意见。使用本品要避开眼、口部位，如不慎接触，应立即以大量清水冲洗。

❤➕ 三、酮康唑洗剂

本品是一种化学制剂，其主要成分是酮康唑，它是一种广谱抗真菌药物，对发癣菌属、表皮癣菌属、小孢子菌属以及酵母菌的真菌具有强效的抗菌作用，能迅速缓解患者的脱屑和瘙痒症状。本品适用于治疗和预防由糠秕孢子菌感染引起的头屑过多、头癣、局部花斑癣和脂溢性皮炎。

◆ 常见商品名及用法

采乐

50毫升：每瓶2%。50毫升：每瓶1%。外用，花斑癣患者1日1次，连续使用5日；脂溢性皮炎、头皮糠疹患者1周使用1次或每2周使用1次，连续使用2~4周。使用时将本品涂在皮肤或头皮上，揉搓3~5分钟后用清水洗净即可。

使用本品2~4周后，症状无缓解时，应该停药就医。

◆ 适用情况

本品适用于治疗和预防由糠秕孢子菌感染引起的头屑过多、头癣、局部花斑癣和脂溢性皮炎。

◆ 常见错误用法

如果患者是属于病毒性感染如疱疹、水痘时，严禁使用本品。

本品能够治疗头皮屑过多，作为一种抗真菌的药，能深入皮肤角质层杀死真菌，从而起到去屑的效果。但是本品也会对发质有损害，使头发容易断裂。有些头屑旺盛的患者，为了达到去屑效果，把本品当作洗发剂使用，结果使发质受到极大损害，应当引以为鉴。

本品不能用于皮肤破溃处，有些患者经常性地用手抓挠，可能造成皮肤破溃，此时不能使用本品，必须要等到破溃的皮肤愈合后再使用。

有患者在使用本品时，感觉到用药部位有烧灼感，并出现红肿，但是认为是用药后的正常反应，其实是错误的，这是药物过敏反应，此时应该及时停药，并将局部药物洗净。如果反应不太严重的，可以改用1%比例的本品继续使用，如果反应严重的，应该及时求医处理。

◆ **药品使用注意**

（1）本品和食物基本不产生相互作用，患者使用本品期间，可正常饮食，最好以清淡的食物为主，忌辛辣食物，忌烟酒。

（2）使用本品的皮肤部位不宜再使用其他抗感染、抗真菌的外用药物。

（3）使用本品时，对局部长期使用皮质激素类药物的患者，最好在2～3周内逐渐停用皮质激素类药物，防止复发。

（4）如患者正在服用其他药物，请先咨询医生或药剂师。

◆ **特殊人群用药指南**

（1）孕妇、哺乳期妇女慎用本品，应在医生指导下使用。

（2）本品尚无儿童用药安全性的有效数据，两岁以下的婴幼儿禁用本品，儿童应在成人监管下使用。

（3）如果你的头发曾受过化学伤害或长期烫染发，使用本品有可能造成头发褪色，应慎用。

（4）如果你是天生卷发，使用本品有可能导致卷发消失。

（5）对本品过敏者禁用，过敏体质者慎用。

（6）本品不得用于皮肤破溃处。

◆ **药物安全性**

本品为外用广谱抗真菌药物，通过皮肤吸收的药量很少，因此安全性较高。副作用和不良反应较少，少数脂溢性皮炎和头皮屑过多的患者使用本品时可能出现脱发，少数患者使用后可能出现皮肤红肿、发痒、刺痛、烧灼感，这时可减少用药量，情况严重的患者应停止用药，洗净用药局部，并咨询医生意见。使用本品要避开眼、口部位，如不慎接触，应立即以大量清水冲洗，如不慎误服本品，不宜进行催吐和洗胃，只能进行支持疗法，以避免吸入。

♥➕ 四、盐酸特比萘芬乳膏

本品是一种外用杀真菌药和抗寄生虫制剂。主要成分为特比萘芬，常见剂型有乳膏剂、片剂、喷雾剂。特比萘芬，通过特异性地干扰真菌固醇的早期生物合成，选择性地抑制真菌的酶活性，从而起到抑菌、杀菌的效果。本品适合治疗由真菌感染引起的手足脱皮、瘙痒、脚臭、汗脚、甲癣、花斑癣等症状。

◆ **常见商品名及用法**

唯达宁

每支10克。涂擦在皮肤患处，并轻揉几分钟至药物吸收，1日使用1～2次，体癣、股癣连续使用1～2周，足癣2～4周，花斑癣2周。

患者如果使用本品超过7日，症状没有改善，请及时就医。

◆ **适用情况**

本品适合治疗真菌感染引起的手足脱皮、瘙痒、脚臭、汗脚、甲癣、花斑癣等症状。

◆ **常见错误用法**

本品适用于上述症状，但是如果患者是属于病毒性感染如疱疹、水痘、瘙痒等时，严禁使用本品。所以患者发生癣病时最好先去医院查明引发癣病的原因，再针对性地用药。

一般来说，如果患者发生皮肤破溃时，不能直接使用本品，须等患处皮肤伤口愈合后再使用。一般来说，用本品涂抹患处后，不要再另行包扎，而是要让患处呈自然状态，有利于更好地恢复。

使用本品时，如果是发生轻微的发红、发痒或者蜇刺感时，不要因此停药，但是如果过敏反应严重，如出现红肿、刺痛、烧灼感等情况，应该及时将局部药物清洗干净，必要时可以就医。

◆ 药品使用注意

（1）使用本品时宜清淡饮食，不宜食用辛辣、刺激的食物，不宜饮酒。

（2）使用本品后不宜再涂擦其他抗真菌感染类的药物。

（3）如患者正在服用其他药物，请先咨询医生或药剂师。

◆ 特殊人群用药指南

（1）本品对孕妇用药缺乏资料，孕妇及哺乳期妇女慎用，或遵医嘱。

（2）本品缺乏儿童用药的相关数据，儿童需在成人监管下使用。

（3）对本品过敏者禁用，过敏体质者慎用。

（4）皮肤破溃时，禁止使用本品。

◆ 药物安全性

本品在治疗手癣、足癣、体癣、股癣及花斑癣及皮肤念珠菌病等皮肤疾病上有明显的功效，作为一种非处方药，其安全性是比较高的。使用盐酸特比萘芬乳膏后，会偶见皮肤刺激如烧灼感，或过敏反应如皮疹、瘙痒等，很少情况会造成停用的后果，但是不良反应特别严重时，请及时就医。虽然本品经皮肤吸收后，无体内蓄积现象。不过，本品作为一种药，一定会有其毒理作用，所以并不建议大家长期使用本品。

♥ 五、水杨酸软膏

本品是一种常见皮肤科用药，主要成分为2-羟基苯甲酸，常见剂型有软膏剂、洗剂、贴膏剂和气雾剂。本品通过溶解细胞间黏结物而减少角质层细胞间黏附，或通过降低角质层的pH值而提高水合作用，从而软化角质；并且对革兰氏阳性菌、革兰氏阴性菌、致病性酵母菌具有抑制的作用。本品适合治疗真菌感染引起的手足脱皮、瘙痒、甲癣，以及银屑病、脂溢性皮炎、鸡眼、皮肤角化和痤疮。

◆ **常见商品名及用法**

黄浦水杨酸软膏

每支10克。外擦患处，1日1~2次，根据不同的症状可选用不同浓度的软膏。

患者如果使用本品超过7日，症状没有改善，请及时就医。

◆ **适用情况**

本品适合治疗真菌感染引起的手足脱皮、瘙痒、甲癣，以及银屑病、脂溢性皮炎、鸡眼、皮肤角化和痤疮。

◆ **常见错误用法**

在使用本品时，患者最应该明确的就是，不同的症状应该选用不同浓度的产品。

治疗手足癣、甲癣，适宜采用15%的浓度；治疗脂溢性皮炎和银屑病适宜用10%的浓度；治疗疣、鸡眼和角质过厚，适宜用10%~15%的浓度，用药前先将患病部位清洁并浸泡在热水中5分钟，组织变软后以刀片清除上层较厚的角质层，然后再涂药。邻近的皮肤最好涂上凡士林保护，每日1次，14日内不要超过5次用药。

高浓度的水杨酸软膏不宜大面积使用，浓度在25%以上的需在医生指导下使用。

使用水杨酸软膏时应该注意，生殖器、黏膜、眼睛和非病区皮肤最好不要沾到本品。如果皮肤发生炎症（如溃疡、化脓、红肿）感染时，不能使用本品。

本品不论浓度高低，都不宜大面积使用，特别是12岁以下的儿童和老人更是严禁大面积使用。

因本品容易与金属发生化学反应，所以严禁与金属器物相接触。

◆ **药品使用注意**

（1）使用本品时宜清淡饮食，不宜食用辛辣、刺激的食物，不宜饮酒。

（2）使用本品的同时，不适宜再用痤疮药膏、过氧化苯甲酰、雷琐辛或维A酸类药膏，以免加重皮肤刺激。

（3）本品与皮质类固醇合用可增加后者对皮肤的穿透力，从而增加疗效；与地蒽酚合用可增加后者的稳定性，防止地蒽酚氧化。

（4）如患者正在服用其他药物，请先咨询医生或药剂师。

◆ **特殊人群用药指南**

（1）孕妇及哺乳期妇女慎用本品，严禁大面积使用，或遵医嘱。

（2）儿童慎用，需在成人监管下使用，12岁以下儿童严禁大面积使用。

（3）老年患者慎用本品，严禁大面积使用。

（4）对本品过敏者禁用，过敏体质者慎用。

（5）炎症和感染的皮肤发生破损时，严禁使用。

◆ **药物安全性**

本品作为一种皮肤科常用非处方药，其安全性是比较高的。本品为外用抗真菌感染药，大部分药物会经皮肤吸收，因此患者在使用时不要长期、大面积地使用，并注意不良反应和副作用的出现，常见的不良反应可能有皮肤刺痛、烧灼、红肿，使用过量时有可能出现头晕、头痛、耳鸣、呼吸急速、神志模糊等中毒反应，这时应立即停药，洗净用药部位，并尽快送院治疗。

♥➕ 六、曲安奈德益康唑乳膏

本品是一种复合制剂，其主要成分是硝酸益康唑、曲安奈德，常见剂型为软膏制剂。本品中的硝酸益康唑能抑制皮肤癣菌、霉菌和酵母菌，对某些革兰氏阳性菌也有效；曲安奈德为糖皮质激素，具有抗炎、止痒及抗过敏作用。本品可治疗真菌感染引起的手足脱皮、瘙痒、甲癣、体股癣、花斑癣，也可治疗伴有真菌感染的皮炎、湿疹、尿布性皮炎、念珠性口角炎、甲沟炎以及其他真菌、细菌混合感染的皮肤病。

◆ **常见商品名及用法**

派瑞松

每支10克。局部外用，取适量涂于患处，1日2次，早晚各1次。

患者如果使用本品超过7日，症状没有改善，请及时就医。

◆ **适用情况**

本品可治疗由真菌感染引起的手足脱皮、瘙痒、甲癣、体股癣、花斑癣，也可治疗伴有真菌感染的皮炎、湿疹、尿布性皮炎、念珠性口角炎、甲沟炎以及其他真菌、细菌混合感染的皮肤病。

◆ **常见错误用法**

本品不适用于因为病毒感染造成的皮肤疾病，如疱疹、水痘等。

本品中的曲安奈德为中效氟化的皮质类固醇激素，容易让过敏性皮肤产生过敏反应，因此在使用本品时（特别是过敏性皮肤或者婴幼儿等娇嫩的皮肤用药时），最好先少量使用，一旦出现红疹等不良反应，应该马上停止用药。

本品中的曲安奈德是一种皮质类固醇激素，如果长期使用导致患者对激素产生依赖性。而很多皮炎、湿疹等真菌感染的皮肤病容易存在反复发作的情况，所以患者遇到这种情况时，不要每次都不假思索地使用本品，而应该去正规的医院就诊，合理用药。

使用本品后，皮肤会有色素沉着现象，长时间使用，还可能会出现皮肤萎缩、毛细血管扩张以及继发性感染。尤其是爱美的女性患者，有时对本品的了解不够，结果在面部皮肤盲目使用本品，结果发现皮肤越来越黑，造成很多遗憾。

使用本品，应该注意使用时间，一般来说，治疗皮炎、湿疹时，疗程为2～4周。治疗炎症性真菌性疾病应持续至炎症反应消退，疗程不超过4周。

◆ **药品使用注意**

（1）使用本品时宜清淡饮食，不宜食用辛辣、刺激的食物，不宜饮酒。

（2）使用本品的同时，不适宜再用其他抗真菌感染的药膏和激素类药膏。

（3）如患者正在服用其他药物，请先咨询医生或药剂师。

◆ **特殊人群用药指南**

（1）孕妇及哺乳期妇女禁用本品。

（2）儿童慎用，需在成人监管下使用，不宜在小儿面部使用。

（3）皮肤结核、梅毒、疱疹、水痘患者禁用本品。

（4）对本品过敏者禁用，过敏体质者慎用。

◆ **药物安全性**

本品作为一种皮肤科常用非处方药，很受广大家庭欢迎。本品的安全性是比较高的，使用后，局部遇见如皮肤烧灼感、瘙痒、针刺感等，此时应及时清洗干净药物，停药即可，但是长期使用本品，一是容易产生耐药性，二是容易出现色素沉着，毛细血管扩张，皮肤萎缩，以及继发感染等现象，所以患者不管使用本品的效果有多好，也要注意避免长期使用。

❤+ 七、复方聚维酮碘搽剂

本品是一种复方制剂，其主要成分是聚维酮碘、阿司匹林，常见剂型为溶液制剂。本品中的聚维酮碘可以分步释放出碘，使微生物蛋白质变性死亡，而阿司匹林可以抗菌、消炎、止痒。本品主要用于治疗足癣、体癣、头癣、花斑癣、手癣、甲癣等，也可以用于治疗细菌感染和蚊虫叮咬、止汗止痒、消除脚臭。

◆ 常见商品名及用法

亮甲

每瓶12毫升，每盒3瓶。外用。普通程度的癣，1日1次，情况严重的1日2次，一般疗程为5~14日。甲癣疗程一般为2个月以上。

◆ 适用情况

本品主要用于治疗足癣、体癣、头癣、花斑癣、手癣、甲癣等，也可以用于治疗细菌感染和蚊虫叮咬、止汗止痒、消除脚臭。

◆ 常见错误用法

如果患者的患处有伤口、溃疡创面等情况时，不能使用本品。

本品在使用前，一定要使患处保持干净，对于一般的皮肤癣，可以先用温水洗干净患处，去除分泌物、脓血等污物，再涂本品。而对于甲癣，则应先用热水软化患处，用工具修锉掉指甲上不光滑、不紧密的灰色或者白色、黄色的病变再涂抹本品，直至新指甲生长出来为止。

本品用来治疗时，不可以时断时续、随心所欲地使用，必须连续使用。有些患者不管是吃药还是用外用药，都喜欢在看到效果后，不按疗程继续合理用药，而是随时停药中断治疗，结果造成症状复发，不得不重新开始，使治疗效果不尽如人意。

有时候在使用本品过程中，出现了轻微的皮肤粗糙、肿胀、水泡或者脱皮现象，这时要先检查是否用药次数过多，用量过大，改回正确的用法用量继续使用即可。如果这些反应继续变得严重时，应该及时停药咨询医生意见。

◆ **药品使用注意**

（1）在使用本品时，注意不要将本品与硫代硫酸钠或者汞溴红（红药水）同时使用。

（2）如患者正在服用其他药物，请先咨询医生或药剂师。

◆ **特殊人群用药指南**

（1）对本品或者碘过敏者禁用本品，过敏型皮肤者慎用本品。

（2）孕妇和哺乳期妇女可以外搽本品。

（3）儿童须在成人监护下使用本品。

◆ **药物安全性**

作为一种治疗大部分癣病和甲癣（灰指甲）的非处方药，本品的效果相当不错，安全性也是比较高的。本品的常见不良反应为轻微的湿疹，它会在停药后自行消失。当出现皮炎、局部红肿、瘙痒等反应时，只需停药，并洗净患处已涂药物即可。如果这些不良反应特别严重时，应该及时就医。

⊕ 八、珊瑚癣净

本品的主要成分是鲜珊瑚姜、姜黄、冰片、水杨酸和醋酸等，常见剂型为液体制剂。本品能够杀菌止痒，主要用于治疗手足癣和甲癣。

◆ **常见商品名及用法**

速宁达珊瑚癣净

每瓶250毫升，外用。将本品250毫升，加等量温水稀释后，将患脚放入水中，浸泡30分钟即可，没有治愈的患者，可以20日后重复1次。

◆ 适用情况

用于治疗一般的手足癣和甲癣。

◆ 常见错误用法

本品可以用来治疗常见的手足癣和甲癣，但是如果长癣的部位有皮损的时候，应该慎用本品，应该等破损处愈合后再使用本品。

本品可以杀菌止痒，治疗真菌感染引起的脚癣，但是如果患者脚糜烂，并且不断有渗出的情况是不宜使用本品的。

有的患者认为用热水洗烫脚部，可以起到杀菌消炎的作用，其实，热水洗烫对于脚癣不仅没有作用，更不利于脚癣的治疗，一般用温水对患处进行清洗即可。

患者使用本品泡完脚之后，不能再用清水清洗脚部，用本品泡脚，最好选择临睡前，这样泡完脚便可以入睡，第二天早上再用水对脚部进行冲洗即可。

使用本品后，如果发现用药部位有红肿、热痛现象，色如涂丹，应该立即停用本品，用温水反复清洗患处，并及时去医院就诊。

◆ 药品使用注意

如患者正在服用其他药物，请先咨询医生或药剂师。

◆ 特殊人群用药指南

（1）对本品过敏者禁用，过敏体质者慎用。

（2）孕妇和哺乳期妇女应该慎用本品。

（3）儿童须在成人监护下使用本品。

◆ 药物安全性

本品是脚气类非处方药，对于治疗真菌型癣病，有着相当不错的效果，本品的副作用目前尚不明确。本品对皮肤有渗透作用，而且能溶解皮肤角质，有些患者使用本品后，出现了皮肤表皮脱落等现象，一般无须治疗，一周后即可恢复正常。但是有个别患者使用后，患处出现红肿、热痛等过敏反应，此时应该停药就医。本品含有冰片等成分，所以一般不能长时间使用，如按规定的用法用量使用后，症状没见改善时，应该及时就医。

第五节　适用于烫伤、冻伤及皮肤皲裂等

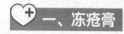 一、冻疮膏

本品是一种复方制剂，其主要成分是樟脑、硼酸、甘油、凡士林，常见剂型为软膏制剂。其成分中的樟脑能促进局部皮肤血液循环，防止皮肤组织缺血坏死，止痛、止痒，帮助减轻冻疮的痛、痒感。硼酸能抗菌消炎，预防感染；甘油、凡士林具有滋润皮肤的作用。本品可治疗因冻伤引起的皮肤冻疮、局部肿胀、瘀血的症状，也能起到预防皲裂的作用。

◆ 常见商品名及用法

琦宁冻疮膏

每瓶20克。使用前，先以温水洗净疮面，然后以本品适量涂于患处，轻揉按摩，每日数次。

患者如果使用本品超过7日，症状没有改善，请及时就医。

◆ 适用情况

本品可治疗冻伤引起的皮肤冻疮、局部肿胀、瘀血的症状，并能预防皲裂。

◆ 常见错误用法

本品是一种皮肤刺激药，可治疗冻伤引起的皮肤冻疮、局部肿

胀、瘀血等症状。但是如果患处皮肤已经出现溃疡、破裂、化脓等情况时，是不宜使用本品的。

有患者使用本品后，会出现皮肤发红、瘙痒、疼痛等不良反应，当这种不良反应较为轻微时，可以不作处理，但是如果出现红肿、刺痛、瘙痒难当、溃疡等严重的不良反应时，一定要及时将局部用药清洗干净，并咨询医生处理办法。

◆ **药品使用注意**

（1）在使用本品时可正常饮食。

（2）在使用本品的同时，不适宜再用其他皮肤外用药物。

（3）如患者正在服用其他药物，请先咨询医生或药剂师。

◆ **特殊人群用药指南**

（1）孕妇慎用本品，应先咨询医生。

（2）儿童需在成人监管下使用，老人和儿童避免大面积使用。

（3）疮面破溃的患者不适宜使用本品。

（4）对本品过敏者禁用，过敏体质者慎用。

◆ **药物安全性**

本品为治疗冻疮、冻伤的常用药，对于广大冷天经常生冻疮的朋友来说，是必不可少的良药，本品经皮肤吸收的药量很少，安全性较高，少数患者在使用本品后可能出现皮肤刺激或烧灼感，偶见过敏反应，出现这些不良反应后，应采取减少药量或停药的措施，并咨询医生。患者在使用时要避免接触眼睛、口和鼻部位。

♥ 二、京万红软膏

本品是一种复方制剂，主要成分为白蔹、半边莲、冰片、苍术、地榆、地黄、罂粟、当归、桃仁、黄连、木鳖子、血余炭等中药，常见剂型为膏药制剂。本品中所含的多种中药成分能消肿活血、解毒止痛、去腐生肌，帮助缓解烫伤后的皮肤痛感，加速伤口愈合，预防瘢痕形成，防止创面溃烂。本品可治疗轻度的水、火烫伤，也可以用来治疗疮疡肿痛和创面溃烂。

◆ **常见商品名及用法**

达仁堂京万红软膏

每支20克。用生理盐水清理患处后，直接涂敷本品也可以将本品涂于消毒纱布上，敷盖患处，再用消毒纱布包扎，每日换药1次。

轻度烫伤者，用药1日后，症状无改善，或者创面有脓苔时应该去医院就诊。

◆ **适用情况**

本品可治疗轻度的水、火烫伤，也可以用来治疗疮疡肿痛和创面溃烂。

◆ **常见错误用法**

本品可以在发生轻度的水、火烫伤后使用，防止创面溃烂和肿痛发炎，但是记住只能在轻度的水、火烫伤时使用。一般来说，轻度烫伤只伤及皮肤表层，局部轻度红肿，无水泡，疼痛明显（Ⅰ度烫伤），也可以是真皮损伤，局部出现红肿疼痛，出现大小不一的水泡情况（浅Ⅱ度烫伤）。出现严重烫伤时，不宜使用本品，应该用清洁的被单或者衣服包扎后，不涂任何药物，送医院处理。

在使用本品时，应该观察患者的全身情况，如果患者出现高烧、全身发抖等情况时，应该及时就医。

轻度烧烫伤者，在使用本品一天后，症状无改善，或者患处出现情况恶化，如红肿、溃烂、流脓时，应该去医院就诊。

使用本品治疗烫伤后，应该注意创面的清洁干净，如果条件允许，最好只是涂抹本品，不进行包扎，让皮肤自然呼吸。

◆ **药品使用注意**

（1）在使用本品时可正常饮食，但最好以清淡饮食为宜，不宜食用辛辣刺激的食物，不宜饮酒。

（2）在使用本品的同时，不适宜再用其他皮肤外用药物。

（3）如患者正在服用其他药物，请先咨询医生或药剂师。

◆ 特殊人群用药指南

（1）本品含有活血祛瘀的中药成分，孕妇及月经期妇女应慎用或在医生指导下使用。

（2）婴幼儿及儿童慎用，需在成人监管下使用，不宜大面积使用。

（3）对本品过敏者禁用，过敏体质者请慎用。

◆ 药物安全性

本品为烧伤、烫伤常用药，安全性高，不良反应少。少数患者在用药后可能出现刺痛、红肿、瘙痒、溃疡等不良反应，这时患者应考虑减少用药或停药，并咨询医生。患者还要注意本品不适宜大面积使用，如烫伤的面积较大，应尽快就医。值得注意的是，京万红软膏有几种不同的类型和功效，患者在使用时，应该注意区分，别混淆了。

♥ 三、甲紫溶液

本品的主要成分为氯化四甲基副玫瑰苯胺、氯化五甲基副玫瑰苯胺与氯化六甲基副玫瑰苯胺、乙醇，一般为溶液制剂。本品属三苯甲烷类染料消毒剂，对革兰氏阳性菌、绿脓杆菌、白念珠菌、表皮癣菌有杀灭作用，同时能与坏死组织凝结成保护膜，起到止血、加快伤口愈合的作用。一般用来治疗皮肤和黏膜组织化脓性感染、烫伤、烧伤，也可以用来治疗白念珠菌感染引起的口腔炎。

◆ 常见商品名及用法

忠宁甲紫溶液

20毫升：每瓶1%。外用，1日2～3次。

使用本品5日后，症状无改善，或者创面有脓苔时应该去医院就诊。

◆ **适用情况**

一般用来治疗皮肤和黏膜组织化脓性感染、烫伤、烧伤，也可以用来治疗白念珠菌感染引起的口腔炎。

◆ **常见错误用法**

首先在使用本品治疗黏膜感染时，应该用1%的水溶液外涂，1日2~3次；治疗烧伤、烫伤时，用0.1%~1%的水溶液外涂。

本品对于革兰氏阳性菌有选择性的灭活作用，但是对于革兰氏阴性菌不敏感，因此对于深部感染不适用。

如果患处的皮肤已经破溃、化脓时，不宜使用本品，因为本品对浅表、新鲜的皮肤外伤有促进伤口愈合和杀菌的作用，但是对于已经化脓的伤口表面与坏死组织之间容易形成保护膜，从而掩盖病情，加重感染。

同时，本品可能在体表留下紫色瘢痕，因此特别注意在面部或者是其他影响外表的地方，尽量避免使用，以免留下遗憾。

◆ **药品使用注意**

（1）在使用本品时可正常饮食，但最好以清淡饮食为宜，不宜食用辛辣刺激的食物，不宜饮酒。

（2）在使用本品的同时，不适宜再用其他皮肤外用药物。

（3）如患者正在服用其他药物，请先咨询医生或药剂师。

◆ **特殊人群用药指南**

（1）孕妇和哺乳期妇女慎用本品，哺乳期妇女应避免乳房局部用药。

（2）婴幼儿及儿童慎用，需在成人监管下使用。

（3）对本品过敏者禁用，过敏体质者请慎用。

（4）本品不宜大面积使用，也不适合在面部使用。

◆ 药物安全性

本品俗称紫药水，是用化学药品龙胆紫配制成的稀释溶液，相信很多人对它都比较熟悉，本品为外伤感染、烧伤、烫伤常用药，安全性高，不良反应少。破损皮肤局部用药时可能有轻微刺痛感，少数患者用药后可能出现局部明显、持续的疼痛，这时应立即停药并咨询医生。患者还要注意本品不宜在脸部和颈部使用，大面积皮损皮肤不宜使用，使用本品的时间不宜太长。同时使用本品也还是有很多要注意的地方，例如最近英国药理学家通过小白鼠实验证明紫药水可能诱发小白鼠致癌，因此不能滥用。在使用时，我们应该注意避开一些比较娇嫩的皮肤和黏膜如口腔、尿道等处。

♥ 四、尿素乳膏

本品的主要成分是尿素，化学名为碳酰二胺，常见剂型为软膏剂。它能溶解角蛋白，增加蛋白质的水合作用，使角质软化和溶解。一般用来治疗皮肤、手足皲裂、皮肤角化症和干皮症、鱼鳞病等。

◆ 常见商品名及用法

顺峰尿素乳膏

每支10克。外用，使用前，先将患处皮肤洗干净、擦干，再涂抹适量本品，再加以适当地搓擦，1日1～3次。

◆ 适用情况

一般用来治疗皮肤、手足皲裂、皮肤角化症和干皮症、鱼鳞病等。

◆ 常见错误用法

尿素软膏具有去角质的作用，如果本品用量过多或者长期使用，容易使局部的皮肤皮质变薄。有些女性朋友用它来去除老化的角质层，可以收到不错的效果，但是要注意使用本品应适量适时，合理运用。皮肤的角质层变薄后，皮肤变得更加敏感，抵抗外界伤害的能力变弱，长期下来，对皮肤有损无益。

同时，有的患者长期使用本品后，可能出现类似皮质功能亢进症，表现出多毛、痤疮、满月脸、伤口愈合不良、精神抑郁、高血压等不良反应，儿童长期使用，则有可能出现抑制生长发育的现象。因此本品一定要注意合理使用，如果需要长期使用，可以采取用5日，停2日，直至症状消失即缓慢停药处理。

使用本品，有的患者会出现有烧灼感、瘙痒、红肿等过敏反应，此时应该即时停药，并将局部药物清洗干净。同时本品是一种激素类药物，在使用时，如果症状消失，就要注意减量用药，直至停药。

◆ 药品使用注意

（1）在使用本品时可正常饮食，用于治疗皲裂时适宜多吃油脂丰富的食物。

（2）在使用本品的同时，不适宜再用其他皮肤外用药物。

（3）如患者正在服用其他药物，请先咨询医生或药剂师。

◆ 特殊人群用药指南

（1）孕妇应慎用本品，并且不宜大面积地使用。

（2）婴幼儿及儿童慎用，需在成人监管下使用。

（3）对本品过敏者禁用，过敏体质者请慎用。

◆ 药物安全性

本品为治疗皮肤皲裂、皮肤角化症的外用药，安全性高，不良反应少，少数患者在使用后可能出现灼烧感、红肿、瘙痒等不适反应，应减少用药或停止用药，情况严重者应尽快就医。另外要注意的是请避开眼周、唇周等部位使用。本品实质上是一种激素类药物，因此要注意避免长期使用。在使用时，为避免症状反复，要注意减量停药。

五、蛇油膏

本品的主要成分是精制蛇油，常见剂型为乳膏制剂。它含有不饱和脂肪酸、亚麻酸、亚油酸，有良好的渗透性。具有调节内分泌失调、润肠通便、养颜美容、防止皮肤衰老、防止血管硬化、消肿、抑制细菌生长、促进血液循环的功效。主要用于治疗烧烫伤、冻疮、皮肤皲裂、皮肤粗糙等症状，也可以用于治疗脚气等皮肤疾病。

◆ **常见商品名及用法**

隆力奇蛇油膏

每支40克，外用。使用前，先将患处皮肤洗干净、擦干，再涂抹适量本品，再加以适当搓擦，1日1～3次。

◆ **适用情况**

主要用于治疗烧烫伤、冻疮、皮肤皲裂、皮肤粗糙等症状，也可以用于治疗脚气等皮肤疾病。

◆ **常见错误用法**

蛇油膏含有不饱和脂肪酸、亚麻酸、亚油酸，有良好的渗透性，很适合平时皮肤干燥的朋友在干燥的季节用来锁水护肤，但是油性皮肤的朋友，就不适合使用本品了。

蛇油产品有很多，其功效也是各不相同的，有的以护肤为主要目的，可以用来治疗皮肤粗糙和皮肤皲裂，有的具有药用功效，可以用来治疗烧烫伤和冻疮、脚气等，在使用时，一定要看清楚其功效和主攻方向，免得药不对症。

民间有很多蛇油偏方，但对这些偏方需要辨症使用。在使用前，最好征询医生的意见，做到科学合理用药，不要凭经验办事。

在使用蛇油膏治疗烧、烫伤时，如果皮肤出破溃、化脓等现象时，应停止使用本品，同时也不宜再使用其他抗感染的外用药。

◆ **药品使用注意**

（1）在使用本品时可正常饮食，用于治疗皲裂时适宜多吃油脂丰富的食物。

（2）在使用本品的同时，不适宜再用其他皮肤外用药物。

（3）如患者正在服用其他药物，请先咨询医生或药剂师。

◆ **特殊人群用药指南**

（1）孕妇应慎用本品，并且不宜大面积地使用。

（2）婴幼儿及儿童慎用，需在成人监管下使用。

（3）对蛇药过敏者禁用，过敏体质者请慎用。

◆ **药物安全性**

蛇油的运用在我国有相当长的历史。《本草纲目》中就有它的功效描述，民间也常用其来治疗冻疮、皲裂、湿疹和水火烫伤。蛇油膏作为一种皮肤科的非处方药，其功效较好，安全性也比较高。在使用蛇油膏时，可能有些患者会出现瘙痒、红肿、皮疹、刺痛等过敏反应，此时应该及时停药，过敏反应严重时，应该及时求医。另外，市场上各种蛇油制品品种繁多，功效不一，大家在选择时应该注意辨别。

♥ 六、除疤膏

本品的主要成分是桃仁、冰片、樟脑、石碱和鸦胆子，常见剂型为软膏制剂。本品能软坚散结、活血除疤。一般用于因为烧伤、烫伤、疮疖、创伤等所造成的增生性瘢痕的辅助治疗。

◆ **常见商品名及用法**

密丽除疤膏

每支50克。外用，取适量涂敷患处，1日1～2次。

◆ 适用情况

一般用于因为烧伤、烫伤、疮疖、创伤等所造成的增生性瘢痕的辅助治疗。

◆ 常见错误用法

本品能够用于因为烧伤、烫伤、疮疖、创伤等所造成的增生性瘢痕的辅助治疗。但是不可以用于硬损性瘢痕和感染性瘢痕的治疗（如天花后形成的瘢痕或者是其他凹陷瘢痕）。如果瘢痕已经形成，本品只能起到淡化瘢痕的作用，如果有些瘢痕影响美观，还是需要去医院进行相关的手术、手法的治疗，只使用本品，起不到理想的作用。

如果发现皮肤有破溃、发炎、红肿，甚至是流脓流血时，一定不能使用本品，应该等到伤口完全愈合后的2~3个月内，小剂量使用本品，来淡化瘢痕。

本品在使用时，有的患者会出现红肿或者是丘疹等刺激性反应，可以先停用本品几天或者减小本品的用量，进行观察，如果这些刺激反应比较轻微，没有朝严重情况发展，则可以继续使用本品。

◆ 药品使用注意

如患者在使用本品时，正在服用其他药物，请先咨询医生或药剂师。

◆ 特殊人群用药指南

（1）两岁以下婴幼儿禁用本品。

（2）哺乳期妇女、儿童、年老体弱者应该在医生指导下使用本品。

（3）对本品过敏者禁用，过敏体质者慎用。

◆ 药物安全性

本品是一种皮肤科非处方药。本品的安全性比较高，副作用很少，偶有患者出现刺激性反应或者是皮疹，一般在停药或者减药后，自动消失。本品中含有冰片等成分，因此本品不宜长时间、大面积地使用，以免给身体带来不利影响。

❤➕ 七、烧烫伤膏

本品的主要成分是獾油、地榆、大黄和冰片，常见剂型为黄色的油剂，本品能够清热解毒、消肿止痛，一般用于治疗轻度的水、火烫伤。

◆ **常见商品名及用法**

强烈烧烫伤膏

每支40克，外用。使用前，取适量本品涂敷患处。

◆ **适用情况**

一般用于治疗轻度的水、火烫伤。

◆ **常见错误用法**

本品只适用于治疗轻度的水、火烫伤，如果受伤面积过多，情况严重时，应及时去医院就诊。

患者烧伤时，用药前应该注意先将创面清洁干净，如果在天热的环境下，涂敷本品后，最好不要包扎创口，有利于创口的愈合。

使用本品时，不只要观察伤口的变化，也应观察患者本身的情况，如果患者发生恶寒发热、呕吐等情况时，一定要及时就医。

有的患者使用本品后，如果出现了皮疹等过敏情况，不要以为是用药的正常反应，此时应该及时停药。而对于轻微的烧烫伤患者，一般在使用本品两天左右就可以收到不错的效果，如果使用两天后，症状没有得到改善，甚至发生局部化脓等情况时，也应该及时停药就医。

◆ **药品使用注意**

（1）忌食辛辣刺激性食物。

（2）使用本品的同时，最好不要同时使用其他外用产品。

◆ 特殊人群用药指南

（1）孕妇慎用本品。

（2）对本品过敏者禁用，过敏体质者慎用。

（3）儿童应在监护人监护下使用本品。

◆ 药物安全性

本品是一种处理轻度水、火烫伤的非处方药，其安全性是比较高的，副作用很少。有的患者使用本品后，会出现皮疹等不良反应，此时应该及时停用本品，改换其他的药物。本品不宜大面积、长时间使用。

第四章 眼病、鼻炎、耳病用药

1. 简要说明

本章选取的眼科用药，主要针对结膜炎、沙眼、睑腺炎、角膜炎等常见眼疾；耳部用药，主要针对外耳道炎、中耳炎、鼓膜炎等常见的耳道炎症；鼻部用药，主要针对过敏性鼻炎、急（慢）性鼻炎、鼻息肉等常见鼻疾；咽喉部用药，主要针对（急）慢性咽炎、扁桃体炎、口腔黏膜感染用药。其他眼部、耳部、鼻部、咽喉部的器质性病变，患者务必咨询医生意见，科学合理用药。

2. 眼药水要这样选

人眼的构造十分精密，很容易就会被外来的病毒和细菌侵袭。一旦眼睛被感染了，就会导致结膜炎、沙眼、睑腺炎、角膜炎等多种疾病。对此，市面上主要的抗生素药物基本都能应付，但也有细微的不同。

红霉素眼膏、氯霉素眼膏、硫酸庆大霉素滴眼液、杆菌肽眼膏属于抗菌类药物。

盐酸金霉素眼膏则属于广谱抗生素，刺激性比红霉素眼膏等强。

醋酸氢化可的松眼膏则属于一种糖皮质激素药物，具有抗炎、抗过敏作用，用于过敏性结膜炎。

酞丁安滴眼液是一种抗病毒药物，对沙眼衣原体的疗效特别好，用于各型沙眼。

维氨啉滴眼液（新乐敦眼药水）、氯化钠滴眼液、润舒滴眼液等则主要用来调节眼功能，缓解眼疲劳，与其他眼药有所区别。

3. 如何区分鼻炎和感冒

人被感冒病毒侵袭了，就会感冒。流鼻涕是感冒的一个主要症状。除此之外，感冒还会伴有喉咙痛、咳嗽等症状，严重的还会发烧、头痛、全身酸痛甚至恶心、腹泻等。鼻炎和感冒比较相似的一点是，两者都会出现流鼻涕的症状，但两者的发病机理是不同的。鼻炎还会伴有阵发性打喷嚏、流鼻涕、鼻痒、鼻塞，还伴有眼睛发痒等眼部过敏现象。这些症状是一般患者区分鼻炎和感冒的主要依据。

4. 耳病用药比较复杂

细菌和病毒入侵耳朵，就可能会造成耳朵的炎症。因此，耳病的用药也是以抗生素和激素为主。耳朵出现了毛病，患者最好不要自行买药处理。因为耳病用药技巧比较复杂，医生指导后施用是最安全的。

5. 咽喉炎的治疗要注意什么

急性咽炎和扁桃体炎的病原菌主要为溶血性链球菌，其治疗应针对溶血性链球菌选用抗菌药物，首选青霉素或第一代、第二代头孢菌素，如头孢氨苄、头孢呋辛等。青霉素过敏患者可口服阿奇霉素，疗程10日。慢性咽炎和扁桃体炎可辅助使用中成药，本章所选取的药物基本属于此类非处方药。

第一节　适用于眼部感染、近视、视物模糊

♥ 一、红霉素眼膏

本品的主要成分是红霉素、石蜡和黄凡士林，常见剂型为软膏制剂。它是一种大环内酯类抗生素中，能够抑制细菌蛋白质合成，对革兰氏阳性细菌和沙眼衣原体有抗菌作用。本品一般用于沙眼、结膜炎、角膜炎等的治疗。

◆ 常见商品名及用法

白云山红霉素眼膏

每支2.5克。外用，涂于眼睑，1日2～3次，最后一次在睡前使用效果更好。

◆ 适用情况

本品一般用于沙眼、结膜炎、角膜炎的治疗，也可以用于预防新生儿淋球菌和沙眼衣原体眼部感染，还可以用于外阴感染的治疗。

◆ 常见错误用法

红霉素有很多种产品，很多患者容易将本品和红霉素软膏混淆。本品是眼科用药，而有些红霉素软膏则是皮肤科类用药，两者的功效是不同的，而且后者是应该避免接触眼睛和其他黏膜部位的。使用的时候，一定要看清楚，不可以误用。

使用本品时，一定要先将双手清洗干净，以免手上带着的细菌等有害物进入眼内，造成感染。同时一天不宜使用本品超过3次。

使用本品时，如果用药部位有烧灼感、瘙痒、红肿等情况，不要以为是用药后的正常反应，此时应该停药，并洗净局部药物，必

要时，应该即时就医。

◆ **药品使用注意**

如与其他药物同时使用可能会发生药物相互作用，详情请咨询医生或药剂师。

◆ **特殊人群用药指南**

（1）孕妇及哺乳期妇女应在医生指导下使用。

（2）儿童必须在成人监护下使用。

（3）对本品过敏者禁用，过敏体质者慎用。

◆ **药物安全性**

本品是眼科类非处方用药，其安全性是比较高的，对于治疗结膜炎、角膜炎等常见眼科疾病有着相当不错的效果，其副作用很少，涂抹本品后，可出现眼部刺激、发红及其他过敏反应；偶见眼睛疼痛、视力改变。如果不适症状持续可先停药，再寻求医生指导。值得一提的是，本品除了可用于眼部的感染治疗外，还可用于对外阴感染的治疗，而且比外阴真菌感染后吃泼尼松或打针的副作用要小得多。所以在不是重度感染的情况下可以考虑用本品来治疗外阴感染。

二、白敬宇眼药

本品是一种退翳明目中成药。主要成分是石决明（煅）、熊胆、珍珠（豆腐炙）、海螵蛸、炉甘石（煅黄连水飞）、硇砂（炙）、麝香、冰片，常见剂型为膏剂。方中熊胆苦寒，具有清肝明目之功，点眼能去翳开盲，为君药。麝香辛香透窍，散翳通络，治目中障翳，痈疽肿毒，为臣药。海螵蛸、炉甘石均具有去翳退赤、收湿敛疮之功，可治目赤翳障、睑缘湿疮等；石决明、珍珠具有镇心安神、养阴熄风、明目退翳、解毒生肌之功；硇砂有破瘀散结、驱胬肉恶疮之效。上药共同加强君药之功，为佐药。冰片通透内达，散目中郁火，引药达里，为使药。诸药合用，共达清热消肿、止痛止痒之功。用于暴发火眼、眼边刺痒、溃烂肿痛、角膜赤红等眼疾。

◆ 常见商品名及用法

同仁堂白敬宇眼药

每支1.2克。外用，取少许，点于眼角内，1日3次。

用药3日后症状无改善者，应及时停药就医。

◆ 适用情况

用于暴发火眼、眼边刺痒、溃烂肿痛、胬肉攀睛、云翳多蒙、视物昏花、迎风流泪等病。

◆ 常见错误用法

一般来说，使用本品的时候，不宜再使用其他眼科外用药，即便需要与其他眼科外用药联合使用，也应该错开1小时再使用其他眼科外用药。

使用本品后，有的患者会出现眼痒、眼睑皮肤潮红，甚至有的会出现结膜水肿等不良反应，千万别以为这是用药后的正常反应或者是眼病的正常发展，此时应该即时停药并洗干净局部用药，如果这些不良反应持续，甚至越来越严重，应该寻求医生的帮助。

◆ 药品使用注意

（1）忌烟、酒和辛辣等刺激性食物，忌鱼、虾等腥物。

（2）如与其他眼药联合使用，应间隔1小时后滴用。

（3）如与其他药物同时使用可能会发生药物相互作用，详情请咨询医生或药剂师。

◆ 特殊人群用药指南

（1）对本品过敏者禁用，过敏体质者慎用。

（2）孕妇禁用。

（3）小儿应在医生指导下应用。

（4）运动员慎用。

◆ **药物安全性**

本品源于明朝永乐年间，曾在1915年获得巴拿马博览会金奖。本品是眼科类非处方用药，其副作用目前尚不明确，使用本品时，如果出现眼痒、眼睑皮肤潮红或者是结膜水肿等不良反应，应该停药，必要时寻求医生帮助。

❤️➕ 三、马应龙八宝眼膏

本品为中成药复合制剂。主要成分为人工牛黄、人工麝香、煅炉甘石、珍珠、琥珀、硼砂、硇砂、冰片、凡士林、羊毛脂、液状石蜡，常见剂型为软膏剂。本品成分中牛黄苦甘凉，有清肝解毒、化瘀开窍之功，对肝火上扰目窍所致眼疾皆属所宜，为君药；麝香辛香透达，能开窍辟秽、解毒散瘀，以退目翳，为臣药；炉甘石、珍珠、琥珀、硼砂收湿敛疮，退赤去翳，硇砂消积软坚，破瘀散结，去恶疮目翳，两药共为佐药；冰片通诸窍，散郁火，去翳明目，为使药。诸药合用，共奏清热退赤、止痒去翳之功。一般用于眼睛红肿痛痒、流泪，沙眼，眼睑红烂。

◆ **常见商品名及用法**

马应龙药业马应龙八宝眼膏

每支2克。外用，取少许，点入眼睑内，1日2～3次。

用药3日后症状无改善者，应及时停药就医。

◆ **适用情况**

如果患者出现眼睛红肿、痛痒难当，有不自觉流泪、沙眼、眼睑红溃烂等情况，可以使用本品。

◆ **常见错误用法**

一般来说，使用本品的时候，不宜再使用其他眼科外用药，即便需要与其他眼科外用药联合使用，也应该错开1小时再使用。有些患者在眼睛不舒服时，将家里能找到的眼药兼用，以为这样效果会更好，其实是对药物相互作用的后果完全缺乏了解，这样是非常不安全的。

首次使用本品时，应该先小剂量试用，感觉无明显沙涩磨痛后，才可以正常使用。同时每次正常使用的时候，剂量不宜过多，以免刺激到眼部，引起不良反应。

本品能够退赤、去翳，消除眼部感染后出现的急性炎症，缓解白内障症状，但是并不意味着凡是眼睛红肿、干涩就可以使用本品。本品针对的是感染后出现的红肿、干涩症状；没有感染，使用本品，属于药不对症，自然也就没有效果了。

◆ **药品使用注意**

（1）忌烟、酒和辛辣等刺激性食物，忌鱼、虾等腥物。

（2）如与其他眼药联合使用，应间隔1小时后滴用。

（3）如与其他药物同时使用可能会发生药物相互作用，详情请咨询医生或药剂师。

◆ **特殊人群用药指南**

（1）对本品过敏者禁用，过敏体质者慎用。

（2）孕妇禁用。

（3）小儿应在医生指导下应用。

（4）运动员慎用

◆ **药物安全性**

本品是眼科外用非处方药，用于治疗眼睛因为感染引起的赤红、肿胀。其副作用目前尚不明确。但要注意不可用药太多，否则会有干涩刺痛等不适。

➕ 四、盐酸金霉素眼膏

本品的主要成分是盐酸金霉素，常见剂型为黄色的乳膏制剂。本品是一种四环素类抗生素，对许多种革兰氏阳性菌如金黄色葡萄球菌、化脓性链球菌和敏感革兰氏阴性菌如流感嗜血杆菌有灭杀和抵抗作用。本品一般用于细菌性结膜炎、麦粒肿及细菌性眼睑炎。

◆ 常见商品名及用法

白云山盐酸金霉素眼膏

每支2.5克。取少量涂入眼睑内，1日1～2次。

本品不宜长期连续使用，对于一般性的结膜炎、麦粒肿等，使用5日症状未缓解，应该停药就医。但是通常来说，急性或者慢性沙眼的治疗时间为1～2个月，甚至更长。

◆ 适用情况

本品一般用于细菌性结膜炎、麦粒肿及细菌性眼睑炎，也可以用于治疗沙眼。

◆ 常见错误用法

本品一般用于上述症状，有一定的抗菌消炎能力。有的患者会用本品来治疗疖肿、干裂、烂口角等，可以起到加速伤口愈合的效果，但是有患者用其来治疗青春痘，则是比较危险的，没有明确的临床实验表明本品有治疗青春痘的作用。而且有个别患者使用本品治疗青春痘，整个面部发生过敏反应，变得又红又痒。最保险的用法是，只将本品用于眼部。

有的患者在使用本品前，不注意清洁双手，结果造成眼部异物感染。所以在使用本品前，应清洁双手，管口不要接触手和眼睛，防止损伤和污染。

◆ 药品使用注意

（1）忌烟、酒和辛辣等刺激性食物，忌鱼、虾等腥物。

（2）如与其他眼药联合使用，应间隔1小时后滴用。

（3）如与其他药物同时使用可能会发生药物相互作用，详情请咨询医生或药剂师。

◆ **特殊人群用药指南**

（1）对本品过敏者禁用，过敏体质者慎用。

（2）孕妇和哺乳期妇女是否能使用本品，还不明确，不过出于二者体质的特殊性，最好在医生指导下使用本品。

（3）儿童需在成人帮助下使用本品。

（4）有四环素类药物过敏史者禁用本品。

◆ **药物安全性**

本品是眼科外用非处方药，对于细菌感染引起的各种结膜炎和沙眼有着相当不错的效果。本品的安全性比较高，副作用比较少。有的患者使用本品后，会产生轻微的刺激感，可以不加理会；有的患者出现充血、眼痒、水肿等过敏性反应，就应该及时停药，并用清水清洗已涂药物，必要时就医处理。

♥ 五、珍珠明目滴眼液

本品为视觉疲劳类眼科非处方用药。其主要成分是珍珠液和冰片，常见剂型为溶液制剂。本品中珍珠液为珍珠层粉经现代工艺加工水解而成，含多种氨基酸，便于滴眼后吸收，更易发挥珍珠养阴熄风、退翳明目功能。冰片性凉味苦，气清香透达，可入诸窍、解郁火、消肿止痛。二药合用，共奏清肝明目止痛之功。本品一般用于肝虚火旺引起视力疲劳症和慢性结膜炎。

◆ **常见商品名及用法**

天龙珍珠明目滴眼液

每支10毫升。外用，滴入眼睑内，1次1～2滴，1日3～5次。

使用本品7日症状无缓解者，请停药就医。

◆ 适用情况

本品一般用于肝虚火旺引起视力疲劳症和慢性结膜炎。

◆ 常见错误用法

使用本品时，感觉无明显沙涩磨痛，且不会频频流泪，才可以正常使用。同时每次正常使用的时候，剂量不宜过多，每次滴1~2滴足够，多滴了或者太过频繁地点用会对眼球表面造成伤害。戴隐形眼镜时也应避免使用药水。

如果使用本品后，出现眼部发痒、眼睑皮肤潮红、眼结膜水肿等不良反应，应该即时停药，不要以为是正常反应或者是眼病发展的正常表现。如果不良反应持续，甚至恶化，一定要去医院就诊。

本品主要用来缓解眼部疲劳和治疗慢性结膜炎，因此对于眼部感染或者是具体的眼部疾病如急性结膜炎、白内障、青光眼等并没有太好的效果，只能起到使眼部感觉舒服、不那么干涩的作用，所以如果眼部问题比较严重，一定要即时就医。

◆ 药品使用注意

（1）用药期间忌食辛辣、油腻食物，戒烟、酒，以免助火敛邪。

（2）如正在使用其他药品，使用本品前请咨询医生或药剂师。

◆ 特殊人群用药指南

（1）对本品过敏者禁用，过敏体质者慎用。

（2）儿童必须在成人的监护下使用。

◆ 药物安全性

本品算是大家经常用到的一种保护眼睛的非处方外用药，使用方便，能够快速缓解眼部干涩、疲劳的症状，一般来说是比较安全的，但是不宜长期连续使用。药物滴入后，如果感觉有沙涩磨痛、频频流泪、眼痒，眼睑皮肤潮红，结膜水肿的症状，请立即停药观察，如果症状不缓解，请及时到医院就诊。使用药水若有任何异常应向专业医生咨询，确定是否为正常反应。保护视力，光靠使用本品是不够的，还要靠我们从日常用眼入手，做到科学用眼，让眼睛合理休息，才是根本之道。

六、氧氟沙星滴眼液

本品的主要成分是氧氟沙星，常见剂型为溶液制剂。氧氟沙星能通过抑制细菌原核细胞DNA旋转酶和DNA复制来灭杀大部分革兰氏阳性菌和阴性菌，对其他很多种细菌也有抵抗作用。本品主要用于细菌性结膜炎、角膜炎、角膜溃疡、术后感染等外眼感染。

◆ 常见商品名及用法

东康氧氟沙星滴眼液

每支5毫升。外用，滴入眼睑内，1次1~2滴，1日3次。

使用本品7日症状无缓解者，请停药就医。

◆ 适用情况

本品主要用于细菌性结膜炎、角膜炎、角膜溃疡、泪囊炎、术后感染等外眼感染。

◆ 常见错误用法

使用本品时剂量不宜过多，每次滴1~2滴足够，多滴了或者太过频繁地点用会对眼球表面造成伤害。戴隐形眼镜时也应避免使用眼药水。

使用本品时，如果只是出现一过性辛辣如同被蜇样的刺激症状，可以不加理会，但是如果出现皮疹、荨麻疹、瘙痒、眼睑发红、浮肿和眼结膜充血等过敏反应，应该及时停药。

本品不适用于白内障、青光眼等眼病，在使用时，不要认为所有的眼药水功效都是一样的，应该注意区分。

◆ **药品使用注意**

（1）用药期间忌食辛辣、油腻食物，戒烟、酒，以免助火敛邪。

（2）如正在使用其他药品，使用本品前请咨询医生或药剂师。

（3）本品不宜长期使用。

（4）滴眼时瓶口勿接触眼睛；使用后应将瓶盖拧紧，以免污染药品。

◆ **特殊人群用药指南**

（1）对本品过敏者禁用，过敏体质者慎用。

（2）儿童必须在成人的监护下使用。

◆ **药物安全性**

本品是一种眼科非处方药，治疗各类结膜炎有着相当不错的效果。本品的安全性高，不良作用少，有的患者使用本品后，会出现皮疹、荨麻疹、瘙痒、眼睑发红、浮肿、眼结膜充血等过敏反应，或者是弥漫性浅层结膜炎障碍等刺激反应，此时应该及时停药。如果发生休克、恶心、四肢冰凉、呼吸困难等严重不良反应，应该及时寻求医生的帮助。本品不能长时间使用。

♥＋ 七、醋酸可的松滴眼液

本品是一种眼用皮质激素。主要成分是醋酸可的松，常见剂型为混悬剂或膏剂。本品具有抗炎及抗过敏作用，能抑制结缔组织的增生，降低毛细血管壁和细胞膜的通透性，减少炎性渗出，并能抑制组胺及其他毒性物质的形成与释放。本品一般用于外眼及眼前部非感染性炎症的治疗。

◆ **常见商品名及用法**

芜湖三益醋酸可的松滴眼液

每支3毫升或15毫克。滴眼，将本品滴入结膜囊内，1次1～2

滴，1日3～4次。

使用本品7日症状无缓解者，请停药就医。

◆ **适用情况**

本品一般用于外眼及眼前部非感染性炎症的治疗，如虹膜睫状体炎、虹膜炎、角膜炎、过敏性结膜炎等。

◆ **常见错误用法**

有的患者只要感觉眼干涩、累，或者视物时有些模糊，就会使用本品来明目。实际上本品是一种眼用皮质激素，不宜长期使用，连用不得超过2周，长期或大量使用本品可致眼压升高或青光眼、视神经损害、视野缺损以及白内障和继发性眼部感染；过量使用的话还可能引起全身性不良反应。如使用过量或发生严重不良反应应立即就医。

本品在使用时，也应该注意使用前将本品摇匀，不能将管口接触手和眼睛。

如果眼部已经发生感染，那么只使用本品可能效果不太好，此时应该在医生或者药剂师的指导下与灭菌的药物联用，才能产生作用。单纯性的疱疹性或者溃疡性角膜炎更是禁止使用本品。

◆ **药品使用注意**

（1）使用本品时，不能同时使用其他同类滴眼剂。

（2）如正在使用其他药品，使用本品前请咨询医生或药剂师。

◆ **特殊人群用药指南**

（1）单纯疱疹性或溃疡性角膜炎禁用。

（2）对本品过敏者禁用。

（3）儿童必须在成人监护下使用。

（4）孕妇及哺乳期妇女不宜频繁、长期应用。

（5）青光眼患者应在医生指导下使用。

（6）眼部有感染时，不宜单独使用本品，应在医生或药剂师指导下与抗菌药物合用。

◆ 药物安全性

本品是皮质激素类的眼用药，该药主要用于治疗过敏性结膜炎，不宜长期使用。长期使用本品，可致眼压升高或青光眼、视神经损害、视野缺损以及白内障和继发性眼部感染；过量使用的话还可能引起全身性不良反应。如使用过量或发生严重不良反应要立即就医。值得一提的是，如果没有出现眼部实证的朋友，不能将其作为平时护眼保健药来使用。

✚ 八、磺胺醋酰钠滴眼液

本品的主要成分是磺胺醋酰钠，常见剂型为溶液剂。本品属局部应用的磺胺类药，能抑制大多数革兰氏阳性菌、沙眼衣原体以及部分革兰氏阴性菌。本品主要用于敏感菌所致浅表性结膜炎、角膜炎、睑缘炎和沙眼的治疗。

◆ 常见商品名及用法

五景药业磺胺醋酰钠滴眼液

每支8毫升或1.2克。外用，滴于眼睑内，1次1～2滴，1日3～5次。

使用本品7日症状无缓解者，请停药就医。

◆ 适用情况

本品主要用于敏感菌所致浅表性结膜炎、角膜炎、睑缘炎和沙眼的治疗，也可用于眼外伤、慢性泪囊炎、结膜、角膜及眼内手术的感染预防。

◆ 常见错误用法

一般的眼干、眼涩、眼疲劳等因为用眼过多，没有眼部实证的情况，不能使用本品，本品针对眼部实证起效。

本品虽然能够抑制大多数革兰氏阳性菌和部分革兰氏阴性菌，

但是其抗菌能力并不是特别强，主要用于浅表性的结膜炎、角膜炎、沙眼等，也就是说，这些眼部疾病的程度较轻时，可以用本品进行治疗。但是这些疾病的程度比较严重时，就不能只用本品来进行治疗了，必须在医生的指导下，运用灭菌能力更强的药物。

使用本品时，一次只需滴1~2滴即可，感觉眼睛湿润，舒服一些了就行，并不需要洗眼式的滴法，多滴纯属浪费，也容易引起不良反应。

有些患者在发生眼疾后使用本品，结果引起眼睑、球结膜红肿，眼睑皮肤红肿、痒、皮疹等不良反应，千万别认为是眼疾发展的正常反应，此时应该内服抗组胺药如氯苯那敏，如果眼睛进一步发红、疼痛，更应停药就医处理。

◆ **药品使用注意**

（1）使用本品时，不能同时使用其他同类滴眼剂。

（2）如正在使用其他药品，使用本品前请咨询医生或药剂师。

◆ **特殊人群用药指南**

对本品过敏者禁用。

◆ **药物安全性**

本品作为一种眼科常用非处方药，其安全性是比较可靠的。使用本品后，常见的不良反应为局部过敏，比如睑、球结膜红肿，眼睑皮肤红肿、痒、皮疹等。如果出现这些反应，可内服抗组胺类药，常用的有氯苯那敏、赛庚啶等，如果发现眼睛发红、疼痛等应立即停药，并及时就诊。

九、复方硫酸软骨素滴眼液

本品的主要成分是硫酸软骨素和牛磺酸，常见剂型为溶液剂。硫酸软骨素为一种酸性黏多糖，是眼组织中的重要成分之一，具有促进角膜水分代谢、改善微循环、保护角膜并促进角膜组织损伤修复的功能，同时还可在角膜表面形成一层保护膜，防止水分散发，有效缓解视疲劳和干眼症状；牛磺酸除可抗菌消炎外，在眼组织内还参与多种生理活动，促进新陈代谢，改善视疲劳。本品一般用来治疗干眼症。

◆ 常见商品名及用法

润洁复方硫酸软骨素滴眼液

每支20克。外用，滴于眼睑内，1次1～2滴，1日4～6次。

◆ 适用情况

本品主要用来治疗干眼症，患者在平时感觉眼干涩不舒服时，可以使用本品，使眼睛水润舒服。当然，平时感觉用眼时间过长，眼部较为劳累时，也可以用本品来缓解眼部疲劳。

◆ 常见错误用法

青光眼的早期会经常表现出觉得眼睛疲劳不适，眼睛比较干涩，眼睛有些酸肿，休息后缓解，视力模糊，近视眼或老花眼突然加深。这些症状与干眼症和普通的眼部疲劳比较容易混淆，但是青光眼本身存在房水循环障碍，眼压可能很高，如果误用了本品，可能加重眼内压，所以在使用本品前，最好在医生的指导下用药。

一些严重的眼部疾病，在使用本品后，可能会感觉症状缓解，觉得舒服，但是本品只能辅助临床缓解症状，对于这些严重的眼部疾病，并没有特别的治疗效果。所以不能因为症状缓解就忽视了对疾病本身的治疗。

◆ 药品使用注意

（1）使用本品时，不能同时使用其他同类滴眼剂。

（2）如正在使用其他药品，使用本品前请咨询医生或药剂师。

◆ 特殊人群用药指南

（1）眼睛剧烈疼痛患者、青光眼患者使用前请咨询医生。

（2）对本品过敏者禁用，过敏体质者慎用。

（3）孕妇、哺乳期妇女、老年人应在医生指导下使用。

（4）儿童必须在成人监护和医生指导下使用。

◆ 药物安全性

本品作为一种常用眼科非处方药，可以用于缓解平时的眼干、眼涩、眼疲劳，安全性是比较高的，使用本品后，偶见瞳孔散大、加重充血、刺激、眼部不适、视物模糊、点状角膜炎、流泪、眼内压升高。极少数患者可能有全身反应。若出现眼睛充血、发痒、红肿等较严重刺激症状，应停止使用，并咨询医生或药剂师。同时，要想真正保护好视力，还得从科学用药着手，避免长期用眼药。

❤ 十、氨碘肽滴眼液

本品是一种眼部抗感染和消毒药。主要成分为有机碘和谷氨酸、胱氨酸、甘氨酸、天氨酸、冬氨酸、赖氨酸等18种氨基酸及多肽、核苷酸和多种微量元素，常见剂型为溶液剂。本品能改善眼部血液循环和新陈代谢，促进玻璃体混浊吸收，促进组织修复再生，阻止白内障发展，提高视觉功能。有助于早、中期白内障的治疗和控制，使视力有所改善和提高。本品用于早期老年性白内障、玻璃体混浊如飞蚊症等眼病的治疗。

◆ 常见商品名及用法

国光氨碘肽滴眼液

每支5毫升，每盒2支。外用，滴于眼睑内，1次1滴，1日3次。

◆ 适用情况

老年性白内障的早、中期，可以使用本品来进行控制和治疗，提高或者改善患者视力，当然，本品也可以用于玻璃体混浊造成的如飞蚊症等眼病的治疗。

◆ **常见错误用法**

本品适用于老年性白内障、玻璃体混浊等眼病的治疗，但是对于近成熟期和成熟期的白内障效果并不太好，这一点要引起患者的注意。白内障近成熟期和成熟期时，基本上所有的药物都没有太好的效果，也没有实际的意义，必须通过手术治疗才能起作用。

本品能够抗眼部感染，但是如果眼部的炎症比较严重，或者已经发生了溃疡的时候，是禁用本品的。

使用本品，1次1滴，1日3次。使用时，应该严格按照说明书或者医嘱使用，不可以自行加大用药量，同时本品针对的是老年性白内障、玻璃体混浊这些时间比较长，属于慢性眼病的疾病，一般长期使用效果更好。

◆ **药品使用注意**

（1）使用本品时，不能同时使用其他同类滴眼剂。

（2）与汞制剂无论是内服或眼用均应禁用，因二药配伍使用后可产生对角膜有强烈腐蚀性的二碘化汞。

（3）如正在使用其他药品，使用本品前请咨询医生或药剂师。

◆ **特殊人群用药指南**

（1）对本品特异过敏者禁用。

（2）眼部有严重炎症或溃疡者应禁用。

（3）甲状腺功能亢进者和低血压或其他内分泌紊乱者慎用。

（4）青春期少女及更年期妇女应在医生指导下使用。

◆ **药物安全性**

本品是一种眼科处方药，主要针对老年性白内障和玻璃体混浊等情况，需要在医生指导下使用，不可以自己买来使用。本品使用后，少数病例滴眼后有局部刺激感和（或）结膜囊分泌物增多，一般在继续用药过程中症状会减退或消失。极少数特异性过敏体质的患者使用本品后可能出现结膜、眼睑充血和严重不适感，这类人群慎用。

⊕ 十一、苄达赖氨酸滴眼液

　　本品的主要成分是苄达赖氨酸，常见剂型为溶液制液。本品是一种醛糖还原酶抑制剂，对晶状体醛糖还原酶（AR）有抑制作用，能够通过抑制眼睛中AR的活性，从而起预防或治疗白内障的作用。本品主要用来治疗早期老年性白内障。

◆ **常见商品名及用法**

　　莎普爱思苄达赖氨酸滴眼液

　　每支5毫升。外用，滴于眼睑内，1次1～2滴，1日3次。

◆ **适用情况**

　　本品主要用于早期老年性白内障的治疗。

◆ **常见错误用法**

　　本品适用于早期老年性白内障的预防和治疗，但是对于近成熟期白内障的治疗效果就不太理想了，到了成熟期和过熟期的白内障，药物治疗基本上已经失去了意义，本品当然也起不到任何作用。同时，本品也不能治疗老年人的飞蚊症。

　　本品能够抗眼部感染，但是如果眼部的炎症比较严重，或者已经发生了溃疡的时候，是不宜使用本品的。如果是轻微的感染或者炎症的白内障症患者，在使用本品治疗白内障的同时，也应该使用抗感染和消炎的药物进行治疗，双管齐下，方能收到良好的效果。

　　使用本品，1次1滴，1日3次；使用时，应该严格按照说明书或者医嘱使用。治疗白内障，一般时间较长，所以本品长期使用比较好。

　　有患者使用本品后，会感觉眼睛刺痛，所以停止使用。其实，使用本品后，发生眼睛刺痛是正常现象，出现这种眼睛刺痛时，一是可以与其他抗炎药一起使用，二是将本品冷藏后再使用，这样能减轻刺激的感觉。

◆ **药品使用注意**

（1）在使用本品的同时，忌服生冷、辛辣、刺激性食物，忌烟、酒。

（2）如正在使用其他药品，使用本品前请咨询医生或药剂师。

◆ **特殊人群用药指南**

（1）对本品过敏者禁用。

（2）眼部有外伤严重感染时，暂时不能使用本品。

（3）如果患者有眼部感染或者炎症时，同时治疗感染或者炎症效果更好。

◆ **药物安全性**

本品是一种眼科非处方药，对于早期老年性白内障患者来说，算是首选良药，其安全性是比较高的。常见不良反应有灼烧感和流泪等，一般随着用药继续而适应，个别患者会出现吞咽困难、恶心、呕吐、腹泻、流泪与接触性皮炎等反应，不影响本品的使用，继续使用后，症状减轻，如果这些不良反应特别严重，可以寻求医生的帮助。

♥➕ 十二、复方消旋山莨菪碱滴眼液

本品的主要成分是消旋山莨菪碱、硫酸软骨素，常见剂型为溶液剂，一般为溶液制品。消旋山莨菪碱具有明显的外周抗胆碱能作用，能使平滑肌松弛，并解除血管（尤其是微血管）痉挛，改善微循环。硫酸软骨素是从动物组织中提取制备的酸性黏多糖类物质，分子中带有大量阴电荷，对维持细胞环境的相对稳定和正常功能具有重要作用，两药相配能改善视力。本品一般用于治疗青少年的假性近视。

◆ 常见商品名及用法

康明复方消旋山莨菪碱滴眼液

每支5毫升。外用，滴于眼睑内，1次1~2滴，1日2次。滴后闭眼1分钟。

一般来说，本品使用1个月为1个疗程。

◆ 适用情况

本品一般用于治疗青少年的假性近视。青少年患者的远视力低于近视力，（远视力小于1.0，近视力等于1.0）视力不稳定，时好时坏，经过休息后可能好转，过一段时间又变坏等，有的患者发生假性近视时可能采用一些方法进行治疗，但疗效不确切时，可以使用本品。

◆ 常见错误用法

近视一般分为真性近视和假性近视，如果患者发现自己有近视的可能性，一定要去专业的眼科医院做验光检查，确定为假性近视后，通过使用本品可以帮助改善眼部情况，如果是真性近视，使用本品，效果不大。

本品也不能保证一定能治好假性近视，假性近视与平时的工作生活用眼习惯等有关，除了使用本品之后，也应该注意科学用眼，保护视力，改正不良用眼习惯，才能收到效果。

本品有轻微的散瞳作用，长期使用，会给眼睛带来不利影响，因此一定要在疗程结束或者自我感觉视力恢复后，去医院进行检查，以确定停药时间。

◆ 药品使用注意

（1）在使用本品的同时，不应同服（或使用）阿托品或颠茄类药物。

（2）如正在使用其他药品，使用本品前请咨询医生或药剂师。

◆ 特殊人群用药指南

（1）对本品过敏者禁用。

（2）脑出血急性期、前列腺肥大和青光眼患者禁用本品。

◆ 药物安全性

本品是一种处方药，对治疗假性近视有不错的效果，但是应该在专业的医生指导下使用。本品使用后常见的不良反应有口干、面红，少见的有心率加快、排尿困难等，一般1~3小时即可消失，还有少数患者可发生唾液腺肿胀，偶有过敏反应，甚至过敏性休克。有的患者使用后，会感觉眼睛有轻微的疼痛或者眼痒，此时可以压迫泪囊，多喝水，一般可以缓解。若症状较重，建议停药，并口服抗过敏药物治疗。

♡➕ 十三、复方门冬维甘滴眼液

本品的主要成分是盐酸萘甲唑林、甲基硫酸新斯的明、甘草酸二钾、门冬氨酸钾、维生素B_6等，常见剂型为溶液制剂。本品中的门冬氨酸钾、维生素B_6在蛋白质、糖和脂肪代谢中起重要作用，能够维持角膜与虹膜、睫状体的新陈代谢；甘草酸二钾可以抗炎抗过敏；盐酸萘甲唑林是一种血管收缩剂，能够有效减轻炎症和充血；甲基硫酸新斯的明为抗胆碱酯酶药，具有拟胆碱作用，可降低眼压，调节视力以及解除眼肌疲劳。本品主要用于缓解眼睛疲劳，减轻结膜充血症状。

◆ 常见商品名及用法

新乐敦

每支13毫升。外用，滴入眼睑内，1次1~2滴，1日4~6次。

连续使用本品数月后症状无改善者，应该停药就医。

◆ 适用情况

本品主要用于消除各种原因造成的眼结膜充血、慢性结膜炎、慢性睑缘炎及过敏性结膜炎，也可以有效缓解眼睛疲劳和不适感，能够预防眼睛受到感染或者刺激，清洁眼结膜囊的作用。

◆ **常见错误用法**

本品主要用于缓解眼睛疲劳、干涩状态，减轻结膜充血症状，起到保护眼睛的作用，对于近视眼、角膜炎等并无特别的治疗效果。在使用时，一定要注意到这一点。

本品使用时，1次滴1~2滴，1日不超过6次，有的患者会在一感觉到眼睛干涩时就使用眼药水，其实是错误的，过度使用滴眼液可能导致干眼症。

有的患者使用后，可能发生眼红、眼痛等情况，会以为是眼睛本身的问题或者使用本品的正常反应，其实这是用药后的不良反应，如果只是轻微的刺激反应，可以不理，如果不良反应严重，应该及时停用，并寻求医生的帮助。

本品不能在戴隐形眼镜时使用，应该用专门的隐形眼镜配戴者用的滴眼液。

◆ **药品使用注意**

在使用本品的时候，如需服用其他药品，请事先征询医生或者药剂师建议。

◆ **特殊人群用药指南**

（1）对本品过敏者禁用，过敏体质者慎用。

（2）闭角型青光眼慎用，眼睛有剧痛感的患者慎用。

（3）儿童必须在成人的监护下使用。

◆ **药物安全性**

本品是眼科非处方药，能够有效改善眼部疲劳，解除眼睛的酸胀、干涩、热痛、红肿等症状。其安全性是比较高的，副作用很少。有的患者使用后，会出现一过性刺激反应，不影响治疗，如果这种反应特别严重，请停药就医。同时本品最好不要频繁、长期地使用。

十四、复方氯化钠滴眼液

本品的主要成分是氯化钠、氯化钾和羟丙纤维素。常见剂型为溶液制剂。成分中的氯化钠和氯化钾可以维持眼组织内的水分和电解质的新陈代谢，消除眼组织疲劳；羟丙纤维素为黏度增强剂，可以提高泪膜的稳定性，缓解眼干症状。本品一般用于暂时性地缓解眼部干涩、疲劳等症状。

◆ 常见商品名及用法

立业复方氯化钠滴眼液

每支10毫升。外用，滴入眼睑内，1次1～2滴，1日5～6次。

连续使用本品数月后症状无改善者，应该停药就医。

◆ 适用情况

一般用于暂时性地缓解眼部干涩、疲劳症状和戴隐形眼镜引起的不适症状和视物模糊（眼分泌物过多）。

◆ 常见错误用法

本品主要用于暂时缓解眼睛疲劳、干涩状态，起到保护眼睛的作用，对于近视眼、角膜炎等并无特别的治疗效果。在使用时，一定要注意到这一点。要注意我们平时所说的眼干涩和干眼症的区别，干眼症是可能需要对症治疗的。

本品使用时，1次滴1～2滴，1日不超过6次，有的患者会在一感觉到眼睛干涩时就使用眼药水，其实是错误的。过度使用滴眼液可能导致干眼症。

本品没有特别的杀菌消毒的功能，不能用于软隐形眼镜的安装液和在安装隐形眼镜时使用。

本品在使用时，应该注意不让瓶口接触到眼睑和眼睫毛，以免被污染。如果发现本品呈混浊状态，请弃用。

◆ 药品使用注意

在使用本品的时候，如需服用其他药品，请事先征询医生或者药剂师建议。

◆ 特殊人群用药指南

（1）对本品过敏者禁用，过敏体质者慎用。

（2）闭角型青光眼慎用，眼睛有剧痛感的患者慎用。

（3）儿童必须在成人的监护下使用。

◆ 药物安全性

本品是眼科非处方药，能够暂时有效改善眼部疲劳，解除眼睛的酸胀、干涩等症状，使眼睛感觉舒服。其安全性是比较高的，副作用很少，有的患者使用后，会出现一过性刺激反应，不影响治疗，如果这种反应特别严重，请停药就医。本品最好不要频繁、长期地使用。

十五、萘敏维滴眼液

本品的主要成分是盐酸萘甲唑啉、马来酸氯苯那敏和维生素 B_{12} ，常见剂型为溶液制剂。盐酸萘甲唑啉属于血管收缩剂，用于缓解视疲劳时出现的结膜充血；马来酸氯苯那敏属于抗组胺药，用于缓解眼睛发痒等过敏症状；而维生素 B_{12} 是抗疲劳的重要维生素。本品一般用于缓解眼睛疲劳、结膜充血和眼部发痒症状。

◆ 常见商品名及用法

艾唯多

每支10毫升。外用，滴入眼睑内，1次1～2滴，1日3～4次。

连用3～4日，症状无缓解者，应该停药就医。

现在润洁萘敏维滴眼液有两种包装，红色包装的有治疗功能，蓝色包装的只有保健功能，要注意区分。

◆ **适用情况**

如果平时用眼时间过长，或者用眼过多，感觉眼睛疲劳时，可以使用本品。本品也可以用于治疗眼结膜充血和眼部发痒等症状。

◆ **常见错误用法**

本品主要用于治疗眼睛疲劳、干涩、充血和眼部发痒等症状。这些症状在眼病中属于较轻的程度，如果严重的眼病如眼部发生感染、白内障等就不适合使用本品来进行治疗了。眼部如果有感染，慎用本品，最好在感染治愈后再使用本品。

本品使用时，1次滴1～2滴，1日不超过6次。有的患者会在一感觉到眼睛干涩时就使用眼药水，其实是错误的。过度使用滴眼液可能导致干眼症。

在使用本品时，应该注意不让瓶口接触到眼睑和眼睫毛，以免被污染。如果发现本品呈混浊状，请弃用。本品应该在打开后4周内用完，逾期请弃用。

◆ **药品使用注意**

在使用本品的时候，如需服用其他药品，请事先征询医生或者药剂师意见。

◆ **特殊人群用药指南**

（1）对本品过敏者禁用，过敏体质者慎用。

（2）心血管疾病、糖尿病、高血压、甲状腺功能亢进和眼部感染患者慎用。

（3）孕妇和哺乳期妇女慎用。

（4）儿童和婴儿必须在医生指导下使用。

（5）闭角型青光眼患者禁用。

◆ **药物安全性**

本品是眼科非处方药，能够暂时有效改善眼部疲劳，解除眼睛的酸胀、干涩、发痒、结膜充血等症状，使眼睛感觉舒服。其安全性是比较高的，副作用很少。患者使用后，如果出现眼红、眼疼痛等症状，应该停药就医。

第二节　适用于耳炎、耳鸣、耳聋

♥ 一、滴耳油

本品是一种化脓性中耳炎和外耳道疖用药。主要成分有黄柏、冰片、五倍子、薄荷油、核桃油，以油剂为常见。方中黄柏既能清热燥湿，又可泻火解毒；冰片清热止痛，消肿生肌；五倍子酸涩收敛，寒能清热，又能收湿敛疮，清热解毒；薄荷油清热，消肿止痛；核桃油为赋形剂。诸药配伍，共奏清热解毒、燥湿消肿之功。本品主要用于耳鸣、耳聋、耳内生疮等耳疾。

◆ **常见商品名及用法**

同仁堂滴耳油

每瓶3克。滴耳，每次2～3滴，1日3～5次。

使用本品3日症状无改善者，应该及时就医。

◆ **适用情况**

本品主要用于因为肝经湿热上攻引起的耳鸣、耳聋，耳内生疮，肿痛刺痒，破流脓水，久不收敛。

◆ **常见错误用法**

本品主要用于肝经湿热上攻造成的耳鸣、耳聋、耳内生疮，也就是说这些耳病主要是由湿热引起，不是由于外伤、耳部器官实质病变，也非神经性耳病等原因造成的。这些原因所致的耳鸣、耳聋，使用本品属于药不对症，使用后，起不到根本性的治疗作用。

本品治疗的耳病主要是由于湿热所引起，本品能够清热解毒、消炎利湿，所以在服用本品的同时，不宜服用温补热性的中成药，以免药性冲突，前功尽弃。

本品针对的耳内生疮、长疖等情况，是因为湿热蕴结所致，通常表现为发病较急，脓疖生长较快。如果是长期耳内流脓的患者，可能由其他原因引起，需要慎用本品。

有些耳内生疮的患者，疮疖可能已经破裂流脓，使用本品前，应该先将脓水引出，清洁，使耳道通畅后，再使用本品，否则达不到治疗效果。

引起耳聋、耳鸣、耳痛的原因有很多，很多时候是头部其他部位出现问题，疼痛扩散到耳部，让患者误以为有耳病，如果患者伴有严重头痛的情况，一定要去医院查明原因后，再做针对性的治疗，以免耽搁病情。

◆ **药品使用注意**

（1）在使用本品的时候，忌辛辣、鱼腥食物。

（2）在使用本品期间，不宜服用其他滋补性中药。

（3）在使用本品的时候，如需服用其他药品，请事先征询医生或者药剂师建议。

◆ **特殊人群用药指南**

（1）儿童、年老体弱者应在医生指导下使用。

（2）对本品过敏者不能使用，过敏体质者谨慎使用。

（3）本品清热解毒、燥湿消肿，为治疗肝经湿热蕴结脓耳、耳疖所设。若耳内流脓日久，属虚证者，或虚实夹杂之证者慎用。

（4）如果患者有耳病，且伴严重头痛者禁用本品。

◆ **药物安全性**

本品属于耳鼻喉科、耳科专用非处方药，其不良反应目前尚不明确。在使用本品期间，患者如果感觉异常或者有不舒服的情况，要尽快寻找医生的帮助，必要时去医院就诊。

➕ 二、耳聋左慈丸

本品是一种神经性耳鸣、耳聋用药。主要成分有磁石（煅）、熟地黄、山药、山茱萸（制）、茯苓、牡丹皮、竹叶、柴胡、泽泻，以丸剂为常见。熟地黄有镇静催眠的作用，山茱萸对金黄色葡萄球菌和堇色毛癣菌等真菌有不同程度的抑制作用，山药有增强免疫功能的作用，泽泻有一定的增强免疫的功能，茯苓有镇静、促进细胞免疫和体液免疫的作用，牡丹皮有抗炎、抗变态反应及镇静、降温、解热、镇痛、解痉等中枢抑制作用，竹叶、柴胡有解热、镇痛、镇静、抗炎、提高体液免疫和细胞免疫等作用，磁石有镇静和抗惊厥作用。诸药合用，共奏滋补肾阴、平肝潜阳之功。本品一般用于耳鸣、耳聋。

◆ 常见商品名及用法

同仁堂耳聋左慈丸

每瓶60克。口服，1次6克，1日2次。

不同的商品其用法用量以商品包装说明书为准。

服用本品2周症状无缓解者，应该去医院就诊。

◆ 适用情况

如果患者是因为肝肾阴虚所造成的经常性的耳鸣、耳聋和听力下降，有杂音，而且伴有头晕目眩等情况，可以服用本品。

◆ 常见错误用法

本品主要用于肝肾阴虚所致的耳鸣、耳聋、头晕目眩。肝肾阴虚的患者除了会耳鸣、听力下降、头晕目眩外，还会表现出双眼干涩、容易疲劳、肢体麻木、口燥咽干、失眠多梦、遗精、腰膝酸痛、肝区隐痛、舌红少苔、女子月经量少等症状。患者在服用本品前，应该看看自己是否对症。

本品针对的耳聋、耳鸣是属于慢性的，也就是说听力是一步步下降的，不是突然发生的。通常来说，本品针对的耳鸣声应该是如同蝉声一般，由内耳发出，其他如外耳道有异物、中耳病变等造成的耳鸣，不属于本品治疗范围。出现外耳、中耳病变发生耳鸣情况，应该去医院就诊。

本品成分中的牡丹皮、柴胡等的功效和许多感冒药的效果相同，但是引起感冒的原因比较复杂，服用本品，可能药不对症，又可能和患者已经在用的感冒药药性重叠。所以本品在感冒期间不宜服用。

◆ 药品使用注意

（1）在使用本品的时候，忌辛辣、鱼腥食物。

（2）饮食调理：忌食或少食辛辣、刺激性食物及油腻之品，以防伤阴耗津。

（3）在使用本品的时候，如需服用其他药品，请事先征询医生或者药剂师建议。

◆ 特殊人群用药指南

（1）儿童必须在成人监护下使用。

（2）突发性耳鸣、耳聋者不要使用。

（3）对本品及其成分过敏者不能使用，过敏体质者慎用。

（4）本品主治肝肾阴虚所致头晕目眩、耳鸣、耳聋，若肝火上炎、痰瘀阻滞实证者使用时需格外谨慎。

（5）本品只用于肝肾阴虚证之听力逐渐减退、耳鸣如蝉声者，凡属外耳、中耳病变而出现的耳鸣，如外耳道异物等，应去医院就诊。

（6）感冒期间不宜服用本品。

◆ 药物安全性

本品属于耳鼻喉科、耳科专用非处方药，其不良反应目前尚不明确，有的患者服用后，会因为对本品过敏而出现皮疹、瘙痒等情况，停药后症状自动消失。有需要的患者，一般来说，可以在相关医生或者药剂师的指导下，长期服用本品。

❤️ 三、通窍耳聋丸

本品是一种耳鸣、耳聋用药。主要成分有龙胆、黄芩、大黄、栀子（姜制）、黄柏、石菖蒲、当归、芦荟、黄连、青黛、天南星、熟地黄、柴胡、木香、青皮、陈皮等，以丸剂为常见。方中龙胆苦寒沉降，泻肝胆实火，清肝经湿热，故为方中君药；黄芩、栀子性味苦寒，清热燥湿，泻火解毒，为臣药；芦荟苦寒，清肝泻火，泻下通便，青黛咸寒，善清肝火；天南星燥湿化痰，当归补血，熟地黄养阴，柴胡疏肝，木香行气，青皮散结化滞，陈皮理气燥湿，共为佐药。诸药合用，共奏清肝泻火、通窍润便之功。主要适用于各种耳聋、耳鸣、脑鸣、听力下降。

◆ **常见商品名及用法**

同仁堂通窍耳聋丸

每瓶6克，每盒10瓶。口服，1次6克，1日2次。

服用本品2周症状无缓解者，应该去医院就诊。

◆ **适用情况**

本品主要适用于各种耳聋、耳鸣、脑鸣、听力下降，神经性耳聋、药物中毒性耳聋、突发性耳聋、外伤性耳聋、老年性耳聋、噪声性耳聋等耳部疾病也可以使用。

◆ **常见错误用法**

本品药性寒凉，有清热通泻之功效，因此，本身脾肾虚寒的患者是不宜服用的，以免雪上加霜，加重寒凉体质，伤到脾胃。同时，患者如果本身胃肠有问题、大便溏稀，也不宜使用，以免造成腹泻；而老年人或者久病体虚的患者，体质偏虚弱，可能承受不了本品的药性，也应该小心使用。

本品药性寒凉，能清热通泻、解毒去燥，所以在服用本品的同时不宜服用温补性的中成药，以免药性相冲突，收不到效果。同样，如果患者处在感冒这样的一个特殊时期，同样是不宜服用本品的。

◆ **药品使用注意**

（1）在使用本品的时候，忌辛辣、鱼腥食物。

（2）饮食调理，忌食或少食辛辣、刺激性食物及油腻之品，以防伤阴耗津。

（3）在使用本品的时候，如需服用其他药品，请事先征询医生或者药剂师建议。

◆ **特殊人群用药指南**

（1）儿童必须在成人监护下使用。

（2）感冒期间不宜服用本品。

（3）孕妇禁用本品。

（4）年老体弱者、大便溏稀和脾肾两虚寒证者慎用。

◆ **药物安全性**

本品属于耳鼻喉科、耳科专用非处方药，其副作用目前尚不明确。有些胃肠虚寒的患者服用后，可能会出现腹泻等不良反应，一般来说，这些不良反应随停药而自行消失。本品药性较强，长期服用会给脾胃带来不利影响，因此，我们要尽可能地避免长期服用。

四、盐酸环丙沙星滴耳液

本品是一种中耳炎、外耳道炎、鼓膜炎用药。主要成分是盐酸环丙沙星，以片剂、胶囊剂、软膏剂、栓剂、凝胶剂、滴眼剂、滴耳剂为常见。盐酸环丙沙星是一种杀菌剂，它能通过作用于细菌DNA螺旋酶的A亚单位，抑制DNA的合成和复制而导致细菌死亡，从而达到杀菌、消除感染的作用。本品主要用于治疗敏感菌所致耳部感染症。

◆ **常见商品名及用法**

珍视明盐酸环丙沙星滴耳液

5毫升：每支15毫克；8毫升：每支24毫克。滴耳，成人1次6～10滴，1日2～3次；小儿适当减少滴数。

一般来说，本品连续使用不宜超过7日。

◆ **适用情况**

本品主要用于治疗敏感菌所致的下述感染症：中耳炎、外耳道炎、鼓膜炎、乳突腔术后感染等。

◆ **常见错误用法**

有些患者由于感染，可能耳内分泌物过多，可能阻挡或者冲淡本品进入耳内，而使本品的功效减弱，此时，可以用3%的双氧水洗耳，洗至泡沫很少或者泡沫不见时，用消毒棉签拭净后，再使用本品，即可收到良好的效果。

使用本品时，应该注意正确的手法，患者取侧卧位，外耳道口向上，滴剂的人首先牵引患者耳壳，将弯曲的耳道拉直后，将本品滴入外耳道内（拉直时，成年人应向后上方牵引，儿童则应向后下方牵引）。将适量滴耳剂充满外耳道后，患者继续侧卧静置10分钟左右，再变换体位，将药液倒出来。

本品在使用时，要注意不让滴耳液瓶口或者滴管接触耳朵，特别是病灶部位或者渗出液体、脓液等，同时本品一经打开，就应该在1个月内用完，超过1个月，则应弃用。

天冷的时候，因为药物温度过低，使用后容易刺激内耳的前庭器官，患者可能出现眩晕、恶心、刺痛等不适反应，此时可以将本品装入内衣口袋或者放在手掌中前后滚动加温后再用，千万不能用沸水等加热使用。

本品一般适用于中耳炎局限在中耳黏膜部位的局部治疗。如果炎症已漫及鼓室周围，除局部治疗外，应同时给予口服制剂等全身治疗。

◆ **药品使用注意**

（1）几种药液同时使用时，应该相隔1~2小时交替滴耳。

（2）如果长期大量使用本品经局部吸收后，可产生与全身用药相同的药物相互作用，比如可使茶碱类、环孢素、丙磺舒等药物的血药浓度升高，增强华法林的抗凝作用，干扰咖啡因的代谢等。

（3）在使用本品期间，如在服用其他药物，请咨询医生或者药剂师意见。

◆ **特殊人群用药指南**

（1）动物繁殖性研究证明该药品对胎儿有毒副作用，还可引起未成年动物关节病变，所以孕妇、哺乳期妇女使用需格外谨慎。

（2）本品一般不用于婴幼儿。

（3）对本品及喹诺酮类药过敏的患者禁用。

◆ **药物安全性**

本品属于耳鼻喉科、耳科专用非处方药，其功效是相当不错的，使用本品后，偶有中耳疼痛及瘙痒感。如果出现过敏症状应立即停药。使用本品期间，如果感到任何其他不舒服要尽快告诉医生或药剂师。情况紧急可即时停止及寻求医生的帮助。本品是一种抗菌药，长期使用可能引起局部菌群失调，所以本品的使用不宜超过7日，以免产生耐药性和二重感染。

♥ 五、氯霉素耳栓

本品是一种治疗中耳炎用药。主要成分是氯霉素，常见剂型为栓剂。本品在体外有广谱抗微生物作用，能够抵抗大多数微生物细菌，同时本品为脂溶性，能够通过弥散进入细菌细胞内，使肽链增长受阻，抑制肽链的形成，最终阻止其蛋白质的合成。一般来说，本品主要用于急（慢）性化脓性中耳炎乳突根治术后流脓的患者。

◆ 常见商品名及用法

舒尔

每支32毫克。外用，塞于外耳道内，1次1支，1日1次。5日为1个疗程。

◆ 适用情况

一般来说，本品主要用于急（慢）性化脓性中耳炎和乳突根治术后流脓的患者，对病原微生物引起的外耳道炎也有效果。

◆ 常见错误用法

本品主要有抗炎抗菌的功能，对于急（慢）性化脓性的中耳炎和乳突根治术后流脓的患者有特别好的效果，对于其他神经性耳聋、药物中毒性耳聋、突发性耳聋、外伤性耳聋、老年性耳聋、噪声性耳聋等耳部疾病没有特别的治疗效果。

有些患者由于感染，可能耳内分泌物过多，可能阻挡或者冲淡本品进入耳内，而使本品的功效减弱，此时，可以用3%的双氧水洗耳，洗至泡沫很少或者泡沫不见时，用消毒棉签拭净后，再使用本品，即可收到良好的效果。

如果患者耳部没有分泌物，就只需直接将本品放于耳部内，然后将一湿棉球塞于栓剂尾部即可。

◆ 药品使用注意

与林可霉素类或红霉素类等大环内酯类抗生素合用可发生拮抗作用，因此不宜联合应用。

◆ 特殊人群用药指南

（1）本品虽是局部用药，但因氯霉素具有严重的骨髓抑制作用，孕妇及哺乳期妇女使用后可能使新生儿和哺乳婴儿产生严重的不良反应，故孕妇及哺乳期妇女使用时需格外谨慎。

（2）新生儿和早产儿不宜使用。

（3）对本品及氯霉素类药物过敏者禁用。

◆ **药物安全性**

本品属于耳鼻喉科、耳科专用非处方药，其功效是相当不错的。使用本品后，偶有接触性皮炎发生，如果不良反应特别严重，应该停药就医处理。本品是一种抗菌药，长期使用可能引起局部菌群失调，所以本品的使用不宜超过7日，以免产生耐药性和二重感染。同时本品虽然是局部用药，但长期大量应用后也可因吸收而引起类似于全身用药的不良反应，比如再生障碍性贫血等，因此长期、反复使用本品的患者应定期检查血常规。

➕ 六、氧氟沙星滴耳液

本品的主要成分是氧氟沙星，常见剂型为溶液剂。本品具有广谱抗菌作用，特别对革兰氏阴性杆菌的抗菌活性高，对很多细菌在体外有良好的抗菌作用，同时本品还有良好的抗微生物作用。本品也是一种杀菌剂，可以通过作用于细菌DNA螺旋酶的A亚单位，抑制DNA的合成和复制而导致细菌死亡。一般来说，本品主要用于治疗中耳炎、外耳道炎和鼓膜炎。

◆ **常见商品名及用法**

泰利必妥

每支8毫升。外用滴耳，成人1次6～10滴，1日2～3次。滴后需进行约10分钟耳浴。

◆ **适用情况**

一般来说，本品主要用于敏感菌引起的中耳炎、外耳道炎和鼓膜炎的治疗。

◆ **常见错误用法**

本品主要有抗炎抗菌的功能，主要用于敏感菌引起的中耳炎、外耳道炎和鼓膜炎，对其他神经性耳聋、药物中毒性耳聋、突发性耳聋、外伤性耳聋、老年性耳聋、噪声性耳聋等耳部疾病没有特别的治疗效果。

有些患者由于感染，可能耳内分泌物过多，可能阻挡或者冲淡本品进入耳内，而使本品的功效减弱，此时，可以用3%的双氧水洗耳，洗至泡沫很少或者泡沫不见时，用消毒棉签拭净后，再使用本品，即可收到良好的效果。

使用方法同"盐酸环丙沙星滴耳液"。

本品在使用时，要注意不让滴耳液瓶口或者滴管接触耳杂，特别是病灶部位或者渗出液体、脓液等，同时本品一经打开，就应该在1个月内用完，超过1个月，则应弃用。

◆ **药品使用注意**

（1）几种药液同时使用时，应该相隔1～2小时交替滴耳。

（2）在使用本品的同时，如需服用其他药物，请征询医生或者药剂师的建议。

◆ **特殊人群用药指南**

（1）对本品过敏者禁用，过敏体质者慎用。

（2）对氟喹诺酮类药过敏的患者禁用。

（3）儿童使用时，应该减量使用。

◆ **药物安全性**

本品属于耳鼻喉科、耳科专用非处方药，其功效是相当不错的。使用本品后，有的患者可能出现中耳痛和瘙痒，如果不良反应特别严重，应该停药就医处理。本品是一种抗菌药，长期使用可能引起局部菌群失调，所以本品的疗程以4周为限，以免产生耐药性和二重感染。

第三节　适用于鼻（窦）炎、鼻塞、流涕

➕ 一、鼻炎滴剂（喷雾型）

本品的主要成分是黄芩苷、金银花提取液、盐酸麻黄碱、辛夷油和冰片，常见剂型为喷雾剂。成分中的金银花芳香疏散，清热解毒，凉散风热；盐酸麻黄碱辛散苦泄，温通宣畅，开宣肺气，宣通鼻窍；辛夷油辛温发散，芳香透窍，其性上达，升达清气，有散风邪、通鼻窍之功；黄芩苷苦寒，清热燥湿，泻火解毒；冰片清热解毒，消肿止痛。诸药合用，共奏散风清热、宣肺通窍之功。本品主要用于急（慢）性鼻炎。

◆ **常见商品名及用法**

德众鼻炎滴剂

每支10毫升。外用，喷入鼻腔内，1次1~2揿，1日2~4次。

急性鼻炎，使用3日后症状没有缓解，应该停药就医；慢性鼻炎一般1个月为1个疗程。

◆ **适用情况**

本品主要用于风热蕴肺型的急（慢）性鼻炎。患者表现出鼻腔内鼻涕分泌过多，呈黄色，有时会伴有咳嗽等症状。

◆ **常见错误用法**

本品能够治疗风热蕴肺的急（慢）性鼻炎，很多患者不明白什么是风热蕴肺型的鼻炎，其实这在中医上指的是风邪和热邪同时侵肺所造成的，与风寒侵肺是两种不同的成因。风热蕴肺的患者通常表现为鼻塞流涕、有汗、面色发红，可能伴有发热等情况，而风寒侵肺的鼻炎则多伴恶寒、无汗、流清涕。患者在使用前，抓住这两

点进行辨别，是很重要的。

本品能够有效减轻患者鼻塞流涕、不通气等鼻寒症状，使患者感觉舒服。有些急性鼻炎可能伴有感冒等症状，在治疗鼻炎的时候，也需要同时治疗感冒等疾病，才能收到更好的效果。

本品一般来说，1日使用2～4次。本品中含有盐酸麻黄碱和冰片成分，有一定的副作用，患者不能为了自己感觉舒服，而自行加大用药量，要严格按照包装书上用法、用量或者医嘱使用，1日使用不能超过4次。

◆ **药品使用注意**

（1）忌辛辣、鱼腥食物，以免有生热助湿，加重病情。

（2）如正在使用其他药品，使用本品前请咨询医生或药剂师。

（3）不应与优降宁等单胺氧化酶抑制剂合用。

（4）本品不应与磺胺嘧啶、呋喃妥因同用。

（5）不应与洋地黄类药物同用。

◆ **特殊人群用药指南**

（1）孕妇和哺乳期妇女禁用。

（2）儿童及老年患者应在医生指导下使用。

（3）本品含盐酸麻黄碱，中枢兴奋作用较显著，运动员慎用。

（4）高血压、心脏病及甲状腺功能亢进等患者禁用。

（5）对本品过敏者禁用，过敏体质者慎用，凡过敏性鼻炎属虚寒证者慎用。

◆ **药物安全性**

本品是治疗鼻炎的非处方药，其常见不良反应是有的患者使用后，可能有头晕、头痛、心动过速、多汗等情况，一般会在停药后自行消失，如果不良反应特别严重，应该即时求医。本品中含有盐酸麻黄碱和冰片，所以应该尽量避免长期使用。

❤+ 二、香菊片

本品是一种治疗鼻窦炎、鼻炎用药。主要成分有化香树果序、黄芪、夏枯草、野菊花、防风、辛夷、白芷、甘草、川芎，以胶囊剂、片剂为常见。本品中的主要成分化香树果序能够清热解毒，活血化瘀，消肿排脓，通窍止痛，还能抑制病毒增殖，增强机体免疫力，减少或者灭杀细菌和病毒。本品主要用于治疗急（慢）性鼻窦炎和鼻炎。

◆ 常见商品名及用法

步长香菊片

每片0.3克，每瓶60片。口服，1次2～4片，1日3次。

急性鼻炎，使用3日后症状没有缓解，应该停药就医；慢性鼻炎一般1个月为1个疗程。

◆ 适用情况

本品主要用于治疗急（慢）性鼻窦炎和鼻炎，能够有效减轻患者鼻塞、流涕、鼻腔黏膜充血、水肿等症状。

◆ 常见错误用法

从本品的成分来看，大都是清热解毒、通窍宣肺，兼有一定活血化瘀的功效；本品从药性上来看，药性寒凉，所以是针对风热蕴肺引起的鼻炎和鼻窦炎，因此如果是外感风寒引起的鼻塞、流清涕的患者，一般来说，不适宜使用。

本品药性寒凉，如果是急性鼻炎和鼻窦炎，服用时间较短，对脾胃虚寒的患者不会产生太大影响；但是如果是慢性鼻窦炎、鼻炎患者，服药时间较长，就不宜服用。

◆ 药品使用注意

（1）忌辛辣、鱼腥食物。

（2）本品含甘草、反海藻、大戟、芫花、甘遂，不宜与含海藻、甘遂、大戟、芫花的药物同用。

（3）在服用本品的同时，不宜服用其他温补性中药，如需服用其他药物，请事先咨询医生或者药剂师。

◆ **特殊人群用药指南**

（1）孕妇服用本品需格外谨慎。

（2）儿童应在医生指导下服用。

（3）凡外感风寒之鼻塞、流清涕者，应在医生指导下使用。

（4）本品祛风通窍，解毒固表。为治疗风热袭肺、表虚不固所致的急（慢）性鼻渊和鼻窒的中成药，虚寒者慎用。

（5）年老体虚或者有心血管方面疾病者慎用本品，如需服用，请事先咨询医生。

◆ **药物安全性**

本品是治疗鼻炎、鼻窦炎的非处方药。其常见不良反应是脾胃寒凉的患者服用后，可能出现腹痛、腹泻等胃肠不适症状，一般在停药后，即可自行消失。当然，是药三分毒，本品最好避免长期服用，如需长期服用，最好事先咨询医生或者药剂师。

♥ 三、鼻炎康片

本品是一种治疗鼻炎用药。主要成分有广藿香、苍耳子、鹅不食草、野菊花、黄芩、猪胆汁、麻黄、薄荷、当归等，常见剂型为片剂。方中野菊花功善疏散风热，清热解毒；黄芩清热燥湿，泻火解毒；猪胆汁清热解毒；麻黄、薄荷宣肺散邪；苍耳子散风，通窍，止痛；广藿香芳香化湿；鹅不食草祛湿化浊；当归和血行血；更加抗组胺之西药氯苯那敏。诸药合用，共奏清热解毒、宣肺通窍、消肿止痛之功。本品主要用于急（慢）性鼻炎、过敏性鼻炎。

◆ **常见商品名及用法**

德众鼻炎康片

每片0.37克，每瓶72片。口服，1次4片，1日3次。

急性鼻炎，使用3日后症状没有缓解，应该停药就医；慢性鼻炎一般1个月为1个疗程。

◆ **适用情况**

本品主要用于普通的急（慢）性鼻炎、过敏性鼻炎的治疗。

◆ **常见错误用法**

鼻炎有很多种，本品主要针对普通急（慢）性鼻炎和过敏性鼻炎，且有特别好的效果，其他类型的鼻炎如药物性鼻炎、萎缩性鼻炎等患者服用本品，基本上没有什么效果。

本品药性寒凉，如果是普通的急性鼻炎和过敏性鼻炎，服用的时间较短，对脾胃虚寒的患者不会产生太大影响；但是如果是慢性鼻炎患者，服药时间较长，便不宜服用。

同样，本品也不适合过敏性鼻炎中属于虚寒证者，这类鼻炎患者服用本品，也属于药不对症，反而可能加重虚寒状态，让病情越来越严重。

◆ **药品使用注意**

（1）忌辛辣、鱼腥食物，以免有生热助湿，加重病情。

（2）本品含麻黄，不可与强心药、降压药联用。

（3）如正在服用其他药物，使用本品前请咨询医生或药剂师。

◆ **特殊人群用药指南**

（1）孕妇和哺乳期妇女慎用。

（2）儿童应在医生指导下服用。

（3）高血压、心脏病等慢性患者，应在医生指导下服用。

（4）凡过敏性鼻炎属虚寒证者慎用。

（5）过敏体质者慎用。

（6）运动员慎用，或在医生指导下使用。

（7）本品含有氯苯那敏，易引起嗜睡，用药期间不宜驾驶车辆、操作机械及高空作业等。

◆ 药物安全性

本品是治疗鼻炎、鼻窦炎的非处方药。其效果较好，使用方便，见效快，安全性也比较高。其常见不良反应有：困倦、嗜睡、口渴、感到虚弱；个别患者服药后偶有胃部不适，停药后可消失。值得注意的是鼻炎康片的成分里有苍耳子，过量服用有可能引起苍耳子中毒症状，苍耳子中毒多在1～3日发病，轻者乏力、呕吐、腹痛、腹泻、头昏，重者出现昏迷、惊厥、肝肾衰竭、呼吸衰竭而死亡等。如果中毒症状明显请求助医生，由医生进行处理。

❤️ 四、鼻窦炎口服液

本品是一种治疗鼻塞和其他鼻腔内疾病用药。配方组成有苍耳子、辛夷、白芷、薄荷、荆芥、柴胡、川芎、栀子、黄芩、龙胆、木通、茯苓、黄芪、桔梗，以口服溶液剂为常见。方中苍耳子散风邪、化湿浊，通窍止痛；辛夷、白芷疏风通窍，消肿止痛；薄荷疏散风热；荆芥解表散风；柴胡疏散风热；川芎祛风止痛；栀子清泻实火，凉血解毒；黄芩、龙胆清热燥湿，泻火解毒；木通清热燥湿，化瘀消肿；茯苓化湿利湿；黄芪托毒排脓，生肌消肿；桔梗载药上行，宣肺利气。诸药合用，共奏疏散风热、清热利湿、宣通鼻窍之效。本品一般用于急（慢）性鼻炎、鼻窦炎。

◆ 常见商品名及用法

太极鼻窦炎

每支10毫升，每盒6支。口服，1次1支，1日3次。

急性鼻炎，使用3日后症状没有缓解，应该停药就医；慢性鼻炎一般20日为1个疗程。

◆ **适用情况**

本品一般用于风热犯肺、湿热内蕴所致的鼻塞不通、流黄稠涕，急（慢）性鼻炎、鼻窦炎见上述证候者。

◆ **常见错误用法**

鼻炎有很多种，本品主要针对普通急（慢）性鼻炎有效，对其他类型的鼻炎如药物性鼻炎、萎缩性鼻炎等基本上没有什么效果。

从本品的成分来看，大都是清热解毒、通窍宣肺，兼有一定活血化瘀的功效；本品从药性上来看，药性寒凉，所以是针对风热蕴肺、湿热内蕴引起的鼻炎和鼻窦炎（通常鼻涕为黄色较混浊），因此如果是外感风寒引起的鼻塞、流清涕的患者，一般来说，不适宜使用。

本品药性寒凉，如果是普通的急性鼻炎和过敏性鼻炎，服用的时间较短，对脾胃虚寒的患者不会产生太大影响；但是如果是慢性鼻炎患者，服用时间较长，便不宜服用。

同样，本品也不适合过敏性鼻炎中属于虚寒证者，这类鼻炎患者服用本品，也属于药不对症，反而可能加重虚寒状态，让病情越来越严重。

◆ **药品使用注意**

（1）忌烟、酒和辛辣、鱼腥食物，以免有生热助湿，加重病情。

（2）不宜在服药期间同时服用滋腻补性中药。

（3）如正在服用其他药品，使用本品前请咨询医生或药剂师。

◆ **特殊人群用药指南**

（1）孕妇、哺乳期妇女、儿童、年老体弱者、脾虚便溏者应在医生指导下服用。

（2）有高血压、心脏病、肝病、糖尿病、肾病等慢性病严重者应在医生指导下服用。

（3）凡属鼻涕清稀的虚证型患者忌用。

（4）对本品及其成分过敏者禁止使用。

◆ **药物安全性**

本品是治疗鼻炎、鼻窦炎的非处方药。其常见不良反应有困倦、嗜睡、口渴、感到虚弱；个别患者服药后偶有胃部不适，停药后可消失。值得注意的是本品成分里有苍耳子，过量服用有可能引起苍耳子中毒的症状，苍耳子中毒多在1～3日发病，轻者乏力、呕吐、腹痛、腹泻、头昏，重者出现昏迷、惊厥、肝肾衰竭、呼吸衰竭而死亡等。如果中毒症状明显请求助医生，由医生进行处理。本品如需长期服用，需要定期进行肾功能检查。

♡ 五、藿胆丸

本品是一种鼻塞、流涕用药。主要成分是广藿香叶、猪胆粉，以丸剂、片剂、滴丸剂为常见。本品组方有广藿香叶、猪胆粉。方中藿香化浊利湿，且可载药上行于鼻窍；猪胆汁清热降气，有清热泄胆消肿之用。二药合用，共奏清利湿热、芳化通窍之功。本品一般适合于鼻塞、流涕等情况。

◆ **常见商品名及用法**

花城藿胆丸

每瓶36克。口服，1次4~6粒，1日2次。

◆ **适用情况**

本品一般适合湿浊内蕴、胆经郁火所致的鼻塞、呼吸不畅，患者流清涕或黄浊涕，有的患者还会伴有前额头痛的情况。

◆ **常见错误用法**

鼻炎有很多种，本品主要针对普通急（慢）性鼻炎和过敏性鼻炎，但是对于其他类型的鼻炎如药物性鼻炎，萎缩性鼻炎等基本上没有什么效果。

本品一般适合于湿浊内蕴、胆经郁火所致的鼻塞、流涕症状，能够清热，退湿，去燥，宣肺，主要成分为藿香和猪胆粉，药性寒凉，有宣泻作用，如果患者本身脾胃虚寒，或者这一段时间胃肠不适，大便溏稀，便不适合服用本品了，以免雪上加霜，加重寒凉症状，给患者带来严重后果。同样原因，如果患者为慢性鼻炎，性属虚寒的时候（其表现为除了鼻炎外，患者有肢寒畏冷、流清涕、精神倦怠不振等表现）也是不宜服用本品的。

◆ 药品使用注意

（1）服药期间，饮食宜清淡，忌食辛辣、油腻之物，戒烟、酒。

（2）不宜在服药期间同时服用滋腻补性中药。

（3）如正在使用其他药品，使用本品前请咨询医生或药剂师。

◆ 特殊人群用药指南

（1）儿童、孕妇、哺乳期妇女、年老体弱者、脾虚便溏者应在医生指导下服用。儿童需在成人监护下使用。

（2）有高血压、心脏病、肝病、糖尿病、肾病等慢性病严重者应在医生指导下服用。

（3）对藿胆丸过敏者禁用，过敏体质者服用时需格外谨慎。

◆ 药物安全性

本品作为一种鼻炎常用非处方药，对于胆经郁火所致的鼻塞、流鼻涕有效，副作用目前尚不明确。不过本品性属寒凉，如果本身脾胃虚寒，或者证属虚凉的患者，在服用时一定要慎重。

♥ 六、盐酸羟甲唑啉滴鼻液

本品是一种鼻炎、鼻窦炎用药。主要成分是盐酸羟甲唑啉，以溶液剂、喷雾剂为常见。本品为咪唑类衍生物，具有收缩鼻黏膜血管的作用，能减轻炎症所致的充血和水肿，从而改善鼻塞症状。

本品适用于急（慢）性鼻炎、鼻窦炎、过敏性鼻炎、肥厚性鼻炎的治疗。

◆ **常见商品名及用法**

丹中盐酸羟甲唑啉滴鼻液

每支3毫升，每支5毫升，每支10毫升。滴鼻：成人和6岁以上儿童各侧1次1～3滴，早晨和睡前各1次。

◆ **适用情况**

本品适用于急（慢）性鼻炎、鼻窦炎、过敏性鼻炎、肥厚性鼻炎的治疗。

◆ **常见错误用法**

本品适用于急（慢）性鼻炎、鼻窦炎、过敏性鼻炎、肥厚性鼻炎的治疗。但是不适合于萎缩性鼻炎，同时本品能够收缩鼻黏膜血管，因此鼻腔干燥者禁用本品。

本品有较好的减轻鼻塞、流鼻涕症状的效果，有的患者为了解决鼻炎发作时的痛苦，会一感觉鼻子不舒服、不通气，便使用本品。其实使用本品过频容易导致反跳性鼻充血，久用还可能出现药物性鼻炎。所以本品每次使用要间隔4小时以上，最好是早晨和睡觉前各1次，不宜大量长期连续应用，连续使用最多不超过7日。如果需要长时间用药，可以每连续使用7日后停药几天再开始使用。

很多时候，感冒引起鼻塞、流鼻涕时，使用本品，可以迅速缓解鼻子不舒服、不通气的症状，使患者感觉舒服。但是本品并不能治疗感冒等疾病，所以患者不能因为自己感觉舒服了，而忽视了对感冒等疾病的治疗。

◆ **药品使用注意**

（1）使用本品时不能同时使用其他收缩血管类滴鼻剂。

（2）如果正在使用其他药品请咨询医生或药剂师，以免产生不良的相互作用。

◆ 特殊人群用药指南

（1）孕妇、哺乳期妇女和2周岁以内儿童禁用。

（2）老年人使用本品并无特别注意事项。

（3）有冠心病、高血压病、甲状腺功能亢进、糖尿病等严重器质性和代谢性疾病的患者慎用。

（4）接受单胺氧化酶（MAO）抑制剂治疗的患者和对本品过敏的患者禁用。

（5）萎缩性鼻炎及鼻腔干燥者禁用。

◆ 药物安全性

本品作为一种鼻炎常用非处方药，其安全性是比较高的，对于绝大多数鼻炎引起的普通的鼻塞、流鼻涕都有很好的效果，有些患者使用后可能有轻微的烧灼感、针刺感、鼻黏膜干燥以及头晕、头痛、心率加快等症状。但是，过敏反应比较罕见。使用本品过频容易导致反跳性鼻充血，久用还可能出现药物性鼻炎，所以一定要严格按照用法用量使用。

七、盐酸麻黄碱滴鼻液

本品是一种缓解鼻塞的药物。主要成分是盐酸麻黄碱，常见剂型为溶液剂。盐酸麻黄碱为拟肾上腺素药，可直接激动血管平滑肌的 α 受体、β 受体，使皮肤、黏膜以及内脏血管收缩。用于鼻部可作为减鼻充血剂，缓解因感冒等引起的鼻塞症状。本品主要用于急（慢）性鼻炎及感冒鼻塞等。

◆ 常见商品名及用法

迪瑞盐酸麻黄滴鼻液

10毫升：每支100毫克。滴鼻：1次每鼻孔2~4滴，1日3~4次。

◆ **适用情况**

本品主要用于急（慢）性鼻炎、鼻窦炎、慢性肥大性鼻炎和过敏性鼻炎，也可以用于因为感冒引起的鼻塞、流鼻涕等鼻部不适症等。

◆ **常见错误用法**

本品适用于急（慢）性鼻炎、鼻窦炎、过敏性鼻炎、肥厚性鼻炎的治疗。但是不适合于萎缩性鼻炎，同时本品能够收缩鼻黏膜血管，因此鼻腔干燥者禁用。

本品有较好的减轻鼻塞、流鼻涕症状的效果，有的患者为了解决鼻炎发作时的痛苦，会一感觉鼻子不舒服、不通气便使用本品，其实使用本品过频容易导致反跳性鼻充血，出现更为严重的鼻塞现象。所以本品一般不能使用3日以上。

很多时候，感冒引起鼻塞、流鼻涕时，使用本品可以迅速缓解鼻子不舒服、不通气的症状，使患者感觉舒服。但是本品并不能治疗感冒等疾病，所以患者不能因为自己感觉舒服了，而忽视了对感冒等疾病的治疗。

使用本品时，一般采取立式或者坐式，使用完后，应该拧紧瓶盖，以防污染。

◆ **药品使用注意**

（1）使用本品时不能同时使用其他收缩血管类滴鼻剂。

（2）不能与单胺氧化酶抑制剂、三环类抗抑郁药同用。

（3）如果正在使用其他药品请咨询医生或药剂师，以免产生不良的相互作用。

◆ **特殊人群用药指南**

（1）儿童、孕妇慎用。

（2）冠心病、高血压、甲状腺功能亢进、糖尿病、闭角型青光眼患者用药需慎用。

（3）鼻腔干燥、萎缩性鼻炎患者禁止使用。

（4）运动员慎用。

（5）对本品过敏者禁用，过敏体质者慎用。

◆ **药物安全性**

本品作为一种鼻炎常用处方药，其安全性是比较高的，对于绝大多数鼻炎引起的普通的鼻塞、流鼻涕都有很好的效果，偶见一过性轻微烧灼感、干燥感、头痛、头晕、心率加快、长期使用可致心悸、焦虑不安、失眠等。长期使用或者过频使用，可能引发反弹性充血，导致更严重的鼻塞，所以本品一定要严格按照用法用量来使用。

⊕ 八、鼻通宁滴剂

本品的主要成分是鹅不食草和辛夷，辅料为淀粉。成分中的鹅不食草对急性鼻炎、慢性单纯性鼻炎、肥厚性鼻炎、变态反应性鼻炎等有比较好的治疗效果，而辛夷则是治疗鼻渊、头痛的良药。两者结合起来，能够通利鼻窍。本品主要用于鼻塞不通。

◆ **常见商品名及用法**

优鼻鼻通宁滴剂

每支15毫升。滴鼻：1次1～2滴，1日2~3次。

使用本品3日症状无改善，应该停药就医。

◆ **适用情况**

本品主要用于治疗患者感觉鼻子堵塞、有异物感、呼吸不畅，或者是流鼻涕、黏膜充血肿大等引起鼻塞不通等情况。

◆ **常见错误用法**

"鼻炎用优鼻"，这广告语我们经常见到，但是并不意味着所有的鼻炎都适合。本品主要用于改善因为鼻炎、感冒等引起的鼻塞症状。也就是说，用本品来治疗鼻子不通，会有比较好的效果，但是对于其他神经性鼻炎、药物性鼻炎、萎缩性鼻炎的效果就不那么理想了。

本品为中药制剂，使用后，能够迅速减轻患者鼻子不通、流鼻涕的症状，见效很快，所以有些患者会一感觉到鼻子不通就使用本品，其实是相当危险的，本品中含有辛夷成分，有小毒性，超频使用或者过量使用，可能造成药物中毒，引起不良反应，因此本品一定要严格按照用法用量使用，1次1~2滴，1日最多使用4次，也不能长期使用本品，如果连续使用本品超过7日，需咨询医生意见。

◆ **药品使用注意**

（1）使用本品时不能同时使用其他通鼻类滴鼻剂。

（2）如果正在使用其他药品请咨询医生或药剂师，以免产生不良的相互作用。

◆ **特殊人群用药指南**

（1）孕妇因为其体质的特殊性，最好不要使用本品。

（2）儿童须在成人监护下使用本品。

（3）本品仅用于鼻炎感冒所引起的鼻塞，其他原因引起的鼻塞慎用。

◆ **药物安全性**

本品作为一种鼻炎常用非处方药，使用方便，其安全性是比较高的，两种主要成分都是临床常用中药。暂时没有药物不良反应方面的报道，但是辛夷有小毒性，所以我们一定不能长期超量使用本品，要做到科学安全合理用药。

♥ 九、辛夷鼻炎丸

本品的主要成分是苍耳子、山白芷、菊花、三叉苦、薄荷、南板蓝根、广藿香、鹅不食草、防风、鱼腥草、辛夷、甘草等13味中药，常见剂型为黑色的包衣浓缩水丸制剂。本品中的两味主药能够宣风散热，清湿化浊通鼻腔，其余的药也能起到抗过敏、抗皮炎和抗变态反应的作用。本品主要用于治疗各类急（慢）性普通型的鼻炎。

◆ 常见商品名及用法

亚洲辛夷鼻炎丸

每袋3克，每盒9袋。口服，1次3克，1日3次。

使用本品3日症状无改善，应该停药就医。

◆ 适用情况

本品主要用于治疗各类急（慢）性普通型的鼻炎。

◆ 常见错误用法

本品主要用于治疗各种普通的急（慢）性鼻炎，如过敏性鼻炎、感冒引起的鼻炎等，但是对于药物性鼻炎、神经性鼻炎和萎缩性鼻炎并没有特别好的效果，患者在使用时，一定要注意到这一点。

本品虽然为中药制剂，所用中药都为临床常见中药，但是成分中的辛夷和苍耳子都有一定的毒性，所以本品一定不能超量服用。如果需要连续服用超过7日的，最好事先咨询医生。

本品中的中药成分大都能清热解毒，有祛火利湿的作用，药性属于寒凉，如果患者处于虚寒状态时或者大便溏稀时，不宜服用。

服用本品后，如果有患者感觉嘴部麻木，不要以为是服药后的正常现象，这是服药后的不良反应，如果发生这种情况，一定要及时停药。

◆ 药品使用注意

（1）服用本品的同时，不宜服用其他温补性的中药。

（2）服用本品期间，忌辛辣、鱼腥食物。

（3）如果正在使用其他药品请咨询医生或药剂师，以免产生不良的相互作用。

◆ **特殊人群用药指南**

（1）对本品过敏者禁用，过敏体质者慎用。

（2）孕妇和哺乳期妇女，因其体质的特殊性，慎用本品。

（3）儿童须在成人监护下减量服用本品。

（4）年老体弱者需减量服用本品。

◆ **药物安全性**

本品作为一种鼻炎常用非处方药，对于一般常见的鼻炎都有不错的效果，配方中的中药多为临床常见，所以安全性是比较高的。本品中的辛夷和苍耳子都有一定的毒性，所以不能超量服用，在服用时，如果感觉到嘴唇部麻木，一定要即时停药，如果不良反应特别严重的，应该就医处理。

♥➕ 十、复方薄荷脑鼻用吸入剂

本品是一种鼻塞用药。它是复方制剂，主要成分包括薄荷脑、樟脑、水杨酸甲酯，以吸入剂、滴鼻剂为常见。本品是一种易挥发的血管刺激剂，通过经鼻黏膜吸收进入鼻黏膜毛细血管，使毛细血管收缩，达到缓解鼻塞的作用。本品主要用于感冒引起的鼻塞，呼吸不畅。

◆ **常见商品名及用法**

曼秀雷敦复方薄荷脑鼻用吸入剂

每瓶675毫克。鼻塞时使用，使用时，先旋下外套，将塑料内管紧密接触一侧鼻孔，用手指按压另一鼻孔，然后深吸气2~3次。

使用本品3~5日后，症状未改善，请咨询医生意见。

◆ **适用情况**

本品主要用于感冒引起的鼻塞、流鼻涕，也可在鼻子通气不适、空气混浊、精神萎靡时适量使用。

◆ 常见错误用法

引起鼻塞的原因有很多种，感冒、鼻炎、鼻息肉、鼻窦炎、鼻中隔偏曲等都能引起鼻塞现象。本品只用于因为感冒引起的鼻塞，对于其他原因引起的鼻塞，效果不尽如人意。

本品只针对感冒引起的鼻塞，也就是说，使用本品，只能解决鼻塞问题，但是对于感冒本身并没有良好的治疗作用，所以如果感冒特别严重，必须要对感冒进行治疗，才能根本性地好转。

◆ 药品使用注意

（1）使用本品的同时，不宜使用其他外用通鼻药物。

（2）如果正在使用其他药品请咨询医生或药剂师，以免产生不良的相互作用。

◆ 特殊人群用药指南

（1）对本品过敏者禁用，过敏体质者慎用。

（2）孕妇和哺乳期妇女，因其体质的特殊性，慎用本品。

（3）一般来说，本品最好不给儿童使用，如需使用，儿童须在成人监护下使用。

◆ 药物安全性

本品作为一种解决鼻塞的非处方药，使用方便，生效迅速，安全性高。暂时没有什么不良反应的报道，如果使用本品后出现异常，请即时咨询医生。同时，本品有较强的挥发性，使用完毕，需要将外套旋紧；另外，使用过的本品，请尽快用完。

♡+ 十一、鼻康胶囊

本品的主要成分是羊耳菊、鱼腥草、绣线菊、大蓟根、漆姑草、路路通和鹅不食草，常见剂型为胶囊制剂。本品能够清热解毒，祛风消肿，利咽通窍，一般用于急（慢）性鼻炎、鼻窦炎和咽炎。

◆ **常见商品名及用法**

优鼻鼻康胶囊

每粒0.35克，每盒24粒。口服，1次4～5粒，1日3次。本品一般在饭后服用效果比较好。

◆ **适用情况**

本品主要用于风热阻肺造成的急（慢）性鼻炎、鼻窦炎，减轻患者鼻塞、鼻子不通气、流鼻涕，甚至是鼻黏膜充血肿胀等症状，也可以用于咽炎的治疗。

◆ **常见错误用法**

本品适用于风热原因造成的急（慢）性鼻炎、鼻窦炎和咽炎，这是根据中医将鼻炎分成风寒和风热两大类型来区分的，风热型鼻炎一般表现为鼻流黄涕、头昏头痛、口干舌燥、苔黄薄、脉弦数，有时候还伴有发热等现象。如果是风寒型鼻炎则有鼻流清涕、畏寒怕冷、四肢冰冷、面色清白、苔白等情况，患者在使用本品时，一定要看看是否对症。

本品含有鱼腥草等成分，药性偏寒凉，如果患者脾胃虚寒且是慢性鼻炎，需要较长时间服药，则不宜服用本品，以免加重患者寒凉体质，带来不利影响。患者是急性鼻炎，但是处于虚寒证如大便溏稀、腹泻时，暂时不宜服用本品。

◆ **药品使用注意**

（1）使用本品的同时，不宜同时服用其他温补性中药。

（2）如果正在使用其他药品请咨询医生或药剂师，以免产生不良的相互作用。

◆ **特殊人群用药指南**

（1）对本品过敏者禁用，过敏体质者慎用。

（2）孕妇禁用本品。

◆ **药物安全性**

"鼻炎用优鼻"，本品也算是一种优良的用来治疗鼻炎等疾病的非处方药。中药制剂，安全性是比较高的。本品暂时没有不良反应方面的报道。不过从其成分来看，成年胃脾虚寒或者虚寒体质的患者，需要慎用本品。本品长期服用，对肠胃有一定的影响，要尽可能地避免长期服用。

第四节　适用于急（慢）性咽炎、扁桃体炎

一、清喉利咽颗粒

本品是一种急（慢）性咽炎、扁桃体炎用药。主要成分有黄芩、西青果、桔梗、竹茹、胖大海、橘红等，以颗粒剂为常见。本品成分中黄芩清热燥湿、泻火解毒，西青果清热利咽、生津润喉，共为君药；桔梗、竹茹、胖大海、橘红清肺化痰、宣肺利咽、开音疗哑，紫苏梗、沉香、香附、枳壳理气宽胸，共为臣药；紫苏子降气化痰，桑叶疏散风热，辅助君药化痰降气、疏散风热、解毒利咽，共为佐药；薄荷脑清轻凉散、清利咽喉，为使药。诸药合用，共奏清热利咽、宽胸润喉之功。用于急（慢）性咽炎、扁桃体炎。

◆ 常见商品名及用法

慢严舒柠清喉利咽颗粒（乳糖型）

每袋5克，每盒6袋。温开水冲服，1次1袋，1日2～3次。

服用本品7日症状没有缓解，请停药就医。

◆ 适用情况

用于外感风热所致的咽喉发干、声音嘶哑，急（慢）性咽炎、扁桃体炎见上述症候者。

◆ **常见错误用法**

本品适用于风热原因造成的咽炎和扁桃体炎，一般来说因为风热造成的喉部炎症，会表现出面色潮红、五心烦热、口干喜饮、小便黄赤、大便干结，有的伴有体温升高的现象。患者需要分辨清楚再服用。

有的时候，咽炎，扁桃体炎还会伴有其他症状，如扁桃体化脓或者体温超过38.5℃等情况，单纯性地服用本品，只能减轻症状，没有特别的根治效果，这时，需要去医院进行对症治疗。

本品也是属于清热解毒类型的药物，药性寒凉，所以虚寒体质的患者、大便溏稀的患者和阴虚火旺的患者应该慎用。

◆ **药品使用注意**

（1）忌烟、酒和辛辣、鱼腥食物。

（2）不宜在服药期间同时服用滋腻补性中药。

（3）如与其他药物同时使用可能会发生药物相互作用，详情请咨询医生或药剂师。

◆ **特殊人群用药指南**

（1）孕妇、儿童、年老体弱者、脾虚大便溏者应在医生指导下服用。

（2）对本品过敏者禁用，过敏体质者慎用。

（3）阴虚火旺者慎用。

（4）有高血压、心脏病、肝病、糖尿病、肾病等慢性病严重者应在医生指导下服用。

◆ **药物安全性**

本品是一种针对咽炎、扁桃体炎的非处方药。中药配方，安全性也不错，目前没有不良反应的报道，长期服用也不会产生依赖性和耐药性。但是对于咽炎，除了吃药之外，日常生活中要防止过度用嗓，多吃清热的蔬果，如南瓜、丝瓜、芹菜、橄榄、雪梨、乌梅、莲子心等，保持健康积极开朗的心态，注意休息，减少熬夜，养成良好的饮食起居习惯。

二、复方草珊瑚含片

本品是一种急性咽喉炎用药。主要成分有肿节风浸膏、薄荷脑、薄荷素油，以片剂为常见。本品成分中薄荷具有散风清热、清咽利喉之功；肿节风具有清咽利喉、消肿止痛的作用。二药合用，共奏疏风清热、消肿止痛、清咽利喉之功。本品主要用于急性咽喉炎。

◆ 常见商品名及用法

江中复方草珊瑚含片

（小片装）每片0.44克，每盒48片。

（大片装）每片1克，每盒24片。

含服，大片1次1片，小片1次2片，1日6次。

一般来说，每次服用需间隔2小时以上。

服用本品3日症状无缓解者，应该停药就医。

◆ 适用情况

本品主要用于外感风热所致的咽喉发干、声音嘶哑，急（慢）性咽炎、扁桃体炎见上述症候者。

◆ 常见错误用法

本品适用于风热原因造成的咽炎和嗓子嘶哑，一般来说因为风热造成的喉部炎症，会表现出面色潮红、五心烦热、口干喜饮、小便黄赤、大便干结、舌苔黄薄，有的伴有体温升高的现象。患者需要分辨清楚再服用。如果是风寒引起的喉部疾病，就不太适合本品了。

有时候喉部疾病是因为感冒等引起，这个时候需要对感冒同时进行治疗，才能收到根治喉部疾病的效果。感冒患者如果体温烧到

38.5℃以上，应该即时去医院进行治疗。

患者如果患咽炎时间比较长，属于慢性咽炎时，在急性发病期服用本品，只能起到改善咽部现状的作用，在治疗上效果一般。

◆ **药品使用注意**

（1）忌烟、酒和辛辣、鱼腥食物。

（2）不宜在服药期间同时服用滋补性中药。

（3）如与其他药物同时使用可能会发生药物相互作用，详情请咨询医生或药剂师。

◆ **特殊人群用药指南**

（1）儿童、年老体弱者应在医生指导下服用。

（2）阴虚火旺表现为口燥咽干、潮热颧红、手足心热、舌红少苔、脉细数者慎用。

（3）对本品及其成分过敏者禁用，过敏体质者慎用。

（4）有高血压、心脏病、肝病、糖尿病、肾病等慢性病严重者应在医生指导下使用。

◆ **药物安全性**

本品可以算是在中国家庭中比较受欢迎的治疗咽干嗓痛的良药了。中药配方，安全性比较高，口感也不错。但是有的人服用本品后，出现过喉梗阻、过敏性食管炎、荨麻疹、急性腹痛等症状。所以在服用期间，如果感到不适要尽快告诉医生或药剂师。情况紧急可先停止使用，必要时到医院就诊。

三、西瓜霜清咽含片

本品的主要成分有西瓜霜、西青果、罗汉果、麦冬、南沙参、乌梅、陈皮、甘草、桉油、薄荷素油、薄荷脑、冰片等，以散剂、片剂和胶囊剂为常见。成分中的西瓜霜清肺胃热邪，解毒散结，消肿止痛；西青果可以清热生津，利咽解毒；罗汉果清热润肺，滑肠通便；麦冬养阴生津，润肺清心；南沙参养阴清肺，化痰益气；乌梅敛肺，涩肠，生津，安蛔；陈皮理气健脾，燥湿化痰；甘草补脾益气，清热解毒，祛痰止咳，缓急止痛，调和诸药；冰片开窍醒神，清热止痛。本品主要用于缓解咽痛、咽干、灼热。

◆ 常见商品名及用法

三金西瓜霜清咽含片

每片1.8克，每盒16片。含服，1次2片，1日6次。5～7日为1个疗程。

服用本品3日症状无缓解者，应该停药就医。

◆ 适用情况

本品适用于缓解咽痛、咽干、灼热，声音不扬或西医诊断为急性咽炎，有上述表现者。

◆ 常见错误用法

有时候，咽喉肿痛是因为感冒引起，本品主要针对因为风热引起的咽喉肿痛、口舌生疮、急（慢）性咽炎等，如果是因为风寒引起的上述诸病，则不适合服用本品。风寒患者一般会有畏寒怕冷、无汗、面色青白、鼻流清涕等症状，患者应该注意辨证后使用。

本品药性偏寒，对于身体本来属于脾胃虚寒的患者，更加容易伤害到胃肠，所以老人、儿童和脾胃虚弱者、大便溏稀者应该慎服。

对于因为湿热内蕴引发的口腔炎症如咽喉肿痛、急性咽炎等，服用本品，可以收到不错的效果，可是对于慢性咽炎，或者慢性咽炎急性发作期，本品只能缓解患者的症状，没有特别的治疗效果。

西瓜霜含片有很多种，虽然都以西瓜霜为主要原料，但是其成分不同，针对的病症也有所区别，大家在使用的时候，一定要注意辨清。

◆ **药品使用注意**

（1）忌烟、酒和辛辣、鱼腥食物，以免加重病情。

（2）不宜在用药期间同时服用温补性中药。

◆ **特殊人群用药指南**

（1）孕妇慎用本品。

（2）老人、儿童及脾胃虚弱者慎服。

（3）对该品过敏者禁用，过敏体质者慎用。

（4）属风寒感冒咽喉痛者，症见恶寒发热、无汗、鼻流清涕者慎服。

◆ **药物安全性**

本品对于一般性的口腔炎症、口腔溃疡等有很好的效果。本品暂时没有检索到不良反应的报道，如果使用本品后感到不舒服或者有异常反应，请及时寻求医生的帮助。值得一提的是，这些含片类的药物，都不适宜长期服用，长期服用容易导致口腔干燥及更加容易溃疡。

四、银黄含片

本品是一种缓解急（慢）性扁桃体炎、慢性咽炎、上呼吸道感染所致的咽喉肿痛的药物。主要成分有金银花提取物、黄芩提取物，以片剂、颗粒剂、溶液剂、注射剂为常见。成分中的金银花清热解毒，疏风散热，透散表邪；黄芩既除上焦湿热火毒，又清肺热、泻肺火。二药合用，具有清热解毒、疏风散热之效。本品一般用于急（慢）性扁桃体炎、慢性咽炎、上呼吸道感染等疾病。

◆ **常见商品名及用法**

地奥银黄含片

每片0.65克，每盒24片。含服，1次2片，1日6～8次。

服用本品3日症状无缓解者，应该停药就医。

◆ **适用情况**

本品一般用于外感风热、肺胃热盛所致的咽干、咽痛、喉核肿大、口渴、发热，急（慢）性扁桃体炎、慢性咽炎、上呼吸道感染见上述症候者。

◆ **常见错误用法**

本品药性偏寒，对于身体本来属于脾胃虚寒的患者，更加容易伤害到胃肠，所以老人、儿童和脾胃虚弱、大便溏稀者应该慎服。

本品以金银花和黄芩为主要成分，都属于能够清热解毒的中药，药性偏寒；所以本品针对的是用于外感风热、肺胃热盛所致的咽干、咽痛、喉核肿大、口渴、发热，急（慢）性扁桃体炎、慢性咽炎、上呼吸道感染见上述症候者。如果是外感风寒所造成的咽炎、扁桃体炎、上呼吸道感染，就不宜服用本品了。

有时候，患者出现咽干、咽痛，可能是由于感冒引起，还可能伴有发热，如果患者出现全身高热，不适合服用本品。而对于扁桃体炎的患者，如果扁桃体已经化脓，也不适合服用本品。这两类患者应该及时去医院就诊。

一般来说，这类解决口、鼻、喉等部位炎症的含片类药物，对于慢性炎症如慢性咽炎等，只有缓解症状的作用，不能起到根治的作用，这也是患者需要了解的。

◆ **药品使用注意**

（1）忌烟、酒和辛辣、鱼腥食物，以免加重病情。

（2）不宜在用药期间同时服用温补性中药。

（3）如果正在服用其他药物，使用本品前，请先咨询医生或者药剂师意见。

◆ **特殊人群用药指南**

（1）孕妇慎用本品。

（2）老人、儿童及脾虚便溏者慎用。

（3）对该品过敏者禁用，过敏体质者慎用。

（4）糖尿病患者及儿童应在医生指导下服用。

◆ **药物安全性**

银黄含片属于口、鼻、喉科炎症非处方药，对于平时普通的口腔上火、咽炎等有着相当不错的效果。以金银花和黄芩两味常见中药为主要成分，安全性是很高的。不过也有患者服用本品后出现药疹的报道。当然，本品药性偏寒凉，我们要尽可能地避免长期服用，以免伤到胃气。

♥➕ 五、复方鱼腥草片

本品是一种急性咽炎、急性扁桃体炎用药。主要成分有鱼腥草、黄芩、板蓝根、连翘、金银花，以片剂、颗粒剂、胶囊剂、合剂、糖浆剂为常见。成分中的鱼腥草清解肺经热毒，消痈排脓，利咽止痛；黄芩、板蓝根清热解毒，凉血利咽；连翘、金银花疏散风热，清热解毒，散痈消肿。全方合用，具有清热解毒、凉血消肿、散结止痛之功。本品一般用于急性扁桃体炎、急性咽炎或者上呼吸道感染。

◆ **常见商品名及用法**

太极复方鱼腥草片

每瓶50片。口服，1次4～6片，1日3次。

服用本品3日症状无缓解者，应该停药就医。

◆ **适用情况**

本品一般用于外感风热所致的急性扁桃体炎、急性咽炎或者上呼吸道感染造成的咽部红肿、疼痛。

◆ **常见错误用法**

本品药性偏寒，对于身体本来属于脾胃虚寒的患者，更加容易伤害到胃肠，所以老人、儿童和脾胃虚弱、大便溏稀者应该慎服。

本品的主要成分，大都属于清热解毒的中药，药性偏寒，所以本品针对的是由于外感风热所造成的咽喉肿痛、发炎和扁桃体炎、急性咽炎等。如果是外感风寒所造成的咽炎、扁桃体炎、上呼吸道感染，就不宜服用本品了。

有时候，患者出现咽干、咽痛，可能是由于感冒引起的，还会伴有发热，如果患者出现全身高热，便不适合服用本品。而对于扁桃体炎的患者，如果扁桃体已经化脓，也不适合服用本品。这两类患者应该及时去医院就诊。

对于慢性咽炎和慢性扁桃体炎患者来说，值得注意的是，本品顶多只能起急性发作期缓解症状的作用，对于治疗基本上起不到效果。

◆ 药品使用注意

（1）忌烟、酒和辛辣、鱼腥食物，以免加重病情。

（2）不宜在用药期间同时服用温补性中药。

（3）如果正在服用其他药物，使用本品前，请先咨询医生或者药剂师意见。

◆ 特殊人群用药指南

（1）孕妇、哺乳期妇女、儿童、年老体弱者、脾虚便溏者应在医生指导下服用。

（2）对本品过敏者禁用，过敏体质者慎用。

（3）有高血压、心脏病、肝病、糖尿病、肾病等慢性病严重者应在医生指导下服用。

（4）阴虚火旺表现为口燥咽干、潮热颧红、手足心热、舌红少苔、脉细数者不能服用。

◆ 药物安全性

复方鱼腥草是属于口、鼻、喉科炎症的非处方药，对于风热引起的喉部红肿、咽痛有效果。中药制剂，安全性也是比较高的，暂时来说，没有不良反应方面的报道。但是根据药性来说，本品属于寒性，如果是寒凉体质或脾虚胃寒的患者应该尽可能地避免服用本品，以免雪上加霜。

♥ 六、溶菌酶含片

本品是一种耳鼻喉科及口腔科用药，同时也是一种酶类和抗感染药。主要成分是溶菌酶，以含片剂、肠溶片剂为常见。溶菌酶是一种黏多糖溶解酶，可以使构成革兰氏阳性菌细胞壁的不溶性多糖水解而起到杀菌作用。它还能分解稠厚的黏蛋白，使炎性分泌物和痰液液化而容易排出。本品主要用于慢性鼻炎、急（慢）性咽喉炎、口腔溃疡、水痘、带状疱疹和扁平疣等。

◆ 常见商品名及用法

国光溶菌酶含片

每片20毫克，每盒24片。口服，1次3~5片，1日3次。

本品有的需要口服，有的需要口含，两者不同，用法用量不同。

服用本品3日症状无缓解者，应该停药就医。

◆ 适用情况

本品主要用于慢性鼻炎、急（慢）性咽喉炎、口腔溃疡、水痘、带状疱疹和扁平疣等，也可与抗菌药物合用，治疗各种细菌感染和病毒感染。

◆ 常见错误用法

有很多药商都生产本品，都叫溶菌酶含片，可是其用法与用量却是不相同的。患者在服用的时候，一定要看清楚商品包装上的推荐使用量或者遵医嘱。例如：商品为口服时，应该每次3~5片，1日3次；商品为口含时，每次1片，1日4~6次。如果商品上标明为口服（肠溶片）时，不可以含服，应该整片吞服，也不可以在口中嚼碎。

◆ 药品使用注意

如果您正在使用青霉素、氯霉素、呋喃妥因等药物，服用本品前请咨询医生。

◆ 特殊人群用药指南

（1）儿童必须在成人监护下使用。

（2）对本品过敏者禁用，过敏体质者慎用。

（3）有鸡蛋清过敏史者不要使用。

◆ 药物安全性

本品属于口腔科及眼、鼻、喉科非处方用药，效果不错，安全性也比较高。服用溶菌酶含片后，可能引起恶心、呕吐等过敏反应。偶见皮疹（如皮肤瘙痒）、头晕、头痛、关节痛、全身刺痛、足冷感等不良反应。如果您出现了以上副作用或除此之外的其他副作用，请与医生联系，寻求帮助。

♥ 七、度米芬含片

本品是一种急（慢）性咽喉炎、扁桃体炎、口腔黏膜感染用药。主要成分是度米芬，以含片剂为常见。度米芬，是一种阳离子表面活性剂，具有广谱杀菌作用，对革兰氏阳性和阴性菌均有杀灭作用。本品在含化过程中，药物直接作用于咽喉，对局部有清利咽喉、消肿止痛的作用，通过吸收，对机体又产生杀菌、抗真菌的疗效。本品主要用于咽炎、扁桃体炎、鹅口疮和口腔溃疡的治疗。

◆ 常见商品名及用法

望子隆度米芬含片

每盒24片。口含，1次1～2片，每隔2～3小时含服1次。

连续使用本品3日症状无缓解，请停药就医。

◆ **适用情况**

本品主要用于咽炎、扁桃体炎、鹅口疮和口腔溃疡的治疗，也可以作为一种外用消毒剂，用于消毒。

◆ **常见错误用法**

本品为含片，需要含服，不可以嚼碎后服用，也不可以和水伴服。

本品是一种非处方药，但是本品在治疗鹅口疮和扁桃体炎时，必须在医生指导下使用。

本品用于治疗口腔溃疡有很好的效果，但是不可以经常超量使用，因为作为一种含片，超量服用，可能引起口腔干燥症，使炎症反复发作。

◆ **药品使用注意**

当将本品外用作为消毒剂时，不可以将本品与肥皂、盐类或其他合成洗涤剂同时使用，避免使用铝制容器。不可与碘酊或阴离子消毒剂合用。特别注意如果皮肤上粘有肥皂，应该清洗干净后再使用。

◆ **特殊人群用药指南**

（1）儿童必须在成人监护下使用。

（2）对本品过敏者禁用，过敏体质者慎用。

◆ **药物安全性**

一般来说，使用度米芬含片比较安全，偶可见过敏反应。在外用时，部分患者可发生接触性皮炎的情况。如果发生严重的不良反应，应该立即停药就医。同时本品并不能作为口腔祛火消炎保健药，在没有症状的时候服用。

❤➕ 八、冰硼散

本品的主要成分是冰片、硼砂、玄明粉和朱砂。常见剂型为粉末制剂。本品具有清热消肿、凉血解毒、敛疮生肌的功能。本品主要用于治疗口舌生疮、牙龈肿痛等口腔疾病。

◆ 常见商品名及用法

方健冰硼散

每盒3克。少量本品敷患处，1日数次（视情况）。

◆ 适用情况

本品主要用于治疗口舌生疮、牙龈肿痛等口腔疾病，也可以用于治疗流行性腮腺炎等症。

◆ 常见错误用法

冰硼散能够清热消肿，凉血解毒，敛疮生肌，用于治疗一般性的口舌生疮、牙龈肿痛有很好的效果，见效很快。这类口舌生疮、溃疡等一般都是因为湿热内蕴引发，而冰硼散主要针对的是症状。所以患者在服用冰硼散的同时，还必须从饮食等生活习惯着手，同时服用一些清热祛火、针对病根的药物，才能防止这类疾病复发，达到标本兼治的效果。

患者在使用本品后，口腔溃疡程度还在加重时，应该立即停药，去医院就诊。

同时，冰硼散以冰片和硼砂为主要原料，如果患者长期发生口腔溃疡，或者口腔溃疡面比较大的时候，不宜长期使用本品，而是要去医院就诊，查明原因。

◆ 药品使用注意

在使用本品的同时，如需服用其他药品，请事先咨询医生意见。

◆ **特殊人群用药指南**

（1）儿童必须在成人监护下使用。本品使用时，有比较强烈的痛感，不建议儿童使用。

（2）对本品过敏者禁用，过敏体质者慎用。

◆ **药物安全性**

冰硼散，作为治疗口腔炎症的非处方药，其效果较好。但是本品使用的时候，很多患者会感觉到特别疼痛，患者在使用前应该考虑到这一点。同时本品以冰片和硼砂为主要成分，不宜长期服用。

九、西地碘含片

本品是一种针对口咽部疾病的制剂。主要成分是分子碘，以片剂为常见。本品具有强有力的消毒防腐作用。因其能氧化细菌细胞质的流行性基因，并与蛋白质的氨基结合，使其变性，能杀死细菌、真菌、病毒和阿米巴原虫，保护口腔、咽喉部位的健康。本品主要用于治疗慢性咽喉炎、口腔溃疡、慢性牙龈炎、牙周炎等。

◆ **常见商品名及用法**

华素片西地碘含片

每片1.5毫克，每盒15片或30片。口含，成人1次1片，1日3～5片。

连续使用5日症状未缓解，应该停药就医。

◆ **适用情况**

本品主要用于治疗慢性咽喉炎、白色念珠菌感染性口炎、口腔溃疡、慢性牙龈炎、牙周炎等。

◆ **常见错误用法**

本品属于含片，只能含服，不可以伴水吞服，也不可以嚼碎后服用。

本品药性比较平和，主要用于治疗慢性咽炎、慢性牙龈炎等，所以急性咽炎、急性牙龈炎等口腔疾病急性发作或者慢性病急性发作期时，使用本品收效比较慢，不适合使用。

很多时候，口腔溃疡的发生与生活和饮食习惯等有关，所以在使用本品治疗口腔溃疡等时，还应该注意清淡饮食，少食辛辣等刺激性食物，生活要有规律，必要时，还需要服用其他祛火清热的药物，才能达到更好的效果。

本品的主要成分是碘，因此正在测试甲状腺功能的患者，要考虑本品可能带来吸收的影响，不宜服用。

很多人口腔溃疡反复发作，但是本品不适合经常、超量、长期服用，否则可能造成口腔干燥，反而更容易发生口腔炎症。

◆ **药品使用注意**

（1）华素片不可与六神丸及含汞的制剂同时服用。因为六神丸中含有朱砂，其中的二价汞能与华素片中的碘结合，形成碘化汞类有毒汞盐沉淀，引起赤痢样大便，导致药物性肠炎。

（2）如与其他药物同时使用可能会发生药物相互作用，详情请咨询医生或药剂师。

◆ **特殊人群用药指南**

（1）哺乳期的妇女服用复方碘溶液可使婴儿发生甲状腺肿，西地碘虽然含碘量较小，为保证安全，孕妇及哺乳期妇女应在医生指导下服用。

（2）儿童必须在医生指导下使用。

（3）对碘过敏的患者禁用，过敏体质者慎用。

（4）甲状腺疾病者使用时需格外谨慎。

◆ **药物安全性**

本品是一种口腔炎症的非处方药，治疗口腔溃疡、慢性咽炎等有相当不错的效果。但是长期含服本品可导致舌苔染色，停药后可消退。长期应用碘和碘化合物可发生精神抑郁、神经过敏、失眠、阳痿和黏液性水肿的不良反应。碘中毒或过敏的表现为头痛、唾液腺肿痛、结膜炎、喉头炎、气管炎、发热、乏力，可发生碘疹，呈轻度红斑、痤疮样疹、荨麻疹、化脓性或出血性疹。如果您感觉服用过量或出现严重不良反应，应立即停药就医。

♥ 十、金嗓子喉片

本品是一种耳鼻喉科非处方药。其主要成分是薄荷脑、金银花、西青果、桉油、石斛、罗汉果、橘红和八角茴香油，常见剂型为片剂。本品能够解毒利咽，芳香辟秽，祛风清热。本品主要用于急性咽炎、急性喉炎。

◆ 常见商品名及用法

都乐金嗓子喉片

每片2克，每盒20片。含服，1次1片，1日6次。

服用本品3日症状无缓解，应该停药就医。

◆ 适用情况

主要用于改善急性咽炎、急性喉炎造成的咽喉肿痛、干燥灼热、声带嘶哑等症状。

◆ 常见错误用法

本品属于含片，不可以伴水吞服，也不可以嚼碎后服用。

本品成分中有罗汉果、金银花等中药成分，能够清热解毒，属于寒凉性的中药；因此如果患者处于虚寒症状，或者脾胃虚寒，大便稀溏，不宜服用本品，以免加重寒凉体质。同时本品针对的口腔炎症和喉部炎症都属于风热入侵引起，因此风寒引起的咽喉肿痛不适合使用本品；风寒引起的患者通常会表现出恶寒发热、无汗、鼻流清涕、面色青白无华等，患者需要辨证服用。

本品主要针对急性咽炎、急性喉炎造成的咽喉肿痛等，如果是慢性咽炎和慢性喉炎服用本品，效果就一般了，而这些慢性喉炎、慢性咽炎在急性发作期服用本品，也只能收到减轻症状的功效。

本品虽然有保护嗓子的功效，但并不适合长期服用，因为长期服用，可能造成口腔干燥，以后更容易引起炎症，同时，也可能对食用者的胃肠造成伤害。

◆ 药品使用注意

（1）忌烟、酒和辛辣、鱼腥食物。

（2）不宜在服药期间同时服用温补性中药。

（3）如在服用本品的同时，需服用其他药物，请事先咨询医生或者药剂师建议。

◆ 特殊人群用药指南

（1）对本品过敏者禁用，过敏体质者慎用。

（2）本品含糖，糖尿病患者慎用。

（3）孕妇、儿童慎用，如需使用，应在医生指导下使用。

（4）风寒感冒的咽喉肿痛、脾虚大便溏稀者慎用本品。

◆ 药物安全性

本品是一种口腔炎症的非处方药，在治疗急性咽喉炎引起的咽喉肿痛、声带嘶哑方面有着很好的效果，也是被广大中国家庭接受的一种口腔良药。中药配方，安全性高，暂时没有不良反应方面的报道，但是从药性上来看，本品性偏凉，不适合长期服用，久服对胃气有损。

第五章 胃肠用药、消化系统用药

1. 简要说明

常见的西药胃药分为五大类：

抗酸药，如氢氧化铝、氧化镁等。抗酸药一般是弱碱性无机盐，可以通过中和过多的胃酸来缓解胃痛，减轻胃酸对黏膜的刺激，促进溃疡愈合。一般用于溃疡病的辅助治疗和胃炎、酸胃过多。一般来说，制酸药的剂型以液体效果最好，粉剂差一点，片剂最差，而且通常以复方制剂出现，以减少不良反应。这类药空腹服用效果更好，一般在餐后和睡觉之前服用。

抑酸药，如西咪替丁、雷尼替丁等，它们通过作用于胃泌酸细胞来抑制胃酸分泌，起效较慢，但是作用时间较长，副作用较小，一般用于十二指肠溃疡和胃溃疡，也可以用于慢性浅表性胃炎伴有糜烂、胃食管反流、上消化道出血等疾病。不适用于慢性萎缩性胃炎和功能性消化不良的餐后不适综合征。

抗幽门螺杆菌药，如质子抑制剂奥美拉唑、丽珠得乐等，这类药通常与抗生素联合用药，用于治疗由幽门螺杆菌引起的慢性萎缩性胃炎、胃溃疡和十二指肠溃疡。一般来说，服用这类药的时间各有不同。

胃黏膜保护药，如思密达、德诺等，它们能够保护胃黏膜不受胃酸的侵蚀、损害，促进黏液分泌，增加黏液屏障作用，促进黏膜修复。一般用于溃疡、胃酸过多、胃炎、神经性消化不良和胃肠痉挛等。

促进胃动力药，如多潘立酮、西沙必利等，它们能够增强胃肠道蠕动，对反酸、嗳气和胃胀、食欲不振、腹胀、腹痛有较好的效果。常用于胃食管反流、食管炎等。

2. 传统胃药知识

传统中医认为，引起胃肠疾病的原因主要有4种，即外感寒邪、饮食伤胃、肝气犯胃和脾胃虚弱等。因此在服用以中药为主的胃药时，应该辨清自己的症状，对症服用。

寒邪客胃：患者胃痛发作特别突然，怕冷喜热，在服用温热的饮料或者食物后，痛感会缓解，反之，服用生冷食物后，痛感加强，不口渴，但是喜欢喝热的饮料，舌苔薄白。可以选用温胃舒胶囊。

饮食停滞：胃痛，胃胀，不能按压，有反酸现象，口臭，有时会呕吐，吐后胃痛症状减轻，不想吃东西，有便秘现象，舌苔厚腻。可以服用香砂平胃颗粒。

肝气犯胃：胃胀，挤压时痛，有时候肝区也跟着痛，胸闷嗳气，大便不通畅，心烦发怒时疼痛发作或者加剧，舌苔薄白。可以服用胃苏冲剂、加味左金丸等。

肝胃郁热：胃痛如同烧灼一般，心烦易怒，口干舌苦，舌头较红，舌苔发黄。可以服用六味安消散等。

瘀血停滞：胃痛特别剧烈，像针扎一般，可以找到固定的痛点，按痛点时，疼痛加剧，吃饭后和半夜痛得特别厉害，有的还有吐血、黑便等情况，舌头发紫或者有紫色的瘀斑。

湿热中阻：胃痛，有啰音，口干口苦，口渴却不想喝水，头晕头闷，身体无力，平时恶心，小便发黄，大便不畅，舌苔黄腻。

胃阴亏虚：胃隐痛，容易饿，却不想吃饭，口燥咽干，五心烦热，消瘦无力，口渴，喜欢喝水，大便干结，舌头发红，口水较少。

脾胃虚寒：胃隐痛时间较长时喜欢温暖的食物，用手按的时候痛感缓解，空腹的时候痛感加强，吃了东西之后痛感减轻，平时劳累或者受凉后痛感加重，以及四肢无力，手脚冰凉，大便溏薄，舌头色浅，舌苔发白。可以通过服用附子理中丸、黄氏健中丸来治疗。

3. 胃痛了，别忙着吃止痛药

很多患者在出现胃痛时，会服用芬必得、去痛片，阿司匹林这类止痛药以缓解症状，其实这样是对胃病的治疗相当不利的，这类止痛药属于非甾体类消炎药，能够通过抑制体内前列腺素的合成，减弱或者消除痛感，但是可能刺激胃酸分泌，破坏胃壁，造成溃疡和糜烂，如果本身患者就有胃病的话，危害性也就更大了。同时胃痛时吃止痛药，可能掩盖病情，掩盖了疼痛的部位、性质和规律，这样，患者去医院就诊时，医生就难以观察病情和判断病变的部位，不利于疾病的治疗。

4. 根据症状简单判断自己的胃病

胃肠疾病，特别是慢性的胃肠疾病，症状不明显，发展缓慢，很容易被患者忽视，但是我们还是可以根据症状来进行初步的判断。

食管炎、食管早期癌：进食时有胸骨后受阻、暂停，感觉疼痛，痛感时有时无，时轻时重。

慢性胃炎、胃下垂：食后腹饱，成日腹胀，胃口不好，不思饮食，嗳气无反酸，面色苍白或者发灰，患者体重慢慢减轻。

胃溃疡：恶心、呕吐，有积食感，食后上、中腹部疼痛，疼痛在受凉、生气、进食刺激性食物后容易发作。

十二指肠溃疡、胃炎：饭后2小时左右开始或者半夜疼痛，进食后痛感缓解，经常性反酸，疼痛区在上腹偏右，秋冬季时发作频繁。

急性胃肠炎、急性痢疾：在吃了不干净食物或者着凉后发生，腹痛，腹泻，伴有呕吐，畏寒怕冷，有发烧现象。

胃痉挛：上腹疼痛，突然发作，痛感剧烈，坐立不安，面色苍白，出冷汗，四肢发冷，上中腹有硬块，但是不能触碰，剧痛会在1~2小时后自行缓解。

溃疡病急性穿孔：与胃痉挛症状相似，但是肚子硬，不能触碰。

5. 便秘用药，弄清自己的体质和病情

有便秘发生时，先别胡乱吃药，应该到医院进行检查，排除肠道器质性病变，再对症用药。同时，便秘选药，也要根据自己的体质和病情来选用合适的药物。

能够排出体内毒素，调节肠道菌群平衡，恢复肠道功能的微生物制剂，如丽珠肠乐、金双歧等是首选。

其次，单纯性的便秘者可以选用一些效果不错、副作用比较少的缓泻剂，如麻仁丸和通泰胶囊、乳果糖一类的药物。

有高血压、心力衰竭等疾病的特殊患者有便秘时，选药更应该慎重，可以选用一些对人体内脏刺激较小的外用药如液体石蜡来润滑肠道，软化粪便，保持大便通畅。糖尿病患者可以选用西沙比利来加速胃肠蠕动。

便秘用药，切记不能长期滥用泻药，以免造成药物依赖性。

第一节 适用于胃痛、腹痛、腹泻及 急（慢）性胃肠炎和溃疡症状

一、胃康灵胶囊

本品是一种以中药为主的制剂。其处方源自张仲景的《伤寒论》，常见剂型为胶囊制剂。胃康灵具有解痉、镇痛、止血、制酸、消除溃疡及周围组织炎症和修复胃黏膜的作用。本品对于缓解胃部疼痛、胃酸、胃胀有很好的效果，同时也适用于各种胃炎和胃溃疡。

◆ **常见商品名及用法**

葵花胃康灵胶囊

每盒0.4克×24粒。口服，1次4粒，1日3次。6盒为1个疗程。

胃康灵胶囊一般按疗程服用效果比较好。

◆ **适用情况**

本品用于缓解肝胃不和、瘀血阻络所致的胃部疼痛、胃酸、胃胀有很好的效果。同时也适用于急（慢）性胃炎、胃溃疡、浅表性胃炎、糜烂性胃炎、慢性萎缩性胃炎、胃出血等各种胃部疾病。

◆ **常见错误用法**

胃痛的原因有很多种，在服药前最好先做胃镜检查和呼气实验，查明胃部病变情况。在发生感染的情况下，应该在服用胃康灵胶囊的基础上，增加抗生素治疗。胃痛时，只服用胃康灵胶囊疗效单一。

胃康灵胶囊有很好的胃部止痛效果，服用后，患者可能感觉到症状被迅速缓解，而掉以轻心，甚至停止用药，这样可能导致更加严重的后果。

一般来说，胃康灵胶囊对胃痛、胃酸、胃胀气、胃痛急性发作或者是各种急（慢）性胃炎都有一定的效果。服用胃康灵胶囊，不要因为症状缓解便停止服用，而是应该坚持按疗程服完。

胃康灵胶囊一般在饭后服用，一般服药3日症状没有得到明显改善的，应该去医院就诊，同时，某些胃痛急性发作时，也应该在服用药物后及时去医院查明原因。

胃病，三分治，七分养，有胃病的朋友应该特别注意饮食规律和清淡饮食。

◆ **药品使用注意**

（1）服用胃康灵胶囊后，应该注意饮食清淡、规律，忌烟、酒和生冷、辛辣及油腻食物。

（2）胃康灵胶囊与金刚烷胺、阿托品类药同时服用时，可能加剧其不良反应。

◆ **特殊人群用药指南**

（1）对本品过敏者禁用，过敏体质者慎用。

（2）前列腺肥大、青光眼患者禁用。

（3）哺乳期妇女禁用。

（4）有高血压、反流性食管炎、胃肠道阻塞性疾病、甲状腺功能亢进、溃疡性结肠炎、心脏病等患者慎用。

（5）胃康灵胶囊为纯中药成分，其副作用较小，但是因为孕妇处于生理特殊期间，所以一定要慎用本品。

（6）小儿和老人因为其体质较为虚弱，请在医生的指导下服用。

◆ **药物安全性**

胃康灵胶囊是一种中药制剂，其安全性还是比较可靠的。但是部分患者服用后也会出现口干、便秘、出汗减少、口鼻喉及皮肤干燥、视力下降，部分体虚的老年人还会出现排尿困难等情况。

同时服用胃康灵胶囊后，患者应该注意情绪保持稳定，忌愤怒、忧郁，使自己的心情保持舒畅愉快的状态。

♥ 二、肚痛健胃整肠丸

本品是一种以黄柏、桂皮，丁香、木馏油等为主要成分的纯中药制剂。它是一种家庭常备的非处方药，常见剂型为深褐色的蜜丸制剂。本品能止泻、镇痛、化滞、和中，对于胃肠不适、腹胀肚痛、泄泻、恶心呕吐等症状有良好的效果。

◆ 常见商品名及用法

李万山肚痛健胃整肠丸

每瓶35粒。成人每次口服5~6粒，儿童减半服用。每日3~4次。

每隔2~3小时服用1次。

肚痛健胃整肠丸一般在饭后服用，一般服药3日症状没有得到明显改善的，应该去医院就诊。

◆ 适用情况

本品对于因为水土不服或者是吃了不干净的食物所致的胃肠不适、腹胀肚痛、泄泻、恶心呕吐等症状有良好的效果，也可以用来治疗消化不良。

◆ 常见错误用法

肚痛健胃整肠丸对于由于水土不服或者是吃了不干净的食物而引起的急性胃肠不适，引发腹痛、腹泻有良好效果。但是有慢性结肠炎、溃疡性结肠炎、便脓血等慢性病患者的长期肚痛、腹泻时，应及时去医院就诊，而不是服用本品暂时止痛。

本品主要用于治疗消化不良、水土不服所造成的胃肠不适、腹胀腹痛、泄泻。有时候有人用本品来治疗胃肠炎，没有收到理想的效果，因为还没有临床实例明显证明本品可以治疗胃肠炎。

◆ **药品使用注意**

（1）服用肚痛健胃整肠丸后，应该注意饮食清淡、规律，忌烟、酒和生冷、辛辣及油腻食物。

（2）服用本品后，不应同时服用滋补性中药。

◆ **特殊人群用药指南**

（1）对本品过敏者禁用，过敏体质者慎用。

（2）糖尿病患者和孕妇禁用。

（3）有高血压、肝病、肾病、心脏病等慢性病患者应在医生指导下服用。

（4）儿童和年老体虚患者应在医生指导下服用。

◆ **药物安全性**

肚痛健胃整肠丸是从天然中草药中提取成分组成的配方，其安全性是十分可靠的。它具有保护胃黏膜和调节肠道菌群的功效，副作用也很小，服药后也不会产生依赖性。可以作为家庭常备胃肠药使用。但是值得注意的是，目前只有香港李万山肚痛健胃整肠丸在国家药监局获得注册。

❤️➕ 三、蒙脱石散

本品是天然蒙脱石微粒粉剂，常见剂型为白色粉末制剂。本品可以对消化道内的病毒、病菌及其产生的毒素起固定抑制作用，也能保护消化道黏膜，提高消化道黏膜的防御能力。本品主要用来治疗急（慢）性腹泻，也可以用于辅助治疗消化道疾病。

◆ **常见商品名及用法**

思密达

每盒10袋，每袋3克。服用时将本品加入50毫升左右温开水中，摇匀后服用。急性腹泻首次服用本品时，加倍服用。

成人1次1袋，1日3次。儿童1岁以下1日1袋，分3次服用；1～2岁每日1～2袋，分2次服用；2岁以上，每日2～3袋，分3次服用。

儿童急性腹泻服用本品1日，慢性腹泻服用2～3日后症状没有得到改善的，请咨询医生。

◆ **适用情况**

本品可以用来治疗急（慢）性腹泻，也可以用来辅助治疗食管、胃、十二指肠疾病引起的胃肠不适症状。

◆ **常见错误用法**

在小儿出现腹泻的发病初期，能够将体内的一些病菌和毒素排出体外，这个时候，不应该急着使用本品来止泻。

在小儿腹泻情况严重、服用本品止泻时，要同时注意防止脱水；如小儿患者出现哭泣时流眼泪、口渴和尿量减少不明显时，可以在家里通过米汤水来进行补水；如果出现呕吐频繁、大便次数多、皮肤发凉、皮肤弹性下降时，需立刻去医院进行静脉补液。

本品不能作为解痉剂使用，所以不能用于治疗因为痉挛引起的腹痛，单服本品是没有止痛效果的。

蒙脱石散，用于治疗腹泻时，应该在两餐之间以及晚上睡前服用。用于治疗胃食管反流及食管炎，应该在饭后服用。而用于胃炎、结肠炎则最好在饭前服用。

◆ **药品使用注意**

（1）在服用本品的同时，需服用肠道杀菌剂时，请咨询医生。

（2）在服用本品的同时，需服用其他药物时，最好与本品错开1～2小时。

◆ **特殊人群用药指南**

（1）对本品过敏者禁用，过敏体质者慎用。

（2）儿童用法用量请咨询医生或者药剂师。

（3）本品对孕妇无影响，孕妇可以服用。

◆ **药物安全性**

蒙脱石散作为一种良好的止泻剂，其安全性是比较可靠的。服用本品时，最可能出现的不良反应是便秘，当出现便秘时，最好减量服用。而且本品也不适宜长期服用，过量服用也容易导致便秘，因此在儿童服用时，一定要控制好用量。如果出现便秘情况严重，需立即就医。

♥＋ 四、保济丸

本品是著名的老牌胃肠药，一直以来，国民都有"北有六神丸，南有保济丸"的说法。保济丸常见剂型为朱红色水蜜丸制剂，由钩藤、菊花、厚朴、苍术等中药组成。本品可以去湿和中解表，促进胃肠运动，增加胃肠电位幅度等作用。本品可以用来治疗腹痛腹泻、消化不良、恶心呕吐、胃肠不适。

◆ **常见商品名及用法**

王老吉保济丸

每瓶3.7克，每盒20瓶。口服，1次1.85～3.7克，1日3次。

一般来说，服用保济丸3日症状无缓解时，应该去医院就诊。

◆ **适用情况**

因为水土不服或者吃到不干净食物，饮水引起的腹胀腹痛、消化不良，或者腹泻等胃肠不适以及平时消化不良、食欲不振，且有口臭、打嗝、放屁等情况也可以在饭后服用保济丸。每日2～3次。

因感冒引起头痛发热，出现胃肠不适如腹泻、腹痛、胃痛等情况时，可以视情况服用本品。

婴幼儿消化不良，引起排便次数过多、泡沫便或者蛋花便时，可以将保济丸捣碎，加水煎服，每日3次，效果不错。

也适用于晕车、晕船引起的恶心呕吐。可以在坐车（船）前30

分钟，用温开水伴服1瓶保济丸，每日3次，效果很好。

◆ **常见错误用法**

保济丸的价格十分便宜，而且是非处方药，所以经常有人在出现腹痛、腹泻、消化不良等情况的时候服用。但是要记住如果是急性感染性的胃肠道疾病引起的恶心、呕吐和水样泻，便不适宜服用保济丸。这种情况应该服用盐酸小檗碱片。

同时因为外感燥热，表现为眼红、牙龈红肿、咽痛、耳鸣、干咳等症状时，不能服用保济丸。

发热时体温超过38.5℃，或者吐泻情况特别严重时，不应该服用保济丸，而应该立即去医院就诊。

◆ **药品使用注意**

（1）服用保济丸后，应该注意饮食清淡、规律，忌烟、酒和生冷、辛辣及油腻食物。

（2）在服用保济丸的同时，不应该同时服用滋补性的中药。

（3）有胃溃疡患者，在感冒的同时，应该选择刺激性小的含中药成分的感冒药与保济丸同服，禁止使用非甾体类解热镇痛药。

◆ **特殊人群用药指南**

（1）对本品过敏者禁用，过敏体质者慎用。

（2）外感燥热者不宜服用本品。

（3）有高血压、心脏病、肝病、糖尿病、肾病等慢性病比较严重的，应该在医生指导下服用本品。

（4）儿童、孕妇、哺乳期妇女、年老体弱者请在医生指导下服用。

◆ **药物安全性**

保济丸作为民间常用胃药是纯中药制剂，其安全性是相当可靠的，副作用几乎没有。可以作为常用的家庭常备药使用。但是我们还是要注意一些特殊人群的服用情况。同时，市场上的保济丸类产品众多，质量良莠不齐，有些产品甚至被查出有致癌物质，大家在购买时一定要注意区分。

♥＋ 五、奥美拉唑

本品是以奥美拉唑为主要成分的有效抑制胃酸分泌的化学制剂，常见剂型为胶囊制剂。本品是一种脂溶性弱碱性药物，能浓集在酸性环境中，阻断胃酸分泌。本品主要用来治疗胃溃疡、十二指肠溃疡、应激性溃疡、反流性食管炎等消化系统疾病。

◆ **常见商品名及用法**

奥美奥美拉唑肠溶片

每盒28片（10毫克）。一般口服，不可以咀嚼，伴水吞服。一般早上起床时吞服或者早晚各1次效果比较好。消化性溃疡，1次20毫克，每日1～2次，疗程为4～8周。反流性食管炎，1次20～60毫克，1日1～2次，疗程为4~8周。十二指肠溃疡，1次20毫克，每日1～2次，疗程为2～4周。

◆ **适用情况**

适用于胃溃疡、十二指肠溃疡、应激性溃疡、反流性食管炎等消化系统疾病，也可以用来治疗草艾氏综合征。

◆ **常见错误用法**

胃病患者在自觉胃部不适时，凭经验自行服药其实是相当不安全的。出现胃部不适，应该先去医院做胃部检查，确诊病情（奥美拉唑可能掩盖溃疡性胃癌的症状）。

在服用本品进行治疗时，患者不可能因为自觉症状减轻而自行停药，而是应该坚持按疗程服完，再去医院做检查，进一步确保治疗的效果。即便病情痊愈，也应该减量服用，维持治疗两个月左右再停药比较安全。

本品为肠溶片，服用时切忌咀嚼，以免本品失效。本品虽然有一定的胃病止痛功能，但是不可以当作止痛药短期服用。

◆ **药品使用注意**

（1）本品可以缓解肝脏代谢物在体内的消除，本品与如安定、硝苯地平、华法林等药物同用时，应该减少后者的用量。

（2）奥美拉唑可使胃内呈碱性环境，使酮康唑和伊曲康唑等药物的吸收下降。

（3）当奥美拉唑与克拉霉素或红霉素合用时，它们的血药浓度会上升。

◆ **特殊人群用药指南**

（1）对本品过敏者禁用，过敏体质者慎用。

（2）严重肾功能不全者禁用，肝、肾功能不全者慎用，婴幼儿禁用。

（3）孕妇禁用，哺乳期妇女慎用。

（4）有胃溃疡病史或者疑似溃疡型胃癌患者，在确诊前慎用本品。

◆ **药物安全性**

奥拉美唑作为一种常用的胃药，其效果是相当不错的。但是我们在服用时，也应该注意到它的一些常见不良反应，如腹泻、头痛、恶心、腹痛、胃肠胀气和便秘，个别患者会出现血清氨基转移酶增高、皮疹、眩晕、失眠、嗜睡等不良反应，这些不良反应通常可自动消失，同时在长期使用本品进行治疗的过程中，有患者发生胃黏膜细胞增生和萎缩性胃炎的报道。同时新医学研究表明，长期服用本品，可能增加心脏病或者是肺炎的患病风险。

六、补脾益肠丸

本品是以黄芪、党参、砂仁、白芍、当归、白术、肉桂、干姜、甘草等中药成分为主的中药制剂，常见剂型为水蜜丸制剂。本品能够补中益气，健脾和胃，涩肠止泻，常用于治疗腹泻、腹胀和肠鸣、黏液血便或者是阳虚便秘等消化器官不适症状。

◆ **常见商品名及用法**

三九补脾益肠丸

每瓶90克。口服，1次6克，每日3次。30日为1个疗程，一般连服2～3个疗程。

一般来说，补脾益肠丸在饭前服用效果更好。服药3日症状未改善，或者症状加重，甚至出现新情况，应该立即停药就诊。

◆ **适用情况**

本品常用于治疗因为慢性结肠炎、溃疡性结肠炎、结肠过敏或者是脾虚泄泻引起的腹泻、腹痛、腹胀、肠鸣以及黏液血便或者是阳虚便秘等症状。

◆ **常见错误用法**

很多时候，感冒的患者也会出现腹痛、腹泻等症状，然后凭经验服用平时用来治腹痛、腹泻的补脾益肠丸，其实是错误的。因为本品虽然是温性，但是感冒可能是外寒内热，服用本品，可能加重内热，所以感冒期间不应该服用本品，如果一直在服用本品的，在感冒期间也应该暂停服用。

有些患者虽然注意到了说明书的胃肠实热者禁用，常常因为不明白其含义而照服不误，结果反而加重病情。简单地来说，胃肠实热会表现为多汗发热、咽喉红肿、口干舌燥、喜欢吃生冷、口臭口苦、容易口舌溃疡，有时候会便秘或者便中带血、肛门有灼热感、舌头发红、舌苔发黄等。有上述情况的一定要分清楚自己的体质，选择正确的药品。

◆ **药品使用注意**

（1）服药期间最好不要服用生冷、油腻、辛辣的食物。

（2）服药期间，忌服滋补类中药。

◆ **特殊人群用药指南**

（1）对本品过敏者禁用，过敏体质者慎用。

（2）有慢性结肠炎、溃疡性结肠炎便脓血慢性病史者，腹泻时，服用本品前请先咨询医生。

（3）感冒有发烧症状者慎用。

（4）儿童的用法用量，应该在医生或者药剂师的指导下按量服用。

（5）孕妇禁用。

（6）腹泻时感觉腹部发热、胀痛的患者禁服。

◆ **药物安全性**

补脾益肠丸作为一种胃肠分溶型丸剂，是纯中药制剂，其副作用目前尚不明确。有患者服用后出现胸闷腹胀、食欲减退、头晕潮热等情况。一般在减量服用或者停药后症状自动消失。服用补脾益肠丸时，一定要注意分清自己的体质，是否为胃肠实热、感冒等情况，以免造成不良后果。

七、拉呋替丁

本品是一种 H-受体拮抗剂，常见剂型为片剂或者胶囊制剂。它可以明显地抑制组胺、食物以及五肽胃泌素引起的胃酸的分泌，保护胃黏膜，促进溃疡愈合，预防溃疡复发。本品一般用来治疗急（慢）性胃炎、胃溃疡或者是十二指肠溃疡，也用来治疗反流性食管炎。

◆ **常见商品名及用法**

诺非拉呋替丁片

每粒10毫克，每盒6粒。口服，成人1次1粒，1日2次。

一般在餐后或者睡前服用本品。服药做到有规律。用量见不同商品说明书。

◆ **适用情况**

本品一般用来治疗急（慢）性胃炎、胃溃疡或者是十二指肠溃疡，也用来治疗反流性食管炎。

◆ **常见错误用法**

本品常用来治疗胃溃疡和十二指肠溃疡，经常有一些慢性胃病患者会自行服用本品，其实是错误的。患者必须先去医院，由医生检查，证实溃疡是良性方可使用。因为本品能够改善病变部位溃疡状况，加速溃疡的愈合，掩盖病变部位癌变的可能性而耽误了病情。

同时，有些患者会在自觉症状减轻时停止服药，也是一种错误的做法。正确的做法是在医院通过检查，确定溃疡已经愈合后继续服用1周左右的时间，保护胃黏膜，预防溃疡的再发。

◆ **药品使用注意**

（1）服用拉呋替丁后，应该注意饮食清淡、规律，忌烟、酒和生冷、辛辣及油腻食物。

（2）与华法林、苯妥英钠、茶碱、苯巴比妥、安定、西咪替丁和普萘洛尔合用时，应该注意本品可以降低肝微粒体药物代谢酶的活性。

◆ **特殊人群用药指南**

（1）对本品过敏者禁用，过敏体质者慎用。

（2）老年人、肝肾功能有损害的患者，使用时需在医生的指导下。

（3）透析患者慎用本品。

（4）儿童及孕妇、哺乳期妇女禁用本品。

◆ **药物安全性**

拉呋替丁作为一种抑制胃酸和溃疡的治疗药，其效果是相当不错的，也是相当安全的。本品最常见的不良反应主要是便秘，但是也有极少数患者服用后出现肝功能受损、粒细胞减少、血小板减少的症状，更严重的有引起休克、过敏、全血细胞减少、再生障碍性贫血等症状，发现这些症状时，一定要即时就医，进行减量或者停药等处理，以免造成严重后果。

♥ 八、正露丸

本品在日本是家喻户晓的治疗肠胃疾患的家庭常备良药。其主要成分为木榴油、阿仙粉、黄柏粉、甘草粉、成皮粉等，常见剂型为水蜜丸制剂，属于中药制剂。本品可以抑菌、消炎、止痛，也可以抑制正常胃肠运动。本品主要用于治疗腹泻、消化饱胀、胃肠不适、水土不服等。

◆ **常见商品名及用法**

喇叭牌正露丸

每瓶50粒或者100粒。成人1次3粒，5～7岁1次1粒，8～10岁1次1.5粒，11～14岁1次2粒，1日3次。用来治疗牙痛时，用0.5粒或者1粒填于蛀孔即可。

每日饭后服用，服用时，请按照年龄阶段量服用。

在服用本品3日内症状无缓解或者改善者，请立即停药就医。

◆ **适用情况**

本品主要用于治疗偶发性的腹泻，或者因为消化不良引起的腹泻、饱胀，或者是吃了不洁食物所致的胃肠不适、水土不服等。也可以用来治疗因为蛀齿引发的牙痛。

◆ **常见错误用法**

很多患者会在胃肠不适的时候，按经验自行服用本品，却忽视了是否对症。正露丸是一种偏寒性的药剂，因此脾虚胃寒（脾虚胃寒的人一般饮食无节制，喜欢吃生冷，会因为天气变冷或者吃了寒冷的食品、生水或者劳累后而觉得胃痛。胃痛时，喝热茶或者用手按住症状会减轻；空腹时，疼痛加重，在吃了食物之后症状减轻）体质的患者不宜服用本品。这种体质情况下服用本品，有可能加重症状，造成不好后果。

正露丸对于胃部不适有不错的效果，但是如果是胃部不适反复发作，或者服用本品3日症状不见缓解时，就应该即时去医院做胃部检查，以免加重病情。

◆ **药品使用注意**

（1）服用正露丸后，应该注意饮食清淡、规律，忌烟、酒和生冷、辛辣及油腻食物。

（2）在服用本品时，不宜同时服用滋补性中药。

◆ **特殊人群用药指南**

（1）对本品过敏者禁用，过敏体质者慎用。

（2）严重腹泻且伴有发热或者血便时，服用本品应该先咨询医生或者药剂师意见。

（3）严重的肝肾功能不全者应该在医生或者药剂师指导下服用。

（4）5岁以下儿童禁服本品。

（5）孕妇及哺乳期妇女在服用本品前，请咨询医生或者药剂师意见。

◆ **药物安全性**

作为一种在日本有百多年历史的家庭常备胃肠药，其安全性是比较可靠的，在止泻方面的功效也十分不错。最近在东南亚、我国香港和沿海地区被比较多地采用。这一产品进入中国市场之后，经过很多单位的临床实验，证实了其安全性和有效性。值得注意的是，现在市场上有一些正露丸，真假难辨，大家在购买时应该引起注意。

九、仁青常觉

本品是藏药文化中肠胃药的典型代表。常见剂型为水蜜丸制剂，它以藏区的本地药材如降香、沉香、诃子、天竺黄、西红花、熊胆、檀香、牛黄等为原料，运用藏医秘法制成。本品能够健胃、疏肝、清热、愈溃疡、消肿，适用于各种胃肠炎、结肠炎、胃肠溃疡，本品对饮食不当引起的胃肠绞痛、腹泻也有较好的疗效。

◆ 常见商品名及用法

金诃藏药仁青常觉

每盒6丸。口服，服用前日下午将药丸于瓷器内用温开水浸泡，水过丸即可，第二日凌晨时，将丸扎碎，加少许热水空腹服用。

病情较为严重时，1日服1丸，用来调养身体；提高免疫力则可以1周左右服用1丸。

对于身体特别虚弱的患者，可以在开始的时候，先服用半丸，等身体适应后，再加至1丸。

◆ 适用情况

本品适用于各种胃肠炎、结肠炎、胃肠溃疡，特别是萎缩性胃炎、胃肠病晚期，对一些胃肠部的顽固病症也有相当不错的效果。本品对饮食不当引起的胃肠绞痛、腹泻有也较好的疗效。同时，它能够提高人体免疫力，适合各种免疫力低下、身体虚弱、长期多病的患者调理身体。

◆ 常见错误用法

有些患者在服用本品时，注意到了说明书上标有不能吃酸性食物，却不明白哪些是酸性食物，误以为只要不吃口感上酸的食物就可以了。我们通常指的酸性食物是指蛋黄、乳酪、各种鱼类、肉类、甜点、白糖、火腿、面包、小麦等，另外花生、啤酒、巧克力等也是弱酸性食物。所以我们在服用仁青常觉时，对患者所吃的食物，最好先查明酸碱性后再服用，以免影响药效。

有些患者，会将仁青常觉当作滋补类的胃药服用，正确的做法是，在服用本品时，尽量不与其他药品同时服用。如果正在服用其他胃药，则要咨询医生药性是否冲突；如果在服药期间，必须服用其他药物，则应将两者的服药时间错开1小时以上。

◆ **药品使用注意**

（1）服用本品时，禁吃酸性、生冷食物；服药期间，忌服绿豆、白萝卜、生姜、葱、蒜等。

（2）服用前后3日，忌食肉食。

（3）服用本品时，忌烟、酒和油腻、燥热性食物。

（4）服用本品的同时，忌服滋补性中药，同时也要防止患者受凉和禁房事。

◆ **特殊人群用药指南**

（1）对本品过敏者禁用，过敏体质者慎用。

（2）儿童用法用量请咨询医生或者药剂师。

（3）孕妇及哺乳期妇女因其体质的特殊性，应该慎重服用本品。

◆ **药物安全性**

仁青常觉作为藏药中胃肠药的典型代表，其功效不错，安全性也是比较可靠的，暂时没有其他副作用的报道。本方中有一定的金属成分，应该避免长期服用，以免金属在体内积累。

❤十、替普瑞酮

本品是以替普瑞酮为主要成分的化学制剂，常见剂型为胶囊制剂。它有组织修复作用、抗溃疡作用，能够提高胃黏膜的防御功能。本品一般用来治疗胃溃疡，也可以用于急性胃炎、慢性胃炎处于急性加重期、胃黏膜病变。

◆ 常见商品名及用法

施维舒（替普瑞酮胶囊）

每粒50毫克，每盒20粒。成人1次1粒，1日3次。

一般在餐后服用本品。

◆ 适用情况

本品一般用来治疗胃溃疡，也可以用于急性胃炎、慢性胃炎处于急性加重期，或者是有糜烂、出血、红肿状况的胃黏膜病变。

◆ 常见错误用法

经常有一些慢性胃病患者会自行服用本品，其实这种做法是错误的。服用本品的正确做法是先去医院，由医生检查，诊断溃疡是良性的才服用。因为本品能够改善病变部位溃疡状态，加速溃疡的愈合，而掩盖病变部位癌变的可能性，因而耽误了病情。

同时，有些患者会在自觉症状减轻时停止服药，也是一种错误的做法。正确的做法是去医院通过检查，确定病情已经愈合后，继续服用1周左右的时间，以保护胃黏膜，预防溃疡的再发。

◆ 药品使用注意

服用本品后，应该注意饮食清淡、规律，忌烟、酒和生冷、辛辣及油腻食物。

◆ 特殊人群用药指南

（1）对本品过敏者禁用，过敏体质者慎用。

（2）老年人、肝肾功能有损害的患者，需在医生的指导下使用。

（3）儿童及孕妇、哺乳期妇女禁用本品。

◆ 药物安全性

替普瑞酮作为一种用来治疗胃溃疡及胃部疾病的常用药，其功效不错，安全性也相当高。一般来说，其主要不良反应是头痛、皮疹、瘙痒、便秘、腹泻、呕吐、口渴、腹痛、腹胀，有极少部分患者出现肝功能障碍及黄疸症状，因此，在服用本品后，应定期复查肝功能，如谷草转氨酶（GOT）及谷丙转氨酶（GPT）持续升高，则应减量服药或者是替换药物，必要时，应该服用护肝药物。服用本品后，也有发生过敏性紫癜的可能，如果遇到以上不良反应，应该即时停药，寻求医生的帮助。

♥ 十一、参芪健胃颗粒

本品是以张仲景的"黄芪健中汤"为主组方，以党参、黄芪、白术、当归、白芍、茯苓、山楂、紫苏梗、土木香等中药为主要成分的中药制剂。常见剂型为深棕色的颗粒制剂，其性能温中健脾，理气和胃。本品常用来治疗脾胃虚寒型的慢性萎缩性胃炎。

◆ 常见商品名及用法

中兴参芪健胃颗粒

每袋16克，每盒6袋。1次1袋，1日3次。

以开水冲服，于饭前服用效果为好。服药3日，症状无明显改善者，应该停药就医。

◆ 适用情况

本品常用来治疗脾胃虚寒型的慢性萎缩性胃炎，这类患者表现为胃脘胀痛、发闷不适、喜热喜按、嗳气等症状。

◆ 常见错误用法

很多时候，有胃部不适的患者，经常听信别人的意见，学着别人的经验服药，其实是错误的。有胃部不适的时候，应该去医院做胃部检查，根据医生的诊断来服药。

对于一些习惯性胃病的患者，也应该搞清楚自己的胃病类型，比如本品就比较适用于脾虚胃寒的患者（这些患者通常会因为天气变冷或者吃了冷的食物而胃脘部疼痛。疼痛状况会在吃了食物或者热的饮料后减轻。劳累或者受凉时，疼痛加重，平时手足比较冷，大便溏薄，舌苔发白。有些女性还会表现为白带清稀多、月经不调等）。对于脾虚胃热型的患者就不太适应了，所以服用本品时一定要注意是否适合自己的情况。

还有一些胃痛比较严重的患者，也喜欢在服用本品后，休息一段时间再决定是否去医院，这样也是不安全的，当胃痛急剧发作时，应该立即就医，以免耽误病情。

◆ 药品使用注意

（1）服用本品后，应该注意饮食清淡、规律，忌烟、酒和生冷、辛辣及油腻食物。

（2）在服用本品的同时，不应该同时服用滋补性的中药。

◆ 特殊人群用药指南

（1）对本品过敏者禁用，过敏体质者慎用。

（2）有高血压、心脏病、肝病、糖尿病、肾病等慢性病比较严重的，应该在医生指导下服用。

（3）儿童、孕妇、哺乳期妇女、年老体弱者请在医生指导下服用。

◆ 药物安全性

参芪健胃颗粒是以中药为主的复方制剂，其治疗慢性萎缩性胃炎的效果确实很好。安全性是十分可靠的，副作用目前尚不明确。服用时要辨清自己的胃部不适症状，做到按照说明书上的用法用量来服用。同时还要注意饮食清淡，注意调整自己的心情，服药时保持愉悦的心情，不可以长期大量地服用本品。

♥ 十二、复方地芬诺酯片

本品是以地芬诺酯和硫酸阿托品为主要成分的复方制剂，常见剂型为白色片剂。它可以增加肠道的节段收缩，促进肠内水分吸收。本品主要用来治疗急（慢）性功能性腹泻和慢性肠炎。

◆ **常见商品名及用法**

河丰复方地芬诺酯片

每瓶100片。成人1次1～2片，1日2～3次；8～12岁儿童，1次1片，1日4次；6～8岁儿童，1次1片，1日3次；2～5岁儿童，1次1片，1日2次。

第一次服用的时候，按量加倍服用，一般在饭后服用本品。当腹泻状态被控制时，即应减少服药次数。

本品通常用于常量短期治疗，如果患者需要长期治疗腹泻，则应换替代药。

◆ **适用情况**

本品主要用来治疗急（慢）性功能性腹泻和慢性肠炎。

◆ **常见错误用法**

一些患者知道本品可以治疗腹泻，却没有注意到本品主要针对功能性腹泻，而误用本品（功能性腹泻是指没有细菌或者病毒感染的腹泻，一般是由于患者胃肠蠕动过快引起，通常患者不会腹痛，只是单纯性的软便、水样便，用手按住腹部可以感觉到硬块，在空腹时，腹泻症状会加重）。本品能够降低肠的运动，因此不能作为细菌性腹泻的治疗药物。患者在自行用药时，一定要弄清楚自己腹泻的原因。

本品在起到控制腹泻效果后，便应减量服用，很多患者没有注意这一点，其实是不太安全的。

同时，本品通常只用作常量短期治疗，长期服用会产生依赖性，一定要引起注意，需要长期服药治疗腹泻的患者慎用。

◆ **药品使用注意**

（1）本品可以加强中枢抑制药的作用，不能与巴比妥类、阿片类、水合氯醛、乙醇、格音鲁米特等中枢抑制药合用。

（2）与呋喃妥因合用，可以加快后者的吸收。

（3）与单胺氧化酶抑制剂合用，可能有发生高血压危象。

◆ **特殊人群用药指南**

（1）对本品过敏者禁用，过敏体质者慎用。

（2）肝硬化、黄疸患者服用本品，可能诱发肝性脑病，要慎用。

（3）严重的溃疡性结肠炎患者禁用。

（4）腹泻早期和有腹胀情况的患者慎用。

（5）孕妇禁用，哺乳期妇女慎用。

（6）2岁以下小儿禁用。

◆ **药物安全性**

复方地芬诺酯片作为治疗急（慢）性功能性腹泻和慢性肠炎的解痉药，见效十分快，其主要的不良反应是口干、恶心、呕吐、抑郁、失眠、烦躁、皮疹、头痛、嗜睡、腹胀及肠梗阻等，一般在减量服用或者是停药后自行消退。但是特别要引起我们注意的是，本品长期服用会产生依赖性，特别是肝部患病和正在服用成瘾性药物患者，在服用本品时一定要特别小心，最好在医生指导下严格按量服用。

十三、地衣芽孢杆菌活菌胶囊

本品是一种活菌制剂，常见剂型为胶囊制剂。它对葡萄球菌、酵母样菌等致病菌有拮抗作用，能够促进消化链球菌、双歧杆菌、乳酸菌等有益菌的生长，因此能够起调整人体内菌群的功效。本品主要用来治疗因细菌或者真菌引起的急（慢）性肠炎、腹泻。

◆ **常见商品名及用法**

整肠生

每粒0.25克（含2.5亿活菌数），每盒6粒。口服：成人1次2粒，1日3次；儿童1次1粒，1日3次。

有些吞咽困难的患者，可以将胶囊打开，以奶液或者少量温开水混合本品服用。

◆ **适用情况**

本品适用于细菌或者真菌引起的急（慢）性肠炎、腹泻，也可以用于预防其他原因引起的胃肠道菌群失调。

◆ **常见错误用法**

有些家长在给儿童服用本品的时候，会用温度比较高的水来冲服，待其冷却后再让儿童服用，其实这样做是错误的。因为本品为活菌制剂，溶解本品时，水温不应该超过40℃。同时在保存本品时，也不应该将本品放置于高温环境。

有些患者在得知自己是病菌或者真菌感染的腹泻后，会将本品与其他抗菌药同时服用。这样做会使两者的药性相抵消，而失去治疗效果。正确的做法是将两者的服用时间错开3小时以上。

因为本品能够调整肠道菌群失调，为生物制剂，有的朋友会经常性地服用本品，其实这样也不是很安全的。长期服用本品，会使胃肠道自身的调节功能下降，一般来说出现腹泻情况时，服用本品1周时间即可，对于慢性肠炎的患者，可以服用1个月左右为佳。

◆ **药品使用注意**

（1）本品与抗菌药合用时，应该错开服药时间3小时以上。

（2）不能与铋剂、鞣酸、酊剂、药用炭等抑制、吸附活菌并用。

◆ **特殊人群用药指南**

（1）对本品过敏者禁用，过敏体质者慎用。

（2）本品为生物制剂，孕妇是可以服用的，但是由于孕妇本身体质的特殊性，在服用时，最好先咨询医生的意见。

（3）儿童可以服用本品，年纪小于1岁的婴儿在服用本品时应该注意减量服用。

◆ **药物安全性**

地衣芽孢杆菌活菌胶囊作为一种治疗急（慢）性肠炎和腹泻的生物制剂，其效果不错，安全性比较高，其不良反应比较轻微，个别超量服用的患者会出现便秘等情况。

❤️➕ 十四、双歧杆菌乳杆菌三联活菌片

本品是含有长型双歧杆菌、保加利亚乳杆菌和嗜热链球力的活菌制剂。它能够直接补充人体所需的益生菌，调节肠道菌群平衡，抑制并灭杀对人体有害的细菌。它主要用于治疗因为肠道菌群失调引起的急（慢）性腹泻、便秘、结肠炎、消化不良、小儿厌食。

◆ **常见商品名及用法**

金双歧

每片0.5克，每盒18片或24片。饭后服用效果更好，成人1次4片，1日2～3次。温开水或温牛奶冲服。6个月内婴儿1次1片，1日2～3次；6个月至3岁小儿1次2片，1日2～3次；3～12岁小儿1次3片，1日2～3次。温开水或温牛奶冲服；对于吞咽困难的小儿，可以将本品捣碎后以温开水或者牛奶冲服。

◆ **适用情况**

它主要用于治疗因为肠道菌群失调引起的急（慢）性腹泻、便秘、结肠炎、消化不良、小儿厌食，也可以用来治疗因为化疗、放疗、手术等引起的胃肠不适症状。

◆ **常见错误用法**

本品为活菌制剂，溶解本品时，水温不应该超过40℃。同时在保存本品时，应该将本品处于2～8℃的干燥环境。

本品能够调整肠道菌群，促进益生菌的生长，因此本品不能与抗菌药同时服用，因为抗菌药可能杀死原本对人体有益的益生菌。

本品为活菌制剂，因此有的患者会认为长期服用也是没有害处的。其实长期服用，会使人体自身调节能力下降，因此对于急性腹泻，一般服用本品3～7日，慢性腹泻服用14～21日即可，不需要长期服用。

◆ 药品使用注意

（1）在服用本品时，如需使用青霉素、氨苄西林、克林霉素、先锋霉素等，请与本品服用时间错开3小时。

（2）在服用本品的同时，不得服用其他抗生素。

◆ 特殊人群用药指南

（1）对本品过敏者禁用，过敏体质者慎用。

（2）本品为生物制剂，孕妇是可以服用本品的，但是由于孕妇本身体质的特殊性，在服用时，最好先咨询医生的意见。

（3）儿童可以服用本品，年龄小于1岁的婴儿应该避免服用。

◆ 药物安全性

本品作为一种活菌制剂的非处方药，在调节人体肠道菌群方面的功效是相当不错的。其安全性能比较高，暂时也没有不良反应这方面的报道。

♥ 十五、盐酸小檗碱片

本品是止泻类非处方药。常见剂型为片剂，其主要成分是盐酸小檗碱，其辅类为淀粉、乙醇、硬脂酸镁、柠檬黄、桃胶、滑石粉、石蜡等。盐酸小檗碱片能够治疗肠道感染，如胃肠炎，同时对痢疾杆菌、大肠杆菌引起的肠道感染也有一定效果。

◆ 常见商品名及用法

黄连素片

每片0.05克，每盒24片。饭后口服，成人1次服用2~6片，1日3次。儿童1~3岁，体重10~15kg，1次0.5~1片，1日3次；4~6岁，体重16~21kg，1次1~1.5片，1日3次；7~9岁，体重22~27kg，1次1.5~2片，1日3次；10~12岁，体重28~32kg，1次2~2.5片，1日3次。

盐酸小檗碱片，服用后一般见效比较快，但是有些患者会因病因或者身体条件有些差异。一般来说，3~5日为1个疗程。

◆ 适用情况

盐酸小檗碱片能够治疗肠道感染，如胃肠炎，同时对痢疾杆菌、大肠杆菌引起的肠道感染也有一定效果。本品临床上也用来帮助治疗腹泻。

◆ 常见错误用法

在服用盐酸小檗碱片的时候，患者会自行根据反应增减用药次数、剂量，或者自行缩短或加长用药时间，这些都是不安全的。在服用本品时，不可以随意改变用法用量和服药时间。

本品也可以算得上是抗生素的一种，但是本品对因细菌引起的感染，抑制效果并不理想，但是对痢疾杆菌、大肠杆菌引起的肠道感染有比较好的效果。因此发生细菌引起的肠道感染时，应该先确认引发感染的细菌种类，不要盲目服用。

◆ 药品使用注意

（1）含鞣质的中药与本品合用时，可能会使两者的药效降低。常见的有茶叶、桂皮、四季青、虎杖、桉叶、钩藤、五倍子、槟榔等。

（2）在服用本品时，如需服用其他药物，请事先咨询医生意见。

◆ 特殊人群用药指南

（1）对本品过敏者禁用，过敏体质者慎用。

（2）溶血性贫血患者及葡萄糖-6-磷酸缺乏的儿童患者禁用本品。

（3）孕妇，特别是怀孕头3个月的时候和哺乳期妇女慎用本品，如需服用，请事先征询医生意见。

◆ 药物安全性

盐酸小檗碱片作为常用的非处方类止泻药，其止泻效果相当不错，安全性比较高。其服药后的主要不良反应是偶尔有个别患者出现呕吐、恶心、皮疹和药热等，一般会在停药后自行消失。如果出现比较严重的过敏反应时，应该立即就医。本品如果出现漏服时，一般即时补服即可；如果发现时间已经接近下次服药时间，即到下次服药时间按正常量服用即可，切不可加倍服用；如果出现过量服用，应该立即就医。同时，本品作为一种抗生素，不可以长期服用，以免影响人体正常的胃肠功能而引起便秘，也可能对肝脏功能造成损害。

♥ 十六、香药胃安胶囊

本品是治疗胃痛的中成药。其主要成分是乳香、没药、莪术、红花、苏木、乌药等中药，常见剂型为胶囊制剂。它能够活血化瘀，理气止痛。本品常用来缓解目前存在的各种胃痛症状，同时也可以治疗因为胃病引起的打嗝、饱胀、便秘、腹泻、多屁等症状。

◆ 常见商品名及用法

高山药业香药胃安胶囊

每粒0.29克，每盒24粒。饭后服用，1次3粒，1日2次。

香药胃安胶囊一般按疗程服用效果比较好。通常1个疗程为8周左右的时间。

◆ **适用情况**

一般来说，香药胃安胶囊能够缓解目前存在的各种胃痛症状，如胃胀痛、隐痛、烧灼等，特别对因为情绪问题引起的气血顺行不畅的胃脘痛特别有效，同时也可以治疗因为胃病引起的打嗝、饱胀、便秘、腹泻、多屁等症状。

◆ **常见错误用法**

胃痛的原因有很多种，在服药前最好先做胃镜检查和呼气实验，查明胃部病变情况。本品有很好的胃部止痛效果，服用后，患者可能感觉到症状迅速缓解而掉以轻心，甚至停止用药，这样可能导致更加严重的后果。

在服用本品后，不可以因为自己感觉良好而自行停药。本品按疗程服用效果更好，特别是某些以前有溃疡的患者，即使在检查伤口痊愈后，也要按疗程服完药，以保护胃黏膜，预防创口复发。

有些慢性胃病患者患病时间一长，身体比较虚弱，有时候会服用一些滋补身体的中药如人参等，或者是某些胃出血的患者，会服用一些活血的中成药。注意在服用本品的同时，最好不要同时服用活血的中成药和含有人参的制剂，以免患者气血运行过于旺盛而造成不利后果。

胃病，三分治，七分养，有胃病的朋友应该特别注意饮食规律和清淡饮食。

◆ **药品使用注意**

（1）服用香药胃安胶囊后，应该注意饮食清淡、规律，忌烟、酒和生冷、辛辣及油腻食物。

（2）在服用本品的同时，不宜同时服用其他活血中成药和含有人参的制剂。

◆ **特殊人群用药指南**

（1）对本品过敏者禁用，过敏体质者慎用。

（2）孕妇及月经过多的妇女禁用本品。

（3）心脏病、高血压、糖尿病、肾病等慢性病严重的患者，应该在医生的指导下服用本品。

（4）小儿和老人因为其体质较为虚弱，不宜服用本品。

◆ **药物安全性**

香药胃安胶囊是一种中药制剂，为胃脘痛类非处方药。其治疗胃痛的功效十分可靠，其安全性高。但是部分患者服用后也会出现眩晕及消化道反应，停药后一般都会自行消退。还有些患者会出现气血运行不旺、发生阻滞等现象，这种情况很多时候是由于患者情绪低落引起的，所以服药期间，除保持清淡的饮食外，患者还应该注意保持情绪稳定，忌愤怒、忧郁，使自己的心情保持舒畅、愉快的状态。

第二节　适用于胃酸过多、胃灼热等症状

一、铝碳酸镁

铝碳酸镁是一种常用的抗酸和保护胃黏膜作用的化学制剂。常见剂型为片剂或者颗粒制剂。本品具有抗酸作用，能够中和胃酸，与胃蛋白酶和胆酸结合，抑制其活性，防止其对胃黏膜造成损伤。铝碳酸镁片主要用来治疗一般的慢性胃炎，胃酸过多引起的胃痛、胃灼热、胃胀和胃嗳气等不适症状。

◆ **常见商品名及用法**

达喜

每盒20片。1次1~2片，1日3~4次。一般在餐后1~2小时，睡

前或者胃部感觉到不适症状时服用。服用时，应该将本品咀嚼至碎后咽下。

◆ **适用情况**

铝碳酸镁片主要用来治疗一般的慢性胃炎，以及因为胃酸引起的如胃痛、胃烧心、胃胀和胃嗳气等胃部不适症状，也可以用来治疗十二指肠溃疡和反流性食管炎。

◆ **常见错误用法**

某些腹部病变可能引起全身性的反应，因此，由于急性腹痛引起的胃部疼痛时，应先去医院查明情况，而不是服用本品来缓解胃部疼痛。

铝碳酸镁片对与胃酸有关的胃部不适症状有良好的效果。一般服用后，胃部的不适症状得到缓解以后，不应该停止服药，而是要坚持服用4周。某些因为溃疡引起的胃酸过多而服用铝碳酸镁片时，在停药前，最好先做一个胃镜检查，以确定溃疡是否愈合。

一般来说，铝碳酸镁片不能连续服用超过7日，如果7日内，胃部症状没有得到缓解，应该及时咨询医生或者药剂师。

◆ **药品使用注意**

（1）因为本品中的氢氧化铝可能与其他药物作用，因此，在服用铝碳酸镁片后，应该避免服用其他药物。服用本品时，最好将其他药物的服用时间与本品服用时间错开2小时。

（2）服用本品期间，应禁烟、酒、茶和生冷、辛辣食物，同时不要喝苏打汽水、苏打饼干等食物，同时尽量少吃淀粉含量高的食物。

◆ **特殊人群用药指南**

（1）对本品过敏者禁用，过敏体质者慎用。

（2）有严重的心、肾功能不全者，高镁血症和高钙血症者慎用本品。

（3）怀孕期或者哺乳期妇女，因其体质特殊性，最好不要服用本品。特别是妊娠头3个月，应该特别慎用本品。

（4）儿童和老人可以服用本品，但是其用量应该在医生或者药剂师指导下减量服用。

◆ **药物安全性**

铝碳酸镁片作为一种非处方类的胃药，其作用迅速、温和、持久，还是比较安全的。但是个别患者服用后，也会出现口干、稀便、便秘、食欲缺乏等不良反应。当这些不良反应情况比较严重时，应立即就医。

由于本品能够起到中和胃酸的作用，因此不宜长期服用，以免影响胃本身的自我调节能力。同时本品中含有铝、镁等成分，不宜长期服用，以免造成不好的后果。

♥+ 二、复方铝酸铋片

本品是以铝酸铋、重质碳酸镁、碳酸氢钠为主的复方化学制剂，常见剂型为黄褐色或者淡黄色片。本品所含的铝酸铋可以在溃疡表面形成保护膜，加速溃疡的愈合，其他成分也可以中和胃酸，消除便秘和胃肠胀气。本品对胃酸过多、胃溃疡、慢性浅表性胃炎、十二指肠溃疡、十二指肠球炎等具有良好的效果。

◆ **常见商品名及用法**

胃铋治片

每盒50片。一般在餐后服用本品，成人1次1～2片，1日3次。服用时最好将药片嚼碎后和水服用。

◆ **适用情况**

复方铝酸铋片作为抗酸收敛性药物，对胃酸过多、胃溃疡、慢性浅表性胃炎、十二指肠溃疡、十二指肠球炎等具有良好的效果。

◆ **常见错误用法**

服用本品时不可以间断，在服药10日左右，有的患者会自以为症状减轻或者消失，而自行停止用药，其实这个时候，只是病情正在好转，并不表示已经痊愈，所以仍需要按照正常用量坚持服完1个疗程。在经过胃镜检查或者医生检查确认痊愈后，也可以减剂量为1日1~2片，餐后服用，以防止胃病复发。

有些患者在服药期间会出现黑便，这属于正常现象，不可以自行停药，如出现稀便，可以减量服用。

同时，本品不应用于胃部止痛而随便长期服用，因为长期服用，本品中的铋剂可能在体内累积，引起铋中毒，出现尿毒症和记忆力变差等症状。

有的患者为了加强治疗效果，会将本品与保和丸等中药胃药一起服用，这也是错误的。因为本品属于碱性抗酸药，而大部分中成药胃药属于酸性药，混用时对效果有影响。

◆ **药品使用注意**

（1）本品不能与牛奶同时服用。

（2）本品与四环素类药物同时服用时，不利于后者的吸收。

（3）本品服用期间，不能饮酒，同时注意清淡饮食，尽量少吃煎炸及油腻食物。

（4）本品不宜与中药胃药一齐服用。

◆ **特殊人群用药指南**

（1）对本品过敏者禁用，过敏体质者慎用。

（2）孕妇及哺乳期妇女应该在医生指导下服用。

（3）肾功能不全者，服用本品时，应该先征询医生的意见。

（4）儿童和老人可以服用本品，但是其用量应该在医生或者药剂师指导下按量服用。

◆ **药物安全性**

复方铝酸铋片作为一种非处方胃药，其安全性是比较可靠的。

但是还是会有部分患者出现便秘、稀便、口干、失眠、恶心或者腹泻等不良反应。一般来说，这些不良反应会在停药后自行消失。如果不良反应特别严重，应该找医生处理。

三、复方氢氧化铝片

本品是以氢氧化铝、三硅酸镁、颠茄流浸膏为主要成分的化学复方制剂，常见剂型为白色片剂。本品成分中的氢氧化铝和三硅酸镁可以中和过多的胃酸；颠茄流浸膏可以抑制胃液分泌，解除胃平滑肌痉挛，还可以促使胃排空延缓。本品主要用于缓解胃酸过多的情况，也可以用来治疗慢性胃炎。

◆ 常见商品名及用法

胃舒平

口服，成人1次2～4片，1日3次。一般在饭前半小时服用，也可以在胃痛发作时服用，用于止痛。服用时应该嚼碎。

本品连续服用不得超过7日，服用7日症状仍无缓解，应该咨询医生或者药剂师。

◆ 适用情况

本品主要用于缓解胃酸过多引起的胃痛、胃灼热、反酸等症状，也可以用来治疗慢性胃炎。

◆ 常见错误用法

有时候急性阑尾炎、急性溃疡性穿孔、急性肠梗阻等急腹症会牵连到全身，造成胃部疼痛，这时，一定要分清楚疼痛的部位，不可以随便服用本品（本品有一定的止痛效果），而应该立即去医院查明原因。

同时服用本品时，不要因为自觉症状减轻而停服，应该坚持按疗程服用。同时胃有不适症状时，应该先做胃镜检查，查明原因后再服用胃药。

◆ 药品使用注意

（1）本品与肠溶片同服，会加速肠溶片的溶解速度，因此要避免两者同时服用。

（2）因为本品中的氢氧化铝可能与其他药物结合，所以在服用本品1小时内，应该避免服用其他药物。

（3）本品中含有铝离子成分，不宜与四环素类药合用。如需服用时，应该错开服药时间1~2小时。

◆ 特殊人群用药指南

（1）对本品过敏者禁用，过敏体质者慎用。

（2）妊娠头3个月，肾功能不全者、长期便秘患者慎用本品。

（3）阑尾炎患者、急腹症患者禁用本品。

（4）有前列腺肥大、青光眼、高血压、心脏病、胃肠道阻塞性疾病、甲状腺功能亢进、溃疡性结肠炎患者慎用本品。

（5）儿童可以服用本品，但用量应该先咨询医生，按医生指导量服用。

◆ 药物安全性

复方氢氧化铝片作为抗酸与胃黏膜保护类的非处方药，其安全性是比较高的。但是应该注意的是本品长期大剂量服用，可能引起严重便秘甚至粪结块而导致肠梗阻。老年人长期服用，可能引起骨质疏松；肾功能不全患者服用后，可能引起血铝升高。因此在服用本品时，一定要注意其剂量和时间。当出现严重的不良反应时，应该立即停药就医。

➕ 四、维U颠茄铝胶囊

本品是以维生素U、氢氧化铝和颠茄提取物为主要成分的化学制剂，常见剂型为胶囊制剂。本品中的维生素U可以促进黏膜再生和肉芽发育，氢氧化铝能中和过多的胃酸，缓解胃痛和胃烧灼感。本品主要用于缓解因为胃酸过多而引起的胃疼、胃灼热和反酸症状。

◆ 常见商品名及用法

斯达舒

每盒12粒。口服，成人1次1粒，1日3次。一般在餐前服用本品，服用后，应该注意清淡饮食，保持愉悦心情。

一般在服用本品7日症状无缓解或者改善时，应去医院就医。

◆ 适用情况

本品主要用于缓解因为胃酸过多而引起的胃部疼痛、胃灼热和反酸症状，也可以用来治疗慢性胃炎。

◆ 常见错误用法

在胃部出现不适症状时，除非是在医生指导下服用，一般不建议直接服用本品。因为本品中的颠茄可能掩盖真实病情，影响医生判断，导致病情治疗延误。

同时，维U颠茄铝胶囊要在溃疡愈合后（可以通过胃镜确认），继续减量维持治疗数月后停药较为恰当。如果当作止痛药短暂服用，不但不利于溃疡愈合，突然停药还可致胃酸突然相对增多，引起胃出血甚至穿孔。

◆ 药品使用注意

（1）在服用本品的同时，应该与其他药物服用时间错开，以免氢氧化铝与其他药物发生反应。

（2）本品可减弱甲氧氯普胺、多潘立酮的作用，不宜同服

（3）本品如需与西咪替丁、雷尼替丁等同用，至少需间隔1小时。

（4）本品可以加快肠溶片的溶解速度，所以不应该与肠溶片药物同时服用。

◆ 特殊人群用药指南

（1）对本品过敏者禁用，过敏体质者慎用。

（2）前列腺肥大、青光眼、阑尾炎或者有类似症状者和骨折患者禁用。

（3）有高血压、心脏病、甲状腺功能亢进、胃肠道阻塞性疾病、反流性食管炎、溃疡性结肠炎，肾功能不全者，需在医生指导下小心服用。

（4）低磷血症（如吸收不良综合征）患者不宜长期大量服用。

（5）孕妇、哺乳期妇女应该在医生指导下服用本品。

（6）儿童用量需在医生指导下按量服用。老人不宜长期服用本品。

◆ **药物安全性**

维U颠茄铝胶囊作为一种非处方胃药，其安全性是比较可靠的。但是也有部分患者会出现眼痛、眼压升高、皮疹、便秘等不良反应，这些不良反应会在停药后自行消失。同时要特别注意的是：老年人长期服用本品会导致其骨质疏松；肾功能不全患者长期服用有可能会出现铝蓄积中毒，精神方面出现异常状况。当这些不良反应严重时，应该立即去医院就诊。

♥ 五、枸橼酸铋钾

本品是以三钾二枸橼酸铋为主要成分的化学制剂，常见剂型为片剂或者胶囊制剂。它可以在溃疡面上形成保护膜，降低胃酸、胃蛋白酶活性，从而保护胃黏膜，同时可以灭杀幽门螺杆菌。本品主要用来缓解因为胃酸过多引起的胃痛、胃灼热以及反酸。

◆ **常见商品名及用法**

丽珠得乐

每盒40粒。口服，1次1粒，1日4次。一般温开水伴服或者冲服，前3次于餐前半小时服用，第4次于睡前服用。一般4～8周为1个疗程。

一般在服用本品7日症状无缓解或者改善时，应去医院就医。本品不宜大剂量长期服用。

◆ **适用情况**

本品主要用来缓解因为胃酸过多引起的胃痛、胃灼热以及反酸，也可以用来治疗慢性胃炎、胃溃疡、十二指肠溃疡，以及其他糜烂性胃炎。

◆ **常见错误用法**

胃病患者在疼痛难忍的时候，会喝一杯温牛奶用来养胃。在服用本品时，不应该服用牛奶产品，因为牛奶会干扰本品的作用，不能同时服用。

很多患者在胃痛时会自行购买胃药或者凭经验来服用胃药，其实这是不安全的。在服用本品前，最好先到医院做胃镜和幽门螺杆菌检查，以对症治疗。

服用本品来灭杀幽门螺杆菌治疗胃溃疡时，很多人在自觉症状减轻或是痊愈后，便停止服药。其实在停用联合用药后，也应该单独服用本品6周，以保护胃黏膜，防止复发。

◆ **药品使用注意**

（1）抗酸药和其他碱性药品可以干扰本品的药效，不能同时服用。

（2）与四环素类药品服用时会干扰四环素类药品的吸收，合用时应该错开时间。

（3）在服用本品时，不得服用其他铋制剂。

◆ **特殊人群用药指南**

（1）对本品过敏者禁用，过敏体质者慎用。

（2）严重肾病者及孕妇禁用本品。

（3）肝功能不全者慎用本品。

（4）儿童慎用本品，如需服用，请在医生的指导下服用。

◆ **药物安全性**

枸橼酸铋钾是一种非处方胃药。一般来说，其安全性是相当可靠的，作用也比较明显。其不良反应一般为口带氨味，舌苔及大便出现灰黑色，有极少数患者服用后出现恶心、呕吐、食欲减退、腹泻、便秘等症状，这些不良反应会在停药后自行消失。还有少数患者会出现头痛、头晕、失眠、皮疹等现象，这些反应严重时，应该即时停药就医。本品中含有铋成分，长期大量服用，有可能引发铋性脑病、肾脏病变以及骨骼病变。因此一定要严格控制其用法和用量，做到安全用药。

♥ 六、陈香露白露片

本品是以甘草、陈皮、大黄、石菖蒲、碱式硝酸铋、碳酸镁、碳酸氢钠、氧化镁等中药和化学制剂为主要成分的复方制剂，常见剂型为淡黄棕色片剂。它能理气止痛，健胃和中。本品主要用于治疗胃酸过多和其他胃病造成的胃痛。

◆ **常见商品名及用法**

龙发陈香露白露片

每瓶100片。口服，3~5片1次，情况严重时可以服5~8片，1日3次。一般来说，在餐前15分钟服用本品，效果更好。

一般在服用本品3日，症状无缓解或者改善时，应去医院就医。本品不宜大剂量长期服用。

◆ **适用情况**

本品主要用于治疗胃酸过多、胃溃疡、糜烂性胃炎、急（慢）性胃炎、胃肠神经官能症和十二指肠炎等引起的胃痛。

◆ **常见错误用法**

因为本品适应于绝大多数胃肠不适的症状，有的患者会不加辨证，跟着服用。其实本品不适用于胃阴虚的患者。这一类患者主要表现为胃部经常性的隐痛，平时口燥咽干，饿的时候也不想吃饭，大便干结，舌苔发红等。

很多患者会因为长期患病而情绪不稳，处于低落或者暴燥状态，这都不利于本品的吸收，因为在服用本品期间，应该注意保持情绪的稳定，心情愉悦更有利于康复。

◆ **药品使用注意**

（1）在服用本品时，应该清淡饮食，忌食辛辣、生冷、油腻食物。

（2）服用本品期间，不应该同时服用滋补性的中药。

（3）本品中含有碱式硝酸铋、碳酸镁、氧化镁、碳酸氢钠。服用本品期间不得服用其他铋制剂。

◆ **特殊人群用药指南**

（1）对本品过敏者禁用，过敏体质者慎用。

（2）有心脏病、肝病、肾病、高血压、糖尿病等慢性病情况严重者，服用本品时，应该先咨询医生的意见。

（3）胃阴虚者不适用本品。

（4）孕妇、哺乳期妇女禁用本品。

（5）儿童、年老体弱者应该在医生指导下服用本品。

◆ **药物安全性**

陈香露白露片作为消化系统的非处方药，其功效稳定，安全性比较高，副作用比较少。但是我们要知道本品中含有一定量的镁盐，肾病患者服用本品后可能出现头晕、心脏异常、精神状态改变等高镁血症。而且大量长期服用可以导致血清中钾浓度降低，过量服用时会出现腹泻等不良反应。因此我们在服用本品时，应该严格按照说明书的指导服用，避免长期服用。

♡ 七、复方维生素U片

本品是以维生素U、氢氧化铝和氢氧化镁为主要成分的复方制剂。本品是一种双层药片，外层的氢氧化铝凝胶层中和胃酸，保护胃黏膜，内层的维生素U可以修复胃黏膜。本品主要用来治疗胃溃疡、十二指肠溃疡、胃炎等。

◆ 常见商品名及用法

维仙优维生素U片

每盒30片。1次1片，1日3次。一般在饭后服用本品。

本品连续使用7日后症状无缓解就应该停药就医。

◆ 适用情况

本品主要用来治疗胃溃疡、十二指肠溃疡、胃炎等，也可以用来治疗胃酸过多、胃灼热、胃部饱胀、胸闷、嗳气、恶心、胃痛、消化不良、食欲缺乏等胃部不适症状。

◆ 常见错误用法

本品常用来治疗胃溃疡或者十二指肠溃疡，值得注意的是，部分患者会在自觉症状缓解或者病情痊愈时自行停药，这其实是一种不安全的做法。正确的做法是去医院检查，确认溃疡面或者病变部位已经痊愈后，再服用1~2周，以保护胃黏膜，防止溃疡再次发生。

本品可以用于饮酒过多后的胃部不舒服或者疼痛，可缓解胃部不适症状，但是本品并没有解酒护肝的功能。所以不能使用本品来解酒护肝，也不要因为本品可以缓解酒后不适而大量饮酒。

◆ 药品使用注意

（1）本品能够影响磷的吸收，因此在与含磷的药物同服时，应该注意。

（2）与四环素类药物同时服用，可能使患者的血浓度降低，应该错开服药时间。

◆ 特殊人群用药指南

（1）对本品过敏者禁用，过敏体质者慎用。

（2）肾功能不全者服用本品时，应该先咨询医生意见。

（3）怀孕期或者哺乳期妇女服用本品时，应该在医生指导下服用。

（4）儿童不适合服用本品。

◆ 药物安全性

复方维生素U片作为抗酸、助消化和胃黏膜保护类非处方药，对胃脘胀痛效果不错，起效迅速，副作用小。常见的不良反应主要为便秘或者腹泻。但是本品中含有一定量的铝和镁等金属成分，不宜长期大量服用，以免在体内造成金属积累。

❤➕ 八、四方胃胶囊

本品是以川楝子（炒）、吴茱萸（盐水剂）、延胡索（醋制）、沉香、海螵蛸（去硬壳）、浙贝母、苦杏仁、柿霜、黄连等中药为主要成分的复方制剂，常见剂型为胶囊制剂。它能制酸止痛，疏肝和胃。本品适用于因为肝胃不和所致的胃酸过多、胃痛和消化不良等症状。

◆ 常见商品名及用法

华仁制药四方胃胶囊

每粒0.5克，每盒36粒。一般在饭后服用本品。口服，1次3粒，1日2～3次。

本品服用3日后症状无缓解，应该停药就医。

◆ 适用情况

本品适用于因为肝胃不和所致的胃酸过多、胃痛和消化不良等症状。对常见急（慢）性胃炎、萎缩性胃炎、浅表性胃炎、糜烂性胃炎、老胃病、胃溃疡和十二指肠溃疡也有一定的效果。

◆ 常见错误用法

本品不适用于脾胃阴虚的患者，这类患者主要表现为平时总感觉口干、口渴、舌头发红、少唾液、大便干结。

本品能够制酸止痛，所以服用后常常有不错的效果。有的患者便会认为自己症状缓解或者是病情痊愈而停药，这是不对的。其实对于这类能够制酸和保护胃黏膜的药，我们应该在自觉症状痊愈的时候，继续服用两周左右的时间，以巩固疗效；对于胃溃疡或者十二指肠溃疡的朋友更应该在去医院检查证实之后继续服用本品半个月左右的时间，以防止伤口再次溃烂。

◆ 药品使用注意

在服用本品的同时，忌食生冷、油腻、刺激、不易消化的食物。

◆ 特殊人群用药指南

（1）对本品过敏者禁用，过敏体质者慎用。

（2）孕妇慎用本品。

（3）儿童、老人以及体虚患者，在服用本品之前，应该先征询医生的意见。

◆ 药物安全性

四方胃胶囊，作为一种胃脘痛类非处方药，对因为肝胃不和引起的胃痛、胃酸过多、消化不良等症状效果不错。作为一种以中药为主的药剂，其副作用目前尚不明确。是药三分毒，作为一种胃药，我们不能长期服用，以免产生药物依赖性，影响正常的胃肠功能。

第三节　适用于消化不良、胃肠动力不足

❤➕ 一、枸橼酸莫沙必利胶囊

本品是一种以枸橼酸莫沙必利为主要成分的化学制剂，常见剂型为白色粉末状的胶囊制剂。本品能促进胃和十二指肠的运动，加快胃排空。本品主要用于促进胃肠等消化道动力，治疗功能性消化不良等肠胃疾病。

◆ 常见商品名及用法

美唯宁

每盒24粒。口服，1次1粒，1日3次。一般在餐前服用本品，服用后，应该注意清淡饮食，保持愉悦心情。

一般在服用本品2周后症状无缓解或者改善时，应去医院就医。

◆ 适用情况

本品主要用于促进胃肠等消化道动力，也可以用于治疗功能性消化不良伴有胃灼热、嗳气、恶心、呕吐、过饱、上腹胀、上腹痛等消化道症状。

◆ 常见错误用法

因为功能性消化不良往往会引起上腹胀痛，但是很多时候患者往往没有区分上腹胀痛或者是上腹挛痛而按照平时的经验服药。其实上腹胀痛时，可以服用本品来促进胃肠动力，而挛痛时就要按具体的原因选用不同的药了。所以有胃病时，即便是老胃病，也应该按照实际情况来服药。

同时，很多患者有胃病的时候，常常各种药一起混合使用，应该注意下项"药品使用注意"中所提到的，不同胃药混用时服用时

间要错开。

◆ **药品使用注意**

（1）与抗胆碱药物（如硫酸阿托品、溴化丁基东莨菪碱等）合用时，可能减轻本品的药效。

（2）本品与抗酸药一起服用时，应该错开服药时间，抗酸药先服1小时后再服用本品。

（3）本品与胃黏膜保护药一起服用时，应该错开时间，餐前半小时服用本品，餐后2～3小时服用胃黏膜保护药。

◆ **特殊人群用药指南**

（1）对本品过敏者禁用，过敏体质者慎用。

（2）有胃肠道出血、肠梗阻或穿孔者禁用。

（3）孕妇及哺乳期妇女因其体质的特殊性，应该避免服用本品。

（4）儿童应该避免服用本品，老人体虚者应避免服用本品，一定需要服用时，请在医生指导下减量服用。

◆ **药物安全性**

枸橼酸莫沙必利胶囊作为一种胃肠动力促进剂，其性能比较好，安全性也比较高。但是还是有部分患者出现腹泻、腹痛、口干、皮疹、头晕、疲倦等不良反应。一般来说，这些不良反应会在停药或者减轻剂量后自行消失。如果不良反应特别严重，请即时去医院就诊。还有枸橼酸莫沙必利胶囊不宜长时间服用。

❤➕二、多酶片

本品是一种复方制剂。通常每片含胰酶300毫克、胃蛋白酶13毫克，常见剂型为片剂。本品中的胰酶含有胰脂肪酶、胰淀粉酶和胰蛋白酶。其中胰脂肪酶能使脂肪分解为甘油和脂肪酸，胰淀粉酶能将淀粉转化为糖，胰蛋白酶能使蛋白质转化为蛋白胨；胃蛋白酶能使蛋白质转化为蛋白及蛋白胨。二者合用，可促进消化，增进食欲。本品主要用于消化障碍以及消化不良症。

◆ 常见商品名及用法

三宝生化多酶片

每片含胰酶0.3克，胃蛋白酶13毫克。口服，1次2～3片，1日3次。本品一般在餐前服用效果更好。

◆ 适用情况

本品主要用于胰腺疾病引起的消化障碍，以及胃蛋白酶缺乏或消化功能减退引起的消化不良症。

◆ 常见错误用法

本品应该整片吞服，服用时，不可以咬碎或者嚼碎后再服用，因为本品在酸性条件下容易被破坏，如果咬碎服用，影响本品的效果。

本品是一种生物酶制剂。一般来说，本品存放时间越短、越新鲜，使用时效果越好。有些患者服用了存放很长时间的本品，结果没有什么效果，就是因为本品不新鲜的原因。

本品能够促进消化，增加食欲，特别适合于儿童的不思饮食、消化不良等情况。但是要注意如果儿童年纪太小，如小于五岁的儿童，最好不要经常服用本品，以防止产生药物依赖性。

如果患者本身有胃溃疡、十二指肠溃疡或者胃肠道出血等疾病，处于溃疡活动期间，不能服用本品，以免加重溃疡或者出血状况，给身体带来不利影响。

◆ 药品使用注意

（1）本品与铝制剂同时服用，可能影响治疗效果，不宜合用。

（2）在服用本品的同时，如需服用其他药物，应事先咨询医生意见。

◆ 特殊人群用药指南

（1）对本品过敏者禁用，过敏体质者慎用。

（2）孕妇、哺乳期妇女和老年人应该在医生指导下服用本品。

（3）儿童用量请咨询医生或者药剂师。

◆ 药物安全性

本品作为一种治疗消化不良、食欲不振的非处方药，其安全性是比较高的，副作用很少，暂时不清楚其不良反应和禁忌。但是我们要知道，如果患者处于胃肠道溃疡或者出血等疾病活动期，是不宜服用的；作为一种药物，一旦胃蛋白酶缺乏的情况得到改善或者缓解，就应该及时停服。

三、三九胃泰

本品是一种以三桠苦、九里香、黄芩、两面针、木香等中药材为主要成分的胃脘痛类非处方药品，常见剂型为胶囊或者颗粒制剂。三九胃泰能够清热燥湿，消炎止痛，理气健脾，行气活血。本品适用于消化不良或者胃动力不足。

◆ 常见商品名及用法

999三九胃泰颗粒

每袋20克，每盒6袋。开水冲服，1次1袋，1日2次。三九胃泰一般早饭前和临睡前用开水伴服。

◆ 适用情况

本品适用于消化不良或者胃动力不足引起的饱胀、反酸、恶心、呕吐、上腹隐痛，也用于治疗慢性浅表性、糜烂性和萎缩性胃炎等。

◆ 常见错误用法

很多患者在胃痛时服用本品，因为有不错的止痛效果，所以立刻感觉症状减轻。此时停止服药或者减量服药，其实是一种错误的做法。很多胃病患者，特别是慢性的胃病患者，需要按疗程服药。一般来说，本品2周为1个疗程。同时对于浅表性胃炎、糜烂性胃炎和萎缩性胃炎患者，即使自己觉得症状已经恢复，也应去医院做胃部检查，以确定胃部的康复情况。

胃病，三分治，七分养。在胃病康复后，应该注意饮食规律、清淡饮食，防止胃病的复发。

对于胃病患者来说，经常因为胃部不适而情绪难以控制。所以在服药期间，应该注意控制自己的情绪，保持愉悦的心情，这是非常重要的。

三九胃泰能够清热燥湿，从中医上来说，是属于祛火的，因此胃寒的患者要慎重服用本品（胃寒患者会因为天气变冷、吃了生冷食品而感觉胃痛，胃痛会在喝了热茶、热奶后减轻）。

◆ **药品使用注意**

（1）服用时忌辛辣、刺激性食物，注意饮食清淡。

（2）服用时注意不要同时服用滋补类中药。

◆ **特殊人群用药指南**

（1）对本品过敏者禁用，过敏体质者慎用。

（2）孕妇和哺乳期妇女慎用本品。

（3）浅表性、糜烂性、萎缩性等慢性胃炎患者需在医生指导下服用本品，慢性胃炎患者服药两周症状无改善者，应该立即停药去医院就诊。

（4）儿童、老年体虚者需服用本品时，请在医生指导下按量服用。

◆ **药物安全性**

三九胃泰作为一种非处方的常见胃药，对治疗消化不良等引起的胃部不适和一些慢性胃炎是有一定的效果的。其安全性也是比较高，副作用目前尚不明确。如果发现在服药一段时间内没有效果，就需要去医院就医。

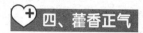

本品的主要成分有藿香、茯苓、大腹皮、紫苏叶、白芷、半夏、甘草等。最开始是以水剂形式出现，后来出现了颗粒和胶囊制剂。藿香正气，有止吐、镇痛、解痉、抑菌和增加细胞免疫功能的作用。本品主要用来治疗因为脾湿胃浊引起的食欲不振、消化不良、腹泻、恶心呕吐。

◆ **常见商品名及用法**

太极藿香正气水，每支10毫升。1次5～10毫升，1日2次。

太极藿香正气丸，每丸9克。1次1丸，1日2次

太极藿香正气胶囊，每粒0.3克。1次4粒，1日2次。

用法用量按商品包装书上说明。外用时，用法用量见适用情况词条。

在感冒或者急性胃肠炎发作时，可以按照说明书的用法每日加多1次服用量。一般来说，本品气味特殊，饭后服用比较好。同时1周时间为推荐服药时间，具体服药时间按病情决定。

◆ **适用情况**

主要用来治疗因为脾湿胃浊引起的食欲不振、消化不良、腹泻、恶心呕吐，也用来治疗外感暑湿引起的发热、胸闷、腹胀和吐泻。

手足癣、头癣、灰指甲或者生疖，可以用藿香正气水外涂擦患处，每日1～4次。

有白癜风情况发生时，可以用干净棉布蘸藿香正气水，微力涂擦患部，直至患处皮肤微红为止，每日2次。

有外阴瘙痒时，可以用1克藿香正气水兑凉开水50克，用作性器

官的保健清洗剂。

有外痔时，以2支藿香正气水加水1 000克，将药棉浸泡后，擦洗患处，每日2次。

◆ 常见错误用法

很多人在夏季发生感冒时，会将藿香正气类感冒药当作第一选择而自行服用。其实，藿香正气类的感冒药只适用于同时出现呕吐、腹泻与发烧等症状的感冒。对于风热型感冒并不适用（风热型感冒表现为明显发热、畏风、出汗、口渴、流浊涕、咽喉肿痛、咳嗽、咳吐黄色痰）。

在夏季发生感冒时，对于有酒精过敏和胃肠功能不好的患者，不应该服用水剂的藿香正气类感冒药，而应该改用藿香正气胶囊或者是藿香正气丸。

夏季易发感冒，服用藿香正气类感冒药时最好不要吃甜食，包括水果、饮料等。因为藿香正气类感冒药属于开表解湿类药，而甜食正好有生湿作用，对药效有抵消作用。

很多人认为本品属于中成药，药性温和，在儿童出现食欲不振、胃肠不适时，会给其服用本类产品。其实本品中含有40%～50%的酒精，因而不建议儿童服用水剂类本产品，成人服用后也不能驾驶车、船、飞机，不宜从事高空作业、机械作业及操作精密仪器。本品也不能长期服用，一般来说，在服用3日症状无明显改善，应该即时就医。

腹泻、呕吐严重情况时，应该即时就医，而不是服用本品。

◆ 药品使用注意

（1）服用时忌辛辣、刺激性食物，注意饮食清淡。

（2）服用时注意不要同时服用滋补类中药。

◆ 特殊人群用药指南

（1）对本品过敏者以及对酒精过敏者禁用，过敏体质者慎用。

（2）孕妇和哺乳期妇女慎用本品，儿童及年老体弱者应该在医生指导下服用本品。

（3）有心脏病、高血压、肝病、糖尿病、肾病等慢性病，病情严重的应该在医生指导下服用本品。

◆ **药物安全性**

藿香正气是以出自《太平惠民和剂局方》的二陈汤为基础的，加上能够调理胃肠和疏解外感的芳香挥发性药剂制成的中药制剂。藿香正气类产品一直以来是中国很多家庭常备药中的必备品，其效果是相当可靠的，暂时未发现明显的副作用。一般常见的不良反应是在服用此类产品时，因其气味难闻而发生呕吐；有些患者服用本类产品超过1周，会出现咽干舌燥症状。特别藿香正气水剂，因为其中含有酒精成分，所以是不适合长期服用，也不适合超量服用，否则会伤害肝、胃，甚至大脑。

♥ 五、乳酸菌素片

本品是近年出现的新的消化类非处方药。其主要成分为乳酸菌素，常见剂型为片剂。它可以在肠道内壁形成保护层，阻止病菌和病毒的侵害，提高肠道自身的免疫功能，保护并促进肠道内有益菌的生长，也能促进胃酸的分泌，增强消化功能。本品主要用来治疗消化不良、小儿腹泻、肠炎等疾病。

◆ **常见商品名及用法**

多多乳酸菌素

每片0.4克乳酸菌素，每盒60片。成人，3～6片1次，1日3次，小儿1～2片1次。

本品在饭后15分钟后服用效果最好，本品应该嚼碎后服用，服用时，用不超过40℃的温水送服。

◆ **适用情况**

本品主要用于消化不良、肠炎或者小儿腹泻。

◆ **常见错误用法**

有的患者会认为乳酸菌素片是非处方制剂、生物制剂，有利于肠道内的益生菌的生长，因此长期定量服用本品。其实长期服用本品，会造成依赖性，有可能使自身的胃肠功能减弱，因此不要长期大量服用。正确的服用时间是：在服药2～4周，自己的不适症状改善后便应该停止服用。

有些患者在肠道出现不适的时候，会将本品与抗生素一起服用，这是错误的。因为抗生素可能杀死肠道内由本品催生的益生菌。

通常来说，服用了本品后，不要服用具有收敛作用的食物或者药物（简单地说，收敛性的食物或者药物，具有酸涩两种主要味道，还有茶叶也是要特别注意的）。

同时，本品用作治疗腹泻的药品，其见效速度不是特别快，不适用于治疗小儿的急性腹泻或者情况特别严重的腹泻。

◆ **药品使用注意**

（1）在服用本品时，应注意不与含铋、鞣酸、药用炭、酊的药品同时服用，因为这些药品可以吸附本品。

（2）在服用本品时，应该注意不与收敛药剂同时服用。

◆ **特殊人群用药指南**

（1）对本品过敏者禁用，过敏体质者慎用。

（2）孕妇可以服用本品，但是因为其体质的特殊性，在服用前，最好先征询医生或者药剂师的意见。

（3）儿童服用本品，需按照说明书的要求，减量服用。

◆ **药物安全性**

乳酸菌素片作为一种消化类非处方药，其功效明显，安全性十分可靠，副作用也很小。但是我们在服用这类药物时，应该严格按照说明书上的要求，按量正常服用，不可以随意改变其服用方法，使药效减弱。同时在服用本品后，如出现严重的不良反应，应该即时就医。

六、胰酶肠溶胶囊

本品是以胰蛋白酶、胰脂肪酶、胰淀粉酶为主要成分的助消化的非处方制剂，常见剂型为胶囊制剂。胰蛋白酶能使蛋白质转化为蛋白胨，胰淀粉酶能使淀粉转化为糖，胰脂肪酶则促使脂肪分解为甘油和脂肪酸，因此本品能促进消化和增强食欲。本品主要用于食欲不振、消化不良症状。

◆ 常见商品名及用法

得每通

每粒0.15克，每盒20粒或者每瓶50粒。本品应该在餐前半小时整粒吞服，温开水送服，成人1次2~6粒，1日3次。

◆ 适用情况

本品主要用于食欲不振、消化不良症状，也可以用于替代治疗因为胰腺疾病引起的消化障碍和其他原因引起的胰腺外分泌功能不足。

◆ 常见错误用法

有时，儿童消化不良也会服用本品，但是因为胶囊制剂，儿童难以吞咽，父母常会将本品打开，以热水冲服，这样做可能影响到本品的效果。有的父母以牛奶伴服，则是完全不可取的，因为牛奶是酸性食物，本品在酸性条件下易被破坏，效果大打折扣、

有患者注意到本品不宜与酸性药物同时服用，但是又分不清哪些是酸性药物（常见可能混服的酸性药物有食醋、胃蛋白酶、乳酸、醋酸、硼酸、水杨酸、明矾、维生素C、维生素B_1等）。

◆ **药品使用注意**

（1）本品不宜与酸性药物同时服用。

（2）本品与等量碳酸氢钠同时服用，可以增加其效果。

◆ **特殊人群用药指南**

（1）对本品过敏者禁用，过敏体质者慎用。

（2）孕妇及哺乳期妇女慎用本品，如需服用，请在服用前征询医生或者药剂师的意见。

（3）儿童服用本品，需根据说明书的要求，按量服用。

（4）急性胰腺炎早期患者不宜服用本品。

◆ **药物安全性**

胰酶肠溶胶囊作为助消化类的处方药，其功效不错，安全性能也很高，可能出现的不良反应为腹泻、便秘、恶心、胃部不适、皮疹。这些反应会在停药或者减量服用后自行消退，但是有囊性纤维化的儿童在高剂量服用本品后，有发生回盲肠、大肠狭窄和结肠炎的报道。如果是这类儿童在服用本品，一定要小心监护，出现严重的不良反应，应及时就医。

七、多潘立酮片

本品是以多潘立酮为主要成分的化学制剂，常见剂型为白色片剂。本品能直接作用于胃肠壁，增加胃肠道的蠕动和张力，促进胃排空，同时也能抑制恶心和呕吐。本品主要用于治疗消化不良、腹胀、嗳气、恶心、呕吐、腹部胀痛等症状。

◆ **常见商品名及用法**

吗丁啉

每片10毫克，每盒30片。口服，成人1次1片，1日2~3次。

本品应该在饭前15 ~ 30分钟服用。

◆ **适用情况**

　　本品主要用来缓解胃排空，延缓食管炎、胃肠道反流引起的消化不良症状，如上腹部胀闷、上腹疼痛、嗳气、胀气、恶心、呕吐、反酸和胃烧灼。

◆ **常见错误用法**

　　本品作为恢复胃动力药物，对于腹胀、腹痛、消化不良等有良好效果。但是有时候有些胃出血、胃穿孔者也会有这些表现。这些患者在服用本品后，可能造成严重的后果。因此在胃痛发作，特别是急剧发作的时候，或者已知有胃溃疡严重、胃出血、胃穿孔的患者，一定不能服用本品，而是立即就医，确诊病情。

　　很多胃病患者在服药的时候，经常将所有的胃药一起服用，这其实是错误的。当本品与其他胃药合用时，一定要注意将服药时间错开。餐前半小时服用本品，餐后2～3小时服用胃黏膜保护药。

◆ **药品使用注意**

　　（1）本品与抗酸剂或者抑制胃酸分泌的药物合用时，应该错开服药时间。

　　（2）本品不能与酮康唑口服制剂、红霉素或其他可能会延长QTc间期的CYP3A4酶强效抑制剂（氟康唑、伏立康唑、克拉霉素、胺碘酮、泰利霉素等）合用

　　（3）抗胆碱能药如痛痉平、山莨菪碱、颠茄片等不宜与本品同时服用。

　　（4）唑类抗真菌药如酮康唑、大环内酯类抗生素如红霉素、HIV蛋白酶抑制剂类、抗艾滋病药物及奈法唑酮等不宜与本品合用。

　　（5）与钙拮抗剂如维拉帕米和阿瑞吡坦合用，会导致多潘立酮的血药浓度增加。

◆ **特殊人群用药指南**

　　（1）对本品过敏者禁用，过敏体质者慎用。

（2）有乳癌、机械性肠梗阻、胃肠出血、嗜铬细胞瘤、催乳素瘤等患者禁用本品。

（3）孕妇及哺乳期妇女慎用本品，如需服用，请在服用前征询医生或者药剂师的意见。

（4）儿童最好使用多潘立酮混悬液。

（5）心脏病患者和正在接受化疗的肿瘤患者慎用本品，因为本品可能加重心律失常。

（6）本品不适合乳糖不耐受、半乳糖血症或者葡萄糖、半乳糖吸收障碍的患者。

（7）有肝功能损害的患者慎用本品。严重肾功能不全者慎用本品，如需服用，应该在医生或者药剂师指导监控下服用。

◆ 药物安全性

多潘立酮片作为消化类的非处方药，见效快，功能强，其安全性比较可靠。其不良反应主要是轻度的腹部痉挛、皮疹、口干、头痛、腹泻、神经过敏、头晕、倦怠、嗜睡等，有些患者会出现血清泌乳素水平升高、男性乳房女性化等，极罕见的不良反应有血管神经性水肿、过敏、瘙痒、肝功能异常、荨麻疹等，这些症状会在停药后自行消失。也有个别女性患者服药期间出现闭经的报道。

➕ 八、健胃消食片

本品是以太子参、陈皮、山药、麦芽（炒）、山楂为主要原料的中成药制剂，常见剂型为淡棕黄色片剂或者为薄膜糖衣片。本品成分中的山楂、麦芽消食化积，主治消化不良、不思饮食、脘腹胀闷等症；陈皮行气导滞，具有运脾健胃之功效；太子参、山药可健脾益气，主治脾胃虚弱、食少倦怠等症。本品主要用来治疗因为脾胃虚弱引起的消化不良。

◆ 常见商品名及用法

江中牌健胃消食片

每片0.8克，每盒32片或者每盒64片。口服或者嚼服，1次3片，1日3次。一般建议于饭后30~60分钟服用，但是出现吃饱过撑时，可以即时服用。

服药3日症状无缓解，应该停药就医。

◆ 适用情况

主要用来治疗因为脾胃虚弱所致的食积、不思饮食、脘腹胀满、嗳腐酸臭、消化不良等症状。

◆ 常见错误用法

有人认为健胃消食片是中药制剂，副作用小，遇到消化不良时经常随意服用。这样做容易造成胃的依赖性，使胃的功能减退。

又有人认为本品是片剂，又能开胃健食，所以生冷不忌，油腻不忌。其实本品主要成分均为中药，在服药期间，是应该饮食清淡，忌酒和辛辣、生冷、油腻及刺激性食物的。

同时本品对于脾胃湿阻（表现为口淡、饱胀、乏力、稀便等）等引起的食积或者消化不良并不太适合。本品主要适合于脾胃虚弱的患者。在服用这类健胃消食产品时，也应该清楚自己脾胃的状态，做到有针对性地吃药。

◆ 药品使用注意

饮食宜清淡，忌酒及辛辣、生冷、油腻食物。

◆ 特殊人群用药指南

（1）对本品过敏者禁用，过敏体质者慎用。

（2）孕妇及哺乳期妇女慎用本品，如需服用，请在服用前征询医生或者药剂师的意见。

（3）儿童和年老体弱者服用本品，应该在医生或者药剂师的指导下服用。

（4）有心脏病、高血压、肝病、糖尿病、肾病等慢性病严重情况的患者，应该在医生指导下服用本品。

◆ **药物安全性**

　　健胃消食片作为助消化类的非处方药，在帮助治疗消化不良方面广受中国家庭的欢迎，其安全性是比较可靠的，不良反应也很少，但是健胃消食片只能辅助胃的功能，长期大量服用，可能会对胃的消化功能造成一定影响，减弱胃的消化作用，所以我们平时还是要注意健康饮食，饮食结构合理才行。

♥ 九、人参健脾丸

　　本品是以人参、白术、甘草、山药、莲子、白扁豆、木香、当归等中药为主要原料做成的中药制剂，常见剂型为棕褐色的水蜜丸或者大蜜丸制剂。本品中的白术经常用于脾胃不和，运化失常；人参、白术等能益气健脾；木香可以调中理焦；当归能活血养血。本品主要用于和胃止泻，健脾益气。

◆ **常见商品名及用法**

　　保定中药人参健脾丸

　　每丸6克。通常来说，本品宜饭前服用，或者吃饭时服用。水蜜丸1次9克，大蜜丸1次1～2丸，1日2次。

　　服药2周后症状无缓解就应该停药就医。

◆ **适用情况**

　　本品通常用于因为脾胃虚弱所造成的面色暗淡、消化不良、食欲不振、腹胀、肠鸣腹泻，也可以平时用来补气健脾，和胃消食。医学上经常用来治疗慢性胃肠炎、十二指肠溃疡、胃肠功能紊乱、消化不良引起的腹泻脾胃虚弱、消化功能失常的患者。

◆ **常见错误用法**

　　通常来说，食欲不振、消化不良等胃肠疾病发作时，在没有明确原因时，不应该自行服药，而是应该先去医院就医，查明原因，进行针对性服药。

本品中含有人参等阳性较足的中药，因此患者感冒时，出现食欲不振、消化不良等情况，伴有发热时，不宜服用本品，以免火上浇油。

本品能够健脾补胃，所以有些患者认为自己服用本品，能够调整胃肠，可以达到增加饭量，从而增肥的效果。但是有些患者体质比较容易上火，就不适合服用本品来调理胃肠了。对于特别瘦的人群，想要增肥，最好是去医院做明确的检查，再做针对性的调理，这样才能达到理想的效果。

◆ **药品使用注意**

（1）饮食宜清淡，忌酒及辛辣、生冷、油腻食物。忌不易消化食物。

（2）服用本品后，不宜喝茶、吃萝卜，以免影响药效。

（3）本品不宜与五灵脂、藜芦、皂荚或其制剂等同时服用。

◆ **特殊人群用药指南**

（1）对本品过敏者禁用，过敏体质者慎用。

（2）儿童、孕妇及哺乳期妇女慎用本品，如需服用，请在服用前征询医生或者药剂师的意见。

（3）有心脏病、高血压、肝病、糖尿病、肾病等慢性病严重情况的患者，应该在医生指导下服用本品。

（4）感冒发热患者不宜服用本品。

◆ **药物安全性**

人参健脾丸作为一种以中药为主的调理胃肠、健脾补气的非处方药，其功效明显，安全性比较高。没有明显的副作用。但是有些患者服用后，因其体质的原因，会出现一些上火的症状，如口干舌燥、双眼红赤、大便干结等，一般在停药后，症状自行消失。同时我们用人参健脾丸来调理胃肠时，需要持续一定的时间，所以通常服用本品的时间可以稍长一些，以稳定效果。

❤ 十、保和丸

本品是以《丹溪心法》卷三"积聚痞块方"为方，以山楂、神曲、茯苓、陈皮、连翘、半夏等中药为主要成分的中药制剂，常见剂型为丸状制剂。它能消食、导滞、和胃。本品主要用来治疗消化不良、食欲不振等胃肠功能不适症状。

◆ 常见商品名及用法

宏兴保和丸

每丸9克，每盒10丸。口服，1次1～2丸，1日2次，儿童分量酌减。一般在饭后服用，具体用量以各商品说明书为准。

服药3日症状无明显缓解者应该立即停药就医。

◆ 适用情况

本品主要用来治疗饮食原因引起的消化不良、食饱腹胀、胃酸过多、恶心呕吐、食欲不振等症状。

◆ 常见错误用法

保和丸主要是用于治疗因为饮食原因引起的消化不良等症状。而脾胃虚弱或者其他原因引起的消化不良等症状，就不那么对症了。

同时，保和丸主要用于孩子平时消化功能的调理，当小儿乳食过多、食积发烧时，保和丸并没有退烧的功能，这时就要改用其他具有退烧功能的药物了。

◆ 药品使用注意

（1）饮食宜清淡，忌酒及辛辣、生冷、油腻食物。

（2）不宜在服药期间，同时服用滋补性中药。

◆ 特殊人群用药指南

（1）对本品过敏者禁用，过敏体质者慎用。

（2）孕妇及哺乳期妇女慎用本品，如需服用，请在服用前征询医生或者药剂师的意见。

（3）儿童和年老体弱者服用本品，应该在医生或者药剂师的指导下服用。

（4）有心脏病、高血压、肝病、糖尿病、肾病等慢性病严重情况的患者，应该在医生指导下服用本品。

◆ **药物安全性**

保和丸作为助消化类的非处方药，在治疗因为饮食原因引起的消化不良等肠胃不适症状颇有效果。广受中国家庭的欢迎，其安全性是比较可靠的，不良反应也很少出现，但是本品毕竟是作为一种药物存在的，还是不能大量长时间服用。

❤➕ 十一、香砂养胃丸

本品是以木香、砂仁、白术、陈皮、茯苓、半夏、香附、枳实、厚朴、豆蔻、藿香等中药为主要成分的中药制剂，常见剂型为亮黑色的浓缩丸制剂。本品成分中的白术能补气健脾，燥湿利水；砂仁、豆蔻和藿香能化湿行气，和中止呕；厚朴和陈皮可以行气和中，燥湿除积；木香和香附能理气解郁，和胃止痛。诸药合用，能健脾祛湿，行气和中。本品适用于胃部隐痛、消化不良等症状。

◆ **常见商品名及用法**

天奇香砂养胃丸

每袋9克。一般来说饭前半小时左右服用本品，可以用温开水送服，1次1袋，1日2次。

服药3日后症状无明显改善，或者在服药过程中症状加重，应该停药就医。

在治疗慢性胃炎的时候，香砂养胃丸可以坚持服用较长时间。

◆ **适用情况**

本品主要适用于因为胃阳不足、温阻气滞造成的胃痛、痞满，此类患者表现出胃部隐痛、胸闷、呕吐酸水、不思饮食、消化不良、四肢倦怠等症状。

◆ 常见错误用法

很多人服用药物的时候伴服的水比较随意，一般来说，服用本品，最好用温开水伴服，如果是因为脾胃虚寒引起恶心吐酸水的患者，可以用姜汤送服。

香砂养胃丸主要适用于脾胃虚寒引起的胃部不适、消化不良等症状，如果出现胃部灼热、隐痛、伴有口干舌燥、想饮生冷水等热证表现的时候，是不适合服用本品的。

◆ 药品使用注意

（1）饮食宜清淡，忌酒及辛辣、生冷、油腻食物。

（2）服用本品期间，不宜服用其他滋补性中药。

◆ 特殊人群用药指南

（1）对本品过敏者禁用，过敏体质者慎用。

（2）孕妇及哺乳期妇女因其体质的特殊性应慎用本品，如需服用，请在服用前征询医生或者药剂师的意见。

（3）儿童和年老体弱者服用本品，应该在医生或者药剂师的指导下服用。

◆ 药物安全性

香砂养胃丸作为消化类的非处方中成药制剂，药效稳定、温和，安全性比较高。其副作用很少，但是我们在服用的时候，一定要分清楚自己的情况是属于胃寒还是胃热，做到对症下药。

❤➕ 十二、胃炎宁颗粒

本品是以檀香、木香、细辛、肉桂、赤小豆、鸡内金、甘草、乌梅、薏苡仁等中药为主要成分的中成药制剂，常见剂型为棕色的颗粒制剂。它能温中醒脾，和胃降逆，消导化食。本品主要用于治疗萎缩性胃炎、浅表性胃炎以及其他性胃炎。

◆ 常见商品名及用法

远达胃炎宁颗粒

每袋15克，每盒6袋。以开水冲服，饭后服用。每次1袋，1日3次。

一般服用3日症状无改善者，应该停药就医。

◆ 适用情况

本品主要用于治疗萎缩性胃炎、浅表性胃炎以及其他情况的胃炎、胃窦炎及伤寒食重引起的消化不良等症状。

◆ 常见错误用法

很多胃病患者在服用本品时，虽然看到本品不适合脾胃阴虚者，但是分不清自己脾胃虚弱的具体情况，而错服本品，从而影响效果。一般来说，脾胃阴虚会表现为虚火上升、口干、容易饥饿、胃酸、隐痛不适、口舌生疮、舌头发红、少唾液、大便干结等。如果自己是这一类型的患者，遇到胃部不适时是不适合服用本品。

◆ 药品使用注意

（1）忌食生冷、油腻、不易消化食物。

（2）服药期间，不宜服用其他滋补性中药。

◆ 特殊人群用药指南

（1）对本品过敏者禁用，过敏体质者慎用。

（2）有萎缩性胃炎、浅表性胃炎、胃窦炎患者应该在医生的指导下服用。

（3）糖尿病患者慎用本品。

（4）孕妇、哺乳期妇女慎服本品，在服用本品时，请咨询医生或者药剂师的意见。

（5）小孩、年老体弱者应该在医生指导下按医生建议量服用本品。

（6）本品不宜用于脾胃阴虚的患者。

◆ **药物安全性**

胃炎宁颗粒作为一种消化类用药，中药配方，其功效明显，性能温和，安全性十分可靠，副作用也很小，服用后也没有什么不良反应。但是我们在服用这类药物时，应该严格按照说明书上的要求，按量正常服用，同时在服用本品时，要分清楚自己是否适合服用本品，以免药不对症。同时作为一种辅助消化不良的胃药，不宜长期服用，而是要靠科学合理健康的饮食和人体的自身机能来实现消化系统的良性运作。值得提醒大家的是，胃炎宁颗粒有些产品属于处方药，在购买时应该注意。

十三、山楂调中丸

本品是以去核山楂、山药、白扁豆、茯苓、莲子肉、薏苡仁、芡实、麦芽等中药为主要成分的消化类非处方药，常见剂型为褐色大蜜丸制剂。它能消食健脾，和胃。本品主要用于食欲不振、消化不良。

◆ **常见商品名及用法**

大宁堂山楂调中丸

每丸6克。温水伴服，山楂调中丸饭前或者饭后吃都可以。1次2丸，1日2次。

服药3日症状无改善时应该停药就医。

◆ **适用情况**

主要用于食欲不振、消化不良、腹胞、腹胀，或者因为饮食过量、食物不当所致的腹泻。

◆ **常见错误用法**

有患者认为本品以山楂为主要成分，其功效就是开胃，所以服用本品后，不忌荤素，饮食油腻，大吃大喝，这其实是错误的。本品主要功能是帮助消化，在服用本品期间，还是要以清淡、软稀为主，忌肥甘厚味。

本品虽然为胃肠药，对饮食过量、生冷不匀所造成的腹泻有不错的效果，但是对于急性肠炎所造成的腹泻是没有多大作用的。本品药性较为温和，急性肠炎造成的腹泻比较猛烈，通常表现为腹痛、伴有发烧、大便水样、次数频繁，遇到这种情况，一定要即时就医。

◆ 药品使用注意

（1）忌食生冷、油腻、不易消化食物。

（2）服药期间，不宜服用其他滋补性中药。

◆ 特殊人群用药指南

（1）对本品过敏者禁用，过敏体质者慎用。

（2）孕妇、哺乳期妇女慎服本品，在服用本品时，请咨询医生或者药剂师的意见。

（3）儿童的用法用量请咨询医生的意见。

◆ 药物安全性

山楂调中丸作为一种消化类非处方药，中药配方，其功效明显，性能温和，安全性十分可靠，副作用也很小，服用后也没有什么不良反应。而且本品味道不错，很多大人在给儿童患者服用后，儿童患者会觉得味道好，而经常要求服用。我们要知道这毕竟是一种药品，所以大人在给儿童患者服用时，一定要做好监护工作。

❤ 十四、盐酸伊托必利

本品是常见的促胃肠动力药，常见剂型为胶囊制剂或者片剂。本品主要有增强胃和十二指肠运动、促进胃排空的作用，还有中度催吐作用。本品主要用于缓解功能性消化不良带来的不适症状。

◆ 常见商品名及用法

瑞复啉盐酸伊托必利片

每片50毫克，每盒10片或者20片。本品一般为餐前半小时内服用。成人1次1片，1日3次。可以依据年龄情况减量服用。

服用本品2周后症状无改善者，应该停药就医。

◆ 适用情况

用来缓解功能性消化不良造成的如上腹不适、食欲缺乏、餐后饱胀、恶心、呕吐等症状。

◆ 常见错误用法

本品能够促进胃肠运动，加快胃排空，但是如果患者本身有胃肠道出血或者机械梗阻甚至是穿孔等情况时，不能使用本品，以免刺激胃肠道，造成严重反应。

因为本品在与抗胆碱能药和使肌肉松弛的药如安定、氯唑沙宗等联合使用时，会使药性相抵消，所以有患者会加大本品的服用量，造成过量服用，结果出现乙酰胆碱作用亢进症状，表现为视觉模糊、恶心、呕吐、腹泻等，个别患者甚至出现了低血钾、呼吸短促、胸闷等严重的反应，此时应该用阿托品解救。

在给老年人服用本品时，一定要注意本品能增强乙酰胆碱作用，容易使老人出现不良反应，所以老年人服用本品后，一定要有人在旁边细心观察。

◆ 药品使用注意

与抗胆碱能药和使肌肉松弛作用的药如安定、氯唑沙宗等联合使用时，可以使相互的药效相抵消。

◆ 特殊人群用药指南

（1）对本品过敏者禁用，过敏体质者慎用。

（2）孕妇、哺乳期妇女慎服本品，在服用本品时，请咨询医生或者药剂师的意见。

（3）儿童最好不要服用本品。

（4）老人服用本品容易出现副作用，服用时一定得小心观察，发现问题即时停药或者减量服用。

（5）有胃肠道出血、机械梗阻或者穿孔的患者禁用本品。

◆ **药物安全性**

盐酸伊托必利作为一种常用胃肠动力药，其功效明显，安全性比较高。其可能发生的不良反应为腹泻、腹痛、便秘、唾液分泌增加、头痛、失眠、皮疹、发热、瘙痒，这些症状会在减量服用或者停药后自行消退。也有个别患者在用药时，发生白细胞减少的情况，遇到这种情况时，一定要即时停药就医。

❤➕ 十五、肠泰合剂

本品是一种内科虚证类非处方中成药。它的主要成分是红参、白术、茯苓、甘草、双歧杆菌培养液、陈皮糖浆，常见剂型为淡棕色的液体制剂。它能益气健脾，消食和胃。本品主要用于治疗食少腹胀、大便稀溏、体倦无力、神疲懒言。

◆ **常见商品名及用法**

赛诺药业肠泰合剂

每支10毫升，每盒6支。本品一般为餐前半小时内服用。口服，1次10～20毫升，1日3次。

本品服用2周症状无缓解就应该停药就医。

◆ **适用情况**

主要用于治疗因为脾胃气虚所致的食少腹胀、大便稀溏、体倦无力、神疲懒言，也可以用来治疗因为胃肠功能紊乱、药源性肠菌群失调而出现食少腹胀、大便稀溏等。

◆ **常见错误用法**

很多时候，感冒患者也会出现食少腹胀、腹泻等情况，可以服用肠泰合剂，但是如果感冒患者出现感冒发热症状时，则不要服用本品，因为本品中含有红参等补充元气的偏热性中药，服用后，可能引起火上加油的效果，出现对患者身体不利的情况。

有慢性结肠炎、溃疡性结肠炎的患者，胃肠比较虚弱，肠道可能存在一定的溃疡面，因此也不宜使用本品，以免虚不受补，使病情朝不利的方向发展。

◆ **药品使用注意**

（1）服用本品时，忌辛辣、生冷、油腻食物。

（2）在服用本品期间，最好不要同时服用滋补性中药。

◆ **特殊人群用药指南**

（1）对本品过敏者禁用，过敏体质者慎用。

（2）孕妇、儿童在服用本品时，请咨询医生或者药剂师的意见。

（3）感冒发热患者不宜服用本品。

（4）有高血压、心脏病、肝病、肾病等慢性病患者应该在医生指导下服用本品。

（5）本品有一定的含糖量，糖尿病患者忌服。

（6）有慢性结肠炎、溃疡性结肠炎便脓血等慢性病史者，发生泄泻时应该去医院就诊。

◆ **药物安全性**

肠泰合剂，作为一种非处方中成药制剂，服用方便，效果良好，安全性比较高，暂未发现相关副作用这方面的报道。但是作为一种药，我们还是不宜长时间服用的。特别是儿童患者，长期服用药物，可能使正常的胃肠功能出现紊乱，产生耐药性，也不利于其正常的身体功能发育。值得注意的是肠泰合剂市面上有两种配方，选择时应该看清楚商品的功能。

❤➕十六、枳陈消食口服液

本品是儿科厌食类的非处方药，常见剂型为黄棕色的黏稠液体制剂。它的主要成分是人参、陈皮、枳壳、白术、甘草、麦芽、山楂等。它能理气化滞，健脾和胃。本品主要用于不思饮食、面黄肌瘦、神疲易累。

◆ 常见商品名及用法

东北亚药业枳陈消食口服液

每支10毫升，每盒10支。本品一般为餐后半小时内服用。口服，3～7岁儿童1次1支，7岁以上儿童1次2支，1日3次。

服用本品7日症状无缓解时应该停药就医。

◆ 适用情况

本品主要用于脾虚所致的不思饮食、面黄肌瘦、神疲易累，也可以用于胃脘胀满的辅助治疗。

◆ 常见错误用法

很多时候，感冒患者会出现不思饮食、神疲易乏等情况，此时不宜服用本品，因为本品中含有红参等补充元气的偏热性中药，服用后，可能使原本感冒发热的患者引起火上加油的效果，出现对患者身体不利的情况。

引起人们不思饮食、厌食的原因比较多，情况比较复杂，特别是儿童患者，交流能力还不强。对长期厌食、身体消瘦的患者，应该去医院查明原因，做针对性的治疗，以免耽误病情。

◆ 药品使用注意

服用本品时，忌辛辣、生冷、油腻食物。

◆ 特殊人群用药指南

（1）对本品过敏者禁用，过敏体质者慎用。

（2）婴儿和糖尿病患者应该在医生指导下服用本品。

（3）感冒发热患者不宜服用本品。

◆ 药物安全性

枳陈消食口服液作为儿童厌食类非处方药，中药配方，其效果不错，安全性比较高。副作用是有些患者在服用本品后，会出现轻微的腹泻症状，在停药后即可自行消失。但是作为一种辅助消食类的药，我们应该尽量避免长期给儿童服用，以免其产生药品依赖，同时对其胃肠的正常发育和功能带来不利影响。

第四节　适用于便秘、便血、痔疮等症状

♡ 一、聚乙二醇4000散剂

本品是以聚乙二醇4000为主要成分的西药制剂，常见剂型为白色粉末制剂。它能够保留住结肠内的水分，使粪便含水量增加，从而软化粪便，促进排便，改善便秘症状。本品主要用来治疗成人便秘。

◆ 常见商品名及用法

长松

每袋10克，每盒10袋。1次1袋，1日1～2次；情况严重时，可以1次2袋。

服用时，将每袋本品配1杯水，冲服。剂量应该随着症状的改变而增减。

一般来说，服用长松可以随着症状的改善，慢慢减量，到两个月时停止服用本品。

◆ 适用情况

适用于成人便秘症状的治疗。本品不含糖和多元醇，特别适合糖尿病患者和需要无乳糖饮食的患者。

◆ 常见错误用法

引起便秘的原因有很多种，在比较长时间的便秘情况发生时，最好在服药前先去医院做肠镜检查，由医生确定便秘发生的原因后再用药。

有的患者便秘时，会经常性地伴有腹痛，在引起腹痛的原因没有明确时，不可以随意服用本品，以免造成严重后果。比如说如果有肠梗阻的情况，此时服用了长松，就可能加重腹胀，带来更大的麻烦。

有患者在便秘情况严重时，为了取得更好的效果，过量服用本品，结果引起腹泻。在服用本品时，一定要注意不可以超量服用，以免造成不良后果。

本品并没有增加结肠张力的作用，因此不太适宜慢传输型便秘患者（主要表现为长期排便次数少，有的4～5日才排便1次，严重的可能1个月才排便1次，很少有主观排便冲动等）。

◆ 药品使用注意

服用本品时，应该将本品与其他药物服用时间错开至少2小时。

◆ 特殊人群用药指南

（1）对本品过敏者禁用，过敏体质者慎用。

（2）有严重的炎症性肠病（如克罗恩病、出血性结肠炎、肠梗阻或者怀疑有肠梗阻、有肠道穿孔或者穿孔危险的疾病，以及未诊断出明确原因的腹痛症状）时禁用本品。

（3）孕妇应该在医生的指导下服用本品。

（4）8岁以下的儿童应该避免服用本品。超过8岁的儿童服用本品时，因本品中含有山梨糖醇，果糖不耐受（遗传性代谢病）的患病儿童禁服本品。

◆ **药物安全性**

聚乙二醇4000作为一种传统的治疗便秘的药物，其功效良好，安全性也比较高。不良反应通常为大剂量服用本品时，可能出现腹泻（通常在停药1～2日内消失），某些肠功能紊乱的患者，可能会出现腹痛，也有极个别患者出现皮疹、荨麻疹和水肿等过敏反应。

二、比沙可啶

本品的主要成分是比沙可啶，一般为白色或者类白色的结晶性的粉末，常见剂型为片剂或者栓剂。它通过与肠黏膜的直接接触，刺激引起肠反射性蠕动增加来促进排便。本品可以用来治疗急（慢）性便秘和习惯性便秘。

◆ **常见商品名及用法**

乐可舒

每片5毫克，每盒10片。本品必须整片吞服，不可以搞碎或者溶解，甚至是咀嚼服用，一般在睡前服用本品。成人1次1～2片，1日1次；6岁以上儿童1次1片，1日1次。

本品在服用3日无效时就应该立即停药就医。

◆ **适用情况**

适用于成人急（慢）性便秘和习惯性便秘症状的治疗，也可以用于肠镜检查、肠道X线检查或者是腹部手术前肠道的清理。

◆ **常见错误用法**

引起便秘的原因有很多种，在比较长时间的便秘情况发生时，最好在服药前先去医院做肠镜检查，由医生确定便秘发生的原因后再用药。

有的患者便秘时，会伴有急性腹痛，在引起腹痛的原因不明确时，不可以随意服用本品，以免造成严重后果。比如说如果有肠穿孔的情况，此时服用了本品，就可能加重创口出血量。

◆ **药品使用注意**

（1）服用本品的前后2小时内，不得服用牛奶或者是抗酸药。

（2）使用阿片类止痛剂的癌症患者，对本品的耐受性较差，服用后，可能造成腹痛、腹泻，甚至是大便失禁，因此此类患者应该避免服用。

◆ **特殊人群用药指南**

（1）对本品过敏者禁用，过敏体质者慎用。

（2）有严重的炎症性肠病（如克罗恩病、出血性结肠炎、肠梗阻或者怀疑有肠梗阻、肠道穿孔或者穿孔危险的疾病，以及未诊断出明确原因的急性腹痛症状）时禁用本品。

（3）孕妇禁服本品。哺乳期妇女最好不要服用本品。

（4）6岁以下儿童禁服本品，6岁以上儿童半量服用本品。

◆ **药物安全性**

比沙可啶作为一种传统的治疗便秘的药物，其功效良好，安全性也比较高。不良反应是偶尔引起明显的腹部绞痛，在停药后即可消失，也出现过引发过度腹泻的报道。本品主要通过刺激直肠神经末梢来促进肠的蠕动，从而促使排便，长期服用可能引起大肠肌无力，形成药物依赖性，所以不能长期服用。

❤➕ 三、酚酞片

本品是以酚酞为主要成分的化学制剂，常见剂型为白色或者微黄色的片剂。酚酞是一种刺激性的泻药，它能在小肠碱性肠液作用下分解成可溶性钠盐，刺激肠壁内神经，增加肠蠕动的同时，抑制肠壁吸收水分，产生缓泻作用。本品主要用来治疗习惯性、顽固性便秘。

◆ 常见商品名及用法

果导

每片50毫克。本品为肠溶片，一般睡前服用本品效果更好。成人1次1～4片，6岁以上儿童1次0.5～1片，2～5岁儿童1次0.25～0.5片。本品不用每日服用，视便秘程度增减量，一般来说，服用1次，可以间隔3日后再次服用。

◆ 适用情况

适用于患者因为长期直肠黏膜的排便感受器敏感性减弱或者老年人因为肠蠕动无力，难以将粪便排出，而形成的习惯性顽固性便秘。

◆ 常见错误用法

引起便秘的原因有很多种，在比较长时间的便秘情况发生时，最好在服药前先去医院做肠镜检查，由医生确定便秘发生的原因后再用药。

有的患者便秘时，会伴有急性腹痛，在引起腹痛的原因没有明确时，不可以随意服用本品，以免造成严重后果。比如说如果直肠出血的情况，此时服用了本品，就可能加重创口出血量。在阑尾炎、直肠出血没有明确诊断、高血压、粪块阻断、肠梗阻、充血性心力衰竭等情况时，严禁服用本品。

有些减肥的女性为了促成排便，会将本品作为减肥药来服用，这是相当不安全的做法。本品长期服用会使肠道紊乱，产生抗药性，同时也可能使血糖增高，血钾降低，给身体带来不利后果。减肥必须科学安排合理的饮食，加强运动，才是最健康的做法。

◆ 药品使用注意

本品如果与碳酸氢钠及氧化镁等碱性药物合用时，能引起粪便变色。

本品可以干扰酚磺酞排泄，使尿色变成品红或者是橘红色，并加快酚磺酞的排出。

◆ **特殊人群用药指南**

（1）对本品过敏者禁用，过敏体质者慎用。

（2）直肠出血、阑尾炎没有明确诊断、高血压、粪块阻塞、肠梗阻、充血性心力衰竭患者禁用本品。

（3）年老体弱患者，孕妇和幼儿慎用本品，如需使用，请在医生或者药剂师的指导下服用。

（4）哺乳期妇女和婴儿禁用本品。

◆ **药物安全性**

酚酞片，作为一种传统的治疗便秘的药物，其功效良好，安全性也比较高。其不良反应主要为皮炎、药疹、瘙痒、灼痛和肠炎，以及出血倾向等，这些不良反应一般会在停药后自行消失，如果遇到不良反应特别严重，请即时就医。同时酚酞片长期服用，会使身体产生依赖性，所以不能长期服用本品，当发现服用本品效果减退时，一定要换药或者寻求医生的帮助。

♥➕ 四、新清宁片

本品是以熟大黄为主要成分制成的片剂。它能清热解毒，泻火通便，活血化瘀。本品一般用来治疗内结实热所致的便秘、咽喉肿痛、牙痛、眼红和发热等症状。

◆ **常见商品名及用法**

营口宏升新清宁片

每片0.3克，每瓶50片。本品用于治疗便秘时，可以在临睡前服用5片。

用于清热解毒，治疗其他症状时，成人1次3～5片，1日3次。儿童减量服用。

本品不宜长期服用，一般在服用3日症状无明显缓解时就应该停药就医。

◆ **适用情况**

用于内结实热所造成的喉肿、牙痛、眼红、便秘、下痢、感染性炎症、发烧等症状。

◆ **常见错误用法**

引起便秘的原因有很多种，在便秘情况发生时，最好在服药前先去医院检查，由医生确定便秘发生的原因后再用药。

有的便秘患者在服用本品时，会出现大便次数增多，但是大便不成形，会以为是服用本品的正常效果。其实这个时候，应该酌情减量服用，以免泻伤过度。

在服用本品治疗便秘的同时，要注意分辨自己的身体情况属于实热还是虚热所致的便秘。实热一般发病较快、病程短、发烧、怕热、出大汗、喝水比较多、黄稠痰、脸色发红、双眼发红、舌苔黄厚。应避免药不对症。

同时，本品能够清热解毒，有一定的泻下作用，对于胃寒的患者，不太适宜服用本品，否则对身体造成不良影响。

◆ **药品使用注意**

服用本品时，忌烟、酒和辛辣、刺激性食物。

服用本品期间，最好不要同时服用滋补性中药。

◆ **特殊人群用药指南**

（1）对本品过敏者禁用，过敏体质者慎用。

（2）有高血压、肝病、心脏病、糖尿病、肾病等慢性病情况严重的患者，应该在医生指导下服用本品。

（3）儿童、哺乳期妇女、年老体弱者及脾虚便溏者服用本品时，应该在医生或者药剂师的指导下服用。

（4）孕妇慎用本品。

（5）发热时，体温超过38.5℃的患者，应该即时去医院就医。

◆ 药物安全性

新清宁片作为以中药为主要成分的便秘类用药，兼有清热解毒的效果。服用方便，功效不错，其安全性比较高。但是不能将本品作为长期治疗便秘的药物，因为本品是以熟大黄为主要成分的，长期服用可能产生依赖性，也可能增加结肠黑变病的概率。同时，用本品治疗便秘时，一定要注意辨证服用。

♥ 五、便秘通

本品是以白术、肉苁蓉、枳壳为主要成分，乙醇、滑石粉为辅料的合剂。本品成分中的白术能健脾益气和胃；肉苁蓉可以补肾阳，益精血，润肠通便；枳壳可以行气破气，消胀除满。三者合用能健脾益气，润肠通便。本品主要用来治疗虚性便秘。

◆ 常见商品名及用法

中一牌便秘通

每瓶20毫升，每盒6瓶。口服，1次1瓶，1日2次，早晚各1次。

服药后症状无改善，甚至出现新的症状的患者，应该即时停药就医。

◆ 适用情况

本品适用于虚性便秘，对脾虚或者是脾肾两虚型的便秘特别有效。其症状是大便秘结、面色暗淡、经常腹胀、精神疲惫、呼吸无力、头晕耳鸣、经常感觉腰膝酸软。

◆ 常见错误用法

引起便秘的原因有很多种，在便秘情况发生时，最好在服药前先去医院检查，由医生确定便秘发生的原因后再用药。

有些患者在发生便秘情况时，经常不辨病证，只要是治疗便秘的药便行，其实这样做相当不安全。本品主要适合于虚性便秘，对于实性便秘，效果便不那么好了。虚性便秘的主要症状是大便秘结、面色暗淡无光、腹胀、精神容易疲惫、呼吸无力、容易头晕、耳鸣、经常感觉腰膝酸软。

患者在发生虚性便秘后，不应该长期依靠服用本品来解决排便问题，以免产生药物依赖性，使虚性便秘转变为习惯性便秘。应该改变不良的生活习惯和不健康的饮食，使自己的排泄功能恢复正常。

◆ **药品使用注意**

（1）服用本品时，忌烟、酒和油腻、辛辣等刺激性食物。

（2）服用本品期间，最好不要同时服用滋补性中药。

◆ **特殊人群用药指南**

（1）对本品过敏者禁用，过敏体质者慎用。

（2）儿童、哺乳期妇女、年老体弱者服用本品时，应该在医生或者药剂师的指导下服用。

（3）孕妇慎用本品。

◆ **药物安全性**

便秘通作为以中药为主要成分的治疗便秘类用药，兼有补脾益气的效果。服用方便，功效不错，其安全性比较高。主要的不良反应是有的患者在服用后会出现口干的现象。同时本品中含有乙醇的成分，不宜过量服用。同时作为一种口服导泻型的药物，是不宜长期服用的，以免产生药物依赖性。

♥ 六、麻仁润肠丸

本品是以火麻仁、苦杏仁、大黄、木香、陈皮、白芍为主要成分，以蜂蜜为辅料的中药制剂，常见剂型为大丸水蜜制剂。它能润肠通便，增强肠蠕动，抗菌、解热。本品主要用来润肠通便。

◆ **常见商品名及用法**

同仁堂麻仁润肠丸

每丸6克，每瓶10丸。本品空腹服用效果更好（即清晨饭前1小时，饭后2小时），口服，1次1～2丸，1日2次。

本品不适合长期服用，一般来说，服药3日症状无改善就应及时停药就医。

◆ **适用情况**

本品主要用来润肠通便，适用于平时有肠胃积热、胸腹胀满、大便秘结等情况。

◆ **常见错误用法**

引起便秘的原因有很多种，出现便秘时，最好在服药前先去医院检查，由医生确定便秘发生的原因后再用药。

本品为中药制剂，内有大黄等成分，在药性上来说，属于寒性药物，因此不适合于体质虚寒，特别是脾胃虚弱的患者。如果不辨体质服用，有可能造成患者过度泄泻伤身。

一般来说，因为便秘造成的胸腹胀满的症状可以服用本品，解决便秘问题之后，这种情况便会自动消失。可是特别严重的胸腹胀满可能是胃肠出现疾病等因素造成的，因此胸腹胀满情况严重时，不应该服用本品，而应该即时就医。

本品为中药制剂。其药性温和，副作用特别小，有患者在便秘时，习惯性靠服用本品来解决便秘问题，结果造成药物依赖性。因此在服用本品时，还是要注意依靠作息、饮食、运动三管齐下，从根本上解决便秘问题，尽量减少服用本品的可能性。

◆ **药品使用注意**

（1）服用本品时，忌烟、酒和油腻、辛辣等刺激性食物。

（2）服用本品期间，最好不要同时服用滋补性中药。

◆ **特殊人群用药指南**

（1）对本品过敏者禁用，过敏体质者慎用。

（2）有高血压、心脏病、肝病、糖尿病、肾病等慢性病严重者应该在医生指导下服用。

（3）孕妇忌用本品。

（4）儿童、哺乳期妇女、年老体虚者应在医生指导下服用本品。

◆ 药物安全性

麻仁润肠丸作为以中药为主要成分的便秘类用药，药性温和，其副作用暂时未见相关报道。一般来说，其不良反应通常为超量服用时，出现腹泻，有个别女性患者在服药时出现月经不调的症状，在停药或者减量服用时，不良反应即会自行消退。长期服用可能对脾胃造成损伤，但是我们要知道的是，人们的正常代谢，还是要依靠人体自身的动作来实现，不能够靠长期服用药物来实现，以免胃肠功能出现紊乱，同时养成药物依赖性。

❤️ 七、舒秘胶囊

本品是以芦荟为主要成分，硬脂酸镁为辅料的合成制剂，常见剂型为胶囊制剂。本品中的芦荟含有芦荟大黄素苷和芦荟大黄素，能够增进食欲，有大肠缓泄的作用，还可以强化胃功能，增强人们的体质。本品能清热通便，适合于功能性便秘属热秘者。

◆ 常见商品名及用法

辰星药业舒秘胶囊

每粒0.3克，每盒20粒。口服，1日1次，1次2粒。一般睡前服用效果更好。

本品不适合长期服用，一般来说，服药3日症状无改善，请即时停药就医。

◆ 适用情况

本品能够清热通便，适用于功能性便秘中属于热秘的患者。这类患者平时内热证比较明显，表现为大便干结，腹部胀满，按之疼痛，口干口臭，舌尖发红，舌苔黄燥等症状。

◆ **常见错误用法**

引起便秘的原因有很多种，在便秘情况发生时，最好在服药前先去医院检查，由医生确定便秘发生的原因后再用药。

本品能够治疗功能性便秘（非病理因素或者其他饮食因素等原因引起）中的热秘患者（通常表现为大便干结、腹胀腹痛、口干，有口臭、面色潮红、容易心烦气躁、体温偏高、小便短赤、舌头发红、舌苔发黄等症状），本品不适合功能性便秘中的虚秘类型（面色苍白、暗淡无光，经常性头晕心悸，神疲气怯，舌淡，苔薄，脉象虚细等），在服用本品的时候，一定要辨证服用。

◆ **药品使用注意**

（1）服用本品时，忌烟、酒和油腻、辛辣等刺激性食物。

（2）服用本品期间，最好不要同时服用滋补性中药。

◆ **特殊人群用药指南**

（1）对本品过敏者禁用，过敏体质者慎用。

（2）有心脏病、肝病、糖尿病、肾病等慢性病严重者应该在医生指导下服用。

（3）孕妇忌用本品。

（4）儿童、哺乳期妇女、年老体虚者应在医生指导下服用本品。

（5）虚秘型便秘患者不适合服用本品。

◆ **药物安全性**

舒秘胶囊作为以中药为主要成分的便秘类用药，药性温和，其副作用相当小。一般来说，其不良反应通常为超量服用时，出现腹泻、食欲不振等情况。本品主要以芦荟为成分，芦荟属于寒凉性植物，长期服用可能寒凉伤胃、伤肾，引起食欲不振，影响正常的胃肠功能。

❤ 八、开塞露

本品有两种配方，一为甘油制剂，一为甘露醇与硫酸镁的复方制剂。它能润滑、刺激肠壁，软化大便，帮助排便。本品主要用来治疗儿童及年老体弱者的便秘。

◆ **常见商品名及用法**

南少林开塞露

每支10毫升或者20毫升，每盒10支。外用，便秘患者感觉到有便意时，将容器顶端弄破后，涂以油脂，慢慢将其插入肛门，再将药液挤入直肠即可。成人1次1支，儿童1次半支。

◆ **适用情况**

本品主要用于治疗儿童及年老体弱者的便秘如老年性便秘、习惯性便秘、生活规律改变等各种因素引起的功能性便秘。

◆ **常见错误用法**

有的患者发生便秘后，使用了开塞露，效果不是特别好。主要是因为按照商品说明书上的方法使用时，插入深度不够，药液难以润滑粪便，发挥不到药效。这时可以将开塞露的开口与导尿管连接起来，这样便可以插入直肠20～30厘米的深度，药液便能充分接触粪便起到通便的作用了。

一般来说，感觉到便意时才开始使用开塞露，但有的患者没有便意时使用本品，当然收不到效果。普通便秘在正确使用本品5～10分钟内开始排便，严重便秘可能需要30分钟左右的时间，所以患者使用本品时一定要根据自己的实际情况确定正确的使用时间。

有些严重的便秘患者，在产生强烈便意时使用了开塞露，但是仍然不能正常排便，可能是有较大的粪块堵塞住肛门口。这时可以右侧位躺卧，戴上手套，食指抹上润滑液状石蜡，伸入肛门，将可能堵塞在直肠内的较大粪块掏出来，再使用一次开塞露，即可正常排便。

使用本品治疗便秘只能治"标"，本品只能人为临时缓解便秘痛苦的应急措施，经常使用会产生依赖性。

现在社会上有人将开塞露当作护肤品使用，应该注意其安全使用方法。如果开塞露的主要成分为甘油的时候，的确是可以当作护肤品使用的，但是要注意需按适当的比例将开塞露与水混合使用，而不能将开塞露直接涂抹在脸上。如果开塞露的主要成分是甘露醇与硫酰镁，则不适合用来作为护肤品了。

◆ **药品使用注意**

使用本品时，应该注意弄开后的注药导管应该开口光滑，无尖锐感，以免弄伤肛门或者直肠。

◆ **特殊人群用药指南**

对本品过敏者禁用，过敏体质者慎用。

◆ **药物安全性**

开塞露是一种外用的治疗便秘的家庭常用缓泻类非处方药。其药效肯定，安全性比较高，没有明显的不良反应。但是有部分患者在长期使用本品的情况下，会造成药物依赖性，造成肠壁干燥，变成习惯性便秘。所以对于便秘患者，我们要坚持饮食科学合理，多吃一些芹菜、粗粮等含纤维较高的食物，养成规律的排便习惯。对于儿童便秘应该查清楚原因，进行针对性治疗，尽量少用开塞露治疗儿童便秘（对于儿童来说，开塞露还是有一定刺激性），这样才是治疗便秘的根本所在。

♥ 九、四季三黄软胶囊

本品是以清太医院配方为基础，以大黄、黄芩、黄柏、栀子为主要原材料的内科实火证类非处方药品，常见剂型为胶囊制剂。它能清热解毒，通便利水。本品一般用于治疗大便秘结、小便赤黄等上火症状。

◆ **常见商品名及用法**

东盛四季三黄软胶囊

每粒0.575克，每盒9粒。口服，1日2粒，1日3次。

本品不适宜长期服用，一般来说，服药3日症状无改善，就应停药就医。

◆ **适用情况**

适用于属于"上火"症状，表现为大便秘结、口舌干燥、口鼻生疮、咽喉肿痛、牙痛等。

◆ **常见错误用法**

引起便秘的原因有很多种，在便秘情况发生时，最好在服药前先去医院检查，由医生确定便秘发生的原因后再用药。

本品主要针对"上火"引起的便秘，也就是热秘，表现为口鼻生疮、口舌干燥、大便秘结、咽喉肿痛、牙痛等症状。本品属于清热解毒类型，四种主要成分属苦寒清热解毒药，对于便秘中的虚秘和冷秘类便秘不那么适合。体质虚寒、脾胃虚弱的患者，在服用本品时更应该慎重小心。

◆ **药品使用注意**

（1）服用本品时，忌烟、酒和油腻、辛辣等刺激性食物。

（2）服用本品期间，不要同时服用滋补性中药。

◆ **特殊人群用药指南**

（1）对本品过敏者禁用，过敏体质者慎用。

（2）心脏病、肝病、高血压、糖尿病、肾病等慢性病严重者应该在医生指导下服用。

（3）孕妇忌用本品。

（4）儿童、哺乳期妇女、年老体虚者应在医生指导下服用本品。

◆ 药物安全性

　　四季三黄软胶囊用作清热祛湿、通便利水的家庭常备用药，在祛火方面，确实有相当不错的功效。其不良反应为有个别患者服用后，会出现便溏、胃部不适等症状。大剂量服用时，有可能出现腹泻症状。同时本品以寒性药物为主要成分，不宜长期服用，以免对胃肠道造成不利影响。

♥➕ 十、苁蓉通便口服液

　　本品是以蜂蜜、何首乌、肉苁蓉、枳实为主要原料的口服液体制剂。本品成分中的蜂蜜能润肠通便；何首乌滋阴益肾；肉苁蓉补肾阳，益精血，润肠通便；枳壳可以行气破气，消胀除满。本品能滋阴补肾，润肠通便，主要用于老年便秘和产后便秘。

◆ 常见商品名及用法

　　岐黄药业苁蓉通便口服液

　　每支10毫升，每盒6支。口服，1日1～2支，1日1次，一般睡前或者清晨服用。

　　在服用本品后，出现大便稀溏时应该立即停药。

　　本品不宜长期服用，一般来说，服药3日症状无改善就应及时停药就医。

◆ 适用情况

　　本品能够滋阴补肾，润肠通便，适用于老年人的功能性便秘和习惯性虚秘以及女性产后便秘。

◆ 常见错误用法

　　引起便秘的原因有很多种，在便秘情况发生时，最好在服药前先去医院检查，由医生确定便秘发生的原因后再用药。

　　本品说明书中，虽然标明了年青体壮者的便秘不宜使用本品，但是还是有些年轻患者在便秘时使用了本品，结果产生如腹痛等不良反应。这是因为本品主要成分为何首乌、肉苁蓉这类能滋阴补肾的药物，是针对老年人或者产后的阴亏肾虚型便秘的，而年轻人很少存在这些问题，服用后难免引起不良反应。

本品能滋阴补肾，属于阳性的药剂。如果出现上火症状引起的热秘，便不适合使用本品，否则会造成火上加油的效果。这是因为患者便秘的原因是体内火气过足所致。服用本品则药不对症。

本品虽然在说明书上会注明出现大便稀溏时停用，但仍有部分患者为了追求排便通畅而继续服用，以致造成不好结果。

◆ **药品使用注意**

（1）服用本品时，忌烟、酒和油腻、辛辣等刺激性食物。

（2）服用本品期间，不要同时服用滋补性中药。

◆ **特殊人群用药指南**

（1）对本品过敏者禁用，过敏体质者慎用。

（2）年青体壮者便秘时不宜使用本品。

（3）孕妇慎用本品。

◆ **药物安全性**

苁蓉通便口服液作为润肠通便的非处方药，在老年人便秘方面，确实有相当不错的功效。其副作用目前尚不明确，但是也有患者在服用本品后，出现黑色小便的报道。同时，作为一种辅助排便的药物，是不适合长期服用的，否则会造成药物依赖性和自身胃肠功能的紊乱。

♥ 十一、甘油栓

本品是以甘油为主要成分的缓泻类非处方药。一般每枚重2.0克。它能润滑并刺激肠壁，同时使肠道内的大便软化而易于排出。

通常用来治疗小儿和年老体弱者的便秘。

◆ **常见商品名及用法**

众生药业甘油栓

1支2克，每盒10支。外用，每次在肛门内塞入1支，保留半个小时后，排便效果最好。

在给小儿便秘患者使用时，父母应先将手洗干净，再将甘油栓的包装纸打开，轻轻塞入宝宝肛门，而后轻轻按压肛门，保持一定时间，以使甘油栓充分融化后再排便。在使用时，一定要注意动作轻缓，别弄破了宝宝的肛门皮肤。

◆ **适用情况**

本品基本适用所有情况的便秘，特别适合于小儿和年老体弱者的便秘，当然也可以用来治疗其他情况的便秘。

◆ **常见错误用法**

引起便秘的原因有很多种，在便秘情况发生时，最好在服药前先去医院检查，由医生确定便秘发生的原因后再用药。

很多时候，小儿发生便秘时，其他类型的泻药可能对消化道刺激比较大，容易引起消化道功能紊乱，所以父母会选择副作用小的药品（如本品、开塞露等），但是要注意不能小儿一发生便秘便给其使用甘油栓，以免其产生药物依赖性。

按照中医对便秘的分类，便秘可以分为虚、实、热、冷等各种类型，也就是说便秘可能是由各种具体原因引起的。本品只针对排便困难这一症状，因此在使用本品的同时，服用其他有针对性的药，才能从根本上解决便秘问题。

◆ **药品使用注意**

与其他药物同时使用，可能会发生药物相互作用，请事先咨询医生或者药剂师意见。

◆ **特殊人群用药指南**

对本品过敏者禁用，过敏体质者慎用。

◆ 药物安全性

甘油栓作为一种非处方类的治疗便秘的外用药物，使用方便，功效非凡。其安全性比较可靠，没有什么不良反应，副作用也十分小。但是，作为一种刺激肠壁排便的药物，要特别提醒小儿患者不可以长期使用，以免其产生药物依赖性。

十二、莫家清宁丸

本品主要以大黄、黄芩、厚朴、半夏、桃仁、杏仁、陈皮等中药为主要成分的内科便秘类非处方药，常见剂型为黑褐色水蜜丸制剂。它能泻热润便，清理胃肠。本品主要用来治疗大便秘结、小便赤黄、饮食停滞、头昏耳鸣、口干舌燥、双眼红赤、牙痛等症状。

◆ 常见商品名及用法

天津莫家清宁丸

每瓶6克，每盒3瓶。口服，1日1次，每次6克。一般于清晨起床时服用效果更好。

服药后症状无明显改善，甚至加重或者出现新的症状时，应该即时停药就医。

◆ 适用情况

本品主要用来治疗大便秘结、小便赤黄、饮食停滞、头昏耳鸣、口干舌燥、双眼红赤、牙痛、腹肋胀满等症状。

◆ 常见错误用法

引起便秘的原因有很多种，在便秘情况发生时，最好在服药前先去医院检查，由医生确定便秘的原因，再来对症治疗。

莫家清宁丸主要针对热秘的症状，也就是通常我们所说的上火症状。那么对于虚秘或者冷秘，就不那么对症了。所以在服用本品之前，一定要分辨自己的情况判断本品是否符合。

有的患者为了追求更加强烈的药效，可能在初次服用的时候加倍服用，因为本品清热祛湿的效果相当不错，服药过量时，可能引起腹泻，同时体质虚寒、胃肠虚弱的患者，在服用本品时，一定要小心使用，做到按量服用。

◆ **药品使用注意**

（1）服药期间，忌食生冷、辛辣、油腻刺激性食物。

（2）服药期间，忌同时服用滋补性中药。

◆ **特殊人群用药指南**

（1）对本品过敏者禁用，过敏体质者慎用。

（2）孕妇忌用本品。

（3）哺乳期妇女慎用本品。

（4）儿童、年老体虚者在服用本品时，应该在医生或者药剂师的指导下服用。

◆ **药物安全性**

莫家清宁丸作为一种以中药为主的清热润便的非处方药，在治疗热证引起的便秘方面效果不错，其副作用目前尚不明确。不良反应主要是个别患者超量服用时，出现腹泻情况。但是本品的药性偏寒，长期服用，对于某些寒性体质的患者，可能带来不利影响。同时对于便秘，特别是热秘，我们也应该从坚持清淡饮食、正常运动和锻炼、养成固定的排便习惯等方面着手，这样才是解决的根本之道。

♥➕ 十三、五仁润肠丸

本品属于泻下类中药。其主要成分是地黄、桃仁、火麻仁、郁李仁、柏子仁、肉苁蓉、陈皮、大黄、当归、松子仁等中药，常见剂型为棕褐色的大蜜丸制剂。本品能够润肠通便，有增强胃肠蠕动，抗菌、解热的功效。本品常用来治疗年老体弱者的便秘以及便秘引起的腹胀、食少、消化不良等症状。

◆ **常见商品名及用法**

达仁堂五仁润肠丸

每丸9克。口服，一般清晨或者睡前服用，也可以在饭前1小时或者饭后2小时服用，1次1丸，1日2次。如果出现排羊屎便，可以适当增加用量，1次2丸，每日3次。

在服用本品后，出现大便稀溏时，应该立即停药。

本品不宜长期服用，一般来说，服药3日症状无改善时请即时停药就医。

◆ **适用情况**

主要用来治疗年老体弱者的便秘以及便秘引起的腹胀、食少、消化不良等症状。

◆ **常见错误用法**

引起便秘的原因有很多种，在便秘情况发生时，最好在服药前先去医院检查，由医生确定便秘发生的原因后再用药。

本品说明书中虽然标明了年青体壮者的便秘不宜使用本品，但是还是有些年轻患者在便秘时使用了本品，结果便秘反而变得更严重了。这是因为本品中含有肉苁蓉这类滋阴补肾的成分，服用时，可能造成年青体壮的患者体内阳气更足，反而加重上火便秘症状。

同时，本品能滋阴补肾，属于阳性的药剂，如果出现上火症状引起的热秘，也是不宜使用本品的，以免造成火上加油的效果。

本品虽然在说明书上会注明出现大便稀溏时停用，但仍有部分患者为了追求排便通畅而继续服用，结果造成不好结果。这是患者体内火气过足所致。

◆ **药品使用注意**

（1）服用本品时，忌烟、酒和油腻、辛辣等刺激性食物。

（2）服用本品期间，不要同时服用滋补性中药。

◆ **特殊人群用药指南**

（1）对本品过敏者禁用，过敏体质者慎用。

（2）年青体壮者便秘时不宜使用本品。

（3）孕妇忌用本品。

◆ **药物安全性**

五仁润肠丸作为非处方的治疗便秘的泻下药，其功效是相当不错的，安全性也比较高，暂时未见相关副作用的报道。但是我们不能依靠长期服用本品来治疗便秘，因为本品是泻下药，长期依靠药物排便，容易产生药物依赖性，也容易使便秘的肠道环境再次受损。

❤+ 十四、痔炎消胶囊

本品是一种中草药复方制剂。其主要成分有火麻仁、紫珠叶、槐花、金银花、地榆、白芍，常见剂型为胶囊制剂。它能清热解毒，润肠通便，止血，止痛消肿。本品常用来治疗老年人便秘和痔疮发炎所致的肿痛。

◆ **常见商品名及用法**

西峰痔炎消胶囊

每粒0.4克，每盒24粒或者每盒36粒。用法用量以具体商品包装盒上为准。一般在饭后1小时左右服用效果为佳。

◆ **适用情况**

本品常用来治疗因为阴虚肠燥所引起的老年人便秘和缓解痔疮发炎时所造成的肿痛。

◆ **常见错误用法**

引起便秘的原因有很多种，在便秘情况发生时，最好在服药前先去医院检查，由医生确定便秘发生的原因后再用药。

本品能够治疗便秘，但是其药性较为寒凉，因此对于寒性体质、虚寒证的患者是不宜使用的。有些患者不辨体质使用，不仅便秘没有治好，结果还出现腹泻等症状。产后失血过多、身体虚弱的患者禁服本品，以免造成更严重的后果。

本品能够内服治疗痔病，有良好的效果。但是有些患者，在自己出现便血时也认为是痔疮的正常现象，不加理会，结果错过了最佳治疗时间。因为引起便血的原因还可能是直肠癌、肛裂、直肠息肉等肛肠方面的疾病。因此在出现不明原因的便血，特别是便血呈喷射状的患者，应该即时去医院就诊，查明原因再对症服药。

◆ **药品使用注意**

（1）服用本品时，忌烟、酒和油腻、辛辣等刺激性食物。

（2）服用本品期间，不要同时服用滋补性中药。

◆ **特殊人群用药指南**

（1）对本品过敏者禁用，过敏体质者慎用。

（2）有高血压、肝病、心脏病、糖尿病、肾病等慢性病严重的患者，应该在医生指导下服用本品。

（3）孕妇和3岁以下的儿童禁用本品。

（4）失血过多、身体虚弱者禁用本品。

（5）未明确原因的便血、黏液血便、便血呈喷射状者应该去医院就诊。

◆ **药物安全性**

痔炎消胶囊作为治疗便秘和痔疮的常用药，其效果良好，安全性也是比较高的，很少出现不良反应。但是我们要知道，作为一种寒凉性的药物，长期服用可能使胃肠功能发生紊乱。同时也有长期服用本品来治疗痔疮的患者出现了肝损害的报道。因此我们要依靠科学健康的饮食、适当的运动、规律的作息等来保证身体健康，而不是总依靠药物的帮助。另外要提醒大家的是，本品是一种处方药。

十五、大黄通便颗粒

本品为内科便秘类非处方类药。其主要成分为大黄。本品能选择性地作用于大肠，达到润肠通便的效果，同时能够增加小肠蠕动力，促进消化和吸收。本品主要用于实热食滞和实热便秘。

◆ **常见商品名及用法**

晨牌大黄通便颗粒

每袋12克，每盒6袋。一般用开水冲服，每次5克左右，1日2～3次。饭前服用可以增加减食作用，也有的是成人睡前服用，1次服用12克，儿童1次服用5～10克，具体以商品包装上的说明为准。

服药3日后症状无改善，甚至病情加重的患者，应该立即停药就医。

◆ **适用情况**

主要用于原发性、习惯性或者由于日常生活发生改变而造成的便秘，饮食不当或者食物中缺少纤维素引发的便秘、肛门疾患、强制性卧床以及服药后造成的便秘。也可以用来治疗实热食滞和湿热型的食欲不振。

◆ **常见错误用法**

引起便秘的原因有很多种，在便秘情况发生时，最好在服药前先去医院检查，由医生确定便秘发生的原因后再用药。

本品能够治疗便秘，其主要成分是大黄，具有一定的泻下功能，药性偏寒凉。有些胃肠虚弱、体质虚寒的患者不辨体质地服用，便可能引起腹泻。

大黄通便颗粒在治疗便秘时，主要针对的是上火症状引起的热秘一类，因此对于冷秘、虚秘的患者，效果欠佳。

◆ **药品使用注意**

（1）服用本品时，忌烟、酒和油腻、辛辣等刺激性食物。

（2）服用本品期间，不要同时服用滋补性中药。

◆ **特殊人群用药指南**

（1）对本品过敏者禁用，过敏体质者慎用。

（2）糖尿病患者慎用本品。

（3）小儿及年老体弱者应该在医生指导下服用本品。

（4）孕妇禁用本品，哺乳期妇女慎用本品。

◆ **药物安全性**

大黄通便颗粒作为非处方的治疗便秘的中药制剂，其效果良好，安全性比较高，副作用也很少。通常出现的不良反应是轻微的腹痛，但一般停药后即可自行消退。一般来说，服用大黄通便颗粒的时间为1周左右为佳，我们不能长期服用本品来帮助排便，否则容易造成胃肠功能紊乱和药物依赖性。我们应该在药物的辅助作用下，通过清淡的健康饮食、合理的作息时间、规律的运动等来获得健康的身体。

❤＋ 十六、地榆槐角丸

本品是内科便秘类非处方药。它的主要成分是赤芍、大黄、当归、地黄、地榆、防风、红花、槐花、槐角、黄芩等。它能祛风凉血，泻热润燥。本品通常用来治疗因为大肠火热、脏腑实热所致的内痔。

◆ **常见商品名及用法**

同仁堂地榆槐角丸

每100丸重10克，每瓶30克，每盒4瓶。温水口服，1次5克，1日2次。

本品不宜长期服用，一般服药3日症状无缓解，应该立即停药就医。

◆ **适用情况**

本品主要用来治疗因为大肠火热、脏腑实热所致的内痔，以及因为痔疮而致的便血、便秘及肛门肿痛等症状。

◆ **常见错误用法**

引起痔疮的原因有很多种，出现痔疮时，最好在服药前先去医院检查，由医生确定发生的原因后再用药。

本品药性偏寒凉，药物成分中有一部分具有泻下功能，因此有些胃肠虚弱、体质虚寒的患者不辨体质服用后，可能引起腹泻。

痔疮患者有时候会出现少量便血情况，但是发生便血的原因绝对不止痔疮一种，在出现便血或发生内痔时出血量过多时，一定要及时去医院查明原因，以免耽误病情。

有的患者在自觉痔疮情况已经痊愈的情况下自行停药，这是不太安全的，应该坚持多服用几天，以确保伤口康复。

◆ **药品使用注意**

（1）服用本品时，忌烟、酒和油腻、辛辣等刺激性食物。

（2）服用本品期间，不要同时服用滋补性中药以及温热性药物。

◆ **特殊人群用药指南**

（1）对本品过敏者禁用，过敏体质者慎用。

（2）孕妇禁用本品。

（3）经期及哺乳期妇女慎用本品，儿童及年老体弱者应该在医生指导下服用本品。

（4）脾虚、大便稀溏者慎用本品。

（5）有高血压、心脏病、糖尿病、肝病、肾病等慢性病情况严重者应该在医生指导下服用本品。

（6）内痔出血过多或者原因不明的便血应该去医院就医。

◆ **药物安全性**

地榆槐角丸作为非处方的治疗便秘的中药制剂，其效果良好，安全性比较高，副作用也很少。通常出现的不良反应是轻微腹泻，一般在停药后即可自行消退。用药过量时，会对胃肠道有一定的影响，有的会出现恶心、呕吐、腹痛或可见肝、脾肿大，长期用药有可能使中枢神经兴奋，引起惊厥、意识丧失、痉挛，因此不宜长期服用地榆槐角丸。

❤️ 十七、小麦纤维素

本品是一种膳食纤维制剂，是从小麦中摄取的纯天然小麦纤维素。常见剂型为黄色片剂。它能够促进排便，调节肠道功能，恢复肠道正常蠕动；也能调整肠道内菌群，促进益生菌的生长。本品一般用来治疗各类急（慢）性便秘、肠易激综合征、憩室病等胃肠功能紊乱。

◆ **常见商品名及用法**

菲比麸小麦纤维素颗粒

每袋3.5克，每盒10袋。1次1包，1日2~3次；至少服用1周，之后逐渐减量至每日2次或1次。6个月以上儿童：1次半包，1日1~2次；至少服用1周，之后逐渐减量至每日1次。一般来说，用于治疗时要保证每日清晨服用本品1包。

本品也可以和食物（汤、粥）和饮料（果汁、牛奶）等一起服用。每包本品配200毫升左右的液体量为佳。

◆ **适用情况**

本品一般用来治疗各类急（慢）性便秘、肠易激综合征、憩室病等胃肠功能紊乱，也可以用于痔疮、肛裂的辅助治疗，还可以用于结直肠手术、回肠切除术等外科术后恢复期的辅助治疗。

◆ **常见错误用法**

引发便秘的原因有很多，本品作为纯天然的小麦纤维素提取而成，副作用十分小，于是有些患者会认为，只要发生便秘，服用本品便可。但是有肠梗阻的患者，切忌盲目服用本品来通便，以免造成严重的后果。在便秘发生时，应该先去医院，经过专业的检查后再服用本品，才是安全的做法。

本品有一定的减肥排脂的效果，于是有些人为了追求苗条的身材而长期自行服用本品，这样做其实不太安全的。长期大剂量服用本品，有可能会影响自身的肠道菌群（特别是益生菌群）的比例，从而影响身体健康。

◆ **药品使用注意**

尚未发现菲比麸小麦纤维素颗粒药物相互作用的报道。

◆ **特殊人群用药指南**

目前来说，只有肠梗阻患者不宜使用本品。

◆ **药物安全性**

小麦纤维素是一种小麦的天然提取物，能够有效补充人体摄食不足的纤维素，其治疗便秘的效果相当不错，安全性能特别高，其主要不良反应为：有些患者在服用本品后，会出现腹胀和腹鸣现象。这种不良反应会很快减轻，通常在2周内完全消失。而且对于孕妇来说，这也是一种比较安全的治疗便秘的可靠药物。

♥➕ 十八、三黄片

本品为实火证类非处方药。它的主要成分是大黄、盐酸小檗碱、黄芩膏，常见剂型为片剂。它能凉血解毒，清热泻火。本品主要用来治疗大便秘结、咽喉肿痛、牙痛等症。

◆ **常见商品名及用法**

利君三黄片

每片0.31克，每盒48片。口服，1次4～6片，1日3次。

一般饭后服用效果更好。本品在正常情况下服用1周左右即可。一般来说，服用本品3日后症状无缓解者应该停药就医。

◆ **适用情况**

主要用来治疗大便秘结、咽喉肿痛、牙痛等症，也可以用来治疗肺胃热盛、口舌生疮、牙龈肿痛、目赤眩晕等症状。

◆ **常见错误用法**

引发便秘的原因有很多，一般在原因没有明确时，对于习惯性便秘的患者不建议直接服药，最好是先去医院查明原因再对症下药。

本品价格便宜，清热下火的功效相当不错，但是也不能一出现上火、便秘症状便长期自行服用。长期服用本品，有可能破坏胃肠道菌群平衡，降低人体免疫力，也可能对人的肝功能带来损害。

本品为实火证非处方药，其药性偏寒凉，祛火的功效相当不错。因此在服用本品的同时，不宜服用其他能滋补元气、阳气的中成药（如人参等），以免药性相冲突。

本品性属寒凉，有些患者服用后会出现腹泻、大便溏稀症状，这时候应该减量服用，而不要认为正在排火毒，是正常现象，以免泻多伤身。

本品针对的上火是属于中医的实火症状，简单来说，会表现为平时身体健康，上火来得十分突然，发病较快，而虚火则平时精神较为萎靡，上火时不特别明显等。因此我们在出现上火引发的便秘等症时，服用本品应该注意辨别，才能收到理想的效果。

◆ **药品使用注意**

（1）服药期间，忌烟、酒和辛辣、刺激性食物。

（2）服用本品期间，最好不要同时服用滋补性中药。

◆ **特殊人群用药指南**

（1）对本品过敏者禁用，过敏体质者慎用。

（2）有高血压、心脏病、肝病、糖尿病、肾病等慢性病严重者应在医生指导下服用本品。

（3）服用本品后，大便次数增加，但是大便不成形甚至溏稀者，应该减量服用。

（4）儿童、哺乳期妇女、年老体弱及脾虚便溏者应在医生指导下服用。

（5）孕妇忌用。

（6）溶血性贫血患者及葡萄糖-6-磷酸脱氢酶缺乏患者禁用。

◆ **药物安全性**

三黄片，作为一种中国家庭常备的祛火类非处方药，除了可以用来治疗便秘之外，有时头痛脑热、牙痛眼红我们也会服用。其祛火的功效确实相当不错，作为中药制剂，做到按量按法服用，其安全性也十分高。个别患者服用后，出现过恶心、呕吐、腹泻、皮疹、药热等不良反应，停药后这些不良反应就会自行退散了。但是本品从药性上来说，是属于寒凉性质的，因此不宜长期服用，以免影响胃肠道正常功能，造成脾胃虚弱。

十九、黄连上清片

本品为疏风清热类非处方药，常见剂型为水蜜丸制剂或者片剂，它的主要成分有白芷、薄荷、防风、甘草、黄柏、黄连、菊花、桔梗、石膏等。它能清热通便，散风止痛。本品主要用来治疗大便秘结、咽喉肿痛、牙痛等症。

◆ **常见商品名及用法**

香菊黄连上清片

每片0.31克，每盒48片。口服，1次6片，1日2次。

一般饭后半小时左右服用效果更好。本品在正常情况下，服用1周左右即可。一般来说，服用本品3日症状无缓解者，应该停药就医。

◆ **适用情况**

本品主要用来治疗大便秘结、咽喉肿痛、牙痛等症，也可以用来治疗上焦风热所致的口舌生疮、牙龈肿痛、头昏脑涨等症状。

◆ **常见错误用法**

引发便秘的原因有很多，一般在原因未明之时，对于习惯性便秘的患者不建议直接服药，最好是先去医院查明原因再对症下药。

本品价格便宜，清热下火的功效相当不错，但是也不能一出现上火、便秘症状，便长期自行服用。长期服用本品，有可能破坏胃肠道菌群平衡，降低人体免疫力，也可能对人的肝功能带来损害。

本品为实火证非处方药，其药性偏寒凉，祛火的功效相当不错。因此脾胃虚寒的患者是不宜服用本品的（脾胃虚寒者通常会因为天气变冷或者吃了冷的食物而胃脘部疼痛。疼痛状况会在吃了食物或者热的饮料后减轻。劳累或者受凉时，疼痛加重，平时手足比较冷，大便溏薄，舌苔发白。有些女性还会表现为白带清稀、多，月经不调等）。以免使脾胃虚寒状态加重。

◆ **药品使用注意**

（1）服药期间，忌烟、酒和辛辣、刺激性食物。

（2）服用本品期间，最好不要同时服用滋补性中药。

◆ **特殊人群用药指南**

（1）对本品过敏者禁用，过敏体质者慎用。

（2）有高血压、心脏病、肝病、糖尿病、肾病等慢性病严重者应在医生指导下服用本品。

（3）脾胃虚寒者禁服。

（4）孕妇禁用本品。

◆ **药物安全性**

黄连上清丸（片）可以说是中国普通家庭用得比较多的一种祛火药了。除了可以用来治疗便秘外，平时有头痛脑热、牙痛眼肿时也会服用，其祛火的功效确实不错。作为中药制剂，做到按量按法服用，其安全性较高。个别患者服用后，出现恶心、呕吐、腹泻、皮疹、腹胀、打嗝、药热等不良反应，在停药后，这些不良反应就自行退散了。但是本品从药性上来说，属于寒凉性质的，因此不宜长期服用，以免影响胃肠道正常功能，造成脾胃虚弱。

❤+ 二十、槐杞黄颗粒

本品属于非处方补益药。其主要成分是槐耳菌质、枸杞子、黄精、蔗糖、淀粉等，常见剂型为黄褐色颗粒制剂。它能益气养阴，有效改善患者身体虚弱情况。本品主要用于治疗气阴两虚，老年人病后体虚。

◆ 常见商品名及用法

盖天力槐杞黄颗粒

每袋10克，每盒6袋。饭前服用，以开水冲服，成人1次1～2袋，1日2次。儿童1～3周岁1次0.5袋，1日2次；3～12岁1次1袋，1日2次。

服药2周症状无缓解就应该停药就医。一般用于调理身体时，服用本品1～2个疗程即可。

◆ 适用情况

本品主要用于治疗气阴两虚引起的儿童体质虚弱、反复感冒和老年人病后体虚引起的头晕、口干气短、易出汗、心悸、食欲不振和大便秘结。

◆ 常见错误用法

引发便秘的原因有很多，一般在原因没有明确之前，对于习惯性便秘的患者不建议直接服药，最好是先去医院查明原因，再对症下药。

本品虽然能够改善患者大便秘结、无力排便等情况，但是对于其他疾病（实证）引起的便秘没有特别大的效果，另外便秘时出现便血或者便秘情况特别严重，就不宜服用本品了。

本品针对的是患者身体虚弱、气力不足引起的便秘，含有黄精等补中益气的中药，性属温热，因此如果患者出现感冒发热情况，是不宜服用本品的，以免火上加油，加重患者病情。

本品虽然能够改善气阴两虚的儿童体质虚弱，但是并不能使原本健康的儿童更健壮。同时本品也不适用于治疗各种实证。

◆ **药品使用注意**

服药期间忌烟、酒和生冷、辛辣刺激性食物。

◆ **特殊人群用药指南**

（1）对本品过敏者禁用，过敏体质者慎用。

（2）有高血压、心脏病、肝病、糖尿病、肾病等慢性病严重者应在医生指导下服用本品。

（3）糖尿病患者禁用本品。

（4）感冒发热患者不宜服用本品。

（5）孕妇服用本品时，应该在医生指导下服用。

◆ **药物安全性**

槐杞黄颗粒能够养阴益气，调节患者免疫力，有效改善老年人便秘状况，中药配方，效果显著，安全性也比较高，副作用十分微小。有少数患者服用后会出现轻微腹泻现象，一般都能很快恢复正常。虽然槐杞黄颗粒的副作用比较小，我们也可以依靠服用本品来补中益气强健身体，但是健康之道的根本还是在于合理膳食，加强运动，改善体质。

♥➕ 二十一、复方角菜酸酯栓

本品是一种治疗痔疮常用药。其主要成分为角菜酸酯、二氧化钛、氧化锌，辅料为滑石粉和固体半合成甘油栓。它能保护受损黏膜，促进粪便排出，同时有止痒，减轻肛门、直肠黏膜充血的功效。本品常用来治疗痔疮及其他肛门疾病引起的疼痛、瘙痒、肿胀和出血。

◆ **常见商品名及用法**

太宁复方角菜酸酯栓

每枚3.4克，每盒2枚、6枚或者12枚。外用，使用时，先将患处洗干净，再将本品塞入肛门内，一般塞入肛门2厘米左右，1次1枚，1日1~2次。

本品使用7日后症状无缓解，请即时就医。

◆ **适用情况**

本品常用来治疗痔疮及其他肛门疾病引起的疼痛、瘙痒、肿胀和出血，也可以用来缓解肛门局部手术后的不适情况。

◆ **常见错误用法**

引发痔疮的原因有很多，在针对痔疮治疗时，切不可以随意用药，或者凭经验办事。使用本品前最好先由医生确诊痔疮发生的原因，在使用本品的同时，辅以其他药物，做到对症治疗。

本品治疗内痔效果良好，一般来说，本品在肛门内15分钟左右开始融化，因此在睡觉时使用本品效果比较好。在塞进肛门时，可以塞入肛门2厘米左右，以免本品滑出肛门，影响效果。同时在使用本品前的清洗，也不应该只清洗肛门外部，而是应该用温水把肛门及直肠里面2厘米左右部分都清洗干净，这样才能有效保证本品发挥作用。

本品一般置于阴凉干燥处保存，防止其受热变形，不过轻微的变形、软化并不影响其治疗效果。

◆ **药品使用注意**

用药期间，应该保持清淡饮食，忌烟、酒和辛辣、刺激性食物。

◆ 特殊人群用药指南

对本品过敏者禁用，过敏体质者慎用。

◆ 药物安全性

复方角菜酸酯栓作为痔疮类非处方外用药，能够有效减轻痔疮患者疼痛、出血、肿胀等情况。作为一种外用药，其安全性是比较高的，副作用也十分小。常见的不良反应是在使用本品后，有些患者患处会出现轻微的皮肤不舒适感，但一般都会很快消退。但是对于痔疮，我们一定要分清楚情况，不能一味靠用药来控制或者维持，对于某些程度严重的痔疮，一定要及早进行手术治疗，同时要作息有规律和保持饮食清淡等健康生活方式。

二十二、化痔栓

本品是一种治疗痔疮的外用药。其主要成分是次没食子酸铋、苦参、黄柏、洋金花、冰片，辅料为混合脂肪酸甘油酯和蜂蜜。它能清热燥湿，止血止痛，消炎。本品常用于治疗各种内、外痔和混合痔疮。

◆ 常见商品名及用法

敬修堂化痔栓

每粒1.4克或者1.7克，每盒10粒。外用，使用时，先将患处洗干净，患者侧卧，将本品置入肛门内2厘米左右处，1次1粒，1日1~2次。

本品使用3日后症状无缓解就请即时就医。

◆ 适用情况

本品通常用于大肠湿热所造成的各种内、外痔和混合痔。

◆ 常见错误用法

引发痔疮的原因有很多，在针对痔疮治疗时，切不可以随意用药，或者凭经验办事。使用本品前最好先由医生确诊痔疮发生的原因，在使用本品的同时，辅以其他药物，做到对症治疗。

肛裂的症状和痔疮对于普通患者来说十分容易混淆，但是肛裂并不适合使用本品。因此在肛区附近发生疾患时一定要及时就诊，自行用药会造成不良后果。

本品虽然能有效治疗痔疮，但是痔疮情况特别严重时，只能起到辅助治疗的作用，如果内痔出血过多，或者发生不明原因的便血，或者内痔脱出不能自行还纳等情况时，均需要去医院就诊，以查明原因，必要时要做手术。

本品平时应该放于阴凉干燥的地方保存，但是如果因为受热而出现轻微的变形、软化等情况，并不影响其药效，可以将本品放于冰箱冷冻后继续使用。

部分患者因为痔疮，在排便时会产生剧痛而强忍住不排便，这是错误的。有痔疮时，更应该保持大便通畅，及时排便，排便后，条件许可的可进行清洗，以免破损处发生感染。

◆ 药品使用注意

服药期间，应该保持清淡饮食，忌烟、酒和辛辣、刺激性食物。

◆ 特殊人群用药指南

（1）对本品过敏者禁用，过敏体质者慎用。

（2）儿童、孕妇、哺乳期妇女和年老体弱者，应该在医生指导下服用本品。

（3）高血压、心脏病、糖尿病、血液病和有严重肝肾疾病的患者应该在医生指导下使用本品。

◆ 药物安全性

化痔栓作为痔疮类非处方外用药，能够有效减轻痔疮患者疼痛、出血、肿胀等情况。作为一种外用药，其安全性是比较高的，副作用也十分小，使用后的不良反应也没有明确的报道。但是我们不能一直依靠本品来维持痔疮的治疗，即便有效果，也要尽量避免，以免产生药物依赖性，同时对于情况严重的痔疮，一定要及早进行手术治疗。

二十三、马应龙麝香痔疮膏

本品的主要成分是人工麝香、人工牛黄、珍珠、炉甘石、硼砂、冰片、琥珀等中药，辅料为凡士林、羊毛脂、二甲亚砜。它能清热燥湿，活血消肿，去腐生肌。本品主要用于治疗大便出血、痔疮疼痛和肛裂。

◆ 常见商品名及用法

马应龙麝香痔疮膏

每支2.5克，每盒5支。本品为外用药，治疗痔疮时，应该先将肛门及近肛门、直肠患处用温水清洗干净，再将本品配置的注入管轻轻插入肛门内，挤入2克左右的本品即可。治疗肛裂时，将本品涂入裂口处，使用完毕记得洗手。1日1次。

使用本品3日后症状无缓解时，应该即时停药就医。

◆ 适用情况

本品主要用于治疗大便出血、痔疮肿痛，减轻肛裂时产生的疼痛，也可以用于预防肛周红肿发炎等现象。

◆ 常见错误用法

引发痔疮的原因有很多，在针对痔疮治疗时，切不可以随意用药或者凭经验办事。使用本品前最好先由医生确诊痔疮发生的原因，在使用本品的同时可辅以其他药物，做到对症治疗。

本品虽然能有效减轻痔疮的症状，但是痔疮情况特别严重时，只能起到辅助治疗的作用，如果内痔出血过多，或者发生不明原因的便血，或者内痔脱出不能自行还纳等情况时，就要去医院就诊。

有一部分患者，因为痔疮，在排便时会产生剧痛而强忍住不排便，这是错误的。有痔疮时，更应该保持大便通畅，及时排便，排便后，条件许可的，进行清洗，以免破损处发生感染。

◆ **药品使用注意**

服药期间，应该保持清淡饮食，忌烟、酒和辛辣、刺激性食物。

◆ **特殊人群用药指南**

（1）对本品过敏者禁用，过敏体质者慎用。

（2）孕妇慎用本品。

（3）儿童、哺乳期妇女、年老体弱者，应该在医生指导下服用本品。

（5）运动员慎用本品。

◆ **药物安全性**

马应龙麝香痔疮膏作为痔疮类非处方外用药，纯中药制剂，能够有效减轻患者疼痛，促进创口愈合、生肌，减轻出血、肿胀等情况。作为一种外用药，其安全性是比较高的。值得一提的是，本品对外痔治疗效果比较理想，而对于内痔和混合痔的治愈效果则不那么理想了，想要彻底治愈痔疮，有时候仅使用本品还是不够的。

❤➕ 二十四、三七化痔丸

本品是治疗痔疮的常用外科用药。其主要成分是盐肤木、岗稔子、勒苋菜、千里光、白茅根和三七，常见剂型为黑色浓缩包水丸制剂。它能清热解毒，收敛镇痛，活血化瘀，凉血止血。本品主要用于各种内、外痔的治疗。

◆ **常见商品名及用法**

中一牌三七化痔丸

每瓶30克。口服，1次3克，1日2~3次。

◆ **适用情况**

本品可以用于外痔的清肠解毒和内痔的消肿止痛、出血脱肛、收缩脱肛等。

◆ **常见错误用法**

引发痔疮的原因有很多，在针对痔疮治疗时，切不可以随意用药或者凭经验办事。使用本品前最好先由医生确诊痔疮发生的原因，在使用本品的同时，辅以其他药物，做到对症治疗。

本品虽然为中药成分，但是属于处方药，在没有医生的指导下，不可以随意去药店买来使用。

部分患者因为痔疮，在排便时会产生剧痛而强忍住不排便，这是错误的。有痔疮时，更应该保持大便通畅，及时排便，排便后，条件许可的要进行清洗，以免对破损处发生感染。

本品作为中成药，其副作用十分小。但是本品的主要成分性属寒凉，长期服用，对于一些脾胃虚寒的患者，可能会产生一定影响，因此本品不能长期服用。

◆ **药品使用注意**

服药期间，应该保持清淡饮食，不吃煎炒燥热、辛辣、油腻刺激性食物，同时，公鸡、鲤鱼这类传统中医认为的发物也不要吃。

◆ **特殊人群用药指南**

（1）对本品过敏者禁用，过敏体质者慎用。

（2）孕妇因其体质的特殊性，建议最好不要服用本品。

◆ **药物安全性**

三七化痔丸在治疗痔疮及其引起的各方面问题上有相当不错的效果。作为一种中成药，其安全性是相当高的，副作用也十分小。但是我们要记住这是一种处方药，不可以随便自行去药店买来使用。同时，如果患者属于脾胃虚寒、体质虚弱，尽量不要长期服用本品，以免对身体产生不利影响。

二十五、复方消痔栓

本品是缓解和治疗痔疮的非处方药。其主要成分是五倍子、大黄、白螺蛳壳、青果核、冰片。它能收敛止血，消炎止痛。本品主要用于治疗各期内痔出血的情况。

◆ **常见商品名及用法**

卫君康复方消痔栓

每枚2克，每盒6枚。直肠肛门给药，使用时，患者先用温水洗干净肛门、直肠，背卧，轻轻将本品置入直肠2厘米左右处。1次1粒，1日1～2次。

◆ **适用情况**

本品用于治疗各期内痔出血，减轻患者痛苦，也可以用于平时痔疮的辅助治疗。

◆ **常见错误用法**

引发痔疮的原因有很多，在针对痔疮治疗时，切不可以随意用药，或者凭经验办事。使用本品前最好先由医生确诊痔疮发生的原因，在使用本品的同时，辅以其他药物，做到对症治疗。特别是发生不明原因的便血情况，切不可以掉以轻心，自行用药。

本品虽然有一定的收敛止血功能，但是如果出现内痔时出血呈喷射状或者出血过多时，一定要即时去医院就诊。

有一部分患者因为痔疮，在排便时会产生剧痛而强忍住不排便，这是错误的。有痔疮时，更应该保持大便通畅，及时排便，排便后，条件许可的要进行清洗，以免破损处发生感染。

肛裂的症状和痔疮对于普通患者来说十分容易混淆，但是肛裂并不适合使用本品，因此在肛区附近发生疾患时一定要及时就诊，不能自行判断、自行用药，以免造成不利后果。

本品平时应该保存在阴凉干燥的地方，如果遇到有受热轻微变形的情况，并不影响使用，只需将本品浸入冷药或者冰箱几分钟后，即可照常使用。

◆ **药品使用注意**

用药期间，应该保持清淡饮食，不吃煎炒燥热、辛辣、油腻刺激性食物，同时，公鸡、鲤鱼这类传统中医认为的发物也不要吃。

◆ **特殊人群用药指南**

（1）对本品过敏者禁用，过敏体质者慎用。

（2）孕妇禁用本品。

◆ **药物安全性**

复方消痔栓作为一种治疗痔疮类的非处方药，在收敛止血方面其功效肯定，副作用比较小。其不良反应一般为肛周发痒、灼热、皮肤发红并出现药疹，停药并给予抗过敏治疗后即可恢复正常。但是本品中含有冰片成分，用量过大，对胃肠道有一定的刺激作用，同时也能兴奋中枢神经，因此不宜长时间使用本品来治疗或者辅助治疗痔疮。

♥ 二十六、九华痔疮栓

本品是治疗痔疮的专用药物。常见剂型为棕褐色至棕黑色的长圆锥形栓剂，其主要成分是大黄、浙贝母、侧柏叶和厚朴。它能清热止痛，生肌止血，消肿化瘀。本品适用于各类型的痔疮、肛裂等肛门疾患。

◆ **常见商品名及用法**

九华药业九华痔疮栓

每枚2.1克，每盒10枚。直肠、肛门给药，使用时，患者先用温水洗干净肛门、直肠，背卧，轻轻将本品置入直肠2厘米左右处。用药后应该休息几分钟，让药物较好地融化、吸收后再起身活动。

1次1粒，一般1日1次，对于某些出血较多或者痔疮严重的患者，可以早晚各1次。

一般来说，使用本品3日后，能有效缓解症状，15日左右，一般患者便能痊愈。

◆ **适用情况**

本品适用于各类型的痔疮和肛裂等肛门疾患。

◆ **常见错误用法**

引发肛门疾患的原因有很多，在针对治疗时，切不可以随意用药或者凭经验办事。使用本品前最好先由医生确诊疾患发生的原因，在使用本品的同时辅以其他药物，做到对症治疗。特别是发生不明原因的便血情况时，切不可以掉以轻心，自行用药。

本品虽然有一定的收敛止血功能，但是如果出现内痔出血呈喷射状或者出血过多时，一定要即时去医院就诊。

有一部分患者，因为痔疮在排便时会产生剧痛而强忍住不排便，这是错误的。有痔疮时，更应该保持大便通畅，及时排便，排便后，条件许可的要进行清洗，以免破损处发生感染。

本品平时应该保存在阴凉干燥的地方，如果遇到受热轻微变形的情况，并不影响使用，只需将本品浸入冷药或者冰箱几分钟后，即可照常使用。

本品对于轻度的痔疮患者有良好的效果，通常几日便可以感觉到痊愈，但是此时一定不可以自行断药，而是应该坚持按疗程用完本品，防止复发。

◆ **药品使用注意**

用药期间，应该保持清淡饮食，不吃煎炒燥热、辛辣、油腻等刺激性食物。

◆ **特殊人群用药指南**

（1）对本品过敏者禁用，过敏体质者慎用。

（2）孕妇禁用本品。

◆ 药物安全性

九华痔疮栓作为一种治疗痔疮类的非处方药，治疗的效果相当不错，安全性也比较高，副作用比较小，因为本品对肠道有一定的刺激作用。极少数患者使用后，会出现大便次数增多的情况，这是正常现象，一般在停药后即可自行消失。但是九华痔疮栓毕竟是一种药物，我们最好还是避免长期使用。同时对于一些情况严重的痔疮，应该尽早手术治疗为佳。

♥ 二十七、肛泰栓

本品是痔类非处方药。其主要成分是地榆、盐酸小檗碱、盐酸罂粟碱、五倍子、冰片等，常见剂型为暗深绿色鱼雷形栓剂。它能凉血止血，清热解毒，消肿止痛，燥湿敛疮，本品主要用于湿热下注所致的内痔、混合痔的内痔部分的治疗。

◆ 常见商品名及用法

荣昌制药肛泰栓

每粒1克，每盒6粒。直肠、肛门给药，使用时，患者先用温水洗干净肛门、直肠，侧卧，轻轻将本品置入直肠2厘米左右处。一般来说，肛泰栓在使用后2~3小时融化。

1次1粒，一般1日1~2次，早晚或者便后使用。

◆ 适用情况

本品用于因为湿热下注所致的内痔、混合痔的内痔部分Ⅰ、Ⅱ期出现的便血、肿胀、疼痛以及炎性外痔出现的肛门坠胀疼痛、水肿、局部不适。

◆ 常见错误用法

引发肛门疾患的原因有很多，在针对治疗时，切不可以随意用药，或者凭经验办事。使用本品前最好先由医生确诊疾患发生的原因，在使用本品的同时辅以其他药物，做到对症治疗。特别是发生不明原因的便血情况时，切不可掉以轻心，自行用药。

本品主要针对痔疮，不适用于肛裂，在使用前，一定要明确病情。

本品虽然有一定的收敛、止血功能，但是如果出现内痔出血呈喷射状或者出血过多时，内痔便后脱出不能自行还纳回肛的，一定要即时去医院就诊。

有一部分患者，因为痔疮在排便时会产生剧痛而强忍住不排便，这是错误的。有痔疮时，更应该保持大便通畅，及时排便，排便后，条件许可的要进行清洗，以免破损处发生感染。

本品平时应该保存在阴凉干燥的地方，受热轻微变形并不影响使用，只需将本品浸入冷药或者冰箱几分钟后，即可照常使用。同时本品在保存过程中会析出白霜，这属于正常现象，不影响其功效。

◆ **药品使用注意**

服药期间，应该保持清淡饮食，不吃煎炒燥热、辛辣、油腻等刺激性食物。

◆ **特殊人群用药指南**

（1）对本品过敏者禁用，过敏体质者慎用。

（2）肾功能不全者慎用。

（3）运动员慎用本品。

◆ **药物安全性**

肛泰栓作为专治痔疮的外用药，能够有效减轻患者痛苦，效果不错，其安全性也是比较高的。其不良反应是有些患者在使用后出现了轻度的腹部不适和腹泻情况。同时本品内含有盐酸小檗碱和盐酸罂粟碱成分，不适宜长期使用本品来治疗痔疮。值得一提的是，用药物治疗痔疮，只能暂时缓解痔疮的症状，比较难以根治，一些情况特别严重的，必须通过手术治疗，在通过药物或者手术治疗后，想达到治愈或者不复发的目的，患者一定要注意平时的饮食习惯和生活方式合理健康。

第六章 肝胆类用药

1. 简单介绍

按功效，肝病用药可以分为6大类：一般护肝用药、抗病毒药物、免疫调节药物、护肝兼恢复肝功能药物、抗肝纤维化药物和中成药。

护肝用药：各种维生素、肝得健、肝泰乐（葡糖醛酸内酯）等，属于一般护肝药。它们能促进肝细胞再生，减轻肝脏炎症，可以用于各类型的肝炎和肝硬化，但是只能起到辅助和间接治疗作用。

抗病毒药物：拉米呋啶是抗病毒肝药的典型代表。它们能抑制乙肝病毒，适用于轻、中度慢性乙肝，早期肝硬化，主要病毒复制指标呈阳性的患者，但是不适合用来治疗病毒携带者、重型肝炎和晚期肝硬化的患者。

免疫调节药物：免疫调节药物分为免疫增加剂和免疫抑制剂两类。它们能够调节患者的免疫力，提高机体细胞免疫功能，促进乙肝病毒抗原指标转阴，主要用于肝病的辅助治疗和瘀胆型肝炎、重症肝炎、自身免疫性肝炎。

护肝兼恢复肝功能药：又可以分为护肝降酶、护肝降黄，以及护肝改善蛋白代谢3种类型。

其中护肝降酶药是最为广泛应用的，它有降酶快的特点。但是服用后，不能突然停药，服药时间一般都较长。熊去氧胆酸这类护肝降黄药，主要用于各类伴有瘀胆特点的肝炎和肝硬化出现黄疸症状的肝病，同降酶药类似，一般也不宜长期使用。护肝改善蛋白代谢的肝药，能缓解肝细胞炎症，促进肝细胞再生，但是不具备抗病毒的功能，一般用于慢性肝炎或者肝硬化患者。

抗肝纤维化药物：一般的观点认为，抗肝纤维化药物仅对早期肝纤维化患者有比较明显的效果，在胶原纤维老化后，对此类药物的敏感性就会大大降低，治疗效果也就谈不上了。但即使在肝纤维化的早期，临床上也没有足够的证据表明，肝纤维化能在药物作用下完全逆转，所以对肝纤维化还需要针对病因治疗。

传统中药治疗肝病的历史悠久，效果也不错。很多肝病，特别是一些慢性肝病，运用传统中药治疗有较满意的效果。但是中药治疗肝病，讲究辨证治疗，患者在选用药物的时候，一定要注意辨清自己的肝病类型，不可以随意按他人的经验服药。

2. 肝病科学用药

肝病治疗时，应该偏重于两个方面：一方面重视保护肝细胞，尽量恢复肝细胞的活力和功能；另一方面减少组织增生，防止肝硬化的发生。

也就是说，患者应在服用抗肝炎病毒药物，用来抑制肝炎病毒复制的同时，再服用保肝药来保护肝脏，抗肝细胞坏死，促进受损肝细胞修复，调节肝细胞机体免疫能力，减轻病毒对肝细胞和肝功能的损伤，这样的服药方法更为合理。有脂肪肝的患者，需要服用抗脂肪肝的药物，促进脂肪分解，加速脂肪代谢，防止其有肝脏内积蓄。

患者要尽可能地保护病变肝的剩余贮备功能，促进肝细胞再生，改善肝内微循环，减少纤维化。另一方面，通过服用齐墩果酸、肌苷这类肝病辅助治疗药来预防肝脏的进一步受损。

在肝病治疗时，除了针对肝病的用药外，还应该注意给患者补充维生素和微量元素，一般营养不足的肝病患者，可以通过饮食来补充营养，而严重营养不良、维生素缺乏、进食量少的患者，还应该额外补充维生素、矿物质和微量元素。

3. 肝病治疗要知道

不是所有的乙肝病毒感染者都需要进行治疗。乙肝病毒携带者，如果肝功能正常，即使HBV-DNA（乙肝病毒的脱氧核糖核酸）的含量很高，也无须进行抗病毒治疗。只有肝功能出现异常，且伴有乙肝病毒复制比较活跃时，才需要进行抗病毒治疗。

肝病用药应该坚持少用药，用必要的药，绝对不能滥用药。对于不清楚的药品，不能道听途说便服用，必须在专业医生指导下服用。因为一些疗效不确定的"护肝药"，不仅不能治病，反而能加重肝脏的负担。在肝病的治疗过程中，应该密切关注药物对肝脏的毒副作用，肝病治疗时间长，哪怕是轻微的毒副作用，积累起来，对肝脏的损伤也可能是难以挽回的。

目前来说，乙肝病毒是无法真正彻底被消灭和清除干净的。如果有人告诉你，现在就有某种药或者某个人，能够完全彻底地消灭乙肝病毒，那就要警惕了，这样说的人一定别有用心。

4. 肝病用药"不要"和"要"

肝病用药首先不要认为药物剂量越大越有效，而大量服药，这种做法对肝病治疗有损无益，不但不利于治疗，反而损伤了肝脏的代谢，加重了肝脏的负担。

不要认为进口药更有效，肝病治疗进口药以西药为主，见效比较快，能够短期内见到反应，但是在某些慢性肝病的治疗效果上，并不会好过中药，同时还存在着副作用大，不良反应明显，有的更可能引起肾功能损害。肝病治疗，合理用药，不是说进口药就一定好过国产药。

不要认为价格越贵的药越好，现在有些调节人体免疫能力的肝药，价格昂贵，广告宣传效果也很神奇，其实某些高价肝药只是治疗肝病的辅助用药，并不具备实际治疗效果。

肝病用药首先要注意用药的安全性。现在大多数肝病治疗，都是联合用药，有些西药可能副作用较大，长期使用可能引起肝、肾功能损伤，而有些中药同样被证实有明显的肝损作用。因此用药时，一定要注意药物的安全性，避免越治越病。

要注意药物是否确实有效果。现在市面上的许多护肝药，其实只有一部分具有改善肝功能、减轻肝脏炎症的作用，而抗乙肝病毒的药物，更是只有少数具有抗病毒性质，因此一定要小心选择。

肝病用药也要注意经济性。肝病治疗，特别是慢性肝病的治疗，是一个较为长期（2~3年）的过程，这期间，需要花费的费用也不小，因此也要注意肝病用药的经济性。实际上，一些价格高的新药就不一定比价格便宜、亲民化的传统药效果更好。因此肝病治疗，不用求新药求贵药。

第一节　适用于慢性肝炎

♥ 一、护肝片

本品是传统的降低转氨酶的中药制剂。其主要成分有柴胡、茵陈、板蓝根、五味子、猪胆粉和绿豆，常见剂型为糖衣片剂。它能健脾消食，疏肝理气，降低血脂，促进脂质代谢，降低转氨酶。本品一般用于慢性肝炎和早期肝硬化的治疗。

◆ 常见商品名及用法用量

双药药业护肝片

每片0.3克，每瓶100片。口服，1次4片，1日3次。饭前或者饭后服用都可以。

一般来说，护肝片应该按照疗程服用。

◆ 适用情况

本品可以用来降低血脂，促进脂质代谢，降低胆固醇，促进消化和吸收，促进胆汁的分泌和排泄，用于慢性肝炎和早期肝硬化的治疗。

◆ 常见错误用法

在肝区出现疼痛或者自觉肝区出现病症时，应该即时去医院进行检查，查明原因，而不是服用本品进行护肝，也不应该自行按经验吃药。在医院肝功能检查之前3日，都应该避免服用任何药品，以免影响检查结果。

护肝片可以用来保肝护肝，其成分以中药为主，副作用相当小。这大家都知道，于是有部分人特别是长期喝酒的患者，通过服用护肝片来保护肝脏，这是可取的。但是乙肝病毒携带者，则不宜服用过多的护肝片，以免加重肝脏的负担，甚至造成肝脏受损加剧。因此乙肝病毒携带者不能盲目服用护肝片，而且要做到能少用药就尽量少用药。

有的患者认为，自己在饮酒前服用护肝片，就不会对肝脏有影响，这是一个错误的观点。饮酒前服用护肝片，能够缓解酒后腹胀、恶心、呕哕、泛酸的感觉，能够在一定程度上保护乙醇对肝脏的伤害，但是如果饮酒过多、过量，护肝片并不能完全保护服用者的身体健康。

患者在服用本品期间，有的患者因为各种原因忘记按时服药，这是相当不可取的。时断时续的服药状态，不能保证药物在血液中恒定和有效的浓度。因此服用本品，一定要按时按量服用，同时也应该坚持按照医生的叮嘱，按疗程服完。

◆ **药品使用注意**

（1）服药期间，应该保持清淡饮食，不吃煎炒燥热、生冷、辛辣、油腻等刺激性食物。

（2）服药期间，尽量不饮酒、不抽烟。

（3）本品中含有五味子成分，应该避免与其他的含有五味子的药物联用。

◆ **特殊人群用药指南**

（1）对本品过敏者禁用，过敏体质者慎用。

（2）孕妇尽量避免服用护肝片，如需服用，需在专业医生的指导下服用。

◆ **药物安全性**

护肝片作为一种肝病患者经常服用的药物，对肝病有一定疗效；作为纯中药制剂，其安全性是比较高的，副作用也十分小。但是我们服用护肝片的目的是保肝、护肝、调肝，因此要注意服用本品后在日常生活中对肝脏的保养，养成良好的饮食习惯，尽可能地避免依靠药物来保肝护肝。

♥ 二、护肝宁片

本品是传统的降低转氨酶的中药制剂。其主要成分为垂盆草、虎杖、丹参和灵芝，常见剂型为糖衣片。它能清热利湿，益肝化瘀，舒肝止痛，降低丙氨酸氨基转移酶。本品一般用于急性肝炎和各种慢性肝炎的治疗。

◆ **常见商品名及用法**

飞鹰护肝宁片

每片0.27克，每瓶60片。口服，1次4～5片，1日3次。饭前或者饭后服用都可以。

◆ **适用情况**

本品能促使肝脏自愈系统开始发生作用，改善肝功能，保护肝脏，升高血红蛋白，可以用于急性肝炎和各种慢性肝炎的治疗，也可用于肝硬化和胆囊炎胆石症的治疗。

◆ **常见错误用法**

在肝区出现疼痛或者自觉肝区出现病症时，应该即时去医院进行检查，查明原因，而不是服用本品进行护肝，也不应该自行按经验吃药。在医院肝功能检查之前3日，都应该避免服用任何药品，以免影响检查结果。

患者在服用本品期间，因为各种原因忘记按时服药，这是相当不可取的。时断时续的服药状态，不能保证药物在血液中保持有效的浓度。因此服用本品，一定要按时按量服用。

在服用本品治疗肝病期间，特别要注意慎服其他可能对肝有损害的药物，即便是感冒、发烧等小病，都应该征询医生的意见，告知自己正在治疗肝病，以使医生选择对肝脏无损、不会加重肝功能负担的药物。

本品主要适用于急性肝炎、慢性活动性肝炎，但是对于脂肪肝、酒精肝等肝病，效果并不理想。因此服用本品时，应该根据自身的情况对症服用。

◆ **药品使用注意**

（1）服药期间，应该保持清淡饮食，不吃煎炒燥热、生冷、辛辣、油腻等刺激性食物。

（2）服药期间，尽量少饮酒，少抽烟。

◆ **特殊人群用药指南**

（1）对本品过敏者禁用，过敏体质者慎用。

（2）有高血压、心脏病、肾脏病、糖尿病等慢性病患者，或者胃炎、胃溃疡等胃肠道疾病患者在服用本品前，应该先征询医生的意见。

（3）有遗传性卟啉证家庭史者忌用。

（4）孕妇慎用本品。

◆ 药物安全性

护肝宁片作为一种肝病患者经常服用的药物，对肝病有一定疗效；作为纯中药制剂，其安全性是比较高的，副作用目前尚不清楚。长期服用的患者可能出现皮肤色素沉着、头晕、上腹痛、皮疹等不良反应，有时候也可能出现轻微的腹泻现象。同时作为一种药物，我们除了按医生的要求服用外，平时应该尽量避免长期大量服用本品来保肝护肝，以免对肝脏和肾脏带来不利影响而起到适得其反的作用。

♡➕ 三、五酯软胶囊

本品的主要成分是南五味子醇浸膏，常见剂型为胶囊制剂。它能阻断有毒物质对肝细胞的损伤，改善肝病患者的肝功能，同时也能有效降低谷草转氨酶和谷丙转氨酶。本品主要用来治疗慢性乙肝、迁延性肝炎。

◆ 常见商品名及用法

必康五酯软胶囊

每粒0.39克，每盒18粒。口服，1次2粒，1日3次。

服药2周症状无缓解，应该停药就医。

◆ 适用情况

本品能有效降低谷草转氨酶和谷丙转氨酶。主要用来治疗因为慢性乙肝、迁延性肝炎、脂肪肝等肝病造成肝细胞受损伤。

◆ 常见错误用法

本品能够显著降低患者转氨酶，改善肝病患者肝功能，但是本品并不具备抗病毒的功能，对于肝炎病毒没有灭杀性。因此，在治疗肝炎患者时，不能单服本品，必须与其他抗病毒的药物一起联用才能起到效果。

很多人认为本品为中药制剂，发生作用比较缓慢、温和，不能用来治疗急性乙肝，其实这是错误的。临床证明，本品可以保护肝细胞，稳定肝细胞膜，显著降低患者的转氨酶，而且比较少不良反应，能够有效治疗急性乙肝。

◆ 药品使用注意

（1）服药期间，应该保持清淡饮食，禁食动物内脏、油腻、煎炸食物，限制胆固醇的摄取量。

（2）本品以五味子成分为主，在与其他药物联用时，应该注意其他药物中是否有五味子成分，以防药效叠加，出现不良后果。

◆ 特殊人群用药指南

（1）对本品过敏者禁用，过敏体质者慎用。

（2）孕妇因其体质的特殊性应该慎用本品。哺乳期妇女服用本品前应事先咨询医生的意见。

（3）儿童应该酌情减量服用本品。

◆ 药物安全性

五酯软胶囊是国家中药保护品种之一，它是一种安全、有效的保肝护肝处方药，不良反应和毒副作用小。在临床实验中，有个别患者服用本品后，出现胃部不适和食欲不振等反应，在与西药联用时，也有个别患者发生轻微的腹泻情况，但不影响本品的治疗效果。不过，作为一种药物，我们还是尽量避免长期服用。

❤➕ 四、水飞蓟宾胶囊

本品是一种纯天然的降酶护肝药。其主要成分是纯度比较高的水飞蓟宾，常见剂型为胶囊制剂。它能稳定肝细胞膜，清除肝细胞内的活性氧自由基，保护肝细胞的酶系统，提高肝脏的解毒能力，促进受损肝细胞修复，抗肝纤维化。本品常用来治疗急（慢）性肝炎、初期肝硬化。

◆ 常见商品名及用法

水林佳

每粒0.35克，每盒20粒。本品温开水送服效果更好，一般口服，成人1次2~4粒，1日3次。胃肠道不适应的患者在饭后服用，可以避免其对胃肠道的刺激。

◆ 适用情况

本品常用于各种急（慢）性肝炎、脂肪肝的肝功能异常的康复。

◆ 常见错误用法

在肝区出现疼痛或者自觉肝区出现病症时，应该即时去医院进行检查，查明原因，而不是服用本品进行护肝，也不应该自行按经验吃药。在医院肝功能检查之前3日，应该避免服用任何药品，以免影响检查结果。

在服用本品治疗肝病期间，特别要注意慎服其他可能对肝有损害的药物，即便是感冒、发烧等小病服药，都应该征询医生的意见，告知自己正在治疗肝病，以使医生选择对肝脏无损、不会加重肝功能负担的药物。

一般来说，治疗肝病的药，应该按疗程服用：治疗慢性肝炎时，一般应该服用本品1个月左右；而治疗脂肪肝时，一般3个月为1个疗程。也可以根据患者的病情，增加1~2个疗程，以确保疗效，切不可自行停药。

水飞蓟宾胶囊能够在一定程度上保护受乙醇伤害的肝脏，但是并不意味着在事先服用本品之后便能过量饮酒，因此不能把本品当作解酒的万能良药使用。

◆ **药品使用注意**

（1）服药期间，应该保持清淡饮食，不吃煎炒燥热、生冷、辛辣、油腻等刺激性食物。

（2）服药期间，尽量少饮酒，少抽烟。

◆ **特殊人群用药指南**

（1）对本品过敏者禁用，过敏体质者慎用。

（2）孕妇和哺乳妇女在服用本品时，应该事先征询医生的意见，在其指导下服用本品。

◆ **药物安全性**

在各种护肝药中，水飞蓟宾类药物是目前世界上被广泛认可的纯天然植物护肝药。具有治肝、护肝双重功效，安全性是比较高的，副作用也十分小。其不良反应主要是轻微的胃肠道症状（恶心）和胸闷等。同时本品具有一定的耐药性，不能随便中途停药，以免病情恶化，也不可以长期服用本品，服用本品，最好在专业医生的指导下进行。

➕ 五、鸡骨草胶囊

本品的主要成分是鸡骨草、茵陈、栀子、三七、人工牛黄、猪胆汁、白芍、牛至、枸杞子、大枣，常见剂型为胶囊制剂。它能清利肝胆湿热，可以抗病原微生物，抗感染，解热，提高机体免疫功能。本品常用于治疗急（慢）性肝炎、肝硬化。

◆ **常见商品名及用法**

玉林鸡骨草胶囊

每粒0.5克，每盒100粒。温开水送服效果更好，一般口服，1次4粒，1日3次。本品饭后服用效果更好。

一般来说，服用本品3日症状无缓解，就应该去医院就医。

◆ **适用情况**

本品可以用来治疗急（慢）性肝炎、黄疸、胰腺炎、胆囊炎等属肝胆湿热的患者。

◆ **常见错误用法**

在肝区出现疼痛或者自觉肝区出现病症时，应该即时去医院进行检查，查明原因，而不是服用本品进行护肝。在医院肝功能检查之前3日，都应该避免服用任何药品，以免影响检查结果。

在服用本品治疗肝病期间，特别要注意慎服其他可能对肝有损害的药物，即便是感冒、发烧等小病用药，都应该征询医生的意见，告知自己正在治疗肝病，以使医生选择对肝脏无损、不会加重肝功能负担的药物。

本品主要用来治疗各种因为湿热所致的急（慢）性肝炎，因此对于酒精肝和脂肪肝以及药物性损伤肝的治疗效果欠佳。在服用本品时，最好对症服用。

本品中含有鸡骨草成分，性寒，因此，如果作为护肝作用服用本品时，虚寒体弱者应该慎用本品，以免给身体带来不利影响。

◆ **药品使用注意**

（1）服药期间，应该保持清淡饮食，不吃煎炒燥热、生冷、辛辣、油腻等刺激性食物。

（2）服药期间，尽量少饮酒，少抽烟。

（3）服药期间，不宜同时服用滋补性中药。

◆ **特殊人群用药指南**

（1）对本品过敏者禁用，过敏体质者慎用。

（2）孕妇禁用本品。

（3）哺乳期妇女、儿童和年老体弱者应该在医生指导下服用本品。

（4）有高血压、糖尿病、肾病、心脏病等慢性病严重的患者应该在医生指导下服用本品。

◆ **药物安全性**

鸡骨草胶囊用来治疗因为湿热所致的急（慢）性肝炎效果不错，中药制剂，安全性比较高，目前尚未见相关副作用的报告。但是我们要知道，本品药性偏寒凉，长期服用，可能对胃肠道有一定的影响，同时，是药三分毒，长期服用，可能增加肝、肾功能的负担，我们要尽可能避免长期服用本品，而且这是一种处方药，需要在医生的指导下服用。

♥ 六、乙肝解毒胶囊

本品是由大黄、黄柏、黄芩、胡黄连、土茯苓、黑矾、草河车、贯众等中药制成的针对乙肝的纯中药制剂，常见剂型为胶囊制剂。它能清热解毒，疏肝利胆。本品主要用来治疗乙型肝炎。

◆ **常见商品名及用法**

健民乙肝解毒胶囊

每粒0.25克，每瓶100克。饭后口服：成人1次4粒，1日3次，儿童用量酌减或者遵医嘱。

一般来说，本品应该按照疗程服用效果更好。一般来说，3个月为1个疗程。

◆ **适用情况**

本品对肝区热痛、全身乏力、口苦咽干、头晕耳鸣或者脸红耳赤的肝病症状有比较好的治疗效果。同时它可以清热解毒，平时可以用来保肝护肝。本品主要用来治疗肝胆湿热内蕴型的乙型肝炎。

◆ **常见错误用法**

在肝区出现疼痛或者自觉肝区出现病症时，应该即时去医院进行检查，查明原因，而不是服用本品，也不要自行按经验吃其他药。在医院肝功能检查之前3日，应该避免服用任何药品，以免影响检查结果。

患上肝炎的原因有很多，症状也各不相同。本品主要针对肝胆湿热内蕴型的乙型肝炎，其临床表现为肝区热痛、全身无力、口苦咽干、头晕耳鸣或面红耳赤、容易心烦意躁、大便干结、小便少黄、舌苔黄腻。所以其他症状的肝炎（如脂肪肝、酒精肝）服用本品不一定有良好的效果。因此在服用本品时，一定要对症选药。

肝病的治疗时间比较长，发展过程也比较慢，在治疗过程中，患者常常会自认为症状减轻而停止服用本品。其实是相当危险的。服用本品治疗肝病，一定要按疗程服完，一般来说，3个月为1个疗程，切不可中途自行停药。

用本品治疗慢性乙肝时，应该在服完1个疗程后，复查乙肝病毒指标、肝功能等项目，以确定是否应该继续服用，以免延误病情。

本品含有大黄等药性偏寒的中药，因此体寒虚弱的患者在治疗乙肝时，应该注意自己的体质，选用其他的药品配合，以免长期服用，对身体造成不利影响。

◆ **药品使用注意**

（1）服药期间，应该保持清淡饮食，不吃煎炒燥热、生冷、辛辣、油腻等刺激性食物。

（2）服药期间，尽量少饮酒、抽烟，少食甜品。

◆ **特殊人群用药指南**

（1）对本品过敏者禁用，过敏体质者慎用。

（2）孕妇禁服本品，哺乳期妇女慎服本品。儿童或者年老体虚者需减量服用本品。

（3）肾功能不全者，慎用本品。

（4）体质虚寒者，慎用本品。

◆ **药物安全性**

乙肝解毒胶囊作为一种纯中药制剂，在针对湿热内蕴型的乙型肝炎的治疗上效果不错。其安全性是比较高的，副作用也比较少。

有些患者在服用本品后，会出现黑便现象，也是正常情况。另外，本品含有贯众，具有一定的毒性，长期服用，可能对肝肾功能造成影响，所以我们在服完1个疗程后，一定要去医院检查，再确定是否继续服用。同时我们要知道，对于乙肝，我们除了坚持药物治疗之外，应该注意平时的生活习惯和饮食，要保持心情愉悦，注意休息，不要过劳，防止感冒等，才能更快地恢复健康。

♥ 七、强肝胶囊

本品的主要成分是茵陈、板蓝根、当归、白芍、丹参、郁金、黄芪、党参、泽泻、黄精、地黄、山药、山楂、神曲等中药，常见剂型为胶囊制剂。它能抗纤维化，清除自由基，减轻肝部炎症，保护肝细胞，改善肝功能，同时也能促进细胞再生，提高机体免疫力，抵抗病毒。本品对慢性乙肝、早期肝硬化、脂肪肝、中毒性肝炎等肝病有不错的治疗效果。

◆ 常见商品名及用法

东方药业强肝胶囊

每粒0.4克，每盒60粒。饭后口服，1次5粒，1日2次。每服6日停服1日。

按疗程服用，8周为1个疗程，服完1个疗程后，停服1周，再进行第2个疗程的服用。一般的慢性肝炎需服用3～5个疗程。

◆ 适用情况

本品适用于慢性肝炎、早期肝硬化、脂肪肝和中毒性肝炎等肝病。

◆ 常见错误用法

在肝区出现疼痛或者自觉肝区出现病症时，应该即时去医院进行检查，查明原因，而不是服用本品进行治疗，也不应该自行按经验吃其他药。在医院进行肝功能检查之前3日，应该避免服用任何药品，以免影响检查结果。

本品在服用过程中，应该严格按照服6日停1日，服用1个疗程停1周的服用方法服用，不可以随意长时间服用或者断断续续地服用。

有些患者会听信他人的经验自行服药。本品主要适用于慢性肝炎、早期肝硬化、脂肪肝和中毒性肝炎，所以对于急性肝炎、酒精肝等症是不太合适的，肝区出现问题，一定要查明原因和类型，不可以盲目用药。

◆ 药品使用注意

（1）服药期间，应该保持清淡饮食，不吃煎炒燥热、生冷、辛辣、油腻等刺激性食物。

（2）服药期间，尽量少饮酒、抽烟，少食甜品。

◆ 特殊人群用药指南

（1）对本品过敏者禁用，过敏体质者慎用。

（2）孕妇禁服本品，哺乳期妇女慎服本品。儿童或者年老体虚者需减量服用本品。

（3）有胃溃疡或者十二指肠溃疡或者高酸性慢性胃炎者，应该在医生指导下减量服用本品。

（4）妇女在经期可以暂停服用本品。

◆ 药物安全性

强肝胶囊是中药制剂，现在受到越来越多肝病患者的欢迎。其功效是相当不错的，安全性也比较高，副作用目前尚不清楚，一般的不良反应主要为恶心、胃灼热等胃肠道反应。服用强肝胶囊，我们一定要按照医嘱或者说明书上规定的用法用量服用，不可以随意断服、停服或者长时间服用。在服用3个疗程后，应该去医院进行相关检查，以确定是否需继续服用。服用本品的同时，配合科学合理的饮食、放松心情、注意休息、减轻疲劳，能收到更好的治疗效果。最后要提醒大家的是，本品是一种处方药。

➕ 八、利肝隆颗粒

本品由板蓝根、茵陈、郁金、五味子、甘草、当归、黄芪、刺五加浸膏等中药研制而成，常见剂型为淡棕色或者棕色的颗粒制剂。它能清热解毒，疏肝解郁，能使总蛋白、白蛋白增高，血清总胆红素降低，并有明显的降酶护肝作用。本品常用于急（慢）性肝炎、迁延性肝炎、慢性活动性肝炎的治疗。

◆ 常见商品名及用法

健民利肝隆颗粒

每袋10克，每盒10袋。饭后开水冲服，1次10克，1日3次，小儿分量酌减。

一般的肝病服用1个疗程（6盒），慢性肝炎连服3个疗程。

◆ 适用情况

本品常用于各种急（慢）性肝炎、迁延性肝炎、慢性活动性肝炎的治疗，也可以用于乙肝表面抗原转阴。

◆ 常见错误用法

在肝区出现疼痛或者自觉肝区出现病症时，应该即时去医院进行检查，查明原因，而不是服用本品或者自行按经验吃药。在医院进行肝功能检查之前3日，都应该避免服用任何药品，以免影响检查结果。

本品适用于急（慢）性肝炎、延性肝炎、慢性活动性肝炎，也可以用于乙肝的表面抗原转阴，但是对于中毒性肝炎、酒精肝、脂肪肝这一类肝病就不太有效果了，因此服用时应该根据患者的实际情况选择。

在停止服用本品前，最好先去医院进行肝功能检查，由医生决定是否停药，而不要根据自己的主观感受，自行停药。停止服用本品之后，最好经常对肝功能进行检查，因为慢性肝炎这一类慢性疾病存在比较大复发的概率。

◆ **药品使用注意**

（1）服药期间，应该保持清淡饮食，不吃煎炒燥热、生冷、辛辣、油腻等刺激性食物。

（2）服药期间，尽量少饮酒，少抽烟。

（3）本品含有五倍子成分，在与其他药物联用时，最好注意避免再服用含有五倍子成分的药物。

◆ **特殊人群用药指南**

（1）对本品过敏者禁用，过敏体质者慎用。

（2）孕妇慎用本品。

（3）儿童用法、用量应该根据医生的安排，减小剂量服用。

◆ **药物安全性**

利肝隆颗粒是国家中药保护品种中的慢性肝炎治疗药，在改善症状体征方面效果相当不错，安全性比较高，尚未见相关副作用的报道。其不良反应是可能出现轻微的胃肠道不适，一般在停药后会自动消失。但是它毕竟是一种药物，是药三分毒，我们应该避免长期服用本品，以免加重肝肾功能的负担。

♥ 九、五味治肝片

本品是一种治疗气阴两虚的慢性肝病药物。其主要成分是虫草、刺五加、板蓝根、头孢菌粉、金银花等中药，常见剂型为淡黄色糖衣片剂。它能够清热解毒，益气养阴，降低转氨酶和促进肝损伤康复，增强机体免疫力。本品常用于治疗慢性活动性肝炎和慢性迁延性肝炎。

◆ **常见商品名及用法**

真元五味治肝片

每片0.25克，每盒60片。饭后开水冲服，1次5片，1日3次。

一般按疗程服用，3个月为1个疗程。

◆ **适用情况**

本品适用于有气短、无力、常常恶心、多汗、肝区隐痛、胸闷腹胀、口干尿黄等症状的慢性活动性肝炎和慢性迁延性肝炎者。

◆ **常见错误用法**

在肝区出现疼痛或者自觉肝区出现病症时，应该即时去医院进行检查，查明原因。在医院进行肝功能检查之前3日，应该避免服用任何药品，以免影响检查结果。

本品适用于热毒未清、气虚两阴的慢性肝炎者，通常表现为气短乏力、胸闷腹胀、肝区隐痛、小便赤黄、恶心多汗，而对于其他型和其他原因引起的肝炎的治疗效果不尽如人意。患者在服用前，最好先辨证服药，以免延误病情。

慢性肝病的治疗时间比较长，服药时间也是比较长的，用本品治疗肝病，应该按疗程进行，切不可以半途自行停药或者换药。

◆ **药品使用注意**

（1）服药期间，应该保持清淡饮食，不吃煎炒燥热及鱼、虾等海鲜和生冷、辛辣、油腻等刺激性食物。

（2）服药期间，尽量少饮酒，少抽烟。

◆ **特殊人群用药指南**

（1）对本品过敏者禁用，过敏体质者慎用。

（2）孕妇慎用本品。

◆ **药物安全性**

五味治肝片具有保肝护肝、修复肝损伤的特点，在慢性肝病中，属于较为常用的药物，其安全性比较高，副作用比较少。有些患者在服用后，会出现恶心、胃部不适等不良反应，属于正常现象。但是长期服用五味治肝片，会增加肝脏负担，因此我们要尽量避免长期服用。在服用本品的同时，注意避开食用影响本品功效的食物，以使效果更好。

♥ 十、当飞利肝宁胶囊

本品的主要成分是水飞蓟与纯天然肝炎药的提取物，常见剂型为胶囊制剂。它能保护肝细胞的正常结构和功能，降低毒性物质对肝细胞的损害，减轻肝细胞间质的炎症反应。本品主要用于慢性黄疸性肝炎、急性黄疸性肝炎、传染性肝炎、慢性肝炎见湿热症状的治疗。

◆ 常见商品名及用法

美大康当飞利肝胶囊

每粒0.25克，每盒36粒。口服，1次4粒，1日3次，小儿酌情减量服用。

一般按疗程服用，急性肝炎15~20日为1个疗程，慢性肝炎2~3个月为1个疗程。

◆ 适用情况

本品主要用于湿热郁蒸所致的慢性黄疸性肝炎、急性黄疸性肝炎、传染性肝炎、慢性肝炎见湿热症状的患者，也适用于单纯性非酒精性脂肪肝患者的治疗。

◆ 常见错误用法

在肝区出现疼痛或者自觉肝区出现病症时，应该即时去医院进行检查，查明原因。在医院肝功能检查之前3日，都应该避免服用任何药品，以免影响检查结果。

本品含有水飞蓟成分，患者服用本品，有可能出现药物依赖，一旦患者停药，容易出现病情反复的现象。因此如果患者服用本品，出现药物依赖时，不可以盲目用药，应及时去医院就诊。

◆ 药品使用注意

（1）服药期间，应该保持清淡饮食，不吃煎炒燥热、生冷、辛辣、油腻等刺激性食物。

（2）服药期间，尽量少饮酒，少抽烟。

（3）肝炎患者在服用本品期间，不宜过多食用罐头食品、油炸及油煎食物、方便面和香肠。

◆ **特殊人群用药指南**

（1）对本品过敏者禁用，过敏体质者慎用。

（2）孕妇禁用本品。

（3）哺乳期妇女慎用本品。

◆ **药物安全性**

当飞利肝宁胶囊属于国家中药保护品种，口服方便、经济、副作用小、安全可靠。但是部分患者在长期服用本品后会产生食欲不振、恶心呕吐、头晕腹泻等不良反应。本品含有水飞蓟成分，长期服用，有患者会产生药物依赖，停药后，会出现病情反复的现象。当产生药物依赖时，一定要及时去医院就诊。我们要尽量避免长期服用本品。值得一提的是，本品与抗结核药物一起服用时，护肝效果更加明显。

❤➕ 十一、肝爽颗粒

本品是纯中药配方。其主要成分是党参、柴胡、白芍、当归、茯苓、白术、枳壳等，常见剂型为灰棕色至棕褐色颗粒制剂。它能清热散瘀，疏肝健脾，保肝护肝，软坚散结。本品主要用于治疗急（慢）性肝炎、肝硬化、肝功能损害。

◆ **常见商品名及用法**

步长天浩肝爽颗粒

每袋3克，每盒9袋。温水冲服，1次3克，1日3次。

一般来说，正常服用时间为2个月，如果服用2个月没有效果，请即时停药就医。

◆ **适用情况**

本品主要用于治疗急（慢）性肝炎、肝硬化、肝功能损害，长期服用还可以用来治疗慢性肝炎肝纤维化。

◆ **常见错误用法**

在肝区出现疼痛或者自觉肝区出现病症时，应该即时去医院进行检查，查明原因。在医院进行肝功能检查之前3日，应该避免服用任何药品，以免影响检查结果。

因为本品为颗粒冲剂，因此有些患者会在服用医生已经开好的药物之后，自行买来当作茶一样服用，这其实是错误的。肝病用药品种不宜太多，自行增添药，可能造成药性相冲，影响治疗效果。

另外，有时候患者会因为冲服麻烦或者其他原因忘记服用本品，造成时断时续的服药情况，这也是不好的，这样可能影响本品在患者血液中的浓度和稳定性，影响药效的发挥。服用本品，一定要做到按时、有规律服药。

◆ **药品使用注意**

（1）服药期间，应该保持清淡饮食，不吃煎炒燥热、生冷、辛辣、油腻等刺激性食物。

（2）服药期间，尽量少饮酒，少抽烟。

（3）本品与阿德福韦酯联用时，抗乙肝病毒和抗肝纤维化效果更加好。

◆ **特殊人群用药指南**

（1）对本品过敏者禁用，过敏体质者慎用。

（2）孕妇慎服本品。

◆ **药物安全性**

肝爽颗粒来源于古肝病方"逍遥散"，用药历史较长，安全可靠，纯天然中药制成，副作用小，只有个别体质敏感患者服用后出现不良反应。但要注意"是药三分毒"，我们应该尽量避免长期服用本品，以免加重肝肾负担，特别是这种类似于凉茶的剂型，不要随便买来当作清热解毒的凉茶饮用。

十二、肝速康胶囊

本品的主要成分是齐墩果酸和云芝多糖，常见剂型为胶囊制剂。它能够降酶、降浊，调整机体免疫力，改善代谢和肝病症状，消除肝区疼痛，消除肝脾肿大，加速肝功能恢复，抗肝细胞纤维化。本品一般用来治疗急（慢）性肝炎和迁延性肝炎。

◆ **常见商品名及用法**

吉春肝速康胶囊

每粒0.23克，每盒36粒。口服，1次2~3粒，1日3次。一般来说，本品饭后口复效果更好。

◆ **适用情况**

本品一般用来治疗急（慢）性肝炎和迁延性肝炎。

◆ **常见错误用法**

在肝区出现疼痛或者自觉肝区出现病症时，应该即时去医院进行检查，查明原因。在医院进行肝功能检查之前3日，应该避免服用任何药品，以免影响检查结果。

本品属于肝病辅助治疗药，有比较好的降酶效果，但是不要为了片面地追求降酶效果而自行服用。在第一次使用本品时，应该咨询医生的意见，以免和医生开出的药药性相重叠而起到相反的效果。

本品不具备抗病毒的效果，如果患者是病毒型肝炎，则不宜服用本品进行治疗。

在服用本品治疗肝病期间，应该定期去医院进行检查，在适当的时候停服本品，避免长期服用本品，以免给身体带来不好的影响。

◆ **药品使用注意**

（1）服药期间，应该保持清淡饮食，不吃煎炒燥热、生冷、辛辣、油腻等刺激性食物。

（2）服药期间，尽量少饮酒，少抽烟。

◆ **特殊人群用药指南**

（1）对本品过敏者禁用，过敏体质者慎用。

（2）孕妇和哺乳期妇女应该在医生指导下服用本品。

◆ **药物安全性**

肝速康胶囊，在降酶、降浊、调整机体免疫功能等方面有效果，受到广大乙肝患者的欢迎。其安全性比较高，副作用目前尚不清楚。但是我们要知道，本品并不具有抗病毒的功能，而且单靠本品也不能保证乙肝的痊愈，因此不能长期服用本品来治疗乙肝，以免药物的毒性积累，给肝脏增加负担。本品是一种常用肝病处方药，应该在医生指导下服用。

❤➕ 十三、双虎清肝颗粒

本品的配方来自古方"五味消毒饮"和"小陷胸加枳实汤"。它的主要成分是金银花、虎杖、黄连、白花蛇舌草、蒲公英、丹参、野菊花、紫花地丁等中药，常见剂型为棕褐色的颗粒制剂。它是国家中药保护品种，经实验研究，该药能抗乙肝病毒，增加机体对疾病的抵抗力，调节机体免疫力。本品主要用来治疗湿热内蕴所致的慢性乙肝。

◆ **常见商品名及用法**

华神制药双虎清肝颗粒

每袋12克，每盒4袋。开水冲服，1次1～2袋，1日2次。

本品一般按疗程服用效果更好，3个月为1个疗程。

◆ **适用情况**

本品主要用来治疗因为湿热内蕴所致的慢性乙肝，也可以用来改善其他湿热内蕴造成的厌食、腹部胀满、胃部不适等消化道症状。

◆ **常见错误用法**

在肝区出现疼痛或者自觉肝区出现病症时，应该即时去医院进行检查，查明原因。在医院进行肝功能检查之前3日，都应该避免服用任何药品，以免影响检查结果。

本品主要用来治疗湿热内蕴所致的各类肝病，其主要表现为胸痛胃闷、肝区隐痛、腹胀、口干却不想喝水、讨厌油腻食物、消化能力不强、不思饮食、皮肤和眼睛偏黄等。其他原因引起的肝病（比如酒精肝）就不太适用本品了。

本品能够清热利湿，化痰宽中，理气活血，药性属寒凉，对于体质虚寒、脾虚、大便溏稀、容易腹泻的患者不宜使用，否则会加重腹泻状态，长期服用可能加重脾虚体寒，对身体造成更加不利的影响。

本品因为是颗粒制剂，有部分原本健康的人也会将本品买来当凉茶喝，这其实是不对的。"是药三分毒"，没病的健康人群是不宜服用本品的。

本品一般来说应该按疗程服用效果最好，治疗急（慢）性乙肝时，一般需要连续服用1~3个疗程，在服药的同时，应该定期检查肝功能，查看治疗进展，避免长期服用。

◆ **药品使用注意**

（1）服药期间，应该保持清淡饮食，禁食动物内脏，油腻、煎炸食物，同时少吃鸡、鸭、鹅、狗、羊、马、鲢鱼、蛤蚌、田螺、海鲜等食物。

（2）服药期间，尽量少饮酒，少抽烟，少喝茶。

（3）本品和硫普罗宁片联合应用，对治疗脂肪肝有不错的效果。

◆ **特殊人群用药指南**

（1）对本品过敏者禁用，过敏体质者慎用。

（2）脾虚便溏者不宜使用本品。

（3）孕妇、哺乳期妇女、儿童和老年人等服用前应先咨询医生的意见。

◆ **药物安全性**

双虎清肝颗粒不仅是国家中药保护品种，而且也是中国中西医结合学会乙肝用药推荐品种。经证明，其在治疗乙肝方面确实有过人之处。中药制剂，安全性也是相当高，副作用很小。少数患者服用本品后，可能会出现轻微腹泻，属于正常情况。但"是药三分毒"，一般来说，健康人群不宜服用本品，用本品治疗肝病，也要避免长时间服药。

❤➕ 十四、壳脂胶囊

本品是专门针对脂肪肝的肝病用药。其主要成分是甲壳、制何首乌、茵陈、丹参、牛膝，常见剂型为浅黄色至黄棕色粉制剂，含少量棕色粉末的胶囊制剂。它能吸附胆汁酸，促进肝脏内的沉积脂质代谢，改善肝脏微循环，阻止胆固醇在肝内沉积，有效防止脂肪肝。它主要用于辅助治疗各种原因引起的轻、中、重度非酒精性脂肪肝。

◆ **常见商品名及用法**

福瑞壳脂胶囊

每粒0.25克，每盒30粒。口服，1次5粒，1日3次。

一般需服用3~6个月。

◆ **适用情况**

本品主要用于治疗各种原因引起的轻、中、重度非酒精性脂肪肝。

◆ **常见错误用法**

在肝区出现疼痛或者自觉肝区出现病症时，应该即时去医院进行检查，查明原因。在医院进行肝功能检查之前3日，应该避免服用任何药品，以免影响检查结果。

本品能够清浊化湿，活血散结，补益肝肾，主要用于治疗非酒精性脂肪肝的气滞血瘀、肝脏湿浊内蕴等证，患者一般表现为肝区闷胀、隐痛、耳鸣、胸闷气短、肢体麻木、身体沉重、身软无力、口苦尿黄等症状，因此其他原因引起的肝病就不一定适用。

本品对于因为肾病、免疫性疾病、糖尿病引起的高脂血症脂肪肝患者没有临床试验的经验，因此这些患者在服用本品时应该小心谨慎，以免造成意想不到后果。

本品长期服用会产生耐药性，更可能对肝、肾造成影响，最好不要长期使用，患者在病情得到有效控制之后，应该在医生指导下停止使用。

◆ **药品使用注意**

（1）服药期间，应该保持清淡饮食，禁食动物内脏和油腻、煎炸食物。

（2）服药期间，最好不要抽烟、喝酒、喝茶，同时控制脂肪的摄入量。

◆ **特殊人群用药指南**

（1）对本品过敏者禁用，过敏体质者慎用。

（2）孕妇和哺乳期妇女禁用本品。

（3）本品目前没有因为肾病、免疫性疾病、糖尿病引起的高脂血症、脂肪肝的临床实验资料，因此这三类患者服用本品时需谨慎。

◆ 药物安全性

　　壳脂胶囊专门针对非酒精性脂肪肝人群，是壳聚糖应用方面第一个准字号预防脂肪肝的药品。该药安全性高，副作用小。个别患者在吃药时会出现大便次数增多的轻微不良反应，属于正常现象。在服用本品时也要注意饮食控制（如脂肪、酒精摄入的控制等），这样才能收到良好的治疗效果。本品可能产生耐药性，在服用本品时，应该避免长期服用。同时在服药期间，应该定期检查肝功能，在病情得到有效控制后，在医生的指导下及时停药。

♥ 十五、十味溪黄草颗粒

　　本品是在天然抗乙肝药物溪黄草的基础上加上余甘子、白花蛇舌草、茵陈、白术、茯苓等9味中药组成的中药配方，常见剂型为颗粒制剂。它能清热利湿，疏肝解郁，健脾消滞。本品一般用来治疗急性肝炎，也可以用来治疗慢性肝炎、酒精肝、脂肪肝、肝硬化等其他肝部疾病。

◆ 常见商品名及用法

　　青云山十味溪黄草颗粒

　　每袋4克，每盒12包。一般饭后开水冲服，1次2袋，1日3次，儿童用量酌减。

◆ 适用情况

　　本品一般用来治疗肝胆湿热、脾胃失运型急性肝炎造成的黄疸、肝区不适、疼痛、食欲不振、全身无力、大便秘结、小便发黄、易疲劳等症状，也可以用来治疗慢性肝炎、酒精肝、脂肪肝、肝硬化等其他肝部疾病。

◆ 常见错误用法

　　在肝区出现疼痛或者自觉肝区出现病症时，应该即时去医院进行检查，查明原因。在医院进行肝功能检查之前3日，应该避免服用任何药品，以免影响检查结果。

本品并不具备抗乙肝病毒的作用，因此慢性乙肝患者不适宜服用本品来做抗病毒药物。

本品能够清热解毒，对肝胆湿热引起的肝病有不错的效果。本品含有溪黄草、白花蛇舌草等性属寒凉的中药，因此肝阴虚的患者应该慎用（肝阴虚的患者通常容易头晕眼花、双眼容易干涩、视力减退、面色苍白、肢体容易发麻、肝区隐痛、手脚有震颤、肌肉动，妇女还会表现为月经量少、色淡，甚至可能出现闭经状况）。

本品在治疗乙肝方面有不错的效果，但是治疗疗程较长，而且单一使用本品是比较难治好乙肝的。同时急性黄疸型肝炎属阴黄者服用本品进行治疗时，必须与温化寒湿的药物联用。

本品为颗粒冲饮剂，有的健康的人也会买来当作下火的凉茶饮用，这其实是错误的。"是药三分毒"，没有病症的人不应该服用本品，以免加重肝肾负担。

◆ **药品使用注意**

（1）服药期间，应该保持清淡饮食，禁食动物内脏和油腻、煎炸食物。

（2）服药期间，最好不要抽烟、喝酒、喝茶，同时控制脂肪的摄入量。

（3）服药期间，不要同时服用其他滋补性中药。

◆ **特殊人群用药指南**

（1）对本品过敏者禁用，过敏体质者慎用。

（2）孕妇因为其体质的特殊性，应该慎用本品。

（3）本品有无糖型的，糖尿病患者和其他需低糖摄入者应该注意选用。

◆ **药物安全性**

十味溪黄草颗粒服用方便，治疗肝胆湿热、脾胃失运型肝炎，效果不错，副作用比较小。但是本品用来治疗乙肝，时间比较长，长期服用，可能出现耐药性，而且部分患者会出现恶心、头晕、腹泻、腹痛等不良反应。同时本品不具抵抗乙肝病毒的作用，所以使用本品时，应该与其他抗乙肝病毒的药物联用，同时也要注意避免长期服用。

♥ 十六、龙胆泻肝丸

本品出自《兰室秘藏》。其主要成分是龙胆草、柴胡、黄芩、当归、生地黄、泽泻、木通（以前为关木通，现在取消）、车前子、甘草等中药，常见剂型为水蜜丸制剂。它能抗菌，消炎，增加免疫功能，抗过敏，同时也能改善肝功能，提高机体免疫力。本品常用于治疗肝胆湿热，也用于乙肝的辅助治疗。

◆ 常见商品名及用法

华鑫药业龙胆泻肝丸

每丸6克。口服，1次1～2丸，1日2次。

服用本品3日症状未改善者，应该停药到医院就医。

◆ 适用情况

本品常用于肝胆湿热所致的头晕眼红、耳鸣耳聋、肝区疼痛、口苦尿黄等，同时也可以用于乙肝的辅助治疗。

◆ 常见错误用法

在肝区出现疼痛或者自觉肝区出现病症时，应该即时去医院进行检查，查明原因。在医院进行肝功能检查之前3日，应该避免服用任何药品，以免影响检查结果。

本品虽然可以用于乙肝的辅助治疗，也能有效改善乙肝患者肝功能状况，但是本品抗乙肝病毒效果并不明显，不能有效清除乙肝病毒，因此不能只靠服用本品来治疗乙肝，而应该与其他有抗乙肝病毒的药物联用。

有的患者在服用本品之后出现腹痛、腹泻的情况，这是因为本品适用于肝胆发炎，能够清热利湿，其成分多为寒凉性质的中药，因此脾胃虚寒的患者是不宜服用本品的。当服用本品出现腹泻情况时，应该立即停服本品，改服他药。同时应该服用补脾益肠丸或者肠炎宁。

有的人会自行购买本品来治疗自己的口臭，这是相当危险的。因为引起口臭的原因比较多，通常由口腔疾病、呼吸系统疾病、胃肠疾病或者肝功能不佳（这时可能可以服用本品）等引起。不经过医生的检查，而自行购买本品服用，可能会造成严重后果。

◆ **药品使用注意**

（1）服药期间，应该保持清淡饮食，禁食动物内脏和油腻、煎炸食物。

（2）服药期间，最好不要抽烟、喝酒、喝茶，同时控制脂肪的摄入量。

（3）服药期间，不要同时服用其他滋补性中药。

◆ **特殊人群用药指南**

（1）对本品过敏者禁用，过敏体质者慎用。

（2）孕妇慎用本品。

（3）有高血压、肝病、糖尿病、肾病、心脏病等慢性病情况严重的患者应该在医生指导下服用本品。

（4）儿童、年老体弱者和脾胃虚寒的患者应该在医生指导下服用。

◆ **药物安全性**

龙胆泻肝丸在清热祛火方面有着相当不错的功效，在乙肝的辅助治疗上，也是一种经济方便的药物。中药制剂，安全性较高，但有些脾胃虚寒的患者服用后会出现腹痛、腹泻等胃肠不适症状。本品属于寒凉性质，长期服用可能导致胃凉，女性甚至会因为胃凉而造成月经不调，同时本品长时间大量服用，可能引起肾脏和泌尿系统产生严重的疾病（以前本品中含有的关木通成分，服用时间过长，能影响肾脏的正常功能，严重时会出现尿毒症或者肾衰竭。当然现在已经用木通代替了关木通成分）。因此我们一定要注意不要自行购买本品服用，也要避免长时间服用本品来治疗乙肝。

❤+ 十七、肝宁片

本品的主要成分是斑蝥、紫草、糯米，常见剂型为糖衣片剂。它能清热解毒，利湿化瘀散结，它可以增强肝功能的脂肪代谢，修复受损肝细胞，减轻炎症，减少和防止肝细胞坏死，调节机体免疫力，增强肝脏解毒能力，降低转氨酶。本品常用来治疗各种急（慢）性肝炎，并且可以有效预防乙肝癌变的发生。

◆ 常见商品名及用法

海外肝宁片

每片0.3克，每盒24片。口服，1次2～3片，1日3次。

◆ 适用情况

本品常用来治疗各种急（慢）性肝炎，因药物引起的肝损伤、脂肪肝和酒精肝导致的肝硬化、黄疸、肝脾肿大等，本品对乙肝肝功能异常和表面抗原阳性者有特别明显的效果，并且可以有效预防乙肝癌变的发生。

◆ 常见错误用法

在肝区出现疼痛或者自觉肝区出现病症时，应该即时去医院进行检查，查明原因，以便对症下药，而不是自行服用本品。在医院进行肝功能检查之前3日，应该避免服用任何药品，以免影响检查结果。

本品是比较优秀的乙肝辅助治疗用药，对于乙肝患者乙肝表面抗原阳性和肝功能异常的治疗有特别明显的效果。但是肝病，特别是慢性肝病的治疗时期是比较长的。本品因为含有斑蝥成分，有一定的毒性，长期服用，对人体的主要解毒器官肝有一定影响，因此在服用本品治疗乙肝时，应该注意定期去医院检查肝功能，以便及时停药，同时也要避免长期服用本品来治疗乙肝。

服用肝宁片的剂量应该根据病情进行调整：在病情严重时可以每次3片，每日3次；病情得到有效控制时，可以每次2片，每日3次。

◆ 药品使用注意

（1）服药期间，应该保持清淡饮食，禁食动物内脏和油腻、煎炸食物。

（2）服药期间，最好不要抽烟、喝酒、喝茶，同时控制脂肪的摄入量。

（3）服药期间，不要同时服用其他滋补性中药。

◆ 特殊人群用药指南

（1）对本品过敏者禁用，过敏体质者慎用。

（2）孕妇禁用本品。

（3）消化道溃疡和肾功能不全者慎用本品。

◆ 药物安全性

肝宁片作为肝病用药，在辅助治疗乙肝方面取得了不错的效果，中药制剂，安全性比较高，目前尚不清楚该药的副作用。但是这种药本身有轻微的毒性，因此我们要在治疗的同时及时检查肝功能，做到及时停药，以免给自己的肝肾带来不必要的负担。

❤➕ 十八、肌苷片

本品的主要成分是肌苷，常见剂型为片剂。它能够在体内参与能量代谢和蛋白质的合成，提高相关代谢酶的活性，改善肝功能，促进受损肝功能的修复。本品主要用来辅助治疗各种急（慢）性肝脏疾病。

◆ 常见商品名及用法

嘉健肌苷片

每片0.2克，每瓶100片。口服：成人1次1～3片，1日3次；儿童0.5～1片，1日3次。

用于肝病的治疗时，必要时可以加倍使用。

◆ 适用情况

本品主要用来辅助治疗各种急（慢）性肝脏疾病。

◆ 常见错误用法

本品作为一种肝病辅助治疗用药，第一次使用时应该去医院进行检查，明确肝部不适产生的原因，做到对症下药，不可以自行用药。同时在治疗的过程中也应定期去医院检查肝功能，做到及时停药，以免加重肝肾负担。

有的学生会在比赛前（特别是跑步比赛前）服用本品，希望能够提高比赛成绩。本品虽然能够透过细胞膜进入体细胞，使低能缺氧状态下的细胞能够继续顺利进行代谢，参与人体能量代谢与蛋白质的合成，但是对于比赛成绩其实是得不到实质性帮助的。本品作为一种药物，没有病的健康人是不应该随意服用的。

有些乙肝患者在服用本品后，会自觉肝区不适症状消失，因此肝区一出现不适状况时，便自行自购本品来服用，这其实是相当危险的。"是药三分毒"，长期盲目服用本品，会对肝脏产生药物损害，变成不得其利，反受其害。

◆ 药品使用注意

服药期间，应该保持清淡饮食，禁食动物内脏和油腻、煎炸食物。

◆ **特殊人群用药指南**

（1）对本品过敏者禁用，过敏体质者慎用。

（2）孕妇因其体质的特殊性，应该慎用本品。

（3）哺乳期妇女在使用本品前，应先征询医生的意见。

◆ **药物安全性**

肌苷片作为一种传统的乙肝辅助治疗药物，其效果不错，安全性也是比较高的，副作用很少。其可能发生的不良反应主要是胃肠道的不适反应和过敏反应，不良反应特别严重的，发生过过敏性休克致死，同时，超量服用时，出现不良反应的概率会增大。因此我们在服用本品时，最好是在医生的指导下，严格按量服用，避免长期、超量服用。

❤➕ 十九、复方益肝灵片

本品的主要成分是水飞蓟素和五仁醇浸膏，常见剂型为片剂。它能益肝滋肾，解毒祛湿，它能对因四氯化碳、乙醇等引起的肝损伤起修复作用，保护肝细胞和改善肝功能，降低血清谷丙氨基转移酶。本品主要用于缓解肝区疼痛、食欲不振、腹胀、腰酸乏力、尿黄等症状。

◆ **常见商品名及用法**

博维复方益肝灵片

每片0.21克，每瓶80片。口服，1次4片，1日3次。

本品一般饭后服用效果更好。

◆ **适用情况**

本品主要用于肝肾阴虚、湿毒未清引起的肝区疼痛、食欲不振、腹胀、腰酸乏力、尿黄等症状。

◆ **常见错误用法**

在肝区出现疼痛或者自觉肝区出现病症时，应该即时去医院进行检查，查明原因，而不是服用本品进行护肝，也不应该自行按经验吃药。在医院进行肝功能检查之前3日，应该避免服用任何药品，以免影响检查结果。

本品虽然为纯中药制剂，但是他含有水飞蓟素成分，是一种处方药，但是有些药店仍然有售，患者应该在医生的指导下使用本品，切不可以自行购买使用。

本品最好避免长期服用，患者在使用本品时，应该定期去医院检查转氨酶水平，一旦转氨酶降下来，就应该即时停服。

◆ **药品使用注意**

（1）服药期间，应该保持清淡饮食，禁食动物内脏和油腻、煎炸食物。

（2）本品与肾上腺素和异丙肾上腺素等儿茶酚胺类合用时，可能会引起患者心律失常、心率增加，应该避免与本品合用。

（3）本品中含有五倍子成分，应该避免与其他含有五倍子成分的药物联用。

◆ **特殊人群用药指南**

（1）对本品过敏者禁用，过敏体质者慎用。

（2）孕妇因其体质的特殊性，应该慎用本品。

（3）早产儿、新生儿和幼儿应该慎用本品。

（4）有高血压、心脏病、糖尿病和甲状腺功能亢进症患者应该慎用本品。

◆ **药物安全性**

复方益肝灵片作为一种肝病常用药，安全性也比较高，其副作用尚不明确，但是有报道称长期服用本品的患者会出现头晕、恶心、呕吐等不良反应，同时长期服用本品可能引起耐药性，因此，患者在服用本品时，一定要注意定期复查，规范治疗，避免长期服用。

❤️➕ 二十、复方甘草酸苷片

本品是以甘草酸苷、甘草酸单铵盐、甘氨酸、蛋氨酸为主要成分的复方制剂，常见剂型为白色糖衣片剂。它能稳定细胞膜，减轻肝细胞凋亡，使变形肝细胞恢复，保护没有受到损伤的肝细胞，促进肝细胞再生。本品主要用于改善肝功能异常，治疗各种慢性肝病。

◆ 常见商品名及用法

美能

每片0.25克，每盒21片。口服，成人1次2～3片，小儿1次1片，1日3次。老年高龄患者给药应该特别小心。

本品一般饭后服用效果更好。

◆ 适用情况

本品主要用于改善肝功能异常，治疗各种慢性肝病，也可以用来治疗湿疹、皮肤炎和斑秃。

◆ 常见错误用法

本品本来是一种处方用药，但是其副作用较小。现在很多药店不用处方也可以买得到，因此有些患者会根据经验自行买来服用。这样是比较危险的。因为服用本品可能会出现低钾血症、血压上升、浮肿、尿量减少、体重增加等假性醛固酮增多症状，同时还可能出现脱力感、肌力低下、肌肉痛、四肢痉挛等不良反应，这些不良反应是需要比较专业的医生进行处理的。因此不要凭借自己的经验自行购买服用，而应该在相关医生的指导下使用。

◆ 药品使用注意

（1）服药期间，应该保持清淡饮食，禁食动物内脏和油腻、煎炸食物。

（2）本品与其他甘草制剂合成时，可能增加患者体内甘草酸含量，导致出现假性醛固酮增多症。

◆ **特殊人群用药指南**

（1）对本品过敏者禁用，过敏体质者慎用。

（2）醛固酮症、肌病、低钾血症、高血压等患者不能服用本品。

（3）老年高龄患者应该慎用本品，如需服用，请事先征询医生意见。

（4）有血铵升高倾向的末期肝硬化患者不能服用本品。

（5）孕妇及哺乳期妇女慎服本品，如需服用，请事先向医生或者药剂师征询意见。

◆ **药物安全性**

复方甘草酸苷片对各种慢性肝病通常都有较好的疗效，在短期内使用本品可以改善慢性肝炎患者的肝功能，使其胆红素、转氨酶明显下降，长期服用本品也可以抑制肝纤维化，改善肝脏储备功能。本品长期服用副作用比较小，少数患者可能出现低血钾、血压上升及腹痛等副作用。但是值得注意的是有些患者服用后，有可能出现比较严重和麻烦的不良反应，需要专业人士进行处理，因此，我们最好在医生的指导下服用本品，而不要自行购买服用。

二十一、复方鳖甲软肝片

本品的主要成分是鳖甲（制）、莪术、赤芍、当归、三七、党参、黄芪、紫河车、冬虫夏草、板蓝根、连翘。它是一种肝病普通处方药，常见剂型为片剂。它能明显阻断早期肝纤维化，抑制贮脂细胞增殖，减少胶合蛋白合成。本品主要用于慢性乙肝纤维化和早期肝硬化。

◆ 常见商品名及用法

福瑞中蒙复方鳖甲软肝片

每片0.5克，每盒24片。口服，1次4片，1日3次。一般饭后服用本品效果更好。

本品按疗程服用效果更好，一般治疗慢性肝病时，6个月为1个疗程。

◆ 适用情况

本品适用于各种慢性肝炎、酒精性肝炎、脂肪肝等慢性肝病及其所致的肝纤维化、代偿期肝硬化以及慢性乙肝的抗肝纤维化。

◆ 常见错误用法

本品能够化瘀解毒，益气养血，软坚散结，临床广泛用于慢性肝炎纤维化、早期肝硬化、酒精性肝炎、肝脂肪变性致纤维化。一般表现为肝区隐痛、肝区硬块、面色晦暗、腹饱腹胀、口干口苦、纳差便溏、神疲乏力等，但是对于急性肝炎并没有特别的治疗效果。在使用时应做到对症服用。

肝病，特别是慢性肝病的治疗时间是比较长的一个过程，一般来说，服用本品治疗肝病最好按疗程服用，6个月为1个疗程，推荐服用时间则为1～3年。但是有些患者在治疗过程中会因为自觉症状减轻而自行停服药物，从而影响了最终的治疗效果，导致病情反复。因此，在服用本品时，应该定期去医院进行肝纤维化等相关指标检测，由医生决定是否停药才是最安全的。

◆ 药品使用注意

服药期间，应该保持清淡饮食，禁食动物内脏和油腻、煎炸食物。

◆ 特殊人群用药指南

（1）对本品过敏者禁用，过敏体质者慎用。

（2）孕妇禁用本品。

◆ **药物安全性**

复方鳖甲软肝片作为一种治疗肝病的普通处方药，在抗肝纤维化方面有着独特的效果，纯中药制剂，安全性比较高，副作用目前尚不清楚。一般可能出现的不良反应是轻微的胃肠道不适症状，通常都能自行缓解。但是本品毕竟是一种处方药，因此我们应该坚持在医生的指导下服用比较安全。

➕ 二十二、降酶灵胶囊

本品的主要成分是五味子提取物，含有五味子甲素、乙素、五仁醇等，常见剂型为胶囊制剂。它能够刺激肝脏合成蛋白质，促进肝糖原的合成，明显降低转氨酶，也可以促进肝细胞修复和抑制肝细胞病变。本品主要用来治疗各种急性肝炎、迁延性肝炎、慢性肝炎。

◆ **常见商品名及用法**

华能酶灵胶囊

每粒0.15克，每盒24粒。口服，1次2～3粒，1日3次；肝功能正常后，用量改为1次1～2粒，1日3次。

◆ **适用情况**

本品适用于各种急性肝炎、迁延性肝炎、慢性肝炎，可以有效降低患者的转氨酶。

◆ **常见错误用法**

本品能够显著降低肝炎患者的转氨酶，但是本品的抗病毒功能并不是很理想，因此想要治愈肝炎，必须与其他抗病毒的药物一起联用才能收到好的效果。

肝炎治疗时间较长，治疗期间需要定期去医院检查相关肝功能指标。有时候有的患者会自觉症状减轻或者痊愈而自行停药，其实本品即便在医院证实肝功能已经恢复正常的情况下，仍要继续减量服用1~2个月，以确保受损肝细胞的恢复，防止肝炎的复发。

有的患者为了追求降转氨酶效果，会加大服药剂量，结果出现心律失常、阵发性痉挛等危险情况。非医嘱，不得自行加大用量，如果需要加大用量，也应密切注意观察血药浓度，以免造成危险。

◆ **药品使用注意**

（1）服药期间，应该保持清淡饮食，禁食动物内脏和油腻、煎炸食物。

（2）本品以五倍子成分为主，在与其他含有五倍子成分的药物联用时，应该注意到这一点。

◆ **特殊人群用药指南**

（1）对本品过敏者禁用，过敏体质者慎用。

（2）孕妇慎用本品。

（3）年老体弱者在使用本品前需征询医生的意见，严格按照用量服药。

◆ **药物安全性**

降酶灵胶囊能够降低转氨酶，是治疗各种急性肝炎、慢性肝炎和肝硬化等转氨酶持续升高的良药。其安全性比较高，副作用很小，仅少数高龄患者或者重症者出现肾毒性，但是用药过量时，可能会出现心律失常、阵发性痉挛等危险情况。所以我们在服用本品时，一定要规范用药。

♥ 二十三、三七脂肝丸

本品的主要成分是三七、白术，菊花、莪术、菟丝子、泽泻、白芍、荷叶、赤芍等中药，常见剂型为棕褐色至黑褐色的浓缩水蜜丸制剂。它能健脾化浊，祛痰软坚，改善肝内微循环，增加肝血流量，降低肝内脂肪含量，促进肝脏的脂肪代谢，抑制三酰甘油在肝内的合成。本品主要用来治疗脂肪肝及高脂血症。

◆ 常见商品名及用法

望子隆三七脂肝丸

每袋5克，每盒9袋。口服，1次5克，1日3次。

一般来说，本品在饭后30~45分钟时服用效果最好。

轻度脂肪肝患者服用本品1周左右，脂肪肝便能有效得到改善，其他程度患者一般服用为1~3个疗程（1个疗程为1个月）。

◆ 适用情况

本品主要用来治疗脂肪肝及高脂血症属于肝郁脾虚的患者。

◆ 常见错误用法

有的患者在体检时发现自己有脂肪肝便大惊失色，其实脂肪堆积占肝脏净重小于5%是不需要服药的，患者可以通过饮食和运动便可以使肝脏恢复正常，当脂肪堆积占肝脏净重超过5%时，可以服用本品来进行治疗了。

乙肝患者是可以服用本品的。但是有些乙肝患者会在原来用药的基础上加服本品，就不合适了。乙肝用药，本来就宜少不宜多的，加服本品，可能增加肝脏负担，造成不利影响。

◆ 药品使用注意

服药期间，应该保持清淡饮食，禁食动物内脏和油腻、煎炸食物。

◆ 特殊人群用药指南

（1）对本品过敏者禁用，过敏体质者慎用。

（2）孕妇慎用本品。哺乳期妇女最好不要服用本品。

◆ 药物安全性

三七脂肝丸是国家计委18生物工程首批高科技产品之一，在治疗脂肪肝方面有独特的效果。该药的副作用目前尚不清楚，不过长期超量服用本品，有患者会出现掉发的现象。本品含有白芍、赤芍等具有轻微毒性的成分，最好不要长期服用。

❤️ 二十四、健肝灵胶囊

　　本品的主要成分是五味子、灵芝、丹参等中药，常见剂型为胶囊制剂。它能活血化瘀，补肝益肾，抗肝细胞损伤，降低血清转氨酶，改善肝功能。本品主要用于各种急（慢）性肝炎和迁延性肝炎的治疗。

◆ 常见商品名及用法

　　金汇健肝灵胶囊

　　每粒0.5克，每盒36粒。口服，1次2～3粒，1日3次。

　　一般来说，本品在饭前空腹服用效果最好。

◆ 适用情况

　　本品主要用于各种急（慢）性肝炎和迁延性肝炎的治疗。

◆ 常见错误用法

　　肝病，特别是慢性肝病服药时间比较长，因此有的患者在医院检查，肝功能已经恢复正常了，便会自行停服本品，其实是错误的。服用本品，肝功能恢复正常了，仍要继续按正常量服用1~2个月，以确保病情稳定。治疗期间，1次2片，每日3次的改为1次1片，1日3次；原来1次3片，每日3次的改为1次2片，每日3次。切不可以自认为病情已好就立即停药。增加肝脏负担，造成不利影响，而且容易造成病情反复。

　　有的患者可能平时烟酒比较多，所以会自行买本品当作保肝护肝保健品来用，但是如果肝功能正常的人群，是不建议服用本品的，这类降酶类药给健康的人吃了，反而会加重肝脏负担，可能没病都会吃出病来。

◆ **药品使用注意**

（1）服药期间，应该保持清淡饮食，禁食动物内脏和油腻、煎炸食物。

（2）本品中含有五味子成分，如与其他含有五味子的药物联用时，应该注意其叠加功能。

◆ **特殊人群用药指南**

（1）对本品过敏者禁用，过敏体质者慎用。

（2）孕妇慎用本品。哺乳期妇女最好不要服用本品。

◆ **药物安全性**

健肝灵胶囊能够扩张肝脏血管，改善肝脏的血液循环，促进肝细胞修复和再生，增强肝脏解毒能力，缩脾软肝，效果不错。本品是中药制剂，安全性也比较高。暂时来说，本品的不良反应还不明确，所以我们尽量做到在医生的指导下规范用药。

❤️➕ 二十五、茵白肝炎胶囊

本品的主要成分是茵陈、泽兰、滑石、白茅根、蒲公英和甘草，常见剂型为胶囊制剂。它能清热解毒，利湿退黄，理气活血。本品一般用于急性黄疸肝炎。

◆ **常见商品名及用法**

广生堂茵白肝炎胶囊

每粒0.4克，每盒24粒。温开水送服，1次4粒，1日2次。

一般来说，本品饭前饭后服用都可以，建议饭后服用。

◆ **适用情况**

本品主要适用于急性黄疸肝炎，但是对于湿热型慢性肝炎也有一定效果。

◆ 常见错误用法

本品能够清热利湿，利湿退黄，理气活血，对治疗急性黄疸肝炎有很好的效果。但是本品中含有白茅根成分，茅根性寒，如果是脾胃虚弱、腹泻便溏的患者服用本品后，可能加重体质寒凉状态，给身体带来不利影响，因此脾胃虚弱、腹泻便溏的患者忌服。

本品中含有茵陈，茵陈中的咖啡酸能够升高白细胞数目，利胆止血，抗生育，因此如果患者处于生育期，是不宜服用本品的。

有的时候，患者分不清自己肝炎的类型而服错药物，本品主要针对急性黄疸肝炎和湿热型慢性肝炎，主要表现为肝痛口苦、胸闷、眼睛发黄、皮肤发黄、食欲不振、发热恶寒、有时会伴有恶心呕吐、小便赤黄、舌苔黄腻。对于其他型的肝炎的治疗效果欠佳，因此患者一定要弄清楚自己的肝区不适的类型和原因，才能服用本品做针对性的治疗。

◆ 药品使用注意

服药期间，应该保持清淡饮食，禁食动物内脏和油腻、煎炸食物。

◆ 特殊人群用药指南

（1）对本品过敏者禁用，过敏体质者慎用。

（2）孕妇慎用本品。哺乳期妇女最好不要服用本品。

（3）脾胃虚寒、大便稀溏的患者不宜服用本品。

◆ 药物安全性

茵白肝炎胶囊是纯中药制剂，在治疗急性黄疸肝炎方面有着独特的效果，安全性比较高，副作用很小。但"是药三分毒"，我们要注意合理用药，以免给肝脏造成不必要的负担，在服用本品时，也应该辨清自己的体质，本品并不是普遍适合各种类型肝病患者的。

第二节　适用于肝胆结石、肝胆保健

♥ 一、消炎利胆片

本品的主要成分是穿心莲、苦木、溪黄草，常见剂型为糖衣片剂。它能清热，利胆，解毒，抗菌。本品主要用来治疗因为肝胆湿热引起的口苦、肝疼，急性胆囊炎，胆管炎。

◆ **常见商品名及用法**

广东一力消炎利胆片

每片0.26克，每瓶100片。口服，成人1次6片，1日3次。

一般来说，本品在餐前或者餐后服用都是可以的，但是胃肠功能不好的患者，最好在饭后服用。

◆ **适用情况**

本品主要用于肝胆湿热引起的口苦、肝区疼痛，可以用于急性胆囊炎、胆管炎，各种急（慢）性胆管感染，也可以用于帮助胆结石的排出。

◆ **常见错误用法**

本品作为一种纯中药复方制剂，其疗效显著，不良反应特别小。因此有些患者在自认为胆病，或者曾经有过胆病史再次发作时，总是自行购买本品，自行服用。这是相当不可取的。因为本品如果长期服用，有可能使胆囊萎缩，或者是收缩功能下降，而这些副作用的产生，患者往往是不能自知的，必须要在医院进行彩超检查，才有可能发现。因此切不可自行长时间服用本品，以免对身体产生伤害。

本品能够清热利湿，但是不可以作为肝胆保护用药使用，除非出现症状时，在开始也应该先小剂量服用，症状消失后，应该即时停药。

本品清热祛湿，性属寒凉。因此脾胃寒凉的患者不宜服用本品，以免加重脾胃阴寒，带来不利后果。

◆ **药品使用注意**

服药期间，应该保持清淡饮食，禁食动物内脏和油腻、煎炸食物。

◆ **特殊人群用药指南**

（1）对本品过敏者禁用，过敏体质者慎用。

（2）孕妇因其体质的特殊性，应该慎用本品。

◆ **药物安全性**

消炎利胆片算是我国最常用的家庭药物之一，作为一种传统的肝胆疾病用药，疗效不错，被称为"现代利胆首选良药"。据文献报道，本品有药疹、过敏性休克、剧烈咳嗽等不良反应，故对本品过敏者禁用，过敏体质者慎用。长期服用本品，还是可能会使患者胆囊萎缩或收缩功能下降，而且"是药三分毒"。因此，对本品，我们要坚持没有症状时不要服用；有症状时，也应该避免长期服用；症状停止时即停止服用。

❤➕ **二、金钱草颗粒**

本品的主要成为是金钱草，常见剂型为颗粒制剂。它能清热利湿、通淋消肿，消除结石。本品主要用于黄疸、肝胆结石、尿路结石、热淋、沙淋、尿涩作痛。

◆ **常见商品名及用法**

科瑞制药金钱草颗粒

每袋10克，每盒20袋。温开水冲服，1次10克，1日3次。

◆ **适用情况**

本品主要用于黄疸、肝胆结石、尿路结石、热淋、沙淋、尿涩作痛，也可以用于痈肿疔疮、毒蛇咬伤等情况。

◆ **常见错误用法**

本品对肝胆结石、尿路结石的排出有相当不错的功效。本品对于草酸钙结晶形成的结石有显著的抑制作用，但是对于其他原因形成的结石，效果就不那么明显了。对于较大的结石，本品的作用也不是那么明显。对于较大（直径超过1厘米）的结石，一定要及时就医，通过手术治疗，取出结石。或者先将大的石头通过治疗，分解为较小的石头后，再服用本品来促进排石。

本品有清热利湿的功效，而且为颗粒冲剂，所以有些健康的人会将本品买来当作凉茶饮用，以达到祛火的目的。其实健康无适应证的人，是不应服用本品的，以免加重肝肾负担，造成不利后果。

◆ **药品使用注意**

服药期间，应该保持清淡饮食，禁食动物内脏和油腻生冷、煎炸食物。

◆ **特殊人群用药指南**

（1）对本品过敏者禁用，过敏体质者慎用。

（2）孕妇因其体质的特殊性，应该慎用本品。

（3）本品含有蔗糖成分，因此糖尿病和某些低糖量摄入者应该避免服用。

◆ **药物安全性**

金钱草颗粒作为一种传统的清热祛湿、通淋利胆的肝胆类药物，服用方便，效果不错。其主要的不良反应是部分患者服用后可能产生过敏反应，有微小的副作用。因此我们在服用本品前，最好能事先征询医生或者药剂师的意见，避免盲目用药。

三、茴三硫片

本品的主要成分是茴三硫，常见剂型为薄膜衣片剂。它能增强肝细胞活力，促进胆汁的分泌，也能有效保护肝脏受酒精、四氯化碳、乙酰氨基酚等的损害。本品主要用于胆囊炎、胆结石的治疗，也能辅助治疗急（慢）性肝炎。

◆ **常见商品名及用法**

奥邦茴三硫片

每片0.25克，每盒12片。口服，成人1次1片，1日3次。5～10岁儿童，1次0.5片，1日3次；10～15岁儿童，1次0.5～1片，1日3次；5岁以下儿童避免服用本品。

◆ **适用情况**

本品主要用于胆囊炎、胆结石以及急（慢）性肝炎辅助治疗。

◆ **常见错误用法**

服用本品时，可能加深尿液的黄色，因此要将服用本品引起的黄色与疾病本身引起黄疸而导致尿色加深的黄色进行区分，以免误诊。

本品能够促进胆汁的分泌，所以胆管完全梗阻者使用本品可能有一定危险性，因此在肝胆区出现不适时不能自行服用本品，而应该及时去医院进行检查，在医生的指导下使用。

肝脏和胆管疾病急性发作时不应该服用本品，因为本品可能增加肝细胞或者胆管的负担，使病情恶化。

◆ **药品使用注意**

服药期间，应该保持清淡饮食，禁食动物内脏和油腻生冷、煎炸食物。

◆ **特殊人群用药指南**

（1）对本品过敏者禁用，过敏体质者慎用。

（2）甲状腺功能亢进患者慎用本品。

（3）胆管完全梗阻者禁用本品，严重的肝功能障碍者禁用本品。

（4）儿童不宜服用本品。

（5）孕妇因其体质的特殊性应该慎服本品，哺乳期妇女避免服用本品。

（6）年老体弱患者应该减量服用本品。

◆ 药物安全性

茴三硫片作为一种肝胆科常用的普通药，其效果不错，安全性也是比较高的。本品的常见不良反应是，有的患者会发生荨麻疹样红斑、出疹、皮肤瘙痒等过敏性反应，这些过敏性反应会在停药后自行消失；也有患者发生腹胀、腹泻、软便、肠鸣、腹痛、恶心等胃肠道反应，这些反应会在减停药后缓解或者消失；个别患者甚至会出现心悸等不良反应。因此我们在服用本品时，最好在医生指导下服用，尽量避免长期服用。

♥ 四、多糖蛋白片

本品的主要成分是氨基酸、核酸、多糖，是一种西药制剂，常见剂型为糖衣片剂。它能使白细胞明显上升，提高人体免疫力，调节神经系统机能，促使肝功能好转。本品一般用于传染性肝炎如乙肝的辅助治疗。

◆ 常见商品名及用法

海王金象多糖蛋白片

每片0.3克，每盒48片。口服，1次4～6片，1日3次。

本品最好在饭后服用。

◆ 适用情况

本品一般用于传染性肝炎（如乙肝）的辅助治疗，也可以用于白细胞减少、神经衰弱等症的辅助治疗。

◆ **常见错误用法**

本品虽然是肝病用药，能够辅助治疗传染性肝炎（如乙肝等），有效提高患者的免疫力，促使患者的肝功能好转。但是它始终是一种辅助治疗药，不能直接对肝炎病毒起灭杀作用，因此还是要与其他抗病毒的药物一起使用，才能起到治疗效果。

有的患者可能平时烟酒比较多，所以会自行买本品当作保肝护肝保健品来用，但是如果肝功能正常的人群，是不建议服用本品的。这类降酶类药健康的人吃了，反而会加重肝脏负担，可能没病都会吃出病来。

◆ **药品使用注意**

服药期间，应该保持清淡饮食，禁食动物内脏和油腻、煎炸食物。

◆ **特殊人群用药指南**

（1）对本品过敏者禁用，过敏体质者慎用。

（2）孕妇因其体质的特殊性，应该慎用本品。

◆ **药物安全性**

多糖蛋白片作为一种传染性肝炎的辅助治疗药，能够有效提高这一类患者的免疫力，其安全性是比较高的，少数患者服用后出现恶心、呕吐等轻微的胃肠道反应，有部分患者还会出现腹泻情况，腹泻会在减小药量或者服药数天后自行消失。本品长期服用，可能会对患者的胃肠道造成一定影响，因此我们要尽量避免长期服用。

❤➕ **五、肝苏胶囊**

本品的主要成分是扯根菜，常见剂型为软胶囊制剂。它能降酶，护肝，退黄，健脾。本品能够有效缓解慢性乙型肝炎的临床症状，控制肝炎病程发展，改善患者肝功能指标。本品通常用来治疗各种慢性活动性肝炎、乙肝。

◆ 常见商品名及用法

宝光药业肝苏胶囊

每粒0.42克，每盒48粒。口服，1次4粒，1日3次。儿童用量酌减。

本品按疗程服用效果更好，通常急性病毒性肝炎1个疗程为1个月，慢性活动性肝炎，乙肝1个疗程为3个月。

◆ 适用情况

本品一般用来治疗各种慢性活动性肝炎、乙肝，也可以用来治疗急（慢）性病毒性肝炎、迁延性肝炎，肝郁脾虚、腹胀嗳气以及肝区胀痛。

◆ 常见错误用法

在肝区发生疼痛时，特别是这种疼痛发生得特别突然时，应该先去医院做检查，查明肝区病痛的原因，做到对症下药。本品对于急性肝炎中的病毒性肝炎有特别的效果，但是对于其他急性肝炎的治疗效果就不尽如人意了。

肝炎的治疗时间比较长，特别是慢性肝炎的治疗，通常3个月为1个疗程。在治疗过程中，因为病情发展较慢，很多患者在服药后，会自觉症状很快减轻或者已经治愈而自行停药，这是相当危险的。在服用本品治疗肝炎时，最好按疗程服完，在治疗的过程中，也应定期去医院进行肝功能的相关指标进行检测，最好由医生决定停药时间。

◆ 药品使用注意

服药期间，应该保持清淡饮食，禁食动物内脏和油腻、煎炸食物。

◆ **特殊人群用药指南**

（1）对本品过敏者禁用，过敏体质者慎用。

（2）孕妇因其体质的特殊性，应该慎用本品。

◆ **药物安全性**

肝苏胶囊的主要成分是扯根菜，扯根菜又名赶黄草。在苗家民间千年前就用来治疗肝病，明代的《救荒本草》就记载了它的退黄疸化湿热的功效。证明其在肝病的治疗上效果相当不错，安全性也十分高。但"是药三分毒"，长期服用本品，可能会对肝脏带来一定程度的损害，因此我们要尽量避免长期服用。

♥ 六、胆石通胶囊

本品的主要成分是金钱草、柴胡、黄芩、大黄、茵陈、蒲公英、溪黄草、枳壳等，常见剂型为胶囊制剂。它能清热利湿，利胆排石。本品常用于肝胆湿热、黄疸口苦、右胁疼痛和胆石症、胆囊炎和胆管炎。

◆ **常见商品名及用法**

万年青制药胆石通胶囊

每粒0.65克，每盒48粒。口服，1次4～6粒，1日3次。一般来说10日为1个疗程。

本品对消化道有轻微刺激作用，最好在饭后服用。

◆ **适用情况**

本品常用于肝胆湿热、黄疸口苦、右胁疼痛和胆石症、胆囊炎、胆管炎这些因为肝胆湿热引起的疾病。

◆ **常见错误用法**

本品能够利胆排石，当发现自己有结石症状时，最好先去医院进行检查，确定结石的部位和大小。一般来说，结石的直径小于1厘米，而且肾脏功能正常，没有出现合并感染的条件下，才可以服用药物进行排石。超出这些条件的，最好及时通过手术排石。

本品一般来说按疗程服用，但是在服药过程中，患者如果自觉症状已经减轻甚至是结石已经排出，即可去医院进行检查，确定结石已经排出后，即可停药。

本品说明书上说明了，对胃黏膜有一定的刺激作用，部分患者服用后可能会出现腹泻、消化不良等胃肠道反应，但是如果认为这种反应是正常的而置之不理，其实是错误的。对于出现腹泻情况较为严重时，可以饮用糖盐水或者输液，一般3~4日患者会恢复正常；而对于食欲不振、消化不良情况严重的，应该停药就医。

◆ **药品使用注意**

（1）服药期间，应该保持清淡饮食，禁食动物内脏和油腻、煎炸食物，限制胆固醇的摄取量。

禁止食用易产生气体的食物，如甘薯、马铃薯、豆类、洋葱、汽水和酸性的果汁、咖啡等饮料。

（2）饮用牛奶时，只能饮用脱脂奶。

◆ **特殊人群用药指南**

（1）对本品过敏者禁用，过敏体质者慎用。

（2）孕妇禁用本品，哺乳期妇女慎用本品。

（3）有严重消化道溃疡、心脏病和重症肌无力者禁用本品。

◆ **药物安全性**

胆石通胶囊作为肝胆科常用药，在辅助排出胆结石及在肝胆相关疾病方面有着相当不错的效果，而且为全中药制剂，其副作用目前尚不清楚。有部分患者服用后会出现胃肠道不适反应，长期服用，本品会对胃黏膜有一定的刺激作用，产生食欲不振、消化不良等反应，此时可以停药就医。同时，在服用本品排石时，患者也应该在生活、饮食方面做到科学、健康、合理。

❤️ 七、利胆排石片

本品的主要成分是金钱草、茵陈、黄芩、木香、郁金、大黄、槟榔、枳实等，常见剂型为片剂。它能疏通胆小管和胆汁在微细胆小管内的淤积，增加胆管舒缩，改善肝脏脂肪代谢，抗脂肪肝，同时还能消炎、利尿。本品主要用来治疗各种结石疾病。

◆ 常见商品名及用法

同仁堂利胆排石片

每片0.25克，每瓶80片。口服，用于排石时，1次6~10片，1日2次；用于炎症时，1次4~6片，1日2次。

◆ 适用情况

本品主要用来治疗各种结石疾病，如胆管结石、胆囊结石、胆总管结石、胆囊炎、肾结石等疾病。

◆ 常见错误用法

本品能够利胆排石，当发现自己有结石症状时，最好先去医院进行检查，确定结石的部位和大小。一般来说，结石的直径小于1厘米，而且肾脏功能正常，没有出现合并感染的条件下，才可以服用药物进行排石。超出这些条件的，最好及时通过手术排石。

本品虽然是中药制剂，服用后，没有明显的副作用，但不是所有患上结石的患者都可以随意服用。除了孕妇禁服本品之外，平时身体虚弱和肝功能不良的患者应该慎用本品，因为本品有大黄、芒硝、槟榔这一类药性较强甚至是有轻微毒性的中药，可能这两类患者会因为身体本身的原因承受不了，带来不好的结果。因此，这两类患者最好在医生或者药剂师的指导下服用本品。

◆ 药品使用注意

（1）服药期间，应该保持清淡饮食，禁食动物内脏和油腻、煎炸食物，限制胆固醇的摄取量。

（2）一般来说，饮食中的脂肪应限制在20克左右。

（3）禁止食用易产生气体的食物，如甘薯、马铃薯、豆类、洋葱、汽水和酸性的果汁、咖啡等饮料。

（4）饮用牛奶时，只能饮用脱脂奶。

◆ **特殊人群用药指南**

（1）对本品过敏者禁用，过敏体质者慎用。

（2）孕妇禁用本品，哺乳期妇女慎用本品。

（3）体弱、肝功能不良者慎用本品。

（4）胆管完全梗阻者禁用本品。

◆ **药物安全性**

利胆排石片作为结石症患者常用药物效果很好，安全性很高，副作用目前尚不明确，但是部分患者服用后，可能出现轻微腹泻等胃肠道不适反应，同时，本品药性较为强烈，体弱和肝功能不良者应该慎用。在服用本品的时候，也应该注意饮食清淡合理，控制胆固醇和脂肪的摄入量。本品药性效强，不宜长时间服用。

八、金龙舒胆胶囊

本品的主要成分是金钱草、龙胆、茵陈、柴胡、黄芩、木香、大黄、滑石等，常见剂型为胶囊制剂。它能清热利胆，疏肝理气，能够充分融合胆汁，调节胆汁成分和酸碱度，消炎止痛，快速消除患者不适症状。同时有溶石、排石、保肝护肝的作用。本品主要用于急（慢）性胆囊炎、胆结石、胆息肉等症。

◆ **常见商品名及用法**

双龙金龙舒胆胶囊

每粒0.5克，每盒30粒。口服，1次6粒，1日3次。

一般来说本品在饭后15～30分钟内服用效果最好。

◆ **适用情况**

本品主要用于湿热型、湿热兼气滞型的急（慢）性胆囊炎、胆结石、胆息肉等症。

◆ **常见错误用法**

本品能够利胆排石，当发现自己有结石症状时，最好先去医院进行检查，确定结石的部位和大小。一般来说，结石的直径小于1厘米，而且肾脏功能正常，没有出现合并感染的条件下，才可以服用药物进行排石。超出这些条件的，最好及时通过手术排石。

本品不宜长期服用，因为长期服用本品会产生一定的耐药性。因此服用本品排石时，最好在患者自觉症状减轻或者痊愈时，可以停药去医院进行检查，一旦确定结石已经排出，即可停药。

◆ **药品使用注意**

（1）服药期间，应该保持清淡饮食，禁食动物内脏和油腻、煎炸食物，限制胆固醇的摄取量。

（2）一般来说，饮食中的脂肪应限制在20克左右。

（3）禁止食用易产生气体的食物，如甘薯、马铃薯、豆类、洋葱、汽水和酸性的果汁、咖啡等饮料。

（4）结石患者饮用牛奶时，只能饮用脱脂奶。

◆ **特殊人群用药指南**

（1）对本品过敏者禁用，过敏体质者慎用。

（2）孕妇禁用本品。

◆ **药物安全性**

金龙舒胆胶囊以中医辨证疗法为基本，根据"六腑以通为用"原则制成，能够清热利胆，溶石、排石、保肝护肝，实在是肝胆科的良药。作为中药制剂，安全性是比较高的，副作用小，有少数患者在服用本品后会出现大便次数增多等现象。值得一提的是，本品虽然在药店可以买得到，但实际上是一种处方药，最好在医生或者药剂师的指导下服用。

💠 九、胆宁片

本品的主要成分是大黄、虎杖、青皮、陈皮、山楂、郁金和白茅根，常见剂型为薄膜衣片剂。它能疏肝利胆，清热通下，促进胆汁分泌，减轻胆囊炎症，防止胆固醇型结石形成，预防肝脏脂肪变性。本品主要治疗慢性胆囊炎，最新发现胆宁片也可以用来治疗非酒精性脂肪肝。

◆ **常见商品名及用法**

亚宝胆宁片

每片0.25克，每瓶100片。口服，1次5片，1日3次。

一般来说，本品在饭后15~30分钟内服用效果最好。

◆ **适用情况**

本品主要用于肝郁气滞、湿热未清所致的有右上腹隐痛、容易食胀、胃痛、嗳气、便秘症状的慢性胆囊炎，最新发现胆宁片也可以用来治疗非酒精性脂肪肝。

◆ **常见错误用法**

本品是现在市面上少见的有防石、溶石功能双重效果的中药制剂，对于胆结石有独特的效果，但并不意味着本品能够治疗所有的胆结石。一般来说，患者发现自己有胆结石症状时，应该先去医院进行影像学检查，确定结石的位置和大小，如果结石比较小，可以服用本品进行排石，如果结石直径较大，则最好通过手术排石。

本品可以作为改善便秘的常规用药，但是发生习惯性便秘时，应该先去医院查明原因后，再服用本品，以免延误病情。

本品适用于抗肝脏脂肪变性和非酒精性脂肪肝的治疗，但是不是所有肝病都可以服用本品。肝病情况复杂，类型较多，肝区出现问题，一定要去医院检查，查明原因，再针对性地服药。

有的患者服用本品后，会出现大便次数增多的现象，这属于服药后的正常情况，但是如果大便次数增至3次以上，类似于腹泻症状时，应该减量服用。

◆ **药品使用注意**

（1）服药期间，应该保持清淡饮食，禁食动物内脏和油腻、煎炸食物，限制胆固醇的摄取量。

（2）一般来说，饮食中的脂肪应限制在20克左右。

（3）禁止食用易产生气体的食物，如甘薯、马铃薯、豆类、洋葱、汽水和酸性的果汁、咖啡等饮料。

（4）结石患者饮用牛奶时，只能饮用脱脂奶。

（5）在服用本品的同时，不宜服用滋补类中药。

◆ **特殊人群用药指南**

（1）对本品过敏者禁用，过敏体质者慎用。

（2）孕妇禁用本品。

◆ **药物安全性**

胆宁片具有消炎利胆、防石和抗肝脏脂肪变性的功能，在治疗慢性胆囊炎和胆结石方面有效，属于胆管系统常用的中成药之一。其安全性是比较高的，副作用较小。有的患者服用后，会出现大便次数增加，但是出现每日排便增至3次以上的患者，应该减量服用本品。而且"是药三分毒"，为避免长期服用本品给肝肾带来不利影响，我们应该尽量避免长期服用本品。

❤➕ 十、利胆止痛片

本品的主要成分是柴胡、赤芍、枳壳、甘草、茵陈、蒲公英、板蓝根、苍术等中药，常见剂型为糖衣片剂。它能清热利胆，理气止痛。本品主要用于肝区疼痛，急（慢）性肝炎、胆囊炎引起的黄疸症状。

◆ **常见商品名及用法**

云丰利胆止痛片

每片0.25克，每盒54片。口服，1次6片，1日3次。

若服药2周症状无缓解，应该停药就医。

◆ **适用情况**

本品主要用于肝胆湿热所致的肝区疼痛，或者因为急（慢）性肝炎、胆囊炎引起的黄疸症状。

◆ **常见错误用法**

本品能够清热利胆，理气止痛及缓解肝区疼痛，但是如果患者同时有感冒发热症状，不宜服用。因为本品的主要成分之一是柴胡，柴胡性寒凉，而感冒发热患者有可能处于虚热状态，服用本品，可能引起不利后果。

本品含有赤芍，赤芍能够活血化瘀，因此月经不规律的患者服用本品，可能造成经期出血量增加，对身体不利。

◆ **药品使用注意**

（1）服药期间，应该保持清淡饮食，禁食动物内脏和油腻、煎炸食物，限制胆固醇的摄取量。

（2）在服用本品期间，不宜同时服用滋补性中药。

◆ **特殊人群用药指南**

（1）对本品过敏者禁用，过敏体质者慎用。

（2）感冒发热患者不宜服用本品。

（3）高血压、肝病、糖尿病、心脏病、肾病等慢性病情况严重的患者应该在医生指导下服用本品。

（4）晕眩症状严重者应该及时去医院就诊。

（5）月经紊乱者，应该在医生指导下服用本品。

（6）孕妇因其体质的特殊性，应该慎用本品。哺乳期妇女服用本品前应事先咨询医生的意见。

◆ **药物安全性**

利胆止痛片在治疗肝胆湿热所致的肝区疼痛，急（慢）性肝炎、胆囊炎所致的黄疸等症状上有效果，作为中药制剂，副作用目前尚不明确，小数患者在服用本品后，可能出现胃肠道不适反应。同时本品中有柴胡、板蓝根、赤芍等中药，为了避免给肝肾增加负担，不应长期服用。本品是一种处方药，应该在医生指导下服用。

十一、双环醇片

本品的主要成分是双环醇，常见剂型为片剂。它能保护肝细胞膜和线粒体，减轻肝脏的炎性损伤，增加肝脏蛋白质的合成，防止肝纤维化，促进肝细胞再生，有效降低肝病患者的转氨酶。本品主要治疗转氨酶升高。

◆ **常见商品名及用法**

百赛诺

每片0.25克，每盒18片。口服，成人1次1片，必要时可以1次2片，1日3次。

本品餐后1~2小时服用效果最好，每日3次的间隔时间以6~8小时为合适。一般来说，本品最少服用6个月。

◆ **适用情况**

本品主要用于降低慢性肝炎患者的转氨酶升高。

◆ **常见错误用法**

本品服药时间比较长，一般为6个月，有的患者在医院检查，转氨酶已经恢复正常了，便会自行停服本品，这其实是错误的。服用本品，转氨酶正常后，仍要继续按正常量服用3个月，稳定病情后，再减量服用1个月。治疗期间，1次1片，每日3次的患者，改为1次1片，1日2次；原来1次2片，每日3次的患者改为1次1片，每日3次。

切不可以自认为病情已好，就立即停药。

本品能够有效降低慢性肝炎患者转氨酶，但是对于肝炎病毒并没有很好的灭杀功能。在治疗肝病时，需与其他灭杀肝炎病毒的药物联用，单服本品，降低转氨酶，并不能起到根治肝炎的效果。

◆ **药品使用注意**

服药期间，应该保持清淡饮食，禁食动物内脏和油腻、煎炸食物，限制胆固醇的摄取量。

◆ **特殊人群用药指南**

（1）对本品过敏者禁用，过敏体质者慎用。

（2）孕妇因其体质的特殊性，应该慎用本品。哺乳期妇女服用本品前应事先咨询医生的意见。

（3）肝功能失代偿患者如胆红素明显升高、低白蛋白血症、肝硬化腹水、食管静脉曲张出血、肝性脑病和肝肾综合征者慎用本品。

（4）儿童用量需咨询医生意见，减量服用。

（5）70岁以上的老年患者，用量应该咨询医生意见。

◆ **药物安全性**

双环醇片可以明显改善慢性乙肝和慢性丙肝患者的临床症状，持续稳定地降低血清氨基转移酶，其安全性比较高，副作用小，一般可能出现皮疹、头晕、头痛、胃部不适、腹胀、血红蛋白和白细胞计数异常、胆红素和转氨酶升高、血小板下降、睡眠出现障碍等不良反应。一般来说，出现这些不良反应，无须停药（停药症状即可缓解）。

💠 **十二、平肝舒络丸**

本品由柴胡、青皮、佛手、香附、羚羊角粉、木瓜、防风等

43味中药精制而成，常见剂型为棕红色的水蜜丸制剂。它能活血祛风，平肝疏络，理气养阴，能抑制乙肝病毒复制，促进肝细胞再生，快速降低谷草转氨酶和谷丙转氨酶。本品主要用于治疗因为肝气郁结、经脉不通引起的胸胁胀痛、肩背窜痛、手足麻木、筋脉拘挛。

◆ 常见商品名及用法

同仁堂平肝舒络丸

每丸6克，每盒10丸。（大丸）口服，35克装的，1次3.5克，1日2次。每丸6克的，1次1丸，1日2次。以温黄酒或者温开水送服。

◆ 适用情况

本品主要用于治疗因为肝气郁结、经络不通引起的胸闷、心痛、肝区疼痛、肩背串痛、手足发麻、筋脉拘挛等症。

◆ 常见错误用法

有的患者可能平时烟酒比较多，所以会自行买本品当作保肝护肝保健品来用，但是如果肝功能正常的人群，是不建议服用本品的。这类降酶类药健康的人吃了，反而会加重肝脏负担，可能没病也会吃出病来

发生肝区疼痛，或者乙肝患者肝功能出现异常时，千万不可以盲目地使用本品进行治疗，以免加重肝脏受损情况，而应该去医院接受正规的检查后，查明病因，再对症服药。

本品虽然能够治疗乙肝，并且能够在一定程度上杀死体内部分病毒，但是本品主要用于活动性肝炎患者，以及慢性肝炎患者的治疗，其他情况的乙肝患者服用本品，效果可能欠佳。因此一定要先了解自己的病情，有针对性的服药。

服用本品的时候，会因个体和病情的差异而效果有所不同。但是患者不可以因为自己觉得病情减轻或者痊愈便自行停药，否则容易造成病情反复，给身体带来严重的后果。当患者自觉身体恢复健康时，应该去医院接受相关肝功能指标的检查，再由医生确定停药时间。

本品能够活血化瘀，如果女性患者处于经期，应该在月经后1周再服用本品，以免加大经期出血量。

◆ **药品使用注意**

（1）服药期间，应该保持清淡饮食，禁食动物内脏和油腻、煎炸食物，限制胆固醇的摄取量。

（2）在服用本品的同时，最好不要服用其他滋补性的中药和对中药药性有影响的食物和饮料。

◆ **特殊人群用药指南**

（1）对本品过敏者禁用，过敏体质者慎用。

（2）孕妇因其体质的特殊性，应该慎用本品。哺乳期妇女服用本品前应事先咨询医生的意见。

（3）经期女性，最好在经期停服本品，经期过后1周再恢复服用。

（4）本品处方中含朱砂，不宜过量久服，肝肾功能不全者慎用。

◆ **药物安全性**

平肝舒络丸作为一种纯中药的肝病用药，其安全性比较高，副作用十分小。有个别患者服用后会产生腹泻、恶心、呕吐、食欲减退等不良反应，同时长期服用本品，可能产生肾毒性，对身体造成不利后果。

❤➕ 十三、慢肝解郁胶囊

本品是在古方"逍遥散"的基础上增加了延胡索、丹参、香橼、三棱等药组成。其主要成分是当归、白芍、柴胡、丹参、白术、茯苓等13味中药，常见剂型为胶囊制剂。它能够健脾养血，疏肝解郁。本品主要用来治疗迁延性肝炎或慢性肝炎。

◆ 常见商品名及用法

地奥九泓制药厂慢肝解郁胶囊

每粒0.25克，每瓶100粒。口服，1次4粒，1日3次。

◆ 适用情况

本品主要用来治疗有肝区胀痛、胸闷、食欲不振、腹胀便溏等症状的迁延性肝炎或慢性肝炎。

◆ 常见错误用法

当肝区突然发生疼痛、胀痛时，不应该服用本品，而应该尽快去医院查明原因，做针对性的治疗。因为本品主要针对慢性肝炎和迁延性肝炎，不适用于急性肝炎和其他类型的肝炎。但是本品能够缓解肝区胀痛，有可能患者服用后症状解轻而放松警惕，结果延误病情。

一般来说，本品商品包装上说明，肝肾阴虚者不适合本品，但是有些患者不了解自身情况而照服不误，结果给身体带来不利影响。肝肾阴虚的主要表现为头晕目眩、眼干、肢体麻木、口燥咽干、容易疲劳、失眠多梦、肝区隐痛、耳鸣、腰膝经常性酸痛、舌红少苔、男性易遗精、女性月经量少等。因此在服用本品时，患者一定要注意辨清自己的体质。

有的患者可能平时烟酒比较多，所以会自行购买本品当作保肝护肝保健品来用，但是如果肝功能正常的人群，是不建议服用本品的。这类降酶类药健康的人吃了，反而会加重肝脏负担，可能没病都会吃出病来。只有达到抗病毒治疗标准（转氨酶超过80U/L，病毒DNA达10^4拷贝/mL或10^5拷贝/mL）时，才需要进行抗病毒治疗。

◆ 药品使用注意

（1）服药期间，应该保持清淡饮食，禁食动物内脏和油腻、煎炸食物，限制胆固醇的摄取量。

（2）在服用本品期间，最好不要同时服用滋补性中药以及其他对中药药性有影响的食物和饮料。

◆ 特殊人群用药指南

（1）对本品过敏者禁用，过敏体质者慎用。

（2）孕妇因其体质的特殊性，应该慎用本品。哺乳期妇女服用本品前应事先咨询医生的意见。

◆ 药物安全性

慢肝解郁胶囊，作为纯中药护肝药，其疗效和安全性未经大量的医学资料证实，其不良反应为偶有恶心、呕吐、头痛、口干、头晕、失眠、食欲减退、腹泻、便秘、视力模糊、皮疹、心慌等。但是对患者的肝、脾、肾无毒性反应。本品长期服用，会产生一定的耐药性，这一点要引起患者的注意。

第七章 妇科用药

1. 简要说明

一般来说，市场上的常用妇科用药分为中药和西药两大类。

中药又分口服类，如金鸡胶囊、花红片、妇科千金片等。这类口服型的妇科药从调理女性的体质入手，大多清热解毒，能调理女性的内分泌。一般可以用作慢性妇科炎症的辅助治疗用药。不足之处是起效较慢，针对性不强，单纯使用这类药进行治疗，可能使引起炎症的病原体扩散、发展，耽误病情。

外用类中药以洁尔阴、妇炎洁等各种洗液为代表。这类洗液能够清热燥湿，杀虫止痒，适用范围广，几乎各种阴道炎症都可以治疗，但是针对性没有西药强，一直使用中药洗液可能久病不愈，对于急性滴虫、真菌、细菌感染时，最好还是选用抗滴虫和抗真菌的西药。

西药妇科药，如硝酸咪康唑、氧氟沙星片等很多是广谱抗生素，对各种急性滴虫、真菌、细菌感染、宫颈糜烂等妇科疾病有特别的效果，起效快，针对性强。但是存在容易改变阴道酸碱性和过多使用时容易产生耐药性的特点，应该引起大家的注意。

2. 妇科外用药注意事项

首先要选择正确的用药时间。一般的阴道外用药，应该选择临睡前使用，这样能够让药物充分溶解吸收。

其次应该选择正确的位置。阴道内给药，都要选择恰当的位置，一般以深入阴道2厘米的位置为适中，可以避免药物脱落和流动。

使用前应该先进行清洗。在使用外用药前，应该先冲洗阴道（温水、清水或者医生配给的洗液都可以），以减少分泌，从而使药物更快被吸收。

治疗要彻底。有些患者自己觉得症状消失便自行停药，但事实上病原体可能没有被完全杀灭而存在复发的危险。自觉症状消失时，最好先去医院进行阴道分泌物常规化验。在化验发现结果正常后，仍需继续使用外用药物一段时间，这样更为保险。

生活中也要配合药物治疗，平时保持外阴清洁干燥，治疗期间，患者适合穿宽松透气的内衣，清洗外阴的盆、毛巾等甚至每日穿的内衣都应该进行消毒杀菌处理为佳。

3. 妇科用药之外应该注意的事项

首先，关于女性清洗阴道这件事，最好选用清水。用碱性的物品，如肥皂清洗阴道，会破坏女性阴道原本的弱酸性环境，杀死原本对身体有益的阴道杆菌，使阴道抵抗能力下降，容易发生感染，同时阴道黏膜组织也容易受刺激，引起水肿，造成排尿困难。同时有一些妇科洗液虽然接近于中性或者弱酸性，也不能长期用来清洗阴道，它们同样可能杀死阴道内原本存在的有益身体的阴道菌群，破坏阴道的正常酸碱平衡。因此，平时女性清洗阴道时只需用清水或者温水就可以了，不要乱用各种阴道洗液。

其次，如果配偶也出现了感染症状，是需要一起接受治疗的。通常男性只要服用口服药就可以了。在妇科病治疗期间，是忌行房事的，不要因为一时快感而延误病情。

女性在月经期，治疗阴道炎症的各种洗液、栓剂、泡腾片都应该暂停使用，同时止血药、活血化瘀的中药、减肥药、泻药这一类药品都应该暂时停服，以免影响正常月经量，带来不利影响。

4. 痛经用药知识

痛经可以分为原发性痛经和继发性痛经。原发性痛经又称为功能性痛经，这种痛经无生殖器官病变，而继发性痛经一般是因为盆腔脏器产生病变（如盆腔炎、子宫内膜异位等）引起。原发性痛经的患者多为月经初潮后2～3年的青春期和未婚女性，继发性痛经多见于育龄期妇女。

发生痛经，先应该去医院检查有无生殖器官病变，同时可以根据痛经的类型来选择适当的药物来缓解疼痛。

经前或者月经初期发生痛经，疼痛时拒按，经行不畅，经血色调暗淡，且有块状凝固物在内，有时还伴有乳房胀痛情况时，可以选用益母草颗粒、元胡止痛片等。

平时感觉冷痛拒按，肢体冰冷，怕寒喜热，疼痛程度得热（如喝热茶、热饮、吃热食）减轻，可以选用艾附暖宫丸、痛经片。

平时就有小腹隐痛，在经前或者经期内疼痛加重，有时月经量会偏多，经期时间加长，平时白带量多色黄，可以选用妇科千金片或者花红片等。

经期或者经期过后，小腹隐痛，喜按，月经量少而色淡，有的伴有神疲乏力、头晕耳鸣、腰骶酸痛的情况，可以选用乌鸡白凤丸、人参归脾丸等。

痛经有寒热虚实之分，用药时应该根据自己的病因和症状，用适当的药物来进行治疗，不可以将别人的用药经验照搬照用。

第一节　适用于瘙痒、白带异常等阴道炎症

对于细菌、真菌、衣原体等病原体引起的急性感染，最好按疗程使用抗菌药物治疗。

一、金鸡胶囊

本品的主要成分是金樱根、鸡血藤、千斤拔、功劳木、两面针和穿心莲，常见剂型为胶囊制剂。金鸡胶囊能够调节女性内分泌，促进盆腔的血液循环，增加盆腔免疫功能，消除某些妇科炎症。本品主要用于附件炎、子宫内膜炎。

◆ 常见商品名及用法

灵峰金鸡胶囊

每粒0.35克，每盒48粒。口服，1次4粒，1日3次。服用本品2周症状无缓解者，应该停药就诊。

饭后服用可以减少对胃肠道的刺激，也有利于药物的吸收。

◆ 适用情况

本品主要用于附件炎、子宫内膜炎，也可以用于因为湿热下注引起的盆腔炎等妇科疾病。

◆ 常见错误用法

本品能够清热解毒，健脾祛湿，通络活血。治疗附件炎、子宫内膜炎等妇科疾病，但是在女性经期，并不适合服用本品。有的女性经期照服不误，结果引起出血量异常，最好应该等到月经后三天左右，身体得到一定程度的恢复后再服用本品。

本品虽然能够治疗一些妇科疾病如附件炎、子宫内膜炎等，但是不意味着本品能够治疗所有的妇科疾病，比如本品就对宫颈糜烂没有明显的效果。所以患者在服用本品前，最好能到医院进行检查，咨询医生，做到对症下药。

一些女性因为生活习惯等原因，某些妇科疾病反复发作，于是会习惯性地服用本品来进行治疗。据报道，本品有一定的肾毒性，服用过量或者服用时间过长，能够引起肾脏损害，可能导致肾炎和急性肾功能衰竭，因此本品不能随便长期服用。

本品是一种非处方药，具有养阴清热，燥湿解毒功能，性属温凉，但是如果患者出现带下清稀，说明患者体质虚寒，此时服用本品可能雪上加霜，加重患者症状。另外，如果患者出现赤带，则要警惕肿瘤或者引起体内出血的疾病，不应该当作普通妇科病进行治疗，而应该立即去医院就诊。

◆ 药品使用注意

服药期间，应该保持清淡饮食，忌食生冷、辛辣、油腻食物。

◆ 特殊人群用药指南

（1）对本品过敏者禁用，过敏体质者慎用。

（2）孕妇禁用本品。

（3）有肾功能不良或者肾病的患者应该慎用本品。

◆ 药物安全性

金鸡胶囊作为一种常见妇科非处方药，在附件炎、子宫内膜炎和因为湿热下注引起的盆腔炎方面有着相当突出的效果。其服用方便，安全性高，副作用小，少数患者服用后会出现胃肠道不适的症状，但是本品有肾毒性，长期服用可能引起肾炎和急性肾衰竭，因此，在服用本品时，一定要注意合理用药，避免长期服用本品。

♥ 二、妇科千金片

本品的主要成分是千斤拔、单面针、金樱根、穿心莲、功劳木、党参、鸡血藤、当归，常见剂型为薄膜衣片。它能清热除湿、益气化瘀、抑菌、抗炎、镇痛、增强免疫力。本品主要用于带下病、慢性盆腔炎、子宫内膜炎和慢性宫颈炎。

◆ 常见商品名及用法

千金药业妇科千金片

每盒72片或者108片。温开水送服，1次6片，1日3次。一般来说，服药2周症状无缓解者应该及时去医院就医。

◆ 适用情况

本品适用于湿热瘀阻造成的带下病、腹痛、慢性盆腔炎、子宫内膜炎和慢性宫颈炎。

◆ 常见错误用法

本品能够清热除湿，益气化瘀，用来治疗湿热瘀阻所致的带下带和腹痛，一般患者表现为带下量多、小腹疼痛、神疲乏力、腰骶酸痛、带色黄、质稠等。但是当患者腹痛特别剧烈时，就有可能是由其他原因如急性肠胃炎等疾病引起的，这时应该及时去医院就诊，以免延误病情。

同时，如果患者出现赤带时，患者可能存在体内出血的情况。而更年期妇女出现赤带就要怀疑可能由肿瘤引起的，此时不应该当作普通妇科病服用本品来进行治疗，而应该及时去医院就诊。

本品能够治疗因为湿热引起的妇科疾病，但是本品的成分中，补益成分较多，偏重于补气化瘀的功效，特别适用于带下病的治疗，而对于妇科炎症的治疗，功效就不如人意，患者在服用时，应该注意到这一点。

本品针对不同的妇科疾病，其疗程是不一样的，用于治疗慢性盆腔炎、宫颈炎和子宫内膜炎，以10~14日为1个疗程，有效时连服2~3个疗程，如果连服2周后，无明显好转，可以停药1周，再服第2个疗程。治疗附件炎，一般服用5盒为1个疗程。治疗霉菌性阴道炎和子宫糜烂，以3盒为1个疗程。

◆ **药品使用注意**

服药期间，应该保持清淡饮食，忌食生冷、辛辣、油腻食物。

◆ **特殊人群用药指南**

（1）对本品过敏者禁用，过敏体质者慎用。

（2）少女、孕妇或者绝经后患者应该在医生指导下服用本品。

（3）有高血压、心脏病、肝病、糖尿病、肾病等慢性病严重者应该在医生指导下服用本品。

（4）经期服用本品，其用量最好咨询专业医生。

◆ **药物安全性**

妇科千金片作为妇科疾病的良药，片剂服用方便，在补气化瘀治疗带下病这一方面有着显著的功效。其安全性比较高，暂时没有发现任何副作用。但是我们要把握一点，是药三分毒，平时注意合理用药，对症下药。

♥➕ **三、康妇炎胶囊**

本品的主要成分是蒲公英、败酱草、薏苡仁、苍术、当归、香附、川芎、延胡索（制）、泽泻、白花蛇舌草，常见剂型为胶囊制剂。它能清热解毒，除湿止带，化瘀散滞。本品主要用于带下量多、月经量少、经期错后和痛经。

◆ **常见商品名及用法**

步长康妇炎胶囊

每粒0.4克，每盒48粒。温开水送服，口服，1次3粒，1日2次。

本品饭后服用效果更好。

一般来说，服药2周症状无缓解者，应该及时去医院就医。

◆ **适用情况**

本品主要用于湿热蕴结造成的带下量多、月经量少、经期错后和痛经。

◆ **常见错误用法**

本品是一种非处方药，能够清热解毒，化瘀行滞，性属温凉。但是如果患者出现带下清稀，或者大便稀溏，说明患者处于体质虚寒状态，此时服用本品，可能雪上加霜，加重患者症状。

如果患者出现赤带时，患者可能存在体内出血的情况。而更年期妇女出现赤带就要怀疑可能是肿瘤引起的，此时不应该当作普通妇科病服用本品来进行治疗，而应该及时去医院就诊。同时本品主要针对患者月经量少的情况，月经量多的患者就不宜使用本品了。

如果患者带下且伴有阴痒情况时，患者可能有滴虫性阴道炎甚至肝肾脾功能失调，情况较为复杂，普通人凭肉眼很难找到发生的原因，因此患者应该及时去医院检查，查明原因，以免延误病情。

当患者妇科病伴有尿频、尿急、尿痛情况时，患者会以为是妇科病的伴随症状，照服本品进行治疗，其实尿频、尿急、尿痛的原因比较复杂，很有可能由非淋菌性尿道炎、阴道炎等疾病引起，服用本品药不对症，可能会造成严重后果，患者此时也应该及时去医院检查，查明原因。

在经期，如果服用本品是用来治疗痛经，是可以照服的。如果是用来治疗妇科炎症，则最好在月经干净后再继续服用。

◆ **药品使用注意**

服药期间，应该保持清淡饮食，忌食生冷、辛辣、油腻食物。

◆ **特殊人群用药指南**

（1）对本品过敏者禁用，过敏体质者慎用。

（2）便溏或者月经量多者不宜服用本品。

（3）带下清稀者不宜服用本品，带下伴有阴痒、尿频、尿急、尿痛者，应该去医院就诊。

（4）有赤带者应该及时去医院就诊。

（5）孕妇禁用本品。

◆ **药物安全性**

康妇炎胶囊作为妇科带下病常用处方药，帮助很多患者解决了痛经、月经量少、经期错后、带下量多等妇科问题，是中药制剂，安全性比较高，副作用小，对肾的毒害性也十分小，长期服用也不会产生耐药性。但是值得注意的是，脾胃虚寒或者寒性体质的患者服用本品后，可能会出现一些不良反应，这时应该及时和医生沟通处理。

❤➕ 四、妇炎康

本品的主要成分是赤芍、土茯苓、三棱、川楝子（炒）、莪术（醋炙）、延胡索（醋炙）、芡实（炒）、当归、苦参、香附（醋炙）、黄柏、丹参、山药等中药。常见剂型为胶囊制剂或者片剂。它能清湿热，止带下，促进黏膜愈合，消除下腹坠胀、腰骶酸痛、神疲乏力等慢性妇科炎症，并能有效防止妇科炎症复发。本品主要用来治疗瘀血经和慢性附件炎、盆腔炎、阴道炎、膀胱炎、尿路感染等妇科炎症。

◆ **常见商品名及用法**

桂西制药妇炎康胶囊

每盒48粒，1次4粒，1日3次。

云南白药妇炎康片

每盒72片，1次6片，1日3次。

一般来说，服药2周症状无缓解者应该及时去医院就医。

◆ **适用情况**

本品主要用于因为湿热入侵、气血郁滞引起的瘀血经和慢性附件炎、盆腔炎、阴道炎、膀胱炎、尿路感染等妇科炎症。

◆ **常见错误用法**

本品为非处方药，功能是清热利湿、解毒化瘀、散结止痛。主要针对湿热下注、毒瘀阻滞所造成的妇科疾病，一般表现为带下量多、色黄、味臭、少腹痛、腰骶痛、口苦咽干。这里要注意的是，对少腹痛、多腹胀、带下量少、月经量较少，因有腹痛状况而月经量多的患者不宜服用本品。看病吃药，一定要注意对症。

当患者妇科病伴有尿频、尿急、尿痛情况时，患者会以为是妇科病的伴随症状，照服本品进行治疗。其实，尿频、尿急、尿痛的原因比较复杂，很有可能由非淋菌性尿道炎、阴道炎等疾病引起，服用本品，药不对症，可能会造成严重后果，患者此时也应该及时去医院检查，查明原因。

另外患者如果出现赤带，则要警惕肿瘤或者引起体内出血的疾病，不应该当作普通妇科病进行治疗，而应该立即去医院就诊。

◆ **药品使用注意**

服药期间，应该保持清淡饮食，忌食生冷、辛辣、油腻食物。

◆ **特殊人群用药指南**

（1）对本品过敏者禁用，过敏体质者慎用。

（2）经期和哺乳期女性慎用本品。

（3）孕妇禁服本品。

（4）月经过多者不宜服用本品。

（5）赤带或者伴有尿频、尿急、尿痛者应该去医院进行检查。

（6）糖尿病、心脏者或者有其他疾病的患者，应该在医生指导下服用本品。

◆ **药物安全性**

妇炎康是临床应用很久的纯中药妇科制剂，其疗效确切，安全性比较高，副作用是少数患者服用后，可能会出现月经不调的情况。值得注意的是，本品中含有赤芍成分，有轻微的毒性，除非治疗需要，应尽量避免长期大量服用。另外，妇炎康产品有的是处方药，有的是非处方药，患者在购买时应该注意。

五、抗宫炎软胶囊

本品的主要成分是广东紫珠干浸膏、益母草干浸膏和乌药干浸膏。常见剂型为胶囊制剂。它有显著的抗炎止带、镇痛止血的效果，能够有效缓解宫颈糜烂症状。本品主要用来治疗宫颈炎、宫颈糜烂、盆腔炎、附件炎等妇科疾病。

◆ 常见商品名及用法

佳泰药业抗宫炎软胶囊

每粒0.75克，每盒36粒。温开水送服，1次4粒，1日3次。

一般来说，服药2周症状无缓解者，应该及时去医院就医。

◆ 适用情况

本品主要用来治疗宫颈炎、宫颈糜烂、盆腔炎、附件炎等妇科疾病。

◆ 常见错误用法

本品有止血消炎散瘀的功效，是一种非处方妇科良药，但是商品包装上并没有说清楚要服用多久。一般来说，本品治疗慢性宫颈炎，1次4粒，1日3次，10日为1个疗程，等到月经干净3日后，开始服用第2个疗程，一般需服用3个疗程。治疗慢性盆腔炎，1次4粒，1日3次，10日为1个疗程，在1~2个疗程后视疗效决定是否继续服用。治疗宫颈微波术后阴道不规则出血，1次4粒，1日3次，连服10日即可。因此患者应该根据自己的实际病情，选择合适的服药时间。

宫颈炎的治疗时间比较长，有的患者会在治疗期间因为各种原因而自行停药，其实是不对的。服用本品治疗宫颈炎，必须在一个相当长的时间内，按时服用，确保有效治疗。

当患者妇科病伴有尿频、尿急、尿痛情况时，患者会以为是妇科病的伴随症状，照服本品进行治疗，其实尿频、尿急、尿痛的原因比较复杂，很有可能由非淋菌性尿道炎、阴道炎等疾病引起，服用本品，药不对症，可能会造成严重后果，患者此时也应该及时去医院检查，查明原因。另外，如果患者出现赤带，则要警惕肿瘤或者引起体内出血的疾病，不应该当作普通妇科病进行治疗，而应该立即去医院就诊。

本品作为一种非处方药，能够清热解毒，化瘀行滞，性属温凉，但是如果患者出现带下清稀，或者大便稀溏，说明患者处于体质虚寒状态，此时服用本品，可能雪上加霜，加重患者症状。

◆ **药品使用注意**

服药期间，应该保持清淡饮食，忌食生冷、辛辣、油腻食物。

◆ **特殊人群用药指南**

（1）对本品过敏者禁用，过敏体质者用。

（2）孕妇禁服本品。

（3）脾胃虚弱，尤其是脾胃虚寒者慎服；月经量多者不宜服用。

（4）合并心血管、肝、肾和造血系统等严重原发性疾病，以及精神病、老年痴呆症患者慎用。

◆ **药物安全性**

抗宫炎软胶囊是清热化湿的中成药，安全性高，副作用少，少数患者服用后，会出现头晕等不良反应，一般出现这种反应时，无须停药，不良反应将自动消失。服用本品来治疗妇科炎症，一般来说时间比较长，但是服用本品最好病情一旦得到控制便停用。同时，服用本品前，最好分辨一下自己的体质，脾胃虚寒的患者是不宜服用本品的。

❤ 六、妇乐颗粒

本品由忍冬藤、大黄、大血藤、大青叶、蒲公英、牡丹皮、赤芍等中药精制而成。常见剂型为颗粒制剂。它能清热凉血，消肿止痛，温通经脉，解痉止痛，改善局部微循环，增加细胞的免疫功能。本品一般用来治疗盆腔炎、附件炎和子宫内膜炎。

◆ 常见商品名及用法

宝光药业妇乐颗粒

每袋6克，每盒20袋。温开水送服，1次12克，1日2次。本品一般饭后服用效果更好。

月经期前后3日停用，经期内停用，一般6日为1个疗程。

◆ 适用情况

本品一般用来治疗因为热毒蕴盛、气血郁阻所致盆腔炎、附件炎和子宫内膜炎引起的带下症和腹痛症状，也可以用来治疗如阑尾炎、尿路感染、淋病后遗症等疾病。

◆ 常见错误用法

本品能够治疗因为热毒蕴盛、气血郁滞造成的带下证和腹痛证，但并不是所有的带下证和腹痛证都可以治疗，主要针对的是带下量多、赤白相间，或者色黄有恶臭、腰酸、尿赤便干、舌红苔黄、小腹疼痛时阵发性加剧、检查触碰时痛苦加剧、发热的这些症状，对于其他原因表现出的带下症和腹痛症的治疗效果就不如人意了。患者在服用时，一定要分辨症状，对症服药。

有的患者在服用本品时，会连续不断地服用，查到自觉症状减轻或者痊愈时停止，其实是错的。本品服用时，应该在月经前后和月经期都停用，一般6日为1个疗程，服完1个疗程复检一次，再决定是否需要服用下1个疗程。一般来说，本品服用1～4个疗程即可收到满意效果。

◆ 药品使用注意

服药期间，应该保持清淡饮食，忌食生冷、辛辣、油腻食物。

◆ 特殊人群用药指南

（1）对本品过敏者禁用，过敏体质者慎用。

（2）孕妇禁服本品。哺乳期妇女慎服本品。

（3）脾胃虚弱者宜饭后服用本品，而且应该酌情减量服用。

◆ 药物安全性

妇乐颗粒服用方便，能够有效治疗因为热毒内蕴、气血郁阻所造成的带下症和腹痛证，其安全性是比较高的，临床运用20年左右，暂时还未发现相关的副作用。

七、金刚藤软胶囊

本品由中药金刚藤提炼而成，常见剂型为胶囊制剂。它有较好的抗菌性，能抑制多种急性和亚急性的炎症，并能促使瘀血吸收，消散，能够起到清热解毒、消肿散结的功效。金刚藤软胶囊主要用来治疗附件炎、附件炎包块。

◆ 常见商品名及用法

长城制药金刚藤软胶囊

每粒0.5克，每盒24粒。温开水送服，1次3粒，1日3次。本品一般饭后服用效果更好。

一般来说，本品用来治疗湿热下注型附件炎、附件炎包块和附件炎引起的不孕，应该连续服用2个疗程（4周为1个疗程）。

◆ 适用情况

本品主要用来治疗附件炎和附件炎包块。

◆ 常见错误用法

有的女性患者在经期也会继续服用本品，其实本品有消肿散结、化瘀活血的功效，可能使部分女性月经量增大，同时由于女性在经期免疫力和抵抗力都有所下降，所以在经期最好停服本品。

◆ **药品使用注意**

服药期间，应该保持清淡饮食，忌食生冷、辛辣、油腻食物。

◆ **特殊人群用药指南**

（1）对本品过敏者禁用，过敏体质者慎用。

（2）孕妇禁服本品。哺乳期妇女慎服本品。

◆ **药物安全性**

本品是一种妇科常用处方药，纯中药提炼而成，治疗附件炎和与附件炎相关疾病有着相当不错的效果。中药制剂安全性高，副作用小，其不良反应是偶见胃肠道不适，如呕吐、恶心等反应，一般在停药后不良反应自行消失。但是是药三分毒，我们最好不要长时间服用本品。

❤➕ 八、妇科止带片

本品的主要成分是椿皮、山药、茯苓、龟板、五味子、阿胶、黄柏，常见剂型为片剂。它能调理妇女内分泌，有效改善女性白带异常，增强女性免疫力，有效减轻宫颈因微波治疗后引起的充血、水肿和渗出，使阴道排液量减少，缩短排液时间，清热燥湿，收敛止带。本品通常用于湿热型白带症。

◆ **常见商品名及用法**

吉春制药妇科止带片

每片0.35克，每盒36片。1次4~6片，1日2~3次。本品一般饭后服用效果更好。

服用本品1个月症状无缓解者，应该去医院就诊。

◆ **适用情况**

本品通常用于慢性子宫炎、子宫内膜炎、阴道黏膜炎等引起的湿热型白带症。

◆ **常见错误用法**

本品成分中的黄柏和椿皮有一定的寒性，因此如果患者处于感冒发热状态时，是不宜服用的。

本品能够治疗一些妇科炎症引起的湿热型白带，但是不代表着能治疗所有的妇科疾病。当平素月经正常，突然出现月经量过少，或者经期错后，或者阴道不规则出血这些情况时，应该去医院就诊，而不是服用本品进行治疗，以免延误病情。

有的患者在经期内照服本品不误，其实是错误的。在经期内最好不要服用本品，要等经期干净后，再继续服用本品。

◆ **药品使用注意**

服药期间，应该保持清淡饮食，忌食生冷、辛辣、油腻食物。

◆ **特殊人群用药指南**

（1）对本品过敏者禁用，过敏体质者慎用。

（2）有高血压、肝病、心脏病、肾病、糖尿病等慢性病严重的患者应该在医生指导下服用本品。

（3）感冒发热患者不宜服用本品。

（4）青春期少女及更年期妇女要在医生指导下服用本品。

（5）孕妇因其体质的特殊性，怀孕期间最好不要服用本品。

◆ **药物安全性**

妇科止带片为中药制剂，药性较为温和，副作用小，可以在比较长的时间内服用。但是本品中的黄柏和椿皮具有一定的寒性，长期服用，可能加重脾胃虚寒和体质虚寒的患者的寒性，这一类患者应该注意。

❤➕ 九、杏香兔耳风胶囊

本品的主要成分是杏香兔耳风，常见剂型为胶囊制剂。它有抑菌、止血、抗病毒的功效，能够清热解毒，健脾燥湿，祛瘀生新。本品主要用来治疗白带过多、带下病和慢性子宫颈炎等妇科疾病。

◆ 常见商品名及用法

普正制药杏香兔耳风胶囊

每粒0.35克，每盒24粒。温开水送服，1次2～3粒，1日3次。肠胃虚寒的患者饭后服用，可以避免刺激胃肠道。

服药2周症状无缓解者，应该停药去医院就医。通常来说，本品30日为1个疗程。

◆ 适用情况

本品主要用来治疗白带过多、色黄黏稠的湿热下注引起的带下病和慢性子宫颈炎等妇科疾病。

◆ 常见错误用法

本品虽然是妇科良药，但是不代表能治疗所有的妇科病。比如患者带下且伴有阴痒情况时，患者可能有滴虫性阴道炎甚至肝肾脾功能失调，情况较为复杂，普通人凭肉眼很难找到发生的原因，因此患者应该及时去医院检查，查明原因，以免延误病情。

患者出现赤带情况时，说明体内可能存在不明原因的出血情况，而这种出血严重的可能由肿瘤引起，这个时候，患者应该及时去医院就诊。

在月经期内最好不要服用本品，等经期过后，月经干净了，再继续服用效果更好。

◆ 药品使用注意

服药期间，应该保持清淡饮食，忌食生冷、辛辣、油腻食物。

◆ 特殊人群用药指南

（1）对本品过敏者禁用，过敏体质者慎用。

（2）糖尿病或者其他疾病者，应该在医生指导下服用本品。

（3）孕妇禁服本品。

（4）带下伴阴痒或者有赤带者应该及时去医院就诊。

◆ 药物安全性

杏香兔耳风胶囊为中药制剂，用于治疗慢性子宫炎，安全性比较高，目前尚未见相关副作用的报道。不过在临床治疗过程中发现，服用本品后，患者都有不同程度的阴道排液，其中少数患者还出现了少量阴道流血，这是服药后的正常现象，无须专门治疗。本品因产家不同，有的是非处方药，有的是处方药，患者在购买时应该注意。

➕ 十、硝呋太尔片

本品是硝呋太尔和制霉素的复方制剂，常见剂型为片剂。它具有超强的杀菌、杀滴虫活性和一定程度的抗真菌的功效。本品主要用于治疗细菌性阴道病、滴虫性阴道炎和念珠菌阴道炎和外阴炎。

◆ 常见商品名及用法

麦咪诺硝呋太尔片

每片0.2克，每盒20片。本品治疗不同的疾病时，用法用量各不相同，用于治疗阴道感染时，1次1片，1日3次，连续口服7日。

本品一般饭后服用，夫妻同服效果更好。

治疗其他疾病时，用法用量依据商品包装说明书。

◆ 适用情况

本品主要用于治疗细菌性阴道病、滴虫性阴道炎和念珠菌阴道炎和外阴炎，也可以用来治疗泌尿系统感染和消化道阿米巴虫及贾第虫病。

◆ **常见错误用法**

本品治疗霉菌性阴道炎有特别显著的效果。但是很多患者服用本品时，不按疗程服用，时断时续，结果变成长期服用本品来治疗霉菌性阴道炎，引起二重感染。服用本品时，一定要按疗程服用，加速治愈疾病，就可以避免二重感染。

服用本品治疗期间是禁止饮酒的，即便在1个疗程结束后，也要经过一段时间才能饮酒，以免引起其他不良反应。

患者在购买硝呋太尔时应该注意分清楚本品有硝呋太尔片（口服）和硝呋太尔阴道片（阴道用药）两种不同的商品。通常硝呋太尔片是口服的，不属于阴道用药，千万别误用。

◆ **药品使用注意**

服用本品期间，禁止饮用含酒精饮品，以免引起不适或者恶心反应。

◆ **特殊人群用药指南**

（1）对本品过敏者禁用，过敏体质者慎用。

（2）原则上本品不会对孕妇有不良影响，但是因为孕妇的体质特殊性，建议怀孕早期不要服用本品。

◆ **药物安全性**

硝呋太尔片作为一种西药复方制剂，对众多妇科疾病有不错的疗效，是妇科常用处方药，其安全性是比较高的，副作用也很少，使用过程中基本没有出现不良反应。但是我们要记得，使用本品时，一定要按疗程服用，服用过程中禁止喝酒，避免二次感染。

➕ 十一、妇科止痒胶囊

本品是由败酱草、白花蛇舌草、横经席、茜草、鸡血藤、当归、蒲公英、延胡索（醋炙）等中药组成的复方制剂，常见剂型为胶囊制剂。它能清热燥湿，杀虫止痒。本品主要用来治疗霉菌性阴道炎、细菌性阴道炎、滴虫性阴道炎等妇科疾病。

◆ **常见商品名及用法**

神通妇科止痒胶囊

每粒0.4克，每盒36粒。口服，1次4粒，1日3次。

◆ **适用情况**

本品主要用来治疗霉菌性阴道炎、细菌性阴道炎、滴虫性阴道炎、真菌性阴道炎、外阴炎、外阴瘙痒宫颈炎、宫颈糜烂、白带赤下、痛经等妇科疾病。

◆ **常见错误用法**

本品主要针对的是各种妇科炎症，但并不是对所有的妇科疾病都有很好的治疗效果，如白带异常，月经错后这些疾病就不一定适合本品。当患者自觉有妇科疾病时，最好先去医院做正规检查，再对症服药。

本品能够治疗白带赤下，但是这种赤下是因为宫颈糜烂等已知原因造成的，如果患者出现不明原因的赤带，则要怀疑患者是否出现内出血或者肿瘤等情况，应该及时去医院查明赤带的原因。

◆ **药品使用注意**

（1）服用本品期间最好保持清淡饮食，忌辛辣、刺激性食物。

（2）服用本品期间最好不要饮酒抽烟。

◆ **特殊人群用药指南**

（1）对本品过敏者禁用，过敏体质者慎用。

（2）孕妇慎用本品。

◆ **药物安全性**

妇科止痒胶囊作为一种妇科常用处方药，确实给许多妇女带来了福音，它选用的中药都是临床上的常用中药，安全性能好，副作用小，而且使用方便。

♥ 十二、妇舒丸

本品的主要成分是党参、白术、当归、杜仲、肉桂、阿胶、黄芩、艾叶等中药，常见剂型为水蜜丸制剂。它能调经止带，补气养血。本品主要用来治疗月经量少、子宫寒冷、月经错后、痛经等妇科疾病。

◆ 常见商品名及用法

云南白药妇舒丸

每袋6克，每盒9袋。口服，1次6克，1日2～3次。本品一般3盒为1个疗程。

服药2周症状无缓解者，应该停药去医院就诊。

◆ 适用情况

本品主要用来治疗气血凝滞、月经量少、子宫寒冷、月经错后、痛经、白带量少，小腹下坠等症状。

◆ 常见错误用法

本品能够调理女性身体，理气化瘀，是女性调理身体的妇科良药，但是不是所有的妇科疾病都能用本品来治疗。比如平时月经正常，但是突然出现月经量过少、经期错后、阴道出血不规则，或者带下伴有阴痒、赤带等。这些情况发生原因比较复杂，应该去医院查明原因后进行再对症治疗。

本品药性温热，如果患者在感冒期间不宜服用本品，以免火上加寒，加重患者症状。

有的患者会在痛经时才服用本品，可能效果不佳，用本品治疗痛经，应该在经期前3~5日便开始服用，连服1周。

本品主要以调理妇女生理、提高女性生理机能为主，对治疗女性月经方面的疾病有着不错的效果，但是对于妇科炎症这类的疾病只能起到辅助治疗的作用，如果单用本品来治疗妇科炎症，效果是不理想的。

◆ **药品使用注意**

服用本品期间忌食生冷、辛辣刺激性食物。

◆ **特殊人群用药指南**

（1）对本品过敏者禁用，过敏体质者慎用。

（2）孕妇禁服。

（3）糖尿病患者禁服本品。

（4）服药后痛经程度不减轻，或者重度痛经者，应该去医院进行检查。

◆ **药物安全性**

痛经丸在补气、补血方面有着很不错的效果，能够有效调节女性的气血情况。本品属于纯中药制剂，安全性比较高，副作用也很小，但是服用本品，一般症状消失时即可停用，不可以在健康时，将本品当作补气养血的补益药来长期服用。

十三、盆炎净片

本品来源于明朝的《普济方》，由鸡血藤、蒲公英、益母草、车前草、赤芍、狗脊、川芎等八味中药配伍而成，常见剂型为薄膜衣片剂。它能清热解毒，活血化瘀，消肿祛毒，通经活络，软坚消积，同时对引起盆腔炎的金黄色葡萄球菌、表皮葡萄球菌等病原体有较强的抑制作用，同时也能促进盆腔局部吸收炎症，消除结缔组织粘连。本品主要用于白带过多、盆腔炎等妇科疾病。

◆ **常见商品名及用法**

回春堂盆炎净片

每片0.65克，每盒24片。口服，1次4片，1日3次。

本品一般饭后服用效果更好。

◆ **适用情况**

本品主要用来治疗因为湿热下注引起的白带过多、盆腔炎等妇科疾病。

◆ **常见错误用法**

患者出现带下伴血性分泌物，同时伴有尿频、尿急、尿痛者，则患者患病情况可能比较复杂，不是简单由妇科病引起的，患者应该及时去医院就诊。

本品能够活血化瘀，消除妇科炎症，所以在月经期内是不宜服用本品的，以免引起月经量加大。

有的患者服用本品后，会发生腹泻现象，但是她们认为这是服药后正常的反应而不加以理会，其实盆炎净片组方中的药物有一定的寒凉性，脾胃虚寒体质的患者是不宜服用的。如果服用本品发生腹泻现象，就应该考虑自己是否为寒性体质（平时手脚冰冷、好热饮、月经量少等），改用其他的药物。

◆ **药品使用注意**

服用本品期间忌食生冷、辛辣刺激性食物。

◆ **特殊人群用药指南**

（1）对本品过敏者禁用，过敏体质者慎用。

（2）孕妇禁用本品。

（3）月经期间或者有其他出血症状的患者禁用本品。

（4）糖尿病患者慎用本品。

（5）脾虚胃寒体质者慎用本品。

◆ **药物安全性**

盆炎净片是使用历史较为长久的一种民间传统妇科复方药，用于治疗妇科盆腔炎。中药配方，安全可靠，目前没有发现明显的不良反应，偶然有患者服用后发生轻微腹泻。但是要注意脾胃虚寒的患者是不宜服用本品的。

第二节　适用于妇科外部护理

一、苦参栓

　　本品的主要成分是苦参总碱、羊毛脂、半合成脂肪酸脂，常见剂型为棕褐色的鸭嘴形栓剂。它能活血化腐，抗菌消炎，促进新肌生成，引起坏死组织凝结脱落，同时能够清热燥湿，消除阴肿阴痒，也能抗痢疾杆菌、皮肤真菌、阿米巴原虫、滴虫等感染。本品主要用来治疗宫颈糜烂、赤白带下等妇科慢性炎症。

◆ **常见商品名及用法**

　　东泰制药苦参栓

　　每粒1.5克，每盒6粒。外用，每晚临睡前将本品1粒塞入阴道深处。

◆ **适用情况**

　　主要用来治疗宫颈糜烂、赤白带下、滴虫性阴道炎、慢性宫颈炎、盆腔炎、阴道霉菌感染等妇科慢性炎症。

◆ **常见错误用法**

　　本品对治疗宫颈糜烂、赤白带下等妇科慢性炎症有独特的效果。有些患者为了争取病情早日痊愈，即便在月经期内也会继续用药，其实这是错误的。在月经期内不宜使用本品，应该在月经干净后再继续使用本品。

　　有些患者在使用本品期间会继续与配偶同房，其实这是错误的。妇科疾病治疗期间都不适宜同房，同房可能导致炎症加重，不利于病情的恢复。在使用本品期间是不宜进行房事的。

　　本品对轻度的宫颈糜烂有相当不错的效果，但是对于程度严重的宫颈糜烂出血治疗效果就不太理想了。特别是经期过后，仍有量多的不规则出血情况出现时，不能作为一般的宫颈糜烂对待，应该及时去医院检查，对症治疗。

◆ **药品使用注意**

（1）服用本品期间忌食生冷、辛辣刺激性食物。

（2）本品与替硝唑联用治疗滴虫性阴道炎时，有部分患者出现了口腔异味、恶心、轻度呕吐和腹泻等情况，继续用药2～3日后，症状消失。

◆ **特殊人群用药指南**

（1）对本品过敏者禁用，过敏体质者慎用。

（2）怀孕期间最好不要使用本品，如需使用，请征询医生意见。

◆ **药物安全性**

苦参栓是以中药苦豆子提取物苦参碱为主要成分的，除了用来治疗滴虫性阴道炎之外，对细菌性阴道炎、慢性宫颈炎、盆腔炎等都有不错的效果。本品安全性比较高，副作用小，但是有患者使用本品后，出现外阴灼烧、红肿的不良反应，因此对本品过敏的患者应该谨慎用或者改用其他药物。

二、利夫康洗剂

本品是由苦参、黄柏、蛇床子、白鲜皮、黄连、花椒、地肤子、板蓝根、赤芍、何首乌、土茯苓、苯甲酸等组成的复方制剂，常见剂型为外用液体洗剂。它能清热燥湿，解毒杀虫，有超强的止痒止带效果。本品主要用于治疗妇女霉菌、真菌、滴虫、淋病性和老年性阴道炎、外阴炎、宫颈糜烂、阴部瘙痒。

◆ **常见商品名及用法**

西安太极利夫康洗剂

每瓶150毫升。外用，将本品10毫升加水至100毫升后搅拌均匀，外擦或者用阴道冲洗器冲洗阴道，1日1~2次。一般7日为1个疗程。

◆ **适用情况**

本品主要用于治疗妇女霉菌、真菌、滴虫、淋病性和老年性阴道炎、外阴炎、宫颈糜烂、阴部瘙痒，以及湿疹、各种癣、神经性皮炎和常见的不明原因引起的皮肤瘙痒症。

◆ **常见错误用法**

本品能够治疗各种因霉菌、真菌、滴虫等原因引起的妇科炎症和阴痒症状。正常用量是每10毫升加水至100毫升，1日冲洗患病部位1~2次，有的患者为了追求更快的痊愈效果而自行更改用法用量，比如20毫升加水至100毫升，1日冲洗5次甚至更多，这样并不能起到加快治疗疾病的效果，反而可能引起接触过敏性反应等不良后果。因此使用本品时，一定要注意按照商品包装上的用法用量或者按医生吩咐使用，不可以自行改变用法用量。

本品可以外擦，也可以借用阴道冲洗器对阴道进行冲洗，但是月经期间和怀孕期间就不宜对阴道进行冲洗了，最好只用外擦的方式。

本品长期使用可能产生耐药性，因此，在使用一段时间后，发现继续使用效果不好时，就应该停止使用，征询医生意见，改用别的药品。

某些妇科炎症和阴痒情况，可能配偶双方都受到了感染，如果只对一方进行治疗，可能收不到理想的效果，反而可能造成二次感染。因此在治疗妇科疾病期间，最好不要行房事，同时，配偶如果也被感染，应该同时进行治疗。

◆ **药品使用注意**

使用本品期间忌食生冷、辛辣、刺激性食物。

◆ **特殊人群用药指南**

（1）对本品过敏者禁用，过敏体质者慎用。

（2）怀孕期间最好不要使用本品，如需使用，请征询医生意见。

◆ **药物安全性**

利夫康洗剂是一种治疗阴道炎的洗剂。能够清热燥湿，杀虫止痒，安全性比较高，副作用小，不良反应比较少。当然有个别患者使用后可能存在接触过敏性反应，同时本品的主要成分苦参碱有微小的毒性，本品也存在一定的耐药性，应该注意避免长期使用。

♡⁺ 三、妇炎洁洗液

本品是由冬青油、益母草、百部、红药、蛇床子油和黄连等中药组成的复方制剂，常见剂型为液体制剂。它能够快速抑制和灭杀霉菌、绿脓杆菌、金黄色葡萄球菌等致病微生物，同时也可以用于经期、人工流产、性生活前后的清洁和消毒，消除阴道异味，减少阴道分泌物和日常阴部卫生保健。本品主要用来治疗阴部瘙痒、灼热痛、带下量多、色黄和赤白相间等妇科疾病症状。

◆ **常见商品名及用法**

仁和妇炎洁洗液

有每瓶180毫升、300毫升、380毫升几种规格。使用前，将本品摇匀，量取15毫升加温水至1 000毫升，用于冲洗阴部或者坐浴。1日1～2次，7日为1个疗程。

◆ **适用情况**

用于经期、人工流产、性生活前后的清洁和消毒，消除阴道异味，减少阴道分泌物和日常阴部卫生保健。主要用来治疗阴部瘙痒、灼痛、带下量多，色黄和赤白相间等妇科疾病，以及细菌性、滴虫性和霉菌性、混合性妇科阴道感染等疾病。

◆ **常见错误用法**

本品能够治疗各种因霉菌、真菌、滴虫等原因引起的妇科炎症和阴痒症状。正常用量是每15毫升加温水至1 000毫升，1日冲洗患病部位1~2次，有的患者为了追求更快的痊愈效果，而自行更改用法用量，比如50毫升加水至1 000毫升，1日冲洗5次甚至更多，这样并不能起到加快治疗疾病的效果，反而可能引起接触过敏性反应等不良后果。因此使用本品时，一定要注意按照商品包装上的用法用量或者按医生吩咐使用，不可以自行改变用法用量。

本品在月经期间是不宜使用的，应等月经干净了，方可继续使用。

本品虽然能够用于日常阴部卫生保健，去除阴道异味，但是健康的妇女在正常情况下用温开水进行局部清洗就行了，不需要经常用本品来进行阴道清洗，以免破坏阴道的自洁能力。同时本品也不能预防性生活中可能传染的性病。

某些妇科炎症和阴痒情况，可能配偶双方都受到了感染，如果只对一方进行治疗，可能收不到理想的效果，反而可能造成二次感染。因此在治疗妇科疾病期间，最好不要行房事，配偶如果也被感染，应同时使用本品进行治疗。

◆ 药品使用注意

服用本品期间忌食生冷、辛辣、刺激性食物。

◆ 特殊人群用药指南

（1）对本品过敏者禁用，过敏体质者慎用。

（2）怀孕期间最好不要使用本品，如需使用，请征询医生意见。

（3）月经期间不宜使用本品。

◆ 药物安全性

妇炎洁洗液作为一种妇科外用良药很受大家欢迎，本品是中药制剂，安全性高，副作用小。但是作为一种冲洗剂，可能会因为直接接触，偶有个别患者发生过敏性反应，这时只要加大稀释水量即可。同时本品长期使用可能产生耐药性，在使用后发现效果不佳时，应该考虑改用其他药物。

➕ 四、洁尔阴洗液

本品的主要成分是苦参、百部、蛇床子和黄柏等。常见剂型为液体制剂。它能迅速抑制大肠杆菌、白色念珠菌和金黄色葡萄球菌等致病微生物，能够清热解毒，祛风除湿，杀虫止痒。本品主要用于有带下量多、色黄或如豆渣状、口苦口干、尿黄便结、阴部瘙痒红肿表现的妇女湿热带下及霉菌性、滴虫性阴道炎。

◆ 常见商品名及用法

恩威洁尔阴洗液

每瓶220毫升。外用治疗阴道炎时，用10毫升本品加温水至100毫升，擦洗外阴，也可以用本品配的冲洗器冲洗阴道，1日1次，7日为1个疗程。7日症状无缓解应该去医院就诊。

治疗接触性皮炎和湿疹、体股癣等按商品包装说明使用即可。14日症状无缓解去医院就诊。

◆ 适用情况

主要用于有带下量多、色黄或如豆渣状、口苦口干、尿黄便结、阴部瘙痒红肿表现的妇女湿热带下及霉菌性、滴虫性阴道炎。也可以用于湿热型湿疹、热毒夹湿型接触性皮炎和风湿热型的体股癣。

◆ 常见错误用法

本品能够治疗各种因霉菌、真菌、滴虫等原因引起的妇科炎症和阴痒症状。正常用量是每10毫升加温水至100毫升，1日冲洗患病部位1次，有的患者为了追求更快的痊愈效果，而自行更改用法用量，比如50毫升本品加水至100毫升，1日冲洗3次甚至更多，这样并不能起到加快治疗疾病的效果，反而可能引起接触过敏性反应等不良后果。因此使用本品时，一定要注意按照商品包装上的用法用量或者按医生吩咐使用，不可以自行改变用法用量。

外阴和肛门这些地方的皮肤较为细嫩，原液浓度过高，容易受刺激，出现感染，一定不能用原液直接涂擦。同时在治疗其他皮肤问题时，如果皮肤有破溃的地方，禁用本品。

如果患者出现带下伴血性分泌物，同时伴有尿频、尿急、尿痛者，则患者患病情况可能比较复杂，不是简单的妇科病引起，患者应该及时去医院就诊。

本品虽然能够用于日常阴部卫生保健，去除阴道异味，但是健康的妇女在正常情况下，用温开水进行局部清洗就行了，不需要用本品来进行阴道清洗，以免破坏阴道的自洁能力。同时本品在月经期间是不宜使用的，等月经干净了方可继续使用。

某些妇科炎症和阴痒情况，可能配偶双方都受到了感染，如果只对一方进行治疗，可能收不到理想的效果，反而可能造成二次感染。因此在治疗妇科疾病期间，最好不要行房事，同时，配偶如果也被感染，也应同时进行治疗。

◆ **药品使用注意**

服用本品期间忌食生冷、辛辣、刺激性食物。

◆ **特殊人群用药指南**

（1）对本品过敏者禁用，过敏体质者慎用。

（2）未婚 或者绝经后患者，应该在医生指导下使用本品。

（3）外阴白色病变、糖尿病所致的瘙痒不宜使用本品。

（4）经期和孕期妇女禁用本品。

◆ **药物安全性**

洁尔阴洗液作为一种妇科外用良药，很受大家欢迎。本品是中药制剂，安全性高，副作用小。但是作为一种冲洗剂，可能会因为直接接触，偶有个别患者发生皮肤潮红加重、刺痛等过敏性反应，这时应该暂停使用。同时长期使用本品可能产生耐药性，在使用后发现效果不佳时，应该考虑改用其他药物。

♥ 五、红核妇洁洗液

本品的主要成分是山楂核干馏液，是一种溶液制剂。它能强效消炎、收敛、止痒，改善阴道黏膜充血，消除阴道潮红肿胀和灼热疼痛。本品主要用于霉菌性阴道炎、非特异性阴道炎、老年性阴道炎和滴虫性阴道炎、盆腔炎、附件炎、宫颈糜烂，赤白带下等妇科疾病和妇科手术前后的清洗消毒。

◆ 常见商品名及用法

神州制药红核妇洁洗液

每瓶150毫升，外用。用药前，应该先用温水清洗阴部后擦干。将本品10毫升加温水至100毫升，摇匀后冲洗外阴和阴道，1日2次，7日为1个疗程。

◆ 适用情况

主要用于霉菌性阴道炎、非特异性阴道炎、老年性阴道炎和滴虫性阴道炎、盆腔炎、附件炎、宫颈糜烂、赤白带下等妇科疾病和妇科手术前后的清洗消毒，也可以用于皮肤瘙痒、湿疹、皮肤溃烂、真菌感染、淋病和淋菌性阴道炎、尖锐湿疣、生殖器疱疹等疾病。

◆ 常见错误用法

本品使用时不可以随意改变其用法用量，正常用量是每10毫升加温水至100毫升，1日冲洗患病部位2次，有的患者为了追求更快的痊愈效果，而自行更改用法用量，比如50毫升本品加水至100毫升，1日冲洗5次甚至更多，这样并不能起到加快治疗疾病的效果，反而可能引起接触过敏性反应等不良后果。因此使用本品时，一定要注意按照商品包装上的用法用量或者按医生吩咐使用，不可以自行改变用法用量。

外阴和肛门这些地方的皮肤较为细嫩，原液浓度过高，容易受刺激，出现感染，一定不能用原液直接涂擦。同时在治疗其他皮肤问题时，如果皮肤有破溃的地方，禁用本品。

如果患者出现带下伴血性分泌物，同时伴有尿频、尿急、尿痛者，则患者患病情况可能比较复杂，不是简单的妇科病引起，患者应该及时去医院就诊。

某些妇科炎症和阴痒情况，可能配偶双方都受到了感染，如果只对一方进行治疗，可能收不到理想的效果，反而可能造成二次感染。因此在治疗妇科疾病期间，最好不要行房事，同时，配偶如果也被感染，应同时使用本品进行治疗。

◆ 药品使用注意

服用本品期间忌食生冷、辛辣、刺激性食物。

◆ 特殊人群用药指南

（1）对本品过敏者禁用，过敏体质者慎用。

（2）哺乳期妇女慎用本品，应该在医生指导下使用本品。

（3）孕妇尽量不要使用本品，如需使用，尽可能不用本品冲洗阴道。

◆ 药物安全性

红核妇洁洗液作为一种妇科外用药，安全性高，副作用小。但是作为一种冲洗剂，可能会因为直接接触，偶有个别患者发生过敏性反应，这时只需将本品稀释量加大，降低本品浓度即可。

❤️➕ 六、参柏洗液

本品是由苦参、黄柏、丹参、大青叶、硼砂、大黄、黄芩、黄连等中药组成的复方制剂，常见剂型为液体制剂。它能清热燥湿，杀虫止痒，对金色葡萄球菌、同心性毛癣菌等有很好的抑制效果。本品主要用于阴痒、带下的辅助治疗。

◆ **常见商品名及用法**

康洁司乐参柏洗液

每瓶100毫升。外用。可以直接用本品洗浴3~5分钟，也可以将本品加水稀释后浸泡，再用清水冲洗干净即可。

一般使用本品7日症状无缓解时，应该停药就医。

◆ **适用情况**

本品主要用于阴痒、带下的辅助治疗，也可以用于治疗慢性湿疹。

◆ **常见错误用法**

患者出现带下伴血性分泌物，同时伴有尿频、尿急、尿痛者，则患者患病情况可能比较复杂，不是简单的妇科病引起，患者应该及时去医院就诊。

有患者在发生阴痒时，为了止痒，在经期也使用本品，结果引起月经量不正常。正确的做法是在月经干净了之后再使用本品。

某些妇科炎症和阴痒情况，可能配偶双方都受到了感染，如果只对一方进行治疗，可能收不到理想的效果，反而可能造成二次感染。因此在治疗妇科疾病期间，最好不要行房事，同时，配偶如果也被感染，应同时使用本品进行治疗。

如果患者皮肤出现破溃时，使用本品，特别是直接使用未稀释的本品时，一定要注意不要将本品接触到皮肤破溃的地方，以免引起不良后果。在治疗儿童湿疹等问题时，一定要注意不要让本品接触到眼睛及口腔的黏膜处。

有的女性会认为经常用本品清洗阴部是好的卫生习惯，可以起到保健和预防性病的作用，其实本品对性病预防并没有多大的效果。同时，长期使用本品会破坏阴道正常的酸碱性，杀死对身体有好处的阴道菌群，增加感染阴道炎的概率。所以健康的妇女只需要用温水或者温盐水清洗阴部即可，患者也应该避免长期使用本品清洗阴道。

◆ **药品使用注意**

使用本品期间忌食生冷、辛辣、刺激性食物。

◆ **特殊人群用药指南**

（1）对本品过敏者禁用，过敏体质者慎用。

（2）儿童、未婚或者绝经后患者应该在医生指导下使用本品。

（3）本品不适用于糖尿病、肾病、肾病、肿瘤和外阴白色病变所引起的皮肤瘙痒情况。

（4）孕妇最好避免使用本品冲洗阴道。

◆ **药物安全性**

参柏洗液作为一种妇科外用良药，很受大家欢迎，中药制剂，安全性高，副作用小。但是长期使用本品冲洗阴道，可能破坏阴道的酸碱性，杀死原本对人体有益的阴道有益菌群，因此我们要尽可能避免长期使用本品冲洗阴道，同时健康的妇女，只需要用盐水或者温水清洗即可。

❤➕ 七、保妇康栓

本品的主要成分是冰片和莪术油，常见剂型为子弹形的外用栓剂。它能灭杀引起糜烂的病原微生物，活血化瘀，增加糜烂部位血液循环，去腐生肌，促进受损组织修复，促使糜烂面柱状上皮细胞脱落，促进鳞状上皮细胞生成。本品主要用于湿热瘀滞造成的表现为带下量多、色黄、时有阴部瘙痒的带下病。

◆ **常见商品名及用法**

碧凯保妇康栓

每粒1.74克，每盒8粒。外用。一般每次1粒，本品一般按疗程使用效果更好。一般可以连续使用16日，在经期可以停用。

一般使用本品7日症状无缓解时，应该停药就医。

◆ **适用情况**

本品主要用于湿热瘀滞造成的表现为带下量多、色黄、时有阴部瘙痒的带下病和有上述症状的宫颈糜烂、霉菌性阴道炎、老年性阴道炎。

◆ **常见错误用法**

有的时候患者带下会伴有血性分泌物，同时伴有尿频、尿急、尿痛者，则患者患病情况可能比较复杂，不是简单的妇科病引起，患者应该及时去医院就诊。

有患者在发生阴痒时，为了止痒，在经期也使用本品，结果引起月经量不正常。正确的做法是在月经干净了之后再使用本品。同时妊娠期妇女也是不宜使用本品的。

某些妇科炎症和阴痒情况，可能配偶双方都受到了感染，如果只对一方进行治疗，可能收不到理想的效果，反而可能造成二次感染。因此在治疗妇科疾病期间，忌行房事，同时，配偶如果也被感染，也应同时接受治疗。

某些妇科疾病会引起溃烂发炎，当阴道有破损溃烂时不宜使用本品。同时使用本品后，如果感到发热灼痛等不适时，应该立即停药，征询医生意见。

本品配有专用的指套，但是有的患者为了贪方便，经常忘记使用，增加了重复感染的概率，使用本品前，应该先用温开水清洗外阴，给药时应该洗干净双手，或者配戴指套。

本品治疗各种妇科病按疗程使用效果更好，治疗阴道炎和宫颈炎时，轻中度患者2～4周可痊愈，重度患者用药4～6周可治愈或好转，所以一般在使用本品1个月左右时，应该去医院进行检查，看看病情进展，决定是否继续用药。阴道炎则应该在症状完全消失之后，再巩固2～3个疗程。而老年性阴道炎，则应在使用本品2周（每晚1粒）后，改为每周1～2粒，预防复发。

◆ **药品使用注意**

服用本品期间忌食生冷、辛辣、刺激性食物。

◆ **特殊人群用药指南**

（1）对本品过敏者禁用，过敏体质者慎用。

（2）女性月经期、妊娠期和阴道局部有破损者不宜使用。

（3）外阴白色病变、糖尿病所造成的瘙痒不宜使用本品。

（4）带下伴有血性分泌物，或伴有尿频、尿痛、尿急者，应该及时去医院就医。

（5）孕妇和绝经后女性应该在医生指导下使用本品。

◆ **药物安全性**

保妇康栓是一种纯中药制剂，在治疗湿热阻滞造成的带下病、宫颈糜烂、瘙痒方面有着相当不错的效果，安全性比较高，副作用小，经过二十多年的临床应用，只有3例高龄老年性阴道炎患者使用后出现灼热的报道。

第三节　适用于更年期综合征

❤️ **一、更年宁**

本品是以柴胡、白芍、墨旱莲、人参、党参、郁金等中药组成的复方制剂，常见剂型为黑褐色的水蜜丸。它能滋阴补肾，改善机体神经内分泌功能，促进卵巢的分泌，改善卵巢早衰和升高雌激素，也能健脾安神，益气养血。本品主要用来治疗绝经前后引起的烦躁易怒、眩晕失眠。

◆ 常见商品名

紫鑫更年宁

每袋4克，每盒12袋。口服，1次4～8克，1日3次。本品饭后服用效果更好。

一般服药4周症状无改善者，应该去医院就医。

◆ 适用情况

本品主要用来治疗绝经前后引起的烦躁易怒、眩晕失眠、心悸气短、胸乳胀痛和月经紊乱。

◆ 常见错误用法

本品中含有人参等中药成分，性属温热，因此感冒时不宜使用本品，以免加重感冒症状，对患者造成不利影响。

造成月经紊乱的原因比较复杂，可能隐藏复杂病情，同时对女性的身体也有较大的潜在危险性。本品只能通过调理女性内分泌辅助调理女性月经紊乱，不直接针对月经紊乱的病因。因此，出现月经紊乱时，最好在医生的指导下查明原因，再对症服药。

一般来说，女性处于更年期时，会产生轻微的心悸气短，不会太过明显，如果出现心悸气短情况十分明显，严重时应该及时去医院就医。

本品属于中成药，副作用小，但是起效比较慢，有的患者在短期服用后，症状没有明显改善，就认为本品没有效果而停服，其实本品一般要服用4周后，症状无明显改善时，再改用其他药品。同时，本品长期服用效果比较好。

◆ 药品使用注意

（1）服用本品期间忌食生冷、辛辣、刺激性食物。

（2）服本品的同时不宜服用藜芦、五灵脂、皂荚及其制剂，也不宜喝茶和吃萝卜。

◆ 特殊人群用药指南

（1）感冒时不宜服用本品。

（2）心悸气短明显、月经紊乱原因不明的患者应该去医院就医。

（3）对本品过敏者禁用本品，过敏体质者慎用本品。

◆ 药物安全性

更年宁是纯中药制剂，对于调理更年期女性的内分泌、身体各方面都有不错的效果，其安全性比较高，副作用比较小，临床暂时未发现不良反应。有需要的患者可以服用本品。但是我们要知道更年期是一种正常现象，没有任何一种药物能够帮你跳过更年期。

♥＋ 二、莉芙敏片

本品是药用植物黑升麻的天然提取物，常见剂型为片剂。本品能够通过直接调节中枢神经系统，发挥缓解绝经症状的作用。它能治疗更年期综合征引起的潮热、盗汗、失眠、烦躁、头痛、心悸、抑郁等症状。

◆ 常见商品名及用法

夏菩制药莉芙敏片

每片0.28克，每盒30片。口服，1次1片，1日2次，早晚各1次。本品伴水整片吞服，请不要嚼碎或者含服。

一般来说，本品连续服用4周时，症状可以得到改善，一般1个疗程为12周。

◆ 适用情况

本品能治疗更年期综合征引起的潮热、盗汗、失眠、烦躁、头痛、心悸、抑郁等症状，也可以用来预防乳腺癌的发生。

◆ 常见错误用法

本品作为植物提取剂，一般服用4周左右，患者的月经紊乱、失调、潮热等生理情况会得到有效的改善，同时患者的脾气、心情也会变得好转。当用药1个疗程后，很多患者会与正常人无异，但是这个时候不应直接停止服药，而是应该先停药1～2日，观察患者的反应，有无情绪、生理反弹，然后继续服药直到临床症状基本消失后，再减量服用本品2周左右才停药。

◆ **药品使用注意**

服用本品期间忌食生冷、辛辣、刺激性食物。

◆ **特殊人群用药指南**

（1）对于原因未明的阴道出血，没有明确诊断或者疑似子宫内膜癌、宫颈癌、其他肿瘤、比较严重的器质性病变，如糖尿病、肾病等患者，用药前应征询医生的意见。

（2）使用药物、吸毒和长期喝酒的患者，使用前应征询医生的意见。

（3）肝功能不良和有肝病史的患者应该慎用本品。

（4）对本品过敏者禁用本品，过敏体质者慎用。

◆ **药物安全性**

莉芙敏片是一种植物提取剂，在治疗更年期综合征方面有着相当不错的效果。其副作用是国外罕见皮疹、瘙痒、胃肠不适、水肿，少数情况出现肝酶升高，国内临床实验中少数患者出现乳房胀痛、阴道水肿、白带增多、腹痛等症状，极少数患者出现头痛、胃肠不适、子宫膜增厚、肝区疼痛、肝酶升高、心悸等情况，因此本品不宜长期服用，如果服用要超过12周时，应征询医生意见。

➕ 三、坤宝丸

本品的主要成分有女贞子、墨旱莲、何首乌、枸杞子、麦冬、酸枣仁、当归、鸡血藤等中药材，常见剂型为水蜜丸制剂。它能增强机体免疫功能，调节植物神经，改善微循环，调节内分泌功能，同时也能滋肝补肾，养血通络，镇静安神。本品主要用来治疗妇女绝经前后因为肝肾阴虚引起的月经紊乱、潮热盗汗、心烦易躁等症状。

◆ 常见商品名及用法

同仁堂坤宝丸

每袋50粒，每盒10袋。口服，1次1袋，1日2次。饭前以温开水送服比较好，肠胃不佳的患者可以饭后服用，以减轻对胃肠的刺激。服药4周症状无改善者，应该到医院就诊。

◆ 适用情况

本品主要用来治疗妇女绝经前后因为肝肾阴虚引起的月经紊乱、潮热盗汗、心烦易躁、咽干口渴、四肢酸痛、关节疼痛等症状。

◆ 常见错误用法

本品主要针对妇女绝经前后因为肝肾阴虚引起的一些更年期症状，能够滋阴补肾，镇静安神，而对于肝肾阳虚的患者就不对症了。肝肾阳虚的患者主要表现为面色苍白，面浮肢肿，手足冰凉，平时怕冷，容易腰腿冷痛，尿频量少，有的还有慢性腹泻，女性表现为闭经等症状。因此在服用本品时，一定要辨症用药，切不可以因为自己有更年期的这些症状，就胡乱用药。

本品能够滋阴补肾，性属温热，因此患者在感冒时不宜服用本品，以免加重身体发热症状。

女性出现月经紊乱的原因比较复杂，有时候可能由其他疾病引起，因此，当女性出现月经紊乱时，应该去医院就诊，查明原因，在医生指导下服用本品。切不可以将月经紊乱当作绝经前后的正常现象，置之不理。

◆ 药品使用注意

服用本品期间忌食生冷、辛辣、刺激性食物。

◆ 特殊人群用药指南

（1）月经紊乱者应该在医生指导下服用本品。

（2）感冒时不宜服用本品。

（3）肾阳虚症状明显者不宜服用本品。

（4）对本品过敏者禁用本品，过敏体质者慎用。

◆ 药物安全性

坤宝丸是绝经前后诸证类非处方药，给肝肾阴虚的更年期妇女带来了许多好处。方中所用的中药都是临床常见的中药，安全性比较高，副作用也很小，很少见不良反应。但是如果需要长期服用本品，应该在医生指导下服用。

❤➕ 四、复方地茯口服液

本品的主要成分是人参、天冬、麦冬、地黄、茯苓、五味子、地骨皮、蜂王浆、单糖浆，常见剂型为液体制剂。它能补气养心，滋阴生津，健脾和胃，安神益脑，宁心安神。本品主要适用于气血虚弱，平时容易倦怠乏力，病后津伤口渴的症状。

◆ 常见商品名及用法

药都樟树复方地茯口服液

每支10毫升，每盒10支。口服，1次1支，1日2次。本品饭前服用，利于吸收，效果更好。

服药2周症状无改善者，应该到医院就诊。

◆ 适用情况

本品适用于气血虚弱，平时容易倦怠乏力、病后津伤口渴的症状，也可以作为更年期综合征的辅助治疗用药。

◆ 常见错误用法

本品能够滋阴补肾，内有人参等中药成分，性属温热，因此患者在感冒时不宜服用本品，以免加重身体发热症状。

本品能够滋阴补肾，适用于气血虚弱的患者，主要是辅助治疗更年期综合征的，适用于年纪较大（50岁左右）的中年妇女，因此处于非更年期状态的女性最好不要服用本品。

本品是更年期综合征的辅助治疗药，能够安神补脑，益气，不直接针对具体病症，因此对更年期的妇女，如果出现其他具体的症状时，必须对症用药，同时在医生的指导下，辅以本品，才能够达到治疗的效果。

◆ **药品使用注意**

服用本品期间忌食生冷、辛辣、刺激性食物。

◆ **特殊人群用药指南**

（1）感冒发热患者不宜服用本品。

（2）有高血压、肝病、心脏病、肾病等慢性病情况严重的，应该在医生指导下服用本品。

（3）对本品过敏者禁用本品，过敏体质者慎用。

◆ **药物安全性**

复方地茯口服液作为内科虚症类的非处方药，给众多气血两虚、病后津伤口渴的朋友带来了福音，它也是一种更年期综合征的辅助治疗良药。纯中药制剂，所用的药材都是临床常见中药，安全系数高，副作用小，暂时未见不良反应的报道。

❤ 五、更年安片

本品的主要成分有地黄、制何首乌、麦冬、泽泻、牡丹皮、仙茅、五味子等，常见剂型为片剂。它能滋肝养肾，清热，宁心安神。本品主要用于治疗更年期综合征中中医辨证属于阴虚肝旺型的患者。

◆ **常见商品名及用法**

桑海制药更年安片

每片0.31克，每盒60片。1次6片，1日2～3次。

一般服药2周症状无缓解者，应该去医院就医。

◆ **适用情况**

本品主要用于治疗更年期综合征中中医辨证属于阴虚肝旺型的患者，其症状为容易潮热出汗、头晕耳鸣、失眠多梦、大便干燥、五心烦热、心烦易怒、腰酸背痛、舌红少苔等。

◆ **常见错误用法**

感冒出现发热现象时，也是人体自身免疫功能的体现，因此在感冒发热时，不宜随便吃药。当然，在感冒发热时，也不宜服用本品了。

女性出现月经紊乱的原因比较复杂，有时候可能由其他疾病引起，因此，当女性出现月经紊乱时，应该去医院就诊，查明原因，在医生指导下服用本品。切不可以将月经紊乱当作绝经前后的正常现象，置之不理。

更年期的妇女出现轻微的头晕目眩是正常的，但是这种眩晕太强烈就属于不正常现象了。出现严重的头晕时，应该及时去医院治疗，以免延误病情。

◆ **药品使用注意**

服用本品期间忌食生冷、辛辣、刺激性食物。

◆ **特殊人群用药指南**

（1）感冒发热患者不宜服用本品。

（2）有高血压、肝病、心脏病、肾病等慢性病情况严重的，应该在医生指导下服用本品。

（3）对本品过敏者禁用本品，过敏体质者慎用。

◆ **药物安全性**

更年期是每一个女性的必经阶段，更年安片是治疗肝肾阴虚型更年期综合征的良药，安全性比较高，副作用十分小，方中的中药都是常见药材，不良反应比较少。但是本品并不能使患者直接跳过更年期，也不能长期服用本品，良好的心态才是愉快度过更年期的保障。

第八章 心脑血管用药

1. 冠心病的类型

冠心病是心脏病的一种，通常我们按其症状将其分为如下五大类型。

（1）隐匿型冠心病，患者表现为无症状性心肌出血，基本没有心绞痛发生，但是实际上有广泛的冠动脉狭窄、阻塞。

（2）心绞痛型冠心病，患者经常感觉胸骨后存在压榨、紧缩或者烧灼似的阵发性心绞痛，时间持续3~5分钟，常发散到左侧肩臂部、下颌、咽喉、背部，少数放射到右臂。有些合并糖尿病的老年患者，可能只表现为胸闷或者呼吸困难。心肌梗死型冠心病，患者表现为心律失常，经常有心悸、头晕、晕厥等症状，有些患者从来没有心绞痛，直接表现为心力衰竭和心律失常。发病的时候，患者会出现烦躁、大汗等，疼痛剧烈时，会有恶心、呕吐等症状。患者在心梗发生后，可能伴有低烧。

（3）心力衰竭型和心律失常型，部分患者原来有心绞痛的症状，后来心绞痛症状慢慢消失，表现出气紧、水肿、乏力等心力衰竭的症状。以心律失常型为主的患者主要表现为心悸。

（4）猝死型，指的是患者在急性症状出现后6小时内发生心脏骤停所造成的突然死亡，主要是因为缺血造成的心肌细胞电活动异常而发生的严重心律失常所致。

在这五种类型中，猝死型和心肌梗死型是最为严重的，当发现这种情况时，一定要及时就医，交给专业人士救治，不可耽误。

2. 冠心病的常用药物推荐

一般来说，对冠心病的治疗，分为药物治疗、手术治疗、介入治疗和其他治疗。其中药物治疗是最为常见的。

心血瘀阻所造成的心绞痛、冠心病可以用精制冠心片。

冠心病稳定型心绞痛属于心血瘀阻造成的，可以用复方川芎胶囊。

属于气虚血瘀型冠心病、心绞痛、陈旧型心肌梗死、心功能不全引起的心痛、胸闷、心悸等症状，可以用救心丸。

用于预防心肌梗死型冠心病复发时，每日服用1片阿司匹林肠溶片。

3. 冠心病急救药箱

冠心病患者一般都应随身携带一个急救药盒，以备万一发病时随时取用，起急救的作用。

急救药盒中应该包括硝酸甘油片、亚硝酸异戊酯吸入剂（配手帕一条）这两种必备药品和其他患者平时常用的药品。

当心绞痛发作时，患者应该就地坐下，取出硝酸甘油片，1片，舌下含服，2～3分钟内即可见效，有效时间持续0.5～1小时。

但是如果心绞痛发作特别厉害，服用硝酸甘油片也不能缓解时，这时可以将亚硝酸异戊酯吸入剂用手帕（没有手帕的，纸巾也可以）包住，然后将包装瓶捏碎，然后将手帕放在鼻前吸入即可，亚硝酸异戊酯吸入剂吸入后半分钟即可生效，但是本品可能产生血压下降等副作用，所以只能作为次选药物。

平时心跳过慢、血压偏低的冠心病患者，可以在这两种药之后，加配硫酸阿托品；如果是平时心跳过速，或者心律不齐的患者，可以加配慢心律或者异搏定。总之，可以咨询专业人士的意见，根据自己的需要，加配合适的药品。

心绞痛发作时，越早用药越好，有患者用药迟了几分钟，就发生了难以挽回的后果。

当患者紧急情况解除时，应该迅速将患者送往医院进行专业救治。同时也应该注意药盒上药品的保质期，如硝酸甘油片一般就需一年换一次。药盒除了患者平时携带外，患者家庭中，也应在明显、方便的地方加配一个药盒，以防万一。

冠心病患者不能怕麻烦，不管什么时候，这个急救盒都得带在身上，盒子里面的药应分瓶装好，如果能在瓶子外面写上用法和用途，急救盒上标明"紧急时取用"更为保险。

第一节　适用于心绞痛、冠心病急救

一、速效救心丸

本品的主要成分是冰片和川芎，常见剂型为滴丸型制剂。它能增加冠脉血流量，缓解心绞痛，改善微循环，降低外周血管压力，减轻心脏负荷，有效改善心肌缺血的症状，主要用于行气活血，祛瘀止痛。本品主要适用于冠心病和心绞痛等心脏疾病。

◆ **常见商品名及用法**

六中药速效救心丸

每粒40毫克，每瓶60粒，2瓶每盒。含服，1次4～6粒，1日3次。

在开始服用时，可以每次服用4粒，急性发作时，加大至10～15粒。

◆ **适用情况**

主要用于行气活血，祛瘀止痛，适用于气滞血瘀型的冠心病和心绞痛、心肌梗死等心脏疾病。

◆ **常见错误用法**

速效救心丸应该含服，即服用本品时，将本品放在舌下，使其尽快溶解和被身体吸收，才能达到最佳治疗效果，也可以将本品咬碎后，含在舌下吸收，而不是像其他药品一样，吞服，经胃肠吸收。

有的患者在按常量服用本品后，症状没有减轻，就认为本品对他无效，其实是错误的。当服用本品后，症状没有减轻时，可以再次在舌下含服本品10～15粒，一般情况下，即可见效。

在服用本品时，应该取用坐姿，站立和躺着都是不正确的，站着服用可能引起血压降低，引起晕厥，躺着则会加重心脏负担。

有些患者会认为本品是需要急救时才服用，其实当冠心病患者发现自己出现胸闷、心前区不适、左肩酸沉等情况时，就应该服用本品，不可以等典型的心绞痛发生后再服用。心脏病或者冠心病患者在平时也应该经常服用本品，以减少发病的次数。心脏病患者每日3次含服6粒本品，1周左右便能改善其心脏的状况。

◆ **药品使用注意**

服用本品期间忌食生冷、油腻、辛辣刺激性食物。

◆ **特殊人群用药指南**

（1）低血压的患者慎服本品。

（2）本品有活血化瘀的功效，体内有出血情况的患者，应该在医生指导下服用。

（3）月经过多的妇女经期内不宜服用本品。

（4）孕妇因其体质特殊性，应该慎用本品。

（5）对本品过敏者禁用，过敏体质者慎用。

（6）在治疗过程中如果患者出现肢寒怕冷、面色苍白、冷汗不止、脉微欲绝，由闭证变为脱证时应该立即停药。

◆ **药物安全性**

速效救心丸作为心脑血管科的一种常用药，中药制剂，安全性高，长期服用也没有什么副作用，但是过量服用本品，可能引起患者出血，或者腹泻、恶心、寒战等不良反应。同时对于家里有冠心病患者的，一定要提醒患者将药物随身携带，可随时拿取，同时在家里明显的地方，也应该常备本品，以防万一。

二、盐酸普罗帕酮片

本品的主要成分是普罗帕酮，是一种广谱高效膜抑制性抗性抗心律失常药。常见剂型为片剂，它能直接作用于细胞膜，降低心肌兴奋性，能使部分慢性房颤患者长时间维持窦性心律，也能使部分阵发性房颤患者房颤发作次数减少或不发作。本品主要用于预防和治疗室性或者室上性早搏、心动过速、预激综合征及伴发的室上性心动过速、房扑、房颤等。

◆ **常见商品名及用法**

仁和堂盐酸普罗酮片

每片50毫克，每瓶50片。口服，用于预防时1次2~4片，1日3~4次；用于急性发作治疗时，1次6~18片，分4~6次服用；平时治疗期间应该维持6~12片，分2~4次服用。

本品应该在饭后与饮料或者食物同时吞服，不能嚼碎后服用。

◆ **适用情况**

主要用于预防和治疗室性或者室上性早搏、心动过速，预激综合征及伴发的室上性心动过速、房扑、房颤等，也可以用于治疗冠心病、高心压引起的心律失常和心绞痛。

◆ **常见错误用法**

本品具有竞争性β受体阻滞作用，因此有哮喘的患者应该慎用。

本品是一种治疗心律失常的药物，但是有少数患者服用本品后，可能引起心律失常，甚至可能造成连续不止的室性心动过速，伴有意识丧失，因此在服用本品时，应该检查心率，当出现心悸症状加重，早搏次数明显增加，心率低于60次/分时，应该及时停药，去医院做心电图检查，进行对症治疗。

本品虽然是治疗心血管方面的药物，但是如果心肌严重受损者是应该慎用本品的，以免造成严重后果。

◆ 药品使用注意

服用本品期间忌食生冷、油腻、辛辣、刺激性食物。

◆ 特殊人群用药指南

（1）无起搏器保护的窦房结功能障碍、严重房室传导阻滞、双束支传导阻滞患者，严重充血性心力衰竭、心源性休克、严重低血压及对该药过敏者禁用。

（2）心肌严重损害者慎用本品。

（3）严重的心动过缓，肝、肾功能不全，明显低血压患者慎用。

◆ 药物安全性

本品属抗心律失常药，对室上性心动过速和阵发性室性心动过速有很好的预防作用，其副作用较轻，心脏外副作用发生率为10%~15%。常见的不良反应是恶心、呕吐、舌唇发麻、口腔金属异味、便秘等消化道反应，这时不必停药，少数患者会出现头晕、烦躁、睡眠障碍、人格改变等神经系统症状，这时应该在医生指导下减量服用或者改用其他药物。大剂量使用本品时，可能引起心动过缓、房室传导阻滞、心功能减退和低血压等情况。一句话就是，心脑血管用药，如果出现异常，请及时就医，交给专业人士处理。

三、复方丹参滴丸

本品的主要成分是丹参、三七和冰片，常见剂型为棕色的薄膜衣滴丸。它可以增加冠脉血流量，保护缺血心肌，抗血小板聚集，防止血栓形成，能够活血化瘀，理气止痛。本品主要用于胸痹和冠心病、心绞痛的治疗。

◆ 常见商品名及用法

天士力复方丹参滴丸

每瓶180丸。口服或者舌下含服，一次10丸，1日3次。饭后服用可以减少对胃肠的刺激。

本品通常1个疗程的服用时间为4周。

◆ 适用情况

本品主要用于气滞血瘀所造成的胸痹和冠心病、心绞痛造成的胸闷、心前区刺痛。

◆ 常见错误用法

本品在平时稳定和治疗冠心病时，用量为1次10丸。如果患者有发生过心梗，需要进行二级预防，或者是糖尿病患者要预防糖尿病时，应该改为1次15丸。当冠心病急性发作时，用本品急救时，可以使用20丸，舌下含服。但是，急救时首选药是硝酸甘油。

本品有活血化瘀、理气活血的功效，因此，体内有出血倾向的患者，应该在医生指导下服用本品，同时属于气虚血瘀或者痰瘀阻络的冠心病患者应该配合益气活血和化痰通络的药物，才能够提高预防冠心病心绞痛的效果。

◆ 药品使用注意

服用本品期间忌食生冷、油腻、辛辣刺激性食物。

◆ 特殊人群用药指南

（1）对本品过敏者禁用，过敏体质者慎用。

（2）孕妇慎用本品。

（3）体内有出血倾向如消化道溃疡等患者应该在医生指导下服用本品。

◆ 药物安全性

复方丹参滴丸属于纯中药制剂，副作用很小，安全性比较高，但是本品中含有一定量的冰片，服用时，一些胃肠功能较差的患者可能会出现胃肠道不适，一般在停药后症状自动消失。另外本品的耐药性良好，可以在医生的观察下，长期服用。

♡ 四、硝酸甘油片

本品的主要成分为硝酸甘油，常见剂型为白色片剂。它能松弛血管平滑肌，扩张静脉，扩张心外膜冠状动脉分支。本品主要用于冠心病、心绞痛的治疗和预防。

◆ 常见商品名及用法

益民药业硝酸甘油片

每片0.5毫克，每瓶50片。舌下含服，1次半片或者1片，每5分钟重复1片，直至疼痛缓解。

本品服用3片后，疼痛仍然没有缓解者，应该立即就医。

在大便或者活动前5～10分钟使用，可以避免诱发心绞痛。

◆ 适用情况

本品主要用于冠心病、心绞痛的治疗和预防，也可以用于降低血压或治疗充血性心力衰竭。

◆ 常见错误用法

并不是所有的心绞痛都可以使用本品来缓解或者治疗，当出现不明原因的心绞痛时，最好先去医院查明原因，再对症服药，如肥厚梗阻型心肌病引起的心绞痛，服用本品就可能使病情恶化。

　　当患者发生急性心绞痛时，不能一次性让患者服用过量本品，应该从最小剂量（半片）开始，让其舌下含服（不能吞服）。每5分钟含服半片或者1片，服用超过3片，患者心绞痛症状仍无缓解时应该即时送患者就医。

　　本品在超量服用时，可能引起如严重低血压、心动过速、心动过缓、心悸、颅内压增高、呼吸困难，甚至循环衰竭导致死亡，因此服用本品，即便急救时也不能超过最大量（3片）。

　　患者在服用本品时，应该尽量保持坐姿，因为站姿可能引起患者低血压，从而发生晕眩，躺姿则容易加重患者心脏负担。

　　在服用本品时，如果将本品与其他降压药和血管扩张药合用，可增加硝酸盐致体位性低血压作用。因此最好将本品与其他降压药等错开时间1小时以上服用。

◆ **药品使用注意**

　　（1）服用本品期间忌服生冷、油腻、辛辣刺激性食物。

　　（2）中度饮酒或者过量饮酒时，使用本品可致低血压。

　　（3）与降压药或血管扩张药合用，可以增强硝酸盐的致体位性低血压。

　　（4）使用长效硝酸盐可降低舌下用药的治疗作用。

　　（5）阿司匹林可减少舌下含服硝酸甘油的清除 并增强其血流动力学效应。

　　（6）与乙酰胆碱组胺及拟交感胺类药合用时疗效可能减弱。

◆ **特殊人群用药指南**

　　（1）对本品过敏者禁用，过敏体质者慎用。

　　（2）有严重贫血、青光眼、颅内压增高、心肌梗死早期的患者禁用本品。

　　（3）患者如果正在服用万艾可，禁用本品。

　　（4）孕妇和哺乳期妇女慎用本品。

　　（5）血容量不足或收缩压的患者应该慎用本品。

◆ **药物安全性**

硝酸甘油作为急性冠心病心绞痛发作时的首选急救药物，其效果当然是相当突出的。当然也有一定的副作用，存在一定的安全风险。因此有这类患者的家庭一定要将此药放在明显的地方，以备不时之需，同时家人也要了解此药的使用知识和忌讳。对于患者来说，也一定要将本品放在固定易取的地方，同时在外包装上注明用法、用量，也许在关键时刻就能救自己一命。

五、阿司匹林肠溶片

本品的主要成分是阿司匹林，常见剂型为白色片剂。它有很强的抗血栓作用，能抑制前列腺素的合成。本品能预防心肌梗死和脑梗死，也能解热镇痛和抗风湿。

◆ **常见商品名及用法**

拜阿司匹灵

每片0.1克，每盒30片。

本品用法用量根据病情有所不同，但是一般本品适合在饭后以温水伴服，不能空腹服用。通常来说，本品应该整片服用，但是在治疗心肌梗死时，第一片应该咀嚼碎后服用。

用于治疗不稳定心绞痛，1日1片。

预防复发心肌梗死，1次1片，1日3次。

治疗急性心肌梗死时，1日1片。

预防大脑通过的血流减少和已出现早期症状的脑梗死，1日1片（不同产品请以其商品包装书说明为准，本推荐量是以拜阿司匹灵阿司匹林肠溶片为准的推荐量）

用于治疗其他疾病时，具体用量请根据医生要求。

◆ **适用情况**

本品能预防心肌梗死和脑梗死，也能解热镇痛和抗风湿，在心血管疾病中主要用于治疗不稳定性心绞痛、急性心肌梗死的脑梗死。

◆ **常见错误用法**

本品作为一种预防心肌梗死和脑梗死的良药，具有一定的副作用，因此经常有些患者在服用本品且自觉症状减轻时，便随意停药或者平时断断续续服药，其实都是不正确的。本品在用于预防心肌梗死（3片）和脑梗死时（1片），应该坚持每日服用，不需要加大剂量，也不可以减小剂量。

阿司匹林并不是人人都适用的保健药，有高血压、高脂血症、糖尿病、肥胖或者吸烟喝酒，或者有心血管病家庭史的人可以长期服用，但是没有心血管危险因素的健康人群是不可以将本品作为预防心血管病的保健品服用的，这样做不但无利，反而有害。

当本品作为心血管疾病发生时的急救药时，最佳用药量为1片至1片半，不可以为了追求更好的效果而胡乱加大剂量，这样反而会加重患者出血的危险。

◆ **药品使用注意**

与其他抗凝作用药物混用时，应该咨询医生或者药剂师的意见。

◆ **特殊人群用药指南**

（1）对阿司匹林和含水杨酸类物质过敏者禁用本品。

（2）有胃溃疡、十二指肠溃疡以及体内有其他出血倾向的疾病患者禁用本品。

（3）对其他镇痛剂、抗炎药或者抗风湿药过敏，过敏体质者慎用本品。

（4）支气管哮喘、慢性或者复发性胃或者十二指肠病变、肾病、肾损害、严重的肝功能损害的患者应该慎用本品，如需服用本品，请咨询医生意见。

（5）有哮喘、花粉性鼻炎、鼻息肉，或者慢性呼吸道感染者慎用本品，如需使用，请在事前咨询医生意见。

◆ 药物安全性

本品是预防心血管系统疾病最为广泛的药物，其效果也不错，不过我们也应该了解其副作用和不良反应，一般来说常见的不良反应有恶心、呕吐、腹部不适、疼痛，这些轻微症状会在停药后消失。胃出血和胃溃疡和主要在哮喘患者身上出现的过敏反应则十分少见。有个别病例出现肝肾功能障碍、低血糖及严重的皮肤病变。小剂量服用本品能减少尿酸的排泄，对易感者可能引起痛风发作。有极少数会由于长期服用导致胃肠出血而引发贫血，出现黑便。出现眩晕和耳鸣时可能为严重的中毒症状。因此家里有需要服用本品的患者，我们一定要了解其不良反应等情况，同时对家里有心血管方面疾病需服用本品的患者，一定要做到把本品放在显眼固定的地方，方便在突发情况时取用。

♥ 六、银杏蜜环口服溶液

本品的主要成分是银杏叶的提取物和蜜环粉。常见剂型为浅棕红色至棕红色的液体制剂。它能改善心脑组织微循环，增加脑血流量和冠脉血流量，同时也可以扩张冠动脉和脑血管，抑制血小板的聚集和抗血栓形成。本品主要用于冠心痛、心绞痛的治疗。

◆ 常见商品名及用法

天银制药银杏蜜环口服溶液

每支10毫升，每盒10支。一般在饭前30分钟服用，1次1支，1日3次。

通常来说，服用本品1个疗程的时间为4周。

◆ **适用情况**

本品主要用于冠心病、心绞痛和缺血性脑血管疾病方面的治疗。

◆ **常见错误用法**

本品能够改善冠心病、心绞痛、缺血性脑血管疾病患者的病情。很多患者服用后，感觉效果很好，便当作补益品一样，坚持每日3次长期服用，其实是错误的。首先，本品应该按疗程服用，一般服用4周时间后便应该去医院进行检查，然后根据病情的发展来决定是否继续服药或者是停药。其次，本品具有一定的耐药性，服药时间一长，治疗的效果减弱，再喝也对病情没有多少帮助。

◆ **药品使用注意**

（1）在服用本品治疗期间，应该注意饮食清淡，避免油腻刺激性食物。

（2）在服用本品期间，不宜喝浓茶、饮烈酒、抽烟。

◆ **特殊人群用药指南**

（1）对本品过敏者禁用，过敏体质者慎用。

（2）对银杏叶过敏者禁用，对蜜环粉过敏者禁用。

（3）孕妇和哺乳期妇女是否能服用本品，尚不明确，但孕妇因其体质的特殊性，在怀孕早期最好不要服用任何药物。

（4）老人和小孩服用本品，需咨询医生意见，在医生指导下服用。

◆ **药物安全性**

银杏蜜环口服溶液是一种纯中药制剂，在治疗冠心病、心绞痛方面有一定的效果。其安全性是比较高的，副作用少。但是要注意，是药三分毒，本品除了给患者作正常治疗外，健康人群最好不要将之当作保健品服用。

❤➕七、麝香保心丸

本品的主要成分是人参提取物、麝香、苏合香、牛黄、蟾酥、肉桂和冰片。常见剂型为黑褐色的小丸。它能增加血液流量，扩张冠状动脉，同时温寒止痛，益气通心，缓解胸闷、心绞痛。本品主要用于心肌缺血引起的心绞痛、胸闷和心肌梗死。

◆ **常见商品名及用法**

和黄麝香保心丸

每丸22.5毫克，每瓶42丸。口服，1次1~2丸，1日3次。

在服用时，如果患者感觉轻度上腹不适，可以选择饭后服用或者舌下含服。

在服用时，患者如果感觉口舌麻木可选择口服。

◆ **适用情况**

本品主要用于心肌缺血引起的心绞痛、胸闷和心肌梗死。

◆ **常见错误用法**

心血管疾病的治疗，特别是慢性心血管疾病的治疗时间都是比较长的，很多患者会因为种种原因，在自觉症状减轻的时候停止服药，其实是相当危险的。本品的1个疗程至少为3个月。同时以前有心血管疾病的患者，在天气发生变化特别是寒冷的时候，不管在不在治疗期间，都可以服用本品，以预防心绞痛发生。而长期发生心绞痛或者已有心梗死症状的患者，服用本品的时间基本上都应在1年以上。

当心血管患者疾病急性发作时，应该立即让患者以坐姿舌下含服本品，待患者病情稳定后及时就医，交由专业人士处理。

◆ **药品使用注意**

（1）在服用本品治疗期间，应该注意饮食清淡，避免油腻刺激性食物。

（2）在服用本品期间，不宜喝浓茶、饮烈酒、抽烟。

◆ **特殊人群用药指南**

（1）对本品过敏者禁用，过敏体质者慎用。

（2）孕妇禁用本品。

◆ **药物安全性**

麝香保心丸在治疗冠心病方面有显著疗效，它是首个具有促进缺血心管新生作用的中成药。中药制剂，安全性比较高，副作用很小，部分患者会出现上腹不适、恶心、唇舌麻木感等不良反应。家里有冠心病的患者，平时服用可以用来保心，关键时可以用来救心，实在是不可多得的良药。

❤➕ 八、冠心苏合丸

本品的主要成分是苏合香、冰片、乳香、檀香和土木香，常见剂型为丸剂。它能改善心脑血管微循环，增加冠状窦血流量，提高机体耐缺氧能力，减慢心率，同时也能抗炎止痛，理气宽胸。本品主要用来治疗心绞痛和胸闷。

◆ **常见商品名及用法**

天奇冠心苏合丸

每瓶30丸。口服，1次1丸，1日1～3次，本品应该嚼碎服用。

本品对肠胃有一定刺激作用，适合饭后服用。

◆ **适用情况**

本品主要用来治疗心绞痛和因为心脏方面的疾病造成的胸闷、呼吸困难等。

◆ **常见错误用法**

本品在包装上注明了闭证和脱证者忌用，但是有些患者不明白什么是闭证和脱证，照服不误，结果带来不利后果。闭证是指中医说的阳闭，一般患者表现为烦躁不安、四肢抽搐、面红气喘、神昏谵语、舌绛苔黄、体温升高的晕迷状态。脱证是指患者突然晕倒，不省人事。所以出现这两种情况时，不可以给患者服用本品。

本品性属辛温，因此有头脑发胀、双眼发红、头痛、头晕、眼花、舌红少苔等表象，属于阴虚火旺的患者，不宜服用本品，以免火上加油，加重患者病情。

本品适合于冠心病的急救，能够理气宽胸止痛，不适合作为平时长期服用来保心护体。长期服用可能伤阴破气，使患者心烦口躁，气短乏力状态加重。

◆ **药品使用注意**

（1）在服用本品治疗期间，应该注意饮食清淡，避免油腻刺激性食物。

（2）在服用本品期间，不宜喝浓茶、饮烈酒、抽烟。

◆ **特殊人群用药指南**

（1）对本品过敏者禁用。过敏体质者慎用。

（2）患有胃炎、胃溃疡、食管炎等胃肠道疾病的患者不宜服用本品。

（3）孕妇禁用本品，哺乳期妇女慎用本品。

◆ **药物安全性**

冠心苏合丸作为冠心病发作时的急救药物，在理气宽胸止痛方面有明显的功效，是中药制剂，安全性也是比较高的。但是本品的副作用我们也应该有所了解，本品对胃和食道黏膜有刺激作用，部分患者服用后，可能出现胃部不适甚至疼痛。同时本品药性辛温，有些热痛患者服用后可能鼻腔发热、口舌干燥、咽喉疼痛等。更值得注意的是，作为一种急救药，本品是不宜长期间服用的，切不可将之当作平时的护心药经常服用。

九、银杏叶胶囊

本品的主要成分是银杏叶的提取物，常见剂型为胶囊制剂。它能扩张脑血管，增加脑血流量，降低血液中胆固醇水平，降低血液黏稠度，防止动脉硬化。本品主要用于血瘀阻络造成的胸痹、心绞痛、中风等心血管方面疾病的治疗。

◆ 常见商品名及用法

天保宁银杏叶胶囊

每粒0.2克，每盒24粒。口服，1次1粒，1日3次。

本品一般随餐服用或者餐后口服。

◆ 适用情况

本品主要用于血瘀阻络造成的胸痹、心绞痛、中风、失语、冠心病稳定型心绞痛、脑梗死等心脑血管疾病。

◆ 常见错误用法

有的患者为了追求治疗的快速效果，会自行购买各种治疗心血管疾病的药物来一起吃，这样其实是相当危险的。药物配伍有禁忌，有时候胡乱吃药对心脑血管的患者来说，就可能造成不可挽回的损失。本品包装上注明心力衰竭的患者慎用本品，因为本品能够活血化瘀，增加血液在血管内的流量，而心力衰竭的患者问题主要出在心脏本身上面，源动力不足，服用本品，可能会加速血液在心室堵塞，造成严重后果。

心脑血管疾病的治疗时间比较长，有的老年人在服用本品（每日120毫克）进行治疗时，可能出现头晕、头痛等情况，他们便会以为是不良反应而停药，这个时候无须停药，只需先减量服用（每日60毫克），6星期之后，再加大剂量服用即可。

◆ 药品使用注意

在服用本品治疗期间，应该注意饮食清淡，避免油腻刺激性食物。

◆ **特殊人群用药指南**

（1）对本品过敏者禁用，过敏体质者慎用。

（2）孕妇慎用本品。

（3）心力衰竭者慎用本品。

（4）本品能够活血化瘀，如果体内有出血性疾病患者慎用本品。

◆ **药物安全性**

银杏叶胶囊对心血管患者来说，可以说得上是治疗的良药。其安全性是比较高的，副作用小，只有部分人服用后会出现轻度的胃部不适和头痛等不良反应。而且本品可以长期服用，没有耐药性，但是要记住一点，如果在服用本品的同时，还在服用其他药物或者血栓有问题的患者，一定要事先向医生咨询，以免药性发生冲突，造成不利后果。

❤➕ 十、单硝酸异山梨酯缓释片

本品的主要成分是单硝酸异山梨酯，常见剂型为薄膜衣片。它能扩张外周血管，增加静脉血流量，降低心脏负荷，抗心肌缺血。本品主要用于冠心病的长期治疗，预防血管痉挛和混合型心绞痛。

◆ **常见商品名及用法**

欣康

每片40毫克，每盒24片。口服，1次1片，于早晨服用1片，严重情况者1次2片，如果出现头痛不良反应，则开始时1次半片，不可咀嚼或者捣碎服用。

◆ **适用情况**

本品主要用于冠心病的长期治疗，预防血管痉挛和混合型心绞痛，也可以用于心肌梗死后的治疗和慢性心力衰竭的长期治疗。

◆ **常见错误用法**

本品主要适用于慢性心血管病的长期治疗和预防，对心绞痛急性发作并没有效果，因此在心绞痛急性发作时，不可以将本品当作急救药品使用。

当心区或者脑部出现急性疾病，如心脏突然剧烈疼痛、突然休克等急症时，不能服用本品。

包装书上说明体位性循环调节障碍时慎用本品，很多患者不明白是什么意思，这主要是指患者身体长期保持某一动作时（如坐位、行走、蹲位、站立），身体血液循环受阻，出现血液瘀积、浮肿甚至是动作僵化等情况。

◆ **药品使用注意**

在服用本品治疗期间，应该注意饮食清淡，避免油腻刺激性食物。

◆ **特殊人群用药指南**

（1）对本品过敏者禁用，过敏体质者慎用。

（2）青光眼、明显低血压、休克，肥厚性梗阻性心脏病、急性心肌梗死、严重脑动脉硬化患者禁用本品。

（3）孕妇因为其体质的特殊性，服用本品前应该先咨询医生的意见。

（4）患者有体位性循环障碍时，应该慎用本品。

（5）年老患者服用本品时，出现不良反应的概率加大。

◆ **药物安全性**

单硝酸异山梨酯缓释片是有效治疗和预防冠心病等心血管疾病的良药，其安全性比较高，副作用比较小。可能出现的不良反应是：在开始服药的时候，有些患者会出现头痛、心跳加快、面红、呕吐，个别患者可能出现恶心、嗜睡、低血压等情况，这些不良反应一般在继续用药后消失，无须特别担心。

♥⊕十一、通脉颗粒

本品的主要成分是丹参、川芎和葛根，常见剂型为棕黄色的颗粒制剂。它能祛风止痛，活血通脉行气，扩张脑血管，增加脑血流流量，改善脑部血液循环，降低脑血管阻力。本品主要用于缺血性心脑血管疾病的治疗。

◆ 常见商品名及用法

一新制药通脉颗粒

每袋10克，每盒10袋。温水冲服，1次10克，1日2～3次。

本品不宜长期服用，服药3日症状未缓解，应该停药就医。

◆ 适用情况

本品主要用于缺血性心脑血管疾病，如心绞痛、冠心病、动脉硬化、脑血栓和脑缺血等心脑血管疾病的治疗。

◆ 常见错误用法

本品能够行气活血，有的心脏病患者为了预防血栓塞，在服用本品的同时，服用抗凝结药物，结果药物相互作用，引起出血。因此在服用本品的时候，一定要慎用抗凝结药物，如需使用，请征询医生意见。

同时本品能够行气活血，因此在经期内，应该停服本品，以免加大月经量。

本品含有川芎成分，能够改善心肌代谢，增加冠脉流量，但是如果患者处于肝阳上亢（表现为头晕目眩、面红、易躁易怒、心悸健忘、失眠多梦、腰腿酸软、舌红口苦、易渴），阴虚阳亢（表现为潮热、盗汗、面红、易怒易躁、失眠、五心烦热，或有遗精、性欲亢进）的状态时不宜使用本品。

◆ 药品使用注意

（1）在服用本品治疗期间，应该注意饮食清淡，避免油腻刺激性食物。

（2）本品不宜与藜芦制剂同时服用。

（3）在服用本品期间不宜同时服用其他滋补性中药。

◆ **特殊人群用药指南**

（1）对本品过敏者禁用，过敏体质者慎用。

（2）月经量大、怀孕妇女禁用本品。

（3）有高血压、心脏病、肝病、肾病等慢性病严重情况者，如需服用本品，应该在医生指导下服用。

◆ **药物安全性**

我们要知道的是，本品是一种心血管疾病常用的处方药，应该按照医生的要求来服用，并不可以将之当作平时通气行血的滋补中药来服用，只能针对疾病做对症性的治疗。本品服用后的不良反应暂时还不明确，我们只要做到严格按医嘱来服药，本品是十分安全可靠的。

❤➕ 十二、安宫牛黄丸

本品的主要成分是牛黄、水牛角浓缩粉、珍珠、朱砂、雄黄、黄连、黄芩、麝香、冰片等中药，常见剂型为大蜜丸制剂。它能清热解毒，镇惊开窍，宁心安神。本品一般用于中风昏迷、脑膜炎、中毒性脑病、脑出血及败血症。

◆ **常见商品名及用法**

同仁堂安宫牛黄丸

每丸3克，1盒1丸或者2丸。口服，1次1丸，1日1次，小儿3岁以下，1次1/4丸，4~6岁1次1/2丸，1日1次。

◆ **适用情况**

一般用于中风昏迷、脑膜炎、中毒性脑病、脑出血及败血症出现高热惊厥、神志不清、胡言乱语或者烦躁不安等情况。

◆ **常见错误用法**

本品包装上写明适用于热闭神昏，是指患者出现热症和神志不清，但是有的患者处于寒闭神昏的时候，病急乱投医时也会服用本品，其实是相当危险的。寒闭神昏的患者通常不具有热症的表现，表现为身体发凉、面色青白等，一定要区分清楚，避免错服本品。

本品具有清热解毒、开窍醒神的作用，因此有些家长会给自己健康的小孩也服用本品，其实是不合适的，本品中含有冰片、麝香、雄黄等中药，具有一定的毒性，同时对于体质虚一点的小朋友来说，容易伤害其脾胃，影响消化功能，因此，平时健康的人群，是不需要服用本品的。

◆ **药品使用注意**

（1）服用本品期间忌食生冷、油腻、辛辣刺激性食物。

（2）不宜与硝酸盐、硫酸盐类药物同时服用。

◆ **特殊人群用药指南**

（1）孕妇和哺乳期妇女不宜服用本品。

（2）对本品过敏者禁用，过敏体质者慎用。

（3）肝肾功能不全者或者有肝肾疾病的患者慎用本品。

（4）高热神昏、中风昏迷而导致服用困难的患者，可以通过鼻饲给药。

◆ **药物安全性**

安宫牛黄丸作为中医治疗高热症的"温病三宝"之一，一直以来很受中国家庭的追捧，其功效确实显著，对于预防心脑血管方面的疾病有独特的效果，是中药制剂，安全性比较高。但是本品不可以过量服用，同时，本品中使用的一些药材有一定毒性，肝肾功能障碍者应该慎用。如果服用本品时出现中毒症状，应该立即停药，去医院就医。

第二节　适用于高血压

高血压是一种慢性病，非同一天3次测量上臂血压，收缩压 ≥140mmHg（1.84×10^4Pa）和（或）舒张压≥90mmHg（1.2×10^4Pa），就要考虑为高血压。容易引起高血压的危险因素主要有高盐饮食、肥胖、过量饮酒、吸烟及体力活动不足等，控制这些危险因素可延缓或预防高血压的发生。高血压确诊后应进行长期有效地治疗。改变不健康的生活方式和合理应用降压药是治疗高血压的主要方法。健康的生活方式包括合理饮食、限盐（5~6g/天）、控制体重、戒烟限酒、规律的体育锻炼及心理平衡。高血压患者在生活中的注意事项包括：尽量避免需暂时屏气一蹴而就的运动如搬重物；排便时用力过大也会引起血压巨大波动，平时要注意吃含粗纤维的食物以避免便秘；寒冷的日子洗脸不要用凉水，最好用温水。建议食用蔬菜、低脂乳制品、可溶性纤维、全谷类及植物源性蛋白，同时减少胆固醇和饱和脂肪酸的摄入。

♥ 一、硝苯地平

本品属钙离子拮抗剂类的降压药，有控释片、缓释片及普通片等剂型。该药适用于老年高血压、单纯收缩期高血压、稳定型心绞痛及脑卒中的患者。

◆ **常见商品名及用法**

拜新同

每片30mg，每盒7片。1日1次，整片用少量水吞服。

◆ **适用情况**

高血压、冠心病及慢性稳定型心绞痛。

◆ **常见错误用法**

整片吞服，请勿咬、嚼、掰断药片。

◆ **药品使用注意**

（1）硝苯地平通过细胞色素P450 3A4系统代谢消除。因此对细胞色素P450 3A4系统有抑制或诱导作用的药物可能改变硝苯地平的首过效应或清除率。硝苯地平与下述药物联合应用时，应监测血压，如有必要，应考虑减少硝苯地平的服用剂量。这些药物为：大环内酯类抗生素（例如红霉素）、抗-HIV蛋白酶抑制剂（例如利托那韦）、吡咯类抗真菌药（例如酮康唑）、抗抑郁药奈法唑酮和氟西汀、奎奴普丁/达福普汀、丙戊酸、西咪替丁。

（2）硝苯地平禁止与利福平合用。

（3）硝苯地平控释片含有光敏性的活性成分，因此本品应避光保存。

◆ **特殊人群用药指南**

（1）本品对硝苯地平或本品中任何成分过敏者禁用。

（2）本品禁用于心源性休克。

（3）本品禁用于怀孕20周内和哺乳期妇女。

◆ **药物安全性**

硝苯地平的安全性较高，其不良反应有水肿、头痛、头晕及心悸等。

♥ 二、苯磺酸氨氯地平片

本品属长效钙离子拮抗剂类的降压药。该药适用于老年高血压、单纯收缩期高血压、稳定型心绞痛及脑卒中的患者。

◆ **常见商品名及用法**

络活喜

每片5mg，每盒7片。通常本品治疗高血压的起始剂量为5mg，每日1次，最大剂量为10mg，每日1次。

◆ **适用情况**

（1）本品适用于高血压的治疗，可单独应用或与其他抗高血压药物联合应用。

（2）本品适用于慢性稳定性心绞痛及血管痉挛性心绞痛患者。

◆ **常见错误用法**

一般对于高血压患者需平稳降压，不能急于求成，随便增加服药的剂量，剂量的增加应根据患者个体反应进行。一般剂量调整应在7~14日后开始进行。

◆ **药品使用注意**

络活喜不影响地高辛、苯妥英钠、华法林、辛伐他汀或吲哚美辛与血浆蛋白的结合，即与这些药物合用时，无须改变络活喜的剂量。

◆ **特殊人群用药指南**

对氨氯地平过敏的患者禁用本品。

◆ **药物安全性**

本品的安全性较高，有的患者使用该药后有轻度的不良反应，表现为头痛和水肿，多数患者可以耐受。

♥➕ 三、缬沙坦

本品属血管紧张素Ⅱ受体抑制剂，阻断血管紧张素Ⅱ引起的血管收缩，从而降低血压。本品有胶囊和片剂两种剂型，可单独应用或与其他降压药合用来治疗高血压。

◆ 常见商品名及用法

代文

每粒80mg，每盒7粒。本品用于高血压的推荐剂量为每次80mg，每日1次，建议每日在同一时间服药，服药2周内达到确切的降压效果，4周后达最大疗效。降压效果不满意时，每日剂量可增加至160mg，或加用其他类型的降压药如利尿剂。

◆ 适用情况

治疗轻、中度原发性高血压。

◆ 常见错误用法

一般对于高血压患者需平稳降压，不能急于求成，随便增加服药的剂量，剂量的增加应根据患者个体反应进行。一般的剂量调整应在7~14日后开始进行。

◆ 药品使用注意

缬沙坦与保钾利尿剂（如螺内脂、氨苯喋啶、阿米洛利）联合应用时，补钾或使用含钾制剂可导致血钾浓度升高和引起心力衰竭患者血清肌酐升高。因此，同时服用这两种药物前，需事先征询医生意见。

◆ 特殊人群用药指南

（1）对缬沙坦或者本品中其他物质过敏者禁用。

（2）妊娠和哺乳期妇女禁用。

◆ 药物安全性

缬沙坦的安全性较高，常见的不良反应为头痛和水肿，一般程度轻微且呈一过性，多数患者可以耐受。其他少见的不良反应包括腹泻、偏头痛，偶尔导致转氨酶增加、白细胞及血小板减少、高血钾等。

四、缬沙坦氢氯噻嗪

本品属复方制剂，其主要成分是缬沙坦和氢氯噻嗪，目前有胶囊剂和片剂两种剂型。主要用于治疗单一药物不能控制的高血压。

◆ **常见商品名及用法**

复代文

每片含缬沙坦80mg、氢氯噻嗪12.5mg，每盒7片。当用缬沙坦单一治疗不能有效控制血压时，用氢氯噻嗪25mg每日1次不能有效控制血压或发生低血钾时，可改用本品（含缬沙坦80mg/氢氯噻嗪12.5mg）每次1片，每日1次，在服药2~4周内可达到最大的抗高血压疗效。

◆ **适用情况**

用于治疗单一药物不能充分控制血压的轻度–中度原发性高血压。

◆ **常见错误用法**

本品为复方制剂，不适合高血压的初始治疗。一般对于高血压患者需平稳降压，不能急于求成，随便增加服药的剂量，剂量的增加应根据患者个体反应进行。一般的剂量调整应在7~14日后开始进行。

◆ **药品使用注意**

（1）本品与保钾利尿剂、补钾制剂或含钾的盐替代物或其他可以改变血清钾的药物（如肝素）合用需要谨慎并监测血钾水平。

（2）本品与环孢素联合使用时可能增加高尿酸血症的危险性而引起痛风的并发症。

（3）本品含利尿药，该利尿药导致的低钾或低镁可以增加服用洋地黄类药物患者发生心律失常的危险。

◆ **特殊人群用药指南**

（1）对缬沙坦氢氯噻嗪、其他磺胺类药物或本品中任一成分过敏者禁用。

（2）妊娠和哺乳期妇女禁用本品。

（3）严重的肝功能受损胆汁性肝硬化或胆汁郁积者禁用本品。

（4）严重的肾脏衰竭（肌酐清除率＜30 mL/min）或无尿患者禁用本品。

（5）难治性低钾血症、低钠血症或高钙血症和症状性高尿酸血症患者禁用本品。

（6）运动员慎用本品。

♥ 五、罗布麻茶

本品的主要成分是罗布麻叶和绿茶，一般以冲饮茶包的形式为主。罗布麻茶中有效成分的分子量较小，但是其酯溶性却很强，容易被肠胃吸收，本品对高脂血症中的血清总胆固醇值、血清三酸甘油酯值均有明显的降低作用。服用本品可以起到平心悸、止眩晕、消痰止咳、强心利尿、调节血压的功效。

◆ **常见商品名及用法**

彤辉罗布麻茶

每袋3克，每盒180袋。以开水冲泡，1日3次，1次1袋。

一般来说，服用罗布麻茶1个月为1个疗程，而且应该在专业的医生或者药剂师指导下服用。

◆ **适用情况**

本品适合于平时血压较高，需要调节血压，或者因为血压过高而引起心悸、眩晕等现象的患者，也可以用于消痰止咳，强心利尿。

◆ 常见错误用法

本品主要用于降低血压，主要适用于高血压的患者，如果患者是低血压，就根本不适合本品了，不要自认为血压有问题，就自行购买本品服用，服用本品时最好在专业的医生或者药剂师指导下服用。同时中医认为本品适用于高血压中肝阳上亢者，所以使用本品前，最好经中医辨症后使用。

本品有一定的降低血脂作用，对高脂血症中的血清总胆固醇值和血清三酸甘油酯值有明显的降低作用，因此有的父母会给肥胖儿童也服用本品，其实是错误的，儿童不宜服用本类产品。

本品中的罗布麻叶有一定的毒副作用，经常使用会损伤神经系统和肾脏，同时市场上的罗布麻茶分为药用和食用两种，药用的罗布麻茶副作用较大，食用的罗布麻茶毒副作用较小，因此，患者在购买和服用时一定要加以区别。同时有人为了贪图便宜，自行购买罗布麻叶当茶长期饮用，可能导致肾衰竭、尿毒症。

本品能够降低血脂，调节血压，但是本品不能替代原本正常治疗所需的药物。

◆ 药品使用注意

服用本品期间忌食生冷、油腻、辛辣刺激性食物。

◆ 特殊人群用药指南

（1）低血压患者禁服本品。

（2）儿童禁服本品。

◆ 药物安全性

罗布麻茶作为一种天然的降血脂药、调节血压的植物，其安全性是比较高的，副作用也很小，但是罗布麻叶对肝脏和肾脏有一定的损害，如果长期把没有加工过的罗布麻叶当作普通茶叶饮用，可能导致肾衰竭或者是尿毒症。所以我们在购买罗布麻茶时，一定要注意从正规厂家购买，不要贪图便宜而因小失大。

♡⊕ 六、菊明降压丸

本品的主要成分是野菊花和决明子（炒），常见剂型为黄褐色光亮的浓缩丸制剂。本品中的野菊花能够清热解毒，平肝疏风，决明子可以清热明目，润肠通便，两者合用对肝热型高血压有不错的效果。服用本品，可以降低血压，同时也可以用于治疗因为高血压造成的头痛和目眩等症状。

◆ **常见商品名及用法**

同仁堂菊明降压丸

每袋6克，每盒9袋。口服，1日3次，1次1袋。

◆ **适用情况**

本品可以用来降低血压，也可以用于治疗因为高血压造成的头痛和目眩、头晕等症状。

◆ **常见错误用法**

本品主要用于降低血压，主要适合于高血压的患者。如果患者是低血压，就根本不适合用本品了，不要自认为血压有问题，就自行购买本品服用，本品最好在专业的医生或者药剂师指导下服用。

本品的主要成分野菊花和决明子都有比较强的清热解毒的效果，本品适用于高血压病属于肝阳上亢者（肝阳上亢是指肝肾阴虚，阴不制阳，肝阳亢逆于上，导致上实下虚的病理变化），如果患者分不清自己的情况，应该由专业的医生进行辨症后再选择本品，不可以听信他人经验随意服用本品。

本品有比较不错的清热作用，因此本身属于阴虚体质，肠胃不好，有腹泻或者大便溏稀的患者应该注意减量服用本品。如果患者同时服用其他清热泻火的药物，应该减量服用其他药物。

◆ **药品使用注意**

（1）服用本品期间忌食生冷、油腻、辛辣刺激性食物。

（2）服用本品时，如正在服用清热泻火的药物，应该注意减量服用其他清热泻火的药物。

◆ 特殊人群用药指南

（1）低血压患者禁服本品。

（2）孕妇慎服本品。

◆ 药物安全性

本品作为以中药为主要原材料的纯中药制剂，暂时没有发现明显的副作用，其效果一直深受广大高血压患者的好评。但是本品主要针对肝热型高血压肝阳上亢的患者，患者在服用前最好由专业的医生进行辨症后使用，不要听信他人的经验随便服用。同时作为高血压患者，本品长期服用没有明显的副作用。

七、牛黄降压丸

本品的主要成分是人工牛黄、羚羊角、珍珠、水牛角浓缩粉、白芍、决明子、黄芩提取物等14味中药，常见剂型为黄棕色的小蜜丸或者大蜜丸制剂。本品成分中的黄芩素可以利尿，黄芩苷可以减轻脑缺血所致的损伤，抑制血栓形成，总的说来，本品可以清心化痰，镇静降压。本品一般适合高血压患者用来降低血压或者用于心肝火旺、痰热壅盛所造成的头痛、失眠、头晕、目眩等症状。

◆ 常见商品名及用法

同仁堂牛黄降压丸

每丸1.6克，每盒10丸。口服，1次1～2丸，1日1次。

本品也有小蜜丸形式，小蜜丸1次20～40丸，1日2次。患者在使用时应该区分清楚。

◆ 适用情况

本品一般适合高血压患者用来降低血压或者用于心肝火旺、痰热壅盛所造成的头痛、失眠、头晕、目眩、烦躁不安等症状。

◆ **常见错误用法**

本品主要用于降低血压，主要适合于高血压的患者。如果患者是低血压，就根本不适合用本品了，不要自认为血压有问题，就自行购买本品服用，本品最好在专业的医生或者药剂师指导下服用。

本品偏重于清肝泻火降压，适合高血压患者中属于肝火旺盛的患者，这一点普通患者很难区分，最好由专业的医生辨症后再服用最为安全，不要听信别人的经验，私自用药，以免造成不利后果。

本品能够清泻肝火，成分中有人工牛黄、羚羊角等药性偏寒的中药成分，因此脾胃虚寒或者体质虚寒的患者最好在医生指导下服用本品，而本身就有腹泻的患者是不宜服用本品的，以免加重腹泻状态。

◆ **药品使用注意**

（1）服用本品期间忌食生冷、油腻、辛辣刺激性食物。

（2）服用本品时，如正在服用清热泻火的药物，应该注意减量服用其他清热泻火的药物。

◆ **特殊人群用药指南**

（1）低血压患者禁服本品。

（2）孕妇慎服本品。

◆ **药物安全性**

本品作为以中药为主要原材料的纯中药制剂，降压作用柔和，缓解症状明显，能够平肝降压兼有扶正作用，适合高血压患者长期服用。但是这里要注意的是，本品成分中有冰片、人工牛黄等成分，具有轻微的毒性，因此患者在服用本品前最好先与专业医生沟通，特别是肝肾有问题的患者，由医生指导服药才最安全。

❤+ 八、清脑降压片

本品的主要成分是黄芩、夏枯草、槐米、磁石（煅）、钩藤、决明子、珍珠母、牛膝、当归、地黄等13味中药，常见剂型为片剂或者胶囊制剂。本品中的黄芩有镇静、降血压、抑制血小板聚集和抗凝作用，夏枯草可以降压、降血糖，抗心律失常，保护心肌，钩藤可以镇静、降压、降脂，因此本品可以逆转高血压，动脉硬化，防治高血压性心、脑、肾血管疾病，能降低血脂，防止动脉粥样硬化形成。服用本品可以平肝潜阳，清脑降压。本品主要用于肝阳上亢、血压偏高、头昏头晕、失眠健忘等病情的治疗。

◆ 常见商品名及用法

刻康清脑降压片

每瓶100片，口服，1次4～6片，1日3次。

◆ 适用情况

本品可以平肝潜阳，清脑降压，主要用于肝阳上亢、血压偏高、头昏头晕、失眠健忘等病的治疗。

◆ 常见错误用法

本品主要用于降低血压，适用于血压偏高的患者，对低血压患者并不适用，不要认为自己血压出现问题，便听信他人经验，胡乱服药，服用降压药物应该在专业的医生指导下进行。

从本品的成分来看，本品能够平肝潜阳，清脑降压，高血压病中属于肝阳上亢者（肝阳上亢是指肝肾阴虚，阴不制阳，肝阳亢逆于上，导致上实下虚的病理变化）服用本品，可以收到很好的效果，而高血压中其他类型的患者则不太适合服用本品。如果患者分不清自己的情况，应该由专业的医生进行辨症后再选择本品。

◆ 药品使用注意

服用本品期间忌食生冷、油腻、温燥、辛辣刺激性食物。

◆ **特殊人群用药指南**

（1）低血压患者禁服本品。

（2）孕妇慎服本品。

◆ **药物安全性**

本品作为以中药为主要原材料的纯中药制剂，对肝阳上亢的高血压患者有着相当不错的效果，本品的毒副作用比较轻微，个别患者服用后会出现鼻塞、嗜睡和腹泻等副作用。

❤ 九、脑立清丸

本品的主要成分是磁石、赭石、牛膝、清半夏、酒曲、薄荷脑、冰片、猪胆粉、朱砂等中药，常见剂型为片剂、丸剂或者胶囊制剂。本品成分中的磁石能够平肝潜阳，安神镇惊；赭石可以平肝潜阳，止血、降逆；牛膝可以活血祛瘀，治疗腰膝酸痛；清半夏可以消痞散结，降逆止呕。诸药合用可以清热平肝，止痛降逆。服用本品可以用于治疗肝阳上亢引起的头晕目眩、耳鸣口苦、心烦失眠，也可以用本品来降低血压，治疗高血压。

◆ **常见商品名及用法**

菊花脑立清丸

每10粒重1.1克，口服，1次10粒，1日2次。服用本品3日症状无缓解应该及时去医院就医。

其他不同形态的产品用法及用量请以商品包装说明书为准。

◆ **适用情况**

服用本品可以用于治疗肝阳上亢引起的头晕目眩、耳鸣口苦、心烦失眠，也可以用本品来降低血压，治疗高血压。

◆ **常见错误用法**

本品主要用于降低血压，适用于血压偏高的患者，对低血压患者并不适用。不要认为自己血压出现问题，便听信他人经验，胡乱服药，服用降压药物应该在专业的医生指导下进行。

从本品的成分来看，本品能够清热平肝，止痛降逆，高血压病中属于肝阳上亢者（肝阳上亢是指肝肾阴虚，阴不制阳，肝阳亢逆于上，导致上实下虚的病理变化）服用本品，可以收到很好的效果，而高血压中其他类型的患者则不太适合服用本品。如果患者分不清自己的情况，应该由专业的中医进行辨症后再选择本品。

有些治疗高血压的药物长期服用副作用比较小，但是本品中含有朱砂，是不宜长期服用的，一般来说，服用本品，连续服用时间不能超过两周，如果因为情况特殊（经医生确认）需要长时间服用，应该定期检查血、尿中汞离子浓度和肝肾功能，以确保安全。

本品能够清热平肝，药性偏寒，因此体弱虚寒者应该禁用本品（此类患者表现出面色苍白或者青白，平时四肢较冷，气短乏力，经常性大便溏稀）。

◆ **药品使用注意**

（1）服用本品期间忌食生冷、油腻、温燥、辛辣刺激性食物。

（2）本品应该避免与茶碱、心得安类药物，含溴、碘（如溴化物）、巴氏合剂、三溴合剂，海带、海藻等物质同服。

（3）本品应该避免与含汞制剂同时服用。

（4）本品不宜与四环素类抗生素同服。

◆ **特殊人群用药指南**

（1）肝肾功能不全、造血系统疾病者禁用本品。

（2）孕妇、哺乳期妇女、儿童禁用本品。

（3）体质虚寒者禁用本品。

◆ **药物安全性**

本品作为以中药为主要原材料的纯中药制剂，对肝阳上亢的高血压患者有着相当不错的效果。本品不良反应较少，少数患者服用后出现了慢性的皮肤过敏症状。本品中含有冰片、朱砂等含有轻微毒性的成分，因此不适合作为高血压患者长期服用的药物，以免给肝肾带来负担，造成不利后果。同为脑立清的产品，有的是处方药，有的是非处方药，在购买时，也要注意区分。

❤️➕ 十、杜仲降压片

本品的主要成分是杜仲、黄芩、益母草、钩藤和夏枯草，常见剂型为片剂或者胶囊制剂。本品中的有效成分能够促进机体功能，抗高血压，降血糖血脂，增加冠状动脉流量，抗衰老，诸药合用能够补肾平肝，清热，有效平稳血压。本品一般用于肾虚肝旺之高血压症。

◆ 常见商品名及用法

喜来乐杜仲降压片

每片0.32克，每瓶90片，口服，1次5片，1日3次。

其他不同形态的产品用法及用量请以商品包装说明书为准。

◆ 适用情况

服用本品可以有效治疗肾虚肝旺型的高血压，或者因为高血压引起的眩昏头痛、腰膝酸软、耳鸣健忘、心悸失眠等情况。

◆ 常见错误用法

有的患者血压出现问题，其实是血压过低，而不是过高，本品属于治疗高血压的药，不适合低血压患者使用。

一般来说，中医将高血压分成不同的类型，在服用治疗高血压的中成药时，应该辨症服用，本品主要针对高血压中的肾虚肝旺型，患者表现出头痛眩晕、腰膝酸软、耳鸣健忘、心悸失眠等症状，所以在服用治疗高血压的药物前，最好经过专业的中医辨症后，确定自己属于的类型再服用药物，别听信他人的经验，盲目服药。

由于杜仲有补肾的功效，患者处于阴虚火旺状态时是不宜服用本品的，以免加重患者虚火，给身体带来不利影响。

◆ **药品使用注意**

（1）服用本品期间忌食生冷、油腻、温燥、辛辣刺激性食物。

（2）本品中含有杜仲成分，不宜与元参和蛇皮同时服用。

◆ **特殊人群用药指南**

（1）感冒患者有发烧情况时，不宜服用本品。

（2）阴虚火旺患者不宜服用本品。

◆ **药物安全性**

本品作为以中药为主要原材料的纯中药制剂，对肾虚肝旺型的高血压患者有相当不错的降压效果，兼具补肾功能，起双重效果。本品暂时没有明确的副作用和不良反应，应该说是比较安全的。但是要注意的是，本品针对肾虚肝旺型的高血压患者有很好的效果，患者在使用前，一定要由专业的医生进行辨症，不可以随意自行服用。

十一、绞股蓝总甙片

本品的主要成分为绞股蓝总甙，常见剂型为糖衣片。绞股蓝总甙由绞股蓝提炼而成，能够维护心脑血管系统健康，防止动静脉血栓形成，可以降血脂、血糖，平衡血压，同时有镇静、解疲劳等功效。服用本品可以养心健脾、益气和血、除痰化瘀，一般用于高脂血症和高血压。

◆ **常见商品名及用法**

正大绞股蓝总甙片

每片20毫克，每瓶100片，口服，1次2～3片，1日3次。

其他不同形态的产品用法及用量请以商品包装说明书为准。

◆ **适用情况**

服用本品可以养心健脾、益气和血、除痰化瘀，一般用于高脂血症和高血压，以及由高脂血症和高血压引起的心悸气短、胸闷肢麻、眩晕头痛、健忘耳鸣、自汗乏力等。

◆ **常见错误用法**

本品因为各厂家的产品形态不同，其用法用量有差别。一般来说，按照医嘱或者商品包装说明书上推荐的量服用都是可以的。但是要注意在最开始服用本品的时候，应该从小量服起，比如第一周开始1次1片，1日1～2次，再慢慢增加到1次1～2片，1日1～2次，等患者适应本品后，第2周开始，1次2～3片，1日2～3次。之后可以维持此剂量不变，也可以根据个人的情况，在咨询医生意见后做一定的调整。

有肾病和肝病的患者服用本品时，应该从最小剂量1次半片或者1片，1日2次开始，即使适应本品后，也应该较正常人减半量服用本品。

本品主要由植物绞股蓝提炼出来，绞股蓝性寒，因此寒性体质的患者不宜长期服用本品。

◆ **药品使用注意**

服用本品期间忌食生冷、油腻、温燥、辛辣刺激性食物。

◆ **特殊人群用药指南**

（1）寒性体质的患者不宜服用本品。

（2）有其他严重的慢性病或者在治疗期间出现其他疾病的患者应该及时去医院就诊，同时将自己的病情向医生说明清楚。

◆ **药物安全性**

本品作为高脂血症和高血压类的非处方药，其安全性是比较高的，副作用也很小。但是患者在服用本品时依然要注意，许多高脂血症和高血压患者可能伴有其他慢性病，这类患者在服用本品时一定要在医生指导下，按照医生规定的用法和用量服用本品。

第九章 泌尿系统用药

1. 泌尿系统感染用药原则

（1）根据抗菌药的敏感试验选用合适的抗菌药物，抗菌药物治疗是尿路感染治疗的主要方法。

（2）在可能的情况下，尽量不使用有肾毒性的抗菌药，通常用喹诺酮类（如诺氟沙星、环丙沙星、氧氟沙星、头孢氨苄等），必要时可用头孢曲松钠。

（3）在选用药物时，应该注意药物的药物代谢动力学，选用尿与肾内浓度高、持续作用时间长的药物。

（4）如果感染比较严重或者出现混合感染，又或者是出现耐药菌株时，可以采用联合用药方案，一般是β-内酰胺类抗生素加用氨基糖苷类。

（5）在治疗过程中，应该注意抗菌药物使用疗程和细菌耐药性变化，不要一种药物使用到底，一般来说，抗菌药物使用3～7日就应该进行效果评估，看看是否应该改用其他抗菌药物。

2. 泌尿系统感染用药要注意什么

首先，千万别掉以轻心。

现在许多年轻人对泌尿系统感染的预防没有足够的重视，往往认为自己年轻力壮，不可能出现问题。但是实际上，青年群体特别是青壮年男性泌尿系统感染性疾病发病率正在不断增高。拿前列腺炎来说，青壮年人患病率就明显高于其他年龄段的，因前列腺炎并发泌尿系统感染而就诊的人数差不多占男性患者的两成半至三成。

其次，千万别自行使用抗生素。

刚出现慢性泌尿系统感染发作时，可以选用三金片等中成药或中药汤剂进行治疗。有的患者出现尿频、尿急、尿痛等症状，常常会自行购买一些消炎药来吃。事实上，市场上常见的消炎药多为抗生素，长期大量服用抗生素比较容易产生耐药性，不利于以后的治疗。所以在选用抗生素类时，必须在医生指导下谨慎使用。

最后，千万别在症状一消失后就停药。

泌尿系统感染的治疗，最大的误区就是有的患者会在自觉症状减轻时便因为种种原因而停止治疗，实际上这种随意停药有可能导致药力不足，细菌并未被彻底消灭，导致感染复发或迁延不愈，进而转为慢性。这种随意停药，只会增加治疗的难度。特别是对于一些反复发作的患者，每一次再感染又使其机体抵抗力更为减弱，形成恶性循环。正确的做法是遵从医嘱，用药量要足，时间要长，一些中成药治疗时间不可短于两周，待体温、尿检正常后，再继续用药1~2周。通常在停药1周及4周后需复查尿常规或尿培养，如两次结果均呈阴性，方能说明此次感染已治愈。

3. 中医治疗泌尿系统感染用药

在泌尿系统感染发生的急性期或者慢性病急性发作期，一般以清利湿热为主，辅以补肾，一般选用清热解毒、清热利湿的中药。如果患者湿重于热时，应着重利湿通淋，常选用滑石、车前子、石苇、泽泻、猪苓等甘寒利水而不伤阴的药物；如果患者热重于湿时，则重在清热，常选用柴胡、黄芩、黄连、黄柏、穿心莲等清热解毒之品；如果患者处于急性感染恢复期或慢性感染期，一般以补肾健脾为主，佐以清热利湿、活血化瘀的中药。

对于一些顽固性的泌尿系统感染，则要依据其临床表现而辨症施药。

（1）如上热下寒型。这一类型的患者，一般泌尿系统会反复感染，导致阴阳失衡，表现出尿频、尿急、小腹冷痛、怕冷、腰痛、疲乏无力、口干、舌质红、苔薄黄、脉沉紧等情况，在治疗时应该清上温下，调整阴阳，可以用清心莲子饮加附子、肉桂、小茴香方加以治疗。

（2）如阴虚火旺易型。这一类型患者湿热蕴久，伤及人体阴液，一般表现出小便短赤、尿道灼热、口干欲饮、五心烦热、舌红少苔、脉细数。治疗时应该滋肾水，清肝火，宜用滋水清肝饮加减进行治疗。

（3）如瘀热互结型。此类型患者一般泌尿系统感染反复发作，结果湿热和瘀血结于下焦不散。患者一般表现出尿频、尿急、小腹拘急、按时疼痛、小便赤热、舌质暗、苔薄黄、脉涩等。治疗时应该活血化瘀，清利湿热，可以用桃核承气汤加减进行治疗。

4. 慢性前列腺炎在中医上的分型

用中药治疗时，中医一般把慢性前列腺炎分为以下五种类型进行辨证施治。

（1）湿热下注型：症见小便淋涩赤痛，少腹拘急，会阴部胀痛，尿道口滴白浊，舌苔黄腻，脉滑数。治宜清热利湿，方选八正散加减：木通7克，车前子10克，萹蓄10克，瞿麦10克，滑石20克，栀子10克，大黄6克，甘草5克。

（2）脾虚湿盛型：症见小便流浊，面色不华，肢体困倦，不思饮食，舌淡苔白，脉虚。治宜健脾利湿，方选参苓白术散加减：党参10克，炒白术15克，茯苓24克，薏苡仁30克，砂仁7克，泽泻15克，当归10克，坤草30克，陈皮10克。

（3）气滞血瘀型：症见小便涩滞，会阴及小腹下坠胀痛，前列腺肿大坚硬，舌紫暗，脉弦涩。治宜活血化瘀、行气通络，方选少腹逐瘀汤：桃仁10克，红花10克，当归15克，小茴香6克，川楝子10克，乌药10克，赤芍12克，泽兰15克，蒲公英30克。

（4）肝肾阴虚型：症见尿道口常有白浊，会阴坠胀，腰膝酸软，潮热盗汗，舌红少苔，脉细数。治宜滋肝肾，清泄相火，方选知柏地黄汤加减：知母15克，黄柏10克，土地黄30克，泽泻15克，牡丹皮15克，茯苓30克，制首乌15克，黄精15克，白藤10克，丹参15克。

（5）肾阳不足型：症见小便淋涩挟精，畏寒，腰膝酸软，阳痿，早泄，舌质淡胖，脉沉弱。治宜温肾壮阳，方选金匮肾气丸加减：制附片10克，菟丝子10克，仙灵脾10克，杜仲10克，黄精10克，当归15克，山药15克，茯苓24克。

第一节　适用于各种尿频、尿急、尿痛等症状

♡＋一、清浊祛毒丸

本品主要由金沙藤、大血藤、蒲公英、牡丹皮、虎杖、地黄、山药、泽泻、黄芪等中药制成。常见剂型为黄棕色至棕褐色的浓缩水丸。本品对于泌尿系功能受损所带来的尿频、尿急、尿痛等症状有一定的改善作用。服用本品，能够清热解毒，利湿去浊，适用于由于湿热下注所致的尿频、尿急和尿痛等症状。

◆ 常见商品名及用法

玉林大清清浊祛毒丸

每袋8克，每盒9袋。口服，1次8克，1日3次。

◆ 适用情况

服用本品能够清热解毒，利湿去浊，适用于由于湿热下注所致

的尿频、尿急和尿痛等症状，可以用于尿道炎、前列腺炎等泌尿系统疾病引起的尿痛、尿频、尿急的治疗。

◆ **常见错误用法**

很多患者在出现尿痛、尿频、尿急等情况时，会凭经验自行购买消炎药等服用，或者出于某些原因，去一些小诊所就诊，给自己带来不必要的麻烦。出现尿痛、尿频、尿急等情况时，应该及时去正规医院查明原因，再合理用药。

有的患者不明白本品说明书上所写的湿热下注是怎么回事，其实湿热下注是一个中医术语，指湿热流注于下焦，患者会表现出小便短赤、身重疲乏、舌苔黄腻等，如确定无其他原因引起尿痛、尿频、尿急时，患者可以通过自己辨证或者请专业人士（医生或药店从业人员）进行辨证后再购买药品，以免药不对症。

本品能够清热去湿，方中药物有一定的寒性，因此胃肠道虚寒的患者最好在饭后服用，而体质虚寒的患者最好不要长期服用本品。

◆ **药品使用注意**

（1）在服用本品期间，不宜食用辛辣刺激的食物，不要喝酒、茶、绿豆汤等。

（2）如果在服用本品的同时还要服用其他药物，请征询医生或者药剂师的意见。

◆ **特殊人群用药指南**

（1）儿童应该慎服本品。

（2）孕妇禁用本品。

◆ **药物安全性**

本品作为一种中药非处方药，方中所用诸药都是临床常用中药，对于治疗因为湿热下注引起的尿痛、尿频、尿急等有一定的治疗效果。本品安全性较高，暂时未发现明显的副作用。但是如果需要长期服用本品，最好在专业人士的指导下服用。同时值得大家注意的是，尿痛、尿急、尿频等情况很多时候是由简单原因引起的，大家千万不要讳疾忌医，一定要及时去正规的医院查明原因，进行治疗。

❤️➕ 二、热淋清颗粒

本品的主要有效成分是头花蓼，常见剂型为棕褐色至深棕色的颗粒，常见剂型为颗粒制剂。本品中的头花蓼又称石莽草，是我国西南地区特有的一种植物，它的活性成分可以利尿通淋，常用于治疗一些病菌引起的尿路感染。本品可以用于治疗下焦湿热所致的热淋。

◆ 常见商品名及用法

威门热淋清颗粒（含糖型）

每袋8克，每盒6袋。开水冲服，1次1~2袋，1日3次。

◆ 适用情况

服用本品，能够清热消炎，利尿通淋，治疗下焦湿热所致的热淋，以及由热淋引起的尿频、尿急、尿痛，尿路感染或者肾盂肾炎见上述证候者。临床也用其来治疗非淋菌性尿道炎和慢性淋病。

◆ 常见错误用法

有的患者不明白本品说明书上所写的下焦湿热是怎么回事，下焦湿热是指湿热流注于下焦，患者会出现小便短赤、身重疲乏、舌苔黄腻等现象，如确定无其他原因引起尿痛、尿频、尿急时，患者可以通过自己辨证或者请专业人士（医生甚至药店从业人员）进行辨证后再购买，以免药不对症。

出现尿频、尿急、尿痛的原因比较复杂，本品主要针对下焦湿热所致的热淋、尿路感染等泌尿系统疾病，临床上也使用本品治疗非淋菌性尿道炎和慢性淋病，但是不见得对所有的泌尿系统疾病都有效果。所以在出现如尿频等症状时，一定要先去正规的医院查明原因，再选用正确的药物进行治疗。

一般来说服用本品，7日为1个疗程，慢性患者可以连服2~3个疗程，在这个时间范围内服用是不会对患者身体造成损害的，但是如果长期服用，则可能对患者带来不利影响，因此本品不宜长期服用。

市场上的热淋清颗粒，如威门热淋清，有无糖型、含糖型两种，如果是糖尿病患者需要使用时，一定要看清楚，选用无糖型产品。

◆ 药品使用注意

（1）在服用本品期间，忌食辛辣刺激的食物，不要喝酒。

（2）如果在服用本品的同时还要服用其他药物，请征询医生或者药剂师的意见。

（3）急重症感染患者，可以与有效的抗生素联合使用，能够增加本品的疗效，并减少抗生素对人体的副作用。

◆ 特殊人群用药指南

（1）儿童应该减量服用本品

（2）孕妇如需服用本品，请咨询专业医生的意见，由其做出评估。

◆ 药物安全性

本品是精选苗药头花蓼精制而成的纯中药制剂，可以清热解毒，利尿通淋，临床上用其治疗非淋菌性尿道炎和慢性淋病有很好的效果，临床研究显示该药与抗生素联合应用时，能够缩短服药时间，同时减少抗生素对人体的副作用。本品的安全性比较高，副作用也很小，短期服用基本上对人体没有损害，但如果长时间服用，就可能给患者带来不利影响，因此应该尽量避免长期服用本品。

♥ 三、八正片

本品的主要成分有瞿麦、车前子（炒）、萹蓄、大黄、滑石、川木通、栀子、灯心草、甘草等，常见剂型为片剂。其中的车前子、瞿麦、萹蓄、滑石等可以利水通淋，清热利湿，栀子可以清泄三焦湿热，大黄可以清热降火，诸药合用，能够清热、利尿、通淋。

◆ **常见商品名及用法**

希尔安八正片

每盒36片。口服，1次4片，1日3次。

◆ **适用情况**

服用本品，可以清热、利尿、通淋，明显减轻患者尿频、尿急、尿痛、尿道灼热、小便短赤、口燥咽干等症状。主要用于辅助治疗尿道炎、膀胱炎、盆腔炎、阴道炎、前列腺炎、急（慢）性肾盂肾炎、急性肾炎、尿路结石、淋病等泌尿系统疾病。

◆ **常见错误用法**

出现尿频、尿急、尿痛的原因比较复杂，本品对泌尿系统很多种疾病都有相当不错的治疗或者辅助治疗的效果，但是不见得本品对所有的泌尿系统疾病都有效果，因此在泌尿系统出现不正常情况时（如尿频、尿急、尿痛、小便发黄、带脓、带血），一定要去正规的医院进行检查，明确病因，再针对性地服药。最好不要自己判断病情，自行服药。

本品能够清热、通淋、利尿，但方中所用滑石、车前子等有一定的寒性，因此腹泻患者应该慎用，平时体质虚寒、大便溏稀的患者也应该小心使用本品。有的患者在服用本品时，会出现大便次数增加，或者拉肚子的情况，因此绞榨性肠梗阻患者和结肠、直肠黑变病的患者不能服用本品。

◆ **药品使用注意**

（1）在服用本品期间，不宜吃辛辣刺激的食物，不要喝酒。

（2）如果在服用本品的同时还要服用其他药物，请征询医生或者药剂师的意见。

◆ **特殊人群用药指南**

（1）孕妇禁用本品。

（2）腹泻者禁用本品，有绞榨性肠梗阻患者和结肠、直肠黑变病的患者禁用本品。

（3）平时体质虚寒、大便溏稀的患者慎用本品。

◆ **药物安全性**

本品由临床常见中药配方而成，对大多数的泌尿系统疾病有不错的辅助治疗效果，本品的安全性比较高，副作用很小，个别患者在服用后，偶见轻微的恶心、腹泻、便溏和腹胀，因此如果是体质虚寒的患者在服用本品时应该特别小心，最好事先咨询专业医生的意见。同时本品中含有大黄，有轻微的毒性，所以本品即便效果再好，也不宜长期大量服用。

♡ 四、三金片

本品由金樱根、金刚刺、羊开口、金沙藤和积雪草等中药提炼而成，常见剂型为片剂。本品有比较好的抗菌、抗炎、消肿、利尿、清热、镇痛的效果，能够抗氧化自由基，有提高机体免疫力的的作用，而组方更是针对泌尿系感染发病的原因、病因和病机精制而成，有清热解毒、益肾、利湿通淋的效果。服用本品对肾虚湿热下注证的下焦湿热以及急（慢）性肾盂肾炎、膀胱炎、尿路感染有很好的效果。

◆ 常见商品名及用法

桂林三金片

每盒36片。口服，1次3片，1日3 ~ 4次。

服用本品3日症状无缓解，应及时就医。

◆ 适用情况

服用本品可以清热解毒，益肾，利湿通淋，一般用于下焦湿热所致的热淋、小便短赤、淋沥涩痛、尿急、尿频以及急（慢）性肾盂肾炎、膀胱炎、尿路感染见上述证候者。临床证明，本品对于前列腺炎患者也有相当不错的效果。

◆ 常见错误用法

出现尿频、尿急、尿痛的原因比较复杂，患者在出现上述情况时，一定要先去正规的医院查明原因后再对症服药，不可以凭经验自行服药。

本品比较容易和千金片混淆，特别是有的消费者更是认为两者的效果差不多，其实两者的药物组成是不一样的，千金片是主要治疗妇科疾病的，而本品主要用于治疗泌尿系统疾病，两者不可以替代使用，当然有时候妇科炎症可能导致泌尿系感染，而泌尿系统感染也可能引起妇科炎症的发生，这两种药的功效不同，但是可以同时使用。

本品是一种针对泌尿系统疾病的药，只要症状符合，男女患者都可以使用，而千金片主要针对妇科疾病，针对女性生理特点设置，这一点也要区分清楚。

◆ 药品使用注意

（1）在服用本品期间，忌食辛辣刺激的食物，不要喝酒。

（2）在服用本品的同时不宜服用其他滋补性中药。

◆ 特殊人群用药指南

（1）对本品过敏者禁用，过敏体质者慎用。

（2）有高血压、心脏病、肝痛、肾病等慢性病严重的患者应该在医生指导下服用本品。

（3）儿童、哺乳期妇女、孕妇、年老体弱者应该在医生指导下服用本品。

◆ 药物安全性

本品由临床常见中药配制而成，对大多数的泌尿系统疾病有不错的治疗或者辅助治疗效果。本品的安全性比较高，少数患者服用本品后可能出现转氨酶升高、血尿素氮轻度升高及白细胞轻度降低，因此在服用本品时最好注意检查肝肾功能。当然本品也和其他药物一样，不宜长时间大量服用。

♥ 五、酒石酸托特罗定片

本品是一种化学制剂，常见剂型为片剂。本品可以缓解膀胱过度活动时引起的尿频、尿急和紧迫性尿失禁症状，是一种竞争性M胆碱受体阻滞剂。本品主要用于治疗因膀胱过度兴奋引起的尿频、尿急或者紧迫性尿失禁。

◆ 常见商品名及用法

舍尼亭

每片2毫克，每盒14片，口服，刚开始时，1次1片，1日2次，状况平稳时，可1次半片，1日2次。

◆ 适用情况

本品主要用于治疗因膀胱过度兴奋引起的尿频、尿急或者紧迫性尿失禁。

◆ 常见错误用法

出现尿频、尿急、尿痛的原因比较复杂，患者在出现上述情况时，一定要先去正规的医院查明原因后，再对症服药，不可以凭经验自行服药。本品主要适用于因为膀胱过度兴奋引起的尿频、尿急、尿失禁。

本品是一种竞争性的M胆碱受体阻滞剂，一般在患者症状得到有效控制时，即应减量服用，所以最开始服用本品时，应该是1次1片，1日2次，而状况平稳时，则应改为1次半片，1日2次，这一点也应牢记。

服用本品，可能引起视力模糊，如果患者是从事驾驶车辆、操控机器和精密仪器或者是从事危险作业等工作的，在服药期间，一定要停止工作，以免带来不利后果。

◆ 药品使用注意

（1）在服用本品期间，不宜食辛辣刺激的食物，不要喝酒。

（2）本品与其他有抗胆碱作用的药物合用时，可能增加药效，同时也可能增加不良反应。

（3）蕈碱受体激动剂可降低本品的疗效，所以不能同时服用。

（4）在服药期间，如需服用其他药物，一定要咨询专业医生或者药剂师的意见。

◆ 特殊人群用药指南

（1）对本品过敏者禁用，过敏体质者慎用。

（2）肝功能不全者或者正在服用CYP3A4抑制剂的患者最开始应该每次服用半片，1日2次。

（3）有尿潴留、胃滞纳、未经控制的窄角型青光眼患者禁用。

（4）有重症肌无力、严重的溃疡性结肠炎、中毒性巨结肠患者禁用本品。

（5）肾功能低下、自主性神经疾病、裂孔疝患者慎用本品。

（6）儿童不宜使用本品，孕妇慎用本品，哺乳期间服用本品应该停止哺乳。

◆ 药物安全性

本品是一种针对膀胱过度兴奋引起的尿频、尿急和紧迫性尿失禁的处方药，患者不可以随意购买，必须凭医生处方才可以购买。

本品的效果很好，但是也要注意其副作用，本品的副作用常见的有轻度、中度抗胆碱作用，引起患者口干、消化不良和泪液减少、胃肠系统出现消化不良，以及便秘、腹痛、胀气、呕吐，也可能出现头痛、眼部和皮肤干燥等情况，一般在停药后，这些副作用自行消失。如果患者出现更严重的胸痛、精神错乱等情况，应该及时寻求医生的帮助。

♥+ 六、尿感宁颗粒

本品由海金沙藤、连钱草、凤尾草、萹草和紫花地丁等中药精心炼制而成，常见剂型为黄棕色至棕黄色的颗粒制剂。本品有温和持久的利尿作用，还有解痉作用。本品可以清热解毒，利尿通淋，用于膀胱湿热所致的淋症。

◆ 常见商品名及用法

正大青春宝尿感宁颗粒

每袋5克，每盒6袋，开水冲服，1次1袋，1日3～4次。

本品一般在饭后半小时服用效果比较好。

◆ 适用情况

本品可以清热解毒，利尿通淋，用于膀胱湿热所致的淋症，患者一般有尿频、尿急、尿痛、尿黄、小便淋漓不尽等情况，也用于急（慢）性尿路感染见上述证候者。

◆ 常见错误用法

出现尿频、尿急、尿痛的原因比较复杂，患者在出现上述情况时，一定要先去正规的医院查明原因后，再对症服药，不可以凭经验自行服药。本品主要针对膀胱湿热所致的淋症，对于急（慢）性尿路感染引发的尿频、尿痛、尿急等也有相当不错的效果。

有的患者在服用本品时，短时间内不见有明显的效果便急于换药，其实是不对的，本品是一种中成药，见效比西药慢是正常的，服用本品，应该根据患者自身的病情而定，病情较轻者服用时间比较短，而病情较长的患者，服用时间当然比较长了。

本品在治疗轻中度急（慢）性尿道炎、膀胱炎、肾盂肾炎时，单服本品即可达到治疗的效果，但是对于比较严重的泌尿系统感染时，应该配以其他抗生素以增加疗效，缩短疗程，减少抗生素的副作用。

◆ **药品使用注意**

（1）在服用本品期间，忌食辛辣刺激的食物，不要喝酒。

（2）在服药期间，如需服用其他药物，一定要咨询专业医生或者药剂师的意见。

◆ **特殊人群用药指南**

（1）对本品过敏者禁用，过敏体质者慎用。

（2）高血压、心脏病、肝病、糖尿病、肾病等慢性病情况严重者应该在医生指导下服用本品。

（3）儿童、孕妇、哺乳期妇女禁用本品，感冒发热者禁用本品。

（4）肠胃虚弱、腹胀溏便、咳嗽痰多、呕吐泄泻者慎用本品。

◆ **药物安全性**

本品是一种由常见中药配制而成的泌尿科中成药，效果较好，安全性也很高，基本上没有什么副作用，极少数患者服用后，出现了胃部不适和食欲减退等不良反应。但是从本品的特殊人群用药指南来看，脾胃虚寒、体内湿气较重的患者还是不宜长时间服用本品的，以免给患者带来不利反应。

♥＋ 七、五苓胶囊

本品的主要成分是泽泻、茯苓、猪苓、肉桂、白术（炒），常见剂型为胶囊制剂。本品能改善细胞内水肿状态，促进细胞功能恢复，并且能够双向体液调节，有明显的利尿作用。服用本品能温阳化气，利湿行水，主要用于阳不化气、水湿内停所致的水肿。

◆ 常见商品名及用法

泰康五苓胶囊

每盒36粒。口服，1次3粒，1日2次。

本品一般在饭后半小时服用效果比较好。

◆ 适用情况

服用本品可以温阳化气，利湿行水，主要用于阳不气化、水湿内停所致的水肿、小便不利、水肿腹胀、呕吐泄泻、渴不思饮等情况。

◆ 常见错误用法

如果患者出现小便不利、渴不思饮，且有水肿等情况时，应该及时到正规医院查明原因，再针对性地服用本品。本品主要针对阳不气化、水湿内停所致的水肿。

本品能够抗菌消炎，抑制结石，减少尿蛋白，改善肾功能，是泌尿科常用药物之一，很多患者在服用本品时，能够迅速起到不错的效果，但是本品并不适宜长期大量服用，因为长期大量服用本品，可能引起耐药性。患者泌尿系统疾病如果反复发作，或者长时间不愈，应该及时去医院做检查，在医生的指导下进行治疗。

◆ 药品使用注意

（1）在服用本品期间，不宜食用辛辣刺激的食物，不要喝酒。

（2）在服药期间，如需服用其他药物，一定要咨询专业医生或者药剂师的意见。

◆ 特殊人群用药指南

（1）对本品过敏者禁用，过敏体质者慎用。

（2）孕妇禁用本品。

（3）如果患者要进行血液检查，应告知医生正在服用本品。

◆ **药物安全性**

本品是一种由常见中药配制而成的泌尿科中成药，效果很好，安全性也很高，暂时尚未见相关副作用的报道，但是本品不宜长时间大量服用，因为本品可能产生耐药性，同时，如果患者在服用本品期间需要进行血液检验，患者应该将自己正在服用本品的情况告知医生，以免影响检查结果。

♥＋ 八、清淋颗粒

本品的主要成分是瞿麦、滑石、大黄、木通、栀子、车前子等中药，常见剂型为颗粒制剂。本品能够有效抑制及杀灭淋球菌、支原体、衣原体等各类病菌，能有效解除致病大肠杆菌粘附在尿道上皮细胞上，将之排出体外。服用本品，能够有效治疗膀胱湿热造成的淋病和癃闭。

◆ **常见商品名及用法**

修正清淋颗粒

每袋10克，每盒10袋，开水冲服，1次10克，1日2次，儿童用量酌减。

◆ **适用情况**

本品可以清热泻火，利水通淋，一般用于膀胱湿热所致的淋病和癃闭，患者一般表现出尿频、尿急、尿道口涩痛、淋沥不尽，或者癃闭不通、小腹胀满、口干咽燥等现象。临床用于泌尿系统感染如急（慢）性尿道炎、膀胱炎、前列腺炎、前列腺增生等疾病的治疗。

◆ **常见错误用法**

市面上有很多种产品，针对尿频、尿急和尿道口涩痛，但是其效果和针对性各有不同。本品主要针对膀胱湿热所致的淋病和癃闭，有的患者不明白癃闭是什么意思，其实这是一个中医术语，癃和闭都指排尿困难，小便不利，点滴而短少，病情较轻为癃，而小便闭塞，点滴全无，病情严重为闭。大家只要明白这一点就行了。

本品有明显的杀菌消炎的效果，也算是一种抗菌药，但是有的患者为了追求速愈的效果，会同时使用多种抗生素，这样容易导致细菌产生耐药性，也容易引发各种不良反应，因此在使用本品抗菌消炎（有效）时，不宜再联合使用其他抗生素，当然如果患者感染严重时，在医生的指导下，还是可以合理联用抗生素的。

◆ **药品使用注意**

（1）在服用本品期间，不宜食用辛辣刺激的食物，不要喝酒。

（2）在服药期间，如需服用其他药物，一定要咨询专业医生或者药剂师的意见。

◆ **特殊人群用药指南**

（1）对本品过敏者禁用，过敏体质者慎用。

（2）孕妇禁用本品。

（3）体质虚弱者慎服。

◆ **药物安全性**

本品是一种由常见中药配制而成的泌尿科中成药，安全性较高，暂时尚未发现副作用，但是本品有清火通淋的效果，药性较为强烈，因此不建议平时体质虚弱的患者长期服用，同时对于脾胃虚寒和体质虚寒的患者，服用时也应该小心一些。

➕ 九、黄藤素软胶囊

本品的主要成分是黄藤素，常见剂型以胶囊制剂和片剂为主要剂型。黄藤素性味苦、寒，归心经、肝经，能够清热解毒，泻火通便。服用本品，能清热解毒，一般用于泌尿道感染、妇科炎症等。

◆ **常见商品名及用法**

广发制药黄藤素软胶囊

每粒0.25克，每盒12粒。口服，1次2～4粒，1日3次。

◆ **适用情况**

本品可以清热解毒，一般用于泌尿道感染、妇科炎症、呼吸道感染、外科感染、菌痢、肠炎和眼结膜炎等症的治疗。

◆ **常见错误用法**

本品能够清热解毒，从天然药材黄藤素中提炼而成，黄藤素性味苦、寒，归心经、肝经，因此如果患者本身处于胃肠虚寒状态，就应该慎服本品，因为服用本品有可能刺激到胃肠，引起如腹泻等不适反应。同时如果患者体质虚寒，也不宜长期服用本品，以免雪上加霜，加重寒凉状况。

本品虽然是一种中成药，但是也是一种抗生素，所以在一般情况，如果发现本品已经生效时，便不应与其他抗生素联合使用，以免引起细菌的耐药性和加大不良反应出现的概率。

使用黄藤素产品（如黄藤素片）治疗妇科炎症等疾病时，应该避开月经期治疗，同时孕妇、哺乳期妇女和18岁以下女性使用黄藤素产品前应该咨询医生。

◆ **药品使用注意**

（1）在服用本品期间，不宜食用辛辣刺激的食物，不要喝酒。

（2）在服药期间，如需服用其他药物，一定要咨询专业医生或者药剂师的意见。

◆ **特殊人群用药指南**

（1）对本品过敏者禁用，过敏体质者慎用。

（2）对盐酸巴马汀生物碱过敏者禁用。

（3）孕妇、哺乳期妇女慎用本品。18岁以下女性使用黄藤素产品前，应该咨询医生。

◆ 药物安全性

黄藤素是我国自行研制的纯天然植物药，对多种细菌有抑制作用，安全性较高，副作用小，有个别病例出现过轻微的胃肠不适、食欲减退和便秘，但是在停药后症状自行消失，值得注意的是有1例黄藤素片致大疱性表皮坏死松解型药疹的报道。所以在服用本品时，如果出现特别异常的反应时，应该及时寻求医生的帮助。

❤➕ 十、双石通淋胶囊

本品以关黄柏、粉草薢、败酱草、青黛、滑石、车前草、石菖蒲等药材为主要成分制成，一般以胶囊制剂为主要剂型。本品能消炎、镇痛、利尿、抑菌，同时兼具活血化瘀作用。服用本品，可以清热利湿，化浊通淋，主要用于治疗慢性前列腺炎湿热壅阻症。

◆ 常见商品名及用法

摩美得双石通淋胶囊

每盒36粒。口服，1次4粒，1日3次。

◆ 适用情况

本品可以清热利湿，化浊通淋，主要用于治疗慢性前列腺炎湿热壅阻症，患者一般表现为尿急、尿频，尿不尽，尿道口灼热，尿后滴白，阴部潮湿，会阴、少腹、腰骶部疼痛不适，舌质发红，舌苔发黄，脉弦或弦滑等症状。

◆ 常见错误用法

患者发生尿急、尿频等情况原因复杂（前列腺炎也有很多种类型），本品主要针对前列腺炎湿热壅阻型，患者在（非医嘱情况下）使用本品前应该观察自己是否药物对症（如是否舌质发红，舌苔黄腻），不可以随意服用本品。

有的患者在服用本品治疗慢性前列腺炎时，会在自我感觉症状已经消失或者自我感觉良好时便停止服用药物，其实是相当不安全的。因为前列腺炎比较容易复发，所以在自我感觉症状消失时，还应多服1个疗程以完全消除炎症（一般来说，服用本品28日为1个疗程，患者具体需要服用几个疗程，则应依据病情的实际情况来确定）。

本品成分中的败酱草和青黛等成分能够清热解毒，从药性上来说，性质偏寒，因此如果患者本身脾胃虚寒，或者处于腹泻、大便稀溏等情况时，应该慎服本品，以免给患者带来不利影响。当然如果患者身体偏寒性时，也是不宜长期服用本品的，以免雪上加霜，加重患者寒凉体质。

◆ **药品使用注意**

（1）在服用本品期间，不宜食用辛辣刺激的食物，要多喝水，应该注意多清洗尿道，不要喝酒。

（2）在服药期间，如需服用其他药物，一定要咨询专业医生或者药剂师的意见。

◆ **特殊人群用药指南**

（1）对本品过敏者禁用，过敏体质者慎用。

（2）孕妇和哺乳期妇女慎用本品。

◆ **药物安全性**

双石通淋胶囊是一种以临床常见中药为主要原料精心提炼的处方中成药，在治疗湿热壅阻型慢性前列腺炎上有着相当不错的效果，其安全性比较高，副作用也很小，只有个别患者在服用后会出现轻微的胃肠不适（如腹胀、腹满、腹泻）等症状。服用本品值得注意的是，应该在自觉症状消失时，再坚持多服1个疗程，以达到完全消除炎症的效果。

♥➕ 十一、泌淋清胶囊

本品的主要成分是黄柏、白茅根、车前草、四季红、酢酱草和仙鹤草，常见剂型为胶囊制剂。本品选用地道苗药，将苗医与中医相结合成方。能够有效抑制和杀灭各种引起尿路感染的致病菌，兼具抗炎止痛、提高机体免疫力作用。服用本品可以清热解毒，利尿通淋，主要用于湿热蕴结所致的小便不利、尿急、尿频、尿痛、尿不尽、尿血等情况。

◆ 常见商品名及用法

和仁堂泌淋清胶囊

每粒0.4克，每盒24粒。口服，1次3粒，1日3次。

◆ 适用情况

本品可以清热解毒，利尿涌淋，主要用于湿热蕴结所致的小便不利、尿急、尿痛、尿不尽、尿血等情况，也用于急性非特异性的尿路感染和前列腺炎见上述症状者。

◆ 常见错误用法

患者发生尿急、尿频等情况原因复杂，本品主要针对湿热蕴结所致的小便不利、尿急、尿频、尿痛等情况。湿热蕴结型的患者会表现出小便短黄、舌红苔黄等症状。患者在使用本品前一定要注意辨症，不可随意服用本品。

本品是一种中成药，其产生临床效果的时间要比西药慢一点，某些患者服用本品时，可能比较迟才见得到效果，因此有些性急的患者便会急忙改用其他药物，这种做法可能是错误的，服用本品，应该坚持10～15日，才是观察其是否有效的最佳时间。

本品成分中的黄柏、酢酱草等成分能够清热解毒，从药性上来说，性质偏寒，因此如果患者本身脾胃虚寒，或者处于腹泻、大便稀溏等情况时，应该慎服本品，以免给患者带来不利影响，当然如果患者身体偏寒性时，也是不宜长期服用本品的，以免雪上加霜，加重患者寒凉体质。

◆ **药品使用注意**

（1）在服用本品期间，不宜食用辛辣刺激的食物。

（2）在服药期间，如需服用其他药物，一定要咨询专业医生或者药剂师的意见。

◆ **特殊人群用药指南**

（1）对本品过敏者禁用，过敏体质者慎用。

（2）孕妇禁用本品。

（3）哺乳期妇女、儿童慎用本品。

◆ **药物安全性**

泌淋清胶囊是一种以常见中药为主要原料精心提炼的中成药，在治疗湿热蕴结小便不利和非特异性尿道感染等泌尿系疾病有着相当不错的效果，其安全性比较高，副作用也很小，只有个别患者在服用后可能会出现轻微的胃肠不适等不良反应，这些不良反应会在停药后自行消失，消费者可以放心使用。

第二节　适用于泌尿系统结石

♥ 一、复方金钱草颗粒

本品的主要成分为广金钱草、车前草、石韦、玉米须，常见剂型为黄棕色至棕黄色的颗粒制剂。它能抑制结石形成，促进排石，同时还可以增加肝脏胆汁流出量，兼具镇痛和抑菌作用。服用本品，可以清利湿热，通淋，清下焦湿热，消除结石。

◆ **常见商品名及用法**

科瑞金钱草颗粒

每包10克，每袋20包，开水冲服，1次10克，1日3次。

◆ **适用情况**

本品可以清利湿热，通淋，消除结石，患者相应症状为尿频、尿道口涩痛、尿不尽或者排尿困难，同时有小腹胀满、口燥咽干、舌红苔黄等。本品常用于热淋、沙淋、尿涩作痛、黄疸尿黄、痈肿疔疮、毒蛇咬伤、肝胆结石、尿路结石。

◆ **常见错误用法**

本品可以清热利湿，通淋，消除结石。但是对于结石，通常有两种治疗的方法，一是药物治疗，二是手术治疗。对于较大的结石，药物治疗难以奏效，因此患者在出现结石症状时，最好去正规的医院，通过B超检查，来确定结石的大小，如果结石较小，则可以通过服用本品来达到消除结石的目的，如果结石较大，则可以先通过手术排石，手术后服用本品，可预防尿路感染，缓解排石过程中的疼痛。

有的患者会直接从药店买来金钱草泡饮，以预防结石，其实，金钱草主要对草酸钙结晶有比较好的溶解作用，对于其他类型的钙结晶的溶解效果就不太理想。同时，金钱草性微寒，虚寒体质的人长期服用可能伤脾胃功能，如果是为了促进排石饮用，可以加干姜，以减轻其寒凉副作用。

同时单一的金钱草对肾结石主要起辅助治疗的作用，如果想要治疗肾结石，还是必须用到其他的中药组成有效的药方，才能起到治疗作用。单服金钱草是起不到太大的作用的。

目前，以金钱草为主要成分的排石药品有金钱草颗粒和复方金钱草颗粒两种，其功效相似，患者都可以放心选用。

◆ **药品使用注意**

不宜食用辛辣、刺激、油腻食物，也不宜抽烟、喝酒，尽量保持清淡饮食和有规律的作息安排。

◆ **特殊人群用药指南**

（1）对本品过敏者禁用，过敏体质者慎用。

（2）孕妇慎用本品，如需服用，需在医生指导下服用

◆ **药物安全性**

金钱草一直以来都是作为传统排石中药的典型存在的，以金钱草为主要成分的复方金钱草颗粒服用方便，安全性比较高，效果也相当好，但是本品有一定的寒性，胃肠道虚寒的患者最好在饭后服用（或者冲饮时加少量干姜），以减轻本品对胃肠道的刺激。

❤ 二、净石灵胶囊

本品的主要成分为广金钱草、黄芪、淫羊藿、元胡（醋制）、海金砂、滑石、鸡内金、车前子、当归、夏枯草等中药，其常见剂型为胶囊制剂，也有片剂。本品中的黄芪、当归可以行气活血、补气；海金砂、夏枯草可以化湿利水，通淋泄浊；鸡内金可以消食、导滞、化积；而广金钱草则是传统的排石、预防尿路感染的良药。诸药合用，可以补肾、利尿、排石。服用本品主要用于治疗如肾结石、输尿管结石等尿路结石。

◆ **常见商品名及用法**

银诺克净石灵胶囊

每粒0.3克，每盒45粒，口服，1次5粒，1日3次。

◆ **适用情况**

本品可以补肾、利尿、排石，主要用于治疗肾结石，输尿管结石、膀胱结石以及由结石引起的肾积水和尿路感染等。

◆ **常见错误用法**

本品可以补肾、利尿、排石。本品对于较大的结石治疗效果不

佳，因此患者在出现结石症状时，最好去正规的医院，通过B超检查来确定结石的大小，如果结石较小，则可以通过服用本品来达到消除结石的目的，如果结石较大，则可以先通过手术排石，手术后服用本品，预防尿路感染，缓解排石过程中的疼痛。

本品主要通过化湿利水，加大患者排尿量对结石进行冲洗，来实现将结石排出体外的效果，对于直径超过1.5厘米、双肾结石、结石嵌顿时间很长的患者，忌服本品，以免造成危险。

结石患者在发作时比较痛，本品有一定的镇痛效果，有的患者在服用本品后，便会急于休息，这样是不利于排石的，服用本品后，最好尽可能的大量饮水（至少300毫升），同时做跳跃运动10～15次，以促进结石松动，排出。体弱者运动次数可以适当减少。患者在排尿时也应该注意是否有结石随尿液排出，随时观察排石效果。

◆ **药品使用注意**

不宜食用辛辣、刺激、油腻食物，也不宜抽烟、喝酒，尽量清淡饮食，保持有规律的作息。

◆ **特殊人群用药指南**

（1）对本品过敏者禁用，过敏体质者慎用。

（2）孕妇慎用本品，如需服用，需在医生指导下服用。

（3）双肾结石，直径超过1.5厘米，或者结石嵌顿时间很长患者忌服本品。

◆ **药物安全性**

净石灵胶囊以中医临床常见中药为主要成分，可以在排石的同时兼具补肾的功能，本品效果不错，安全性也很高，其不良反应比较小，使用也很方便，消费者可以放心使用。同时我们也应该认识到，排除结石除了配合药物、手术治疗外，清淡的饮食，健康的生活规律也是很重要的。

➕ 三、排石颗粒

本品主要由连钱草、车前子、关木通、石韦、瞿麦、忍冬藤、滑石等中药配方而成，常见剂型为淡黄色至棕褐色的颗粒。方中的诸药能起到清热利尿、凉血解毒，软化、分解、促排结石的功效。服用本品能清热利水，通淋排石，一般用于下焦湿热所致的石淋。

◆ **常见商品名及用法**

同仁堂排石颗粒

每袋20克，每盒10袋。开水冲服，1次1袋，1日3次。

◆ **适用情况**

本品可以清热利水，通淋排石，一般用于下焦湿热所致的石淋，患者一般表现为腰腹疼痛，排尿不畅，有时伴有血尿，也可以用于泌尿系结石如肾结石、胆结石、输尿管结石等见上述症状者。

◆ **常见错误用法**

本品可以清热利水，通淋排石，但是不是所有的泌尿系结石都可以通过服用本品来达到排石的目的。排石的效果与结石所在的位置、大小、结石卡住的松紧等都有一定的关系，因此如果患者发现自己有结石的症状（如腰腹疼痛，排尿不畅，甚至有时有血尿）时，应该及时去医院，查明自己的结石具体情况，再对症服药，才能收到良好的效果，不可以凭经验或者听信他人的经验，随意服用本品来进行排石。

有的患者结石较大，如果通过检查发现结石的直径超过1.5厘米时，不应服用本品，而应通过手术分解结石，再服用本品，方可收到比较好的效果。

有的患者以为自己服了药之后，就应该好好休息，以免结石运动时，造成疼痛，其实服完本品后，应该大量饮水（至少300毫升），同时尽可能地做跳跃运动，以促使结石松动和排除。

◆ **药品使用注意**

不宜食用辛辣、刺激、油腻食物，也不宜抽烟、喝酒，尽量清淡饮食，保持有规律的作息。

◆ **特殊人群用药指南**

（1）对本品过敏者禁用，过敏体质者慎用。

（2）孕妇慎用本品，如需服用，需在医生指导下服用。

（3）双肾结石直径超过1.5厘米，或者结石嵌顿时间很长患者忌服本品。

◆ **药物安全性**

排石颗粒以临床常见中药为主要原料，是有效促进软石、化石和排石的处方中成药，一般来说，其安全性是相当高的，其不良反应还不明确，如果患者在服用过程中发生轻微的不良反应，一般会在停药后自行消失，如果不良反应比较严重时，则应该及时寻求医生的帮助。

♥ 四、金甲排石胶囊

本品由三棱（制）、没药（炒）、赤芍、桃仁（制）、白芷、车前子、广金钱草等中药配方制成，常见剂型为胶囊制剂。本品中的乳香、白芷、穿山甲等有消炎、提高机体抵抗力的作用，而厚朴、枳壳等可以解痉，松弛平滑肌，其他药物也有止痛、活血化瘀、利尿的功效。服用本品能活血化瘀，通淋利尿，一般用于砂淋、石淋等属于湿热瘀阻证候者。

◆ **常见商品名及用法**

长春海外制药金甲排石胶囊

每粒0.3克，每小盒24粒，2小盒为1大盒。口服，1次5粒，1日3次。

◆ **适用情况**

本品可以活血化瘀，通淋利尿，一般用于砂淋、石淋等属于湿热瘀阻证候者，临床上常用于治疗泌尿系统结石，如肾结石、输尿管结石等的治疗。

◆ **常见错误用法**

本品可以活血化瘀，通淋排石，但是不是所有的泌尿系结石都可以通过服用本品来达到排石的目的。排石的效果与结石所在的位置、大小、结石卡住的松紧等都有一定的关系，因此如果患者发现自己有结石的症状（如腰腹疼痛，排尿不畅，甚至有时有血尿）时，应该及时去医院，查明自己的结石具体情况，然后再对症服药，以收到良好的效果，不可以凭经验或者听信他人的经验随意服用本品来进行排石。

有的患者结石较大，如果通过检查发现结石的直径超过1.5厘米时，只服用本品是难以将结石排出体外的，而应先通过手术分解结石，再服用本品，方可收到比较好的效果。

◆ **药品使用注意**

不宜食用辛辣、刺激、油腻食物，也不宜抽烟、喝酒，尽量清淡饮食，保持有规律的作息。

◆ **特殊人群用药指南**

（1）对本品过敏者禁用，过敏体质者慎用。

（2）孕妇慎用本品，如需服用，需在医生指导下服用。

◆ **药物安全性**

金甲排石胶囊是专门针对泌尿系结石的纯中药制剂，方中药物是临床常用中药，安全性较高。其副作用尚不明确，如果患者在使用过程中出现不适，应该先停药，并咨询医生的意见。

♥+ 五、五淋化石胶囊

本品的主要成分是广金钱草、鸡内金、泽泻、沙牛、琥珀、石韦、海金沙、车前子等，常见剂型为胶囊制剂或者丸剂。本品中的广金钱草能使肾脏内含钙量降低，预防结石形成；车前子和石韦可增加尿液，从而使结石松动，下移；而其他药品也有行气活血，加强排石的功效。服用本品，可以化石止痛，通淋利湿，临床上常用于小便困难、尿路感染、尿路结石等症。

◆ 常见商品名及用法

安可通五淋化石胶囊

每粒0.3克，每盒36粒。口服，1次5粒，1日3次。

◆ 适用情况

服用本品，可以化石止痛，通淋利湿，临床上常用于小便困难、尿路感染、尿路结石，也可以用于前列腺炎、膀胱炎、肾盂肾炎等泌尿系统疾病的治疗。

◆ 常见错误用法

本品可以活血化瘀，通淋排石，但不是所有的泌尿系统结石都可以通过服用本品来达到排石的。排石的效果与结石所在的位置、大小、结石卡住的松紧等都有一定的关系，因此如果患者发现自己有结石的症状（如腰腹疼痛，排尿不畅，甚至有时有血尿）时，应该及时去医院，查明自己的结石具体情况，再对症服药，才能收到良好的效果，不可以凭经验或者听信他人的经验，随意服用本品来进行排石。

本品可以行气活血，活血化瘀，因此青春期少女和更年期妇女应该在医生指导下服用本品，而且在月经期应该停用本品。如果服用本品后，发现月经异常、过少，或者经期过后，阴道不规则出血时，应该去医院就诊。同时，有消化道内出血疾病或者隐患的患者也应该慎服本品。

本品有一定的镇痛解痉的效果，患者在服用本品后，可能疼痛消失，但是结石并没有排出，所以在服用本品时，一定要注意尿液中是否有结石排出，同时患者在认为结石已经排出的情况下，也应该去医院进行检查，确定结石排出后，再加服一周左右的时间，以防止感染。在没有确定结石已经排出的情况下，最好不要随意停药。

◆ **药品使用注意**

不宜食用辛辣、刺激、油腻食物，也不宜抽烟、喝酒，尽量清淡饮食，保持有规律的作息。

◆ **特殊人群用药指南**

（1）对本品过敏者禁用，过敏体质者慎用。

（2）感冒发热患者不宜服用本品。

（3）有高血压、心脏病、肝病、糖尿病、肾病等慢性病严重者应该在医生指导下服用。

（4）青春期少女和更年期妇女应该在医生指导下服用。

（5）孕妇禁用本品。

◆ **药物安全性**

五淋化石胶囊是专门针对泌尿系结石的纯中药制剂，方中所用药物是临床常用中药，安全性较高，治疗效果较好。其副作用目前尚不明确，如果患者在使用过程中出现不适，应该先停药，并咨询医生的意见。本品还是有一些服用禁忌的，特别是女性患者，在服用前更应该看清楚，了解后再服用本品。

♥ 六、消石片

本品的主要成分是威灵仙、核桃、红穿破石、水河剑、半边莲、铁线草、猪苓、郁金、琥珀和乌药，其常见剂型为片剂。本品中的铁线草清热利湿，琥珀、猪苓利尿通淋为君药；威灵仙、红穿破石、水河剑除湿利尿为臣药；乌药理气止痛，郁金利胆退黄，半边莲清热解毒，核桃补肾固精共为佐使。诸药合用，共奏清热利湿、利尿排石、理气止痛之功。本品通常用于肾结石、输尿管结石等属于热淋的泌尿系统结石的患者。

◆ **常见商品名及用法**

玉林消石片

每片0.32克，每瓶有60片、80片两种规格，口服，1次4~6片，1日3次。

◆ **适用情况**

服用本品，可以清热通淋，止痛排石，临床上常用于肾结石、尿道结石、膀胱结石、输尿管结石属于热淋证的患者。

◆ **常见错误用法**

本品可以清热通淋，止痛排石，但是不是所有的泌尿系结石都可以通过服用本品来达到排石的。排石的效果与结石所在的位置、大小、结石卡住的松紧等都有一定的关系，因此如果患者发现自己有结石的症状（如腰腹疼痛，排尿不畅，甚至有时有血尿）时，应该及时去医院，查明自己的结石具体情况，再对症服药，才能收到良好的效果，不可以凭经验或者听信他人的经验，随意服用本品来进行排石。如果医院检查发现，结石部位远端出现了输尿管畸形、狭窄、梗塞和手术瘢痕粘连，或者发生结石嵌顿者禁用本品。

经检查发现，如果石头直径过大（超过1厘米）或者石头形状特别不规则、尖锐时，不宜服用本品排石。

结石在发作期间，患者常感觉痛苦难当，所以有的患者在服用药物之后，会放松休息，其实服用排石的药物后，应该大量饮水，并尽可能做跳跃运动，以促进结石松动和排出。

本品有一定的镇痛解痉的效果，患者在服用本品后，可能疼痛消失，但是结石并没有排出，所以在服用本品时，一定要注意尿液中是否有结石排出，同时患者在认为结石已经排出的情况下，也应该去医院进行检查，确定结石排出后，再加服一周左右的时间，以防止感染。在没有确定石头已经排出的情况下，最好不要随意停药。

◆ **药品使用注意**

不宜食用辛辣、刺激、油腻食物，也不宜抽烟、喝酒，尽量清淡饮食，保持有规律的作息。

◆ **特殊人群用药指南**

（1）对本品过敏者禁用，过敏体质者慎用。

（2）孕妇慎用本品。

（3）经检查发现，结石部位远端出现了输尿管畸形、狭窄、梗塞和手术瘢痕粘连，或者发生结石嵌顿者禁用本品。

◆ **药物安全性**

消石片属于针对泌尿系统结石的中成药，由常见中药配制而成，安全性很高，其不良反应暂时不明确，如果患者在服用过程中出现不适情况，应该及时寻求医生的帮助。

➕ 七、荡石片

本品是一种纯中药制剂，其主要成分有茼麻子、石韦、海浮石、蛤壳、茯苓、小蓟、玄明粉、牛膝和甘草，常见剂型为片剂。本品中的茼麻子可以清热利湿、解毒止痛，石韦可以利水通淋、清肺泄热，海浮石和蛤壳可以利水通淋、软坚散结，其他诸药也有利水、止血、消肿、散瘀的功效，诸药合用可以清热利水、通淋排石。服用本品可以用于治疗各类型泌尿系统结石。

◆ **常见商品名及用法**

修正荡石片

每盒60片，口服，1次6片，1日3次。

◆ **适用情况**

服用本品，可以清热利水，通淋排石，常用于肾结石、输尿管结石、膀胱结石等泌尿系统结石和泌尿系感染的治疗。

◆ **常见错误用法**

本品可以清热利水，通淋排石，但不是所有的泌尿系结石都可以通过服用本品来达到排石的。排石的效果与结石所在的位置、大小、结石卡住的松紧等都有一定的关系，因此如果患者发现自己有结石的症状（如腰腹疼痛，排尿不畅，甚至有时有血尿）时，应该及时去医院，查明自己的结石具体情况，再对症服药，才能收到良好的效果，不可以凭经验或者听信他人的经验，随意服用本品来进行排石。如果医院检查发现结石部位远端出现了输尿管畸形、狭窄、梗塞和手术瘢痕粘连，或者发生结石嵌顿者禁用本品。

经检查发现，结石直径较大（超过1厘米）或者肾结石等形状不规则时，不宜服用本品排石。

结石在发作期间，患者常感觉痛苦难当，所以有的患者在服用药物之后，会放松休息，其实服用排石的药物后，应该大量饮水，并尽可能做跳跃运动，以促进结石松动和排出。

本品能够清热利水，通淋排石，方中药物有一定的寒性，如果是胃肠道虚寒的患者不宜服用本品，以免加重对胃肠道的刺激。同时体质虚寒的患者也不宜长期服用本品。

◆ **药品使用注意**

不宜食用辛辣、刺激、油腻食物，也不宜抽烟，喝酒，尽量清淡饮食，保持规律的作息时间。

◆ **特殊人群用药指南**

（1）对本品过敏者禁用，过敏体质者慎用。

（2）孕妇慎用本品。

（3）经检查发现，结石部位远端出现了输尿管畸形、狭窄、梗塞和手术瘢痕粘连，发生结石嵌顿者禁用本品。

◆ 药物安全性

荡石片作为一种泌尿系统结石的中成药，其组方均为临床常用中药，对大部分泌尿系结石都有良好的排石效果，其安全性是比较高的，副作用目前尚不清楚，有个别患者服用后，可能会出现胃肠道不适的反应，这些反应会在停药后自动消失。消费者可以放心服用。当然值得一提的是，本品特别不适合体质虚寒的患者长期服用。

♥ 八、结石通片

本品的主要成分是广金钱草、玉米须、石韦、鸡骨草、茯苓、车前草、海金沙、白茅草根，主要剂型为片剂。本品成分中的广金钱草是传统排石药物，能防止尿液中结石形成，促进结石排出，其他如海金沙、白茅草根也能起清热解毒、消炎化瘀、活血镇痛等功效，诸药合用，能清热利湿，通淋排石。本品主要用于泌尿系统感染和结石的治疗。

◆ 常见商品名及用法

恒诚制药结石通片

每片0.25克，每瓶100片，口服，1次5片，1日3次。

◆ 适用情况

服用本品，可以清热利水、镇痛止血、通淋排石，常用于肾结石、输尿管结石、膀胱结石等泌尿系统结石和泌尿系感染的治疗。

◆ 常见错误用法

本品可以清热利水，通淋排石，但是不是所有的泌尿系结石都可以通过服用本品来达到排石的。排石的效果与结石所在的位置、大小、结石卡住的松紧等都有一定的关系，因此如果患者发现自己有结石的症状（如腰腹疼痛，排尿不畅，甚至有时有血尿）时，应该及时去医院，查明自己的结石具体情况，再对症服药，才能收到良好的效果，不可以凭经验或者听信他人的经验，随意服用本品来进行排石。如果医生检查发现结石部位远端出现了输尿管畸形、狭窄、梗塞和手术瘢痕粘连，或者发生结石嵌顿者禁用本品。

本品能够通淋排石，对于湿热下注造成的热淋（排尿困难，尿色发黄，排尿时尿道口涩痛等）有良好的效果，但是对于肝郁气滞、脾肾亏虚、膀胱气化不行所造成的淋证效果并不理想，患者在使用时也应注意这一点。

经检查发现，结石直径较大（超过1.5厘米）或者肾结石形状不规则时，不宜服用本品排石。而直径小于0.5厘米的结石服用本品后，排石率比较高。

结石在发作期间，患者常感觉痛苦难当，所以有的患者在服用药物之后，会放松休息，其实服用排石的药物后，应该大量饮水，并尽可能做跳跃运动，以促进结石松动和排出。

本品能够清热利水，通淋排石，方中药物有一定的寒性，胃肠道虚寒的患者不宜服用本品，以免加重对胃肠道的刺激。如果患者本身有腹泻、大便溏稀等状况时，更要慎用本品。同时体质虚寒的患者，也不宜长期服用本品。

◆ **药品使用注意**

不宜食用辛辣、刺激、油腻食物，也不宜抽烟、喝酒，尽量清淡饮食，保持有规律的作息。

◆ **特殊人群用药指南**

（1）对本品过敏者禁用，过敏体质者慎用。

（2）孕妇禁用本品。

（3）经检查发现，结石部位远端出现了输尿管畸形、狭窄、梗塞和手术瘢痕粘连，或者发生结石嵌顿者禁用本品。

（4）检查后发现结石直径大于1.5厘米时不宜使用本品。

（5）感冒发热患者不宜服用本品，以免助长体内湿热。

◆ **药物安全性**

结石通片作为一种泌尿系统结石的良药，其组方均为临床常见中药，对大部分泌尿系结石都有良好的排石效果，其安全性是比较高的，副作用也比较小，有个别患者服用后，可能会出现胃肠道不适的反应，这些反应会在停药后自动消失。消费者可以放心服用。当然值得大家注意的是，很多结石患者由于身体原因或者饮食习惯，结石在治疗后又可能复发，如果发现自己出现结石的症状时，一定要及时去医院进行检查，做到早发现，早治疗。

♥➕ 九、石淋通

本品是由金钱草组成的单味药制剂，其常见的剂型有片剂、颗粒制剂和胶囊制剂等。金钱草含有酚性、黄酮类等成分，能够利尿、抗炎、抑菌，并能抑制钙结晶在尿液中的形成，对急性、慢性炎症渗出反应有很好的抑制作用。服用石淋通产品，可以清湿热，利尿排石。本品常用于下焦湿热所致的尿路结石等疾病。

◆ **常见商品名及用法**

天天乐石淋通片

每盒45片，口服，1次5片，1日3次。

◆ **适用情况**

服用本品，可以清热利尿，通淋排石，用于湿热下注所致的热淋、石淋、尿频、尿急、尿痛或者尿中有砂石，以及尿路结石、肾盂肾炎、胆囊炎等疾病。

◆ 常见错误用法

本品可以清热利尿，通淋排石，但是不是所有的泌尿系结石都可以通过服用本品来达到排石的目的。排石的效果与结石所在的位置、大小、结石卡住的松紧等都有一定的关系，因此如果患者发现自己有结石的症状（如腰腹疼痛，排尿不畅，甚至有时有血尿）时，应该及时去医院，查明自己的结石具体情况，再对症服药，才能收到良好的效果，不可以凭经验或者听信他人的经验，随意服用本品来进行排石。如果医院检查发现结石部位远端出现了输尿管畸形、狭窄、梗塞和手术瘢痕粘连，或者发生结石嵌顿者禁用本品。同时检查发现，结石直径较大（超过1.5厘米）或者肾结石等形状不规则时，不宜服用本品排石。

本品能够通淋排石，对于湿热下注造成的热淋（排尿困难、尿色发黄、排尿时尿道口涩痛等）、石淋有良好的效果，但是对于肝郁气滞、脾肾亏虚、膀胱气化不行所造成的淋证效果并不理想，患者在使用时也应注意这一点。

本品以金钱草为主要有效成分，本品主要对草酸钙结晶有比较好的溶解作用，对于其他类型的钙结晶的溶解效果就不太理想。所以患者在服用本品后，发现本品的排石效果不理想时，一定要及时换药。

结石在发作期间，患者常感觉痛苦难当，所以有的患者在服用药物之后，会放松休息，其实服用排石的药物后，应该大量饮水，并尽可能做跳跃运动，以促进结石松动和排出。

◆ 药品使用注意

不宜服用辛辣、刺激、油腻食物，也不宜抽烟，喝酒，尽量清淡饮食，保持规律的作息时间。

◆ 特殊人群用药指南

（1）对本品过敏者禁用，过敏体质者慎用。

（2）孕妇禁用本品。

（3）经检查发现，结石部位远端出现了输尿管畸形、狭窄、梗塞和手术瘢痕粘连，或者发生结石嵌顿者禁用本品。

（4）检查后发现结石直径大于1.5厘米时不宜使用本品。

◆ 药物安全性

石淋通颗粒对尿路结石有一定的效果，针对性强，方中药物是临床上常用的中药，其副作用小，不良反应小，但是本品的有效成分金钱草性味微寒，可能个别脾胃虚寒的患者服用后会出现肠胃不适的情况，同时体质虚寒的患者也是不宜长时间服用本品的。

第三节　适用于急（慢）性前列腺炎以及前列腺增生

一、前列康舒胶囊

本品的主要成分是土茯苓、虎杖、鳖甲、莪术、淫羊藿、黄芪和枸杞子。其主要剂型为胶囊制剂。本品能直达病灶，帮助激活前列腺细胞内酸性磷酸酶和溶酶体的活性，促进增生组织死亡自溶，炎症的吸收及吞噬感染病菌，受体引起的腺体平滑肌收缩，改善排尿症状，刺激前列腺泡产生异病体，阻断增生组织血氧供应，使增生组织死亡。服用本品，主要用于肾虚湿热瘀阻型慢性前列腺炎治疗。

◆ 常见商品名及用法

银诺克前列康舒胶囊

每粒0.3克，每盒45粒。口服，1次5次，1日2次。

服用本品，通常2周时间为1个疗程。

◆ **适用情况**

本品主要用于肾虚湿热瘀阻型慢性前列腺炎的治疗，可以改善患者的尿急、尿频、尿痛、腰膝酸软、会阴胀痛、睾丸隐痛等症状，也可以用于前列腺增生的治疗。

◆ **常见错误用法**

本品是一种治疗慢性前列腺炎的中成药，而中医将前列腺炎分为气滞血瘀型、肝肾阴虚型、脾虚湿盛型和湿热下注型等不同类型，不同类型的前列腺炎有不同的治疗方案和用药措施。患者在服用本品之前，一定要分清楚自己前列腺炎的类型和本品是否对症，以免药不对症。

本品在包装盒上注明：在服用本品期间忌房事。很多人以为就是在治疗期间，绝对不能进行房事，其实也是一个片面的理解，在本品治疗期间，适当的房事对于前列腺是好事，能将前列腺液排出，但是不能过度房事，所以在服用本品治疗前列腺炎期间，一定要把握好房事的度。一般来说，一周一次性生活是比较合适的。

有的患者在服用本品后，因为工作或者职业的关系会较长时间保持坐姿，其实服用本品期间，不宜长时间骑车、骑马或者久坐，这也是要特别注意的。

◆ **药品使用注意**

（1）服用本品期间，一定要禁烟、酒、蒜、姜、辣椒，忌房事。

（2）服用本品期间，忌食狗肉、羊肉、牛肉和海鲜。

（3）在服用本品期间，如需服用其他药物，请事先咨询医生或者药剂师。

◆ **特殊人群用药指南**

暂时没有忌服人群。

◆ **药物安全性**

前列康舒胶囊作为专门针对治疗前列腺炎的中成药，可改善前列腺炎的症状。其副作用目前尚不明确。

❤️➕ 二、普适泰片

本品的主要成分是水溶性花粉提取物P5和脂溶性花粉提取物EA10。本品的常见剂型为片剂。本品能将阻碍体内睾酮转化为二氢睾酮及抑制白三烯和前列腺素的合成。服用本品，一般用于良性前列腺增生和慢性、非细菌性前列腺炎的治疗。

◆ **常见商品名及用法**

舍尼通

每盒10片，口服，1次1片，1日2次。

一般来说，服用本品疗程为3～6个月，或者遵从医生的嘱咐。

◆ **适用情况**

本品主要用于良性前列腺增生，慢性、非细菌性前列腺炎的治疗，以及前列腺炎和泌尿外科相关疾病的治疗。

◆ **常见错误用法**

本品主要用于良性前列腺增生及慢性、非细菌性前列腺炎的治疗，但是这些疾病的外在表现与前列腺感染尿路狭窄、前列腺结石、膀胱颈硬化、前列腺癌症和其他前列腺疾病的表现很容易混淆，患者切不可以凭自己的经验或者听信他人的经验而自行做出判断。治疗前，一定要去正规的医院检查，查明疾病的种类和原因，然后再服用本品作对症治疗。

有的人认为慢性前列腺炎等属于慢性病，治疗起来时间比较长，但是如果在服用本品后，病情出现继续恶化或者持续服用本品6个月后，病情依然没有得到有效缓解时，一定要及时去医院进行求诊。

◆ **药品使用注意**

（1）服用本品期间，一定要禁烟、酒、蒜、姜、辣椒，忌房事。

（2）服用本品期间，忌食狗肉、羊肉、牛肉和海鲜。

（3）在服用本品期间，如需服用其他药物，请事先咨询医生或者药剂师的建议。

◆ **特殊人群用药指南**

（1）对本品任何成分过敏者禁用本品。

（2）儿童禁用本品。

（3）本品含有乳糖成分，如果有半乳糖不耐症、总乳糖酶缺乏症或者葡萄糖–半乳糖吸收不良症者禁服本品。

◆ **药物安全性**

普适泰片作为治疗慢性前列腺炎的常用处方药，其效果是相当不错的，其安全性也很高，绝大多数患者对本品高度耐受，仅少数人有轻微的腹胀、胃灼热和恶心反应，在停药后症状即会消失，大家可以放心服用本品。

第十章 营养补充品

1. 简要说明

维生素A、维生素B、维生素C等过量服用可随体液排出体外，不会在体内积蓄。

维生素E则是一种脂溶性维生素，过量服用容易积蓄在体内。

人体最需要补充的矿物质分别是钙、磷、钾、镁，因为这几种元素在人体的生理机能中起到关键作用。

2. 选择前，要分清国药准字、国食健字和非健字号补充剂

要知道，就算平时耳熟能详的营养补充剂，也是分为国药准字、国食健字和非健字号的。在购买前，你必须懂得这些区别。

"国药准字"除了包括全部的药物之外，还包括了部分临床营养用药，这些药物多为单方制剂，疗效确切，主要用来治疗营养缺乏症，但需要在医生的监督下使用。

"国食健字"所指对象主要是保健食品，囊括了市场营养补充品的绝大部分。这些保健食品都经过了国家权威检测机构的检测认证，你可以放心购买。可能会和国药准字药品有重复，但"国食健字"不能药用，也不能用来治疗营养缺乏症。

非健字号营养补充剂，即普通营养补充剂。这些营养补充剂添加了一定含量的维生素和矿物质成分，但保健效果并不明确。

3. 成人往往比儿童和老人更需要补充营养

人们多数注意帮儿童补充营养，实际上，成人自己才是最应该注意营养摄入的群体。目前一般小康家庭的儿童，依靠母乳喂养和合理辅食，其实已经可以满足营养需求。反倒是日夜忙碌的成年人的营养摄入往往不够均衡，长期下去容易导致营养缺乏。目前都市白领开始逐步重视额外的营养补充，这一件可喜的事情。

4. 用营养品并没有害处

现在有种合理但不完全正确的提法，就是劝人不要服用营养品，因为营养品有害处。其实对膳食摄入正常的人群来说，的确没有服用的必要。对平时营养摄入不足的人群来说，只要合理服用，维生素、矿物质等成分是可以完全被身体吸收的，不会出现蓄积中毒的情况。很多人认为营养品有害处，主要是因为某些营养品添加了其他的未经检测的成分，有可能对身体造成损害。

5. 矿物质钙、磷、钾、镁最需要补充

人体需要各种各样的矿物质，但重点补充的只有几种。首选，就是"宏量元素"，例如钙、磷、钾、镁。钙离子是细胞的第二信使，对大部分功能活动都有关系。磷则是体内能量代谢和合成蛋白质时必需的物质。镁是细胞内仅次于钾的重要阳离子。这种几种元素对人体的生长发育最重要，需要注意摄入和补充。微量元素方面，主要注意一下铁、锌的摄入就可以了。

第一节 适用于各种维生素、矿物质和微量元素的补充

❤️ 一、胡萝卜素

本品是一种常见的营养补充剂，主要用于补充维生素A，常见剂型包括片剂、胶囊等。β-胡萝卜素在人体内能转化为维生素A，是一种最常见的维生素A补充剂。维生素A对于人体视觉发育至关重要。如果身体缺少维生素A，视力就会出现问题，甚至有夜盲症。维生素A还会影响人体的皮肤质感，它能促进角质层的新陈代谢，令皮肤更润滑，还能保护表皮，令表皮更健康。维生素A对于骨骼的生长发育也有帮助。本品主要用来治疗干眼病、角膜软化症、皮肤干燥及夜盲症等。

◆ **常见商品名及用法**

海王β-胡萝卜素软胶囊

每粒500毫克，每瓶150粒。口服，1日1次，1次1~2粒，随餐或者餐后服用。

◆ **适用情况**

本品主要用来治疗干眼病、角膜软化症、皮肤干燥及夜盲症等，以及日常生活中被证实需要补充维生素A的人群。

◆ **常见错误用法**

本品适合皮肤干燥、粗糙、有斑点的人群以及视力下降、长期操作电脑和呼吸系统感染的人群服用。

我们本身可以从食物获取一定量的β-胡萝卜素，所以需要补充的量并不多，普通人只需按照推荐的量（1日1次，1次1~2粒）服用即可，多服无益，多服的也会被排出体外。

有的父母担心儿童视力下降，所以给孩子服用本品，甚至是超量服用本品，这样是相当危险的，儿童过度补充本品，容易导致高胡萝卜素血症，而爱美的成年女性过度服用本品，则容易使皮肤发黄。

有的朋友在早餐之前随温水一起伴服本品，可能影响到本品的吸收。β-胡萝卜素是脂溶性的，应该与至少含3克脂肪的食物在进餐时食用，才能保证其吸收。

◆ **药品使用注意**

（1）服用本品期间不宜再服维生素A。

（2）如果在服用本品的同时也在服用其他药物，请征询医生或者药剂师的意见。

◆ **特殊人群用药指南**

（1）过敏体质者慎用本类制品，对本类制品过敏者禁用。

（2）有严重肝病、肾病的患者慎服本品。

（3）β-胡萝卜素转化为维生素A后，进入胎盘和乳汁，因此孕妇及哺乳期妇女应在医生指导下使用。

（4）用于治疗与维生素A缺乏相关的病症，具体剂量必须咨询医生。

◆ **药物安全性**

一般来说，β-胡萝卜素会按人体需要转化为维生素A，多余的就会排出体外。但即便这样，也不能过量服用β-胡萝卜素。服药期间可能出现不同程度的皮肤黄染、稀便，个别患者有瘀斑和关节痛，停药后可自行消失。特殊患者如果需要长期大量服用β-胡萝卜素和维生素A时，应该随时监测血细胞计数、血沉、凝血酶原时间、眼震颤电动图、血浆胡萝卜素、维生素A含量测定及暗适应试验等。

♥ 二、B族维生素

本品有12种以上，被世界公认的有9种，全部是水溶性的，通常我们最需要的B族维生素成员有维生素B_1、维生素B_2、维生素B_3、维生素B_5、维生素B_6和维生素B_9。补充B族维生素的制品通常以咀嚼片、泡剂、饮料为主。B族维生素能辅助治疗人体因缺少B族维生素引起的代谢障碍，如人体出现倦怠或者食欲不振等。

◆ **常见商品名及用法**

汤臣倍健维生素B族片

每片550毫克，每瓶100片。口服，1日1次，1次1~2片。

美澳健维生素B族片

每片600毫克，每瓶100片。口服，1日1次，1次1~2片。

◆ **适用情况**

维生素B_1，可以改善脚气病和带状疱疹，改善人们的精神状态，缓解紧张的情绪。维生素B_2，消除口腔、唇、舌的炎症，促使毛发、皮肤、指甲正常生长，与维生素B_6一起服用还有助于缓解疲劳及提神醒脑。维生素B_6，振奋人们的精神，增强身体能量。维生素B_{12}，消除烦躁，帮助集中注意力，令儿童喜爱进食。叶酸（维生素B_6和维生素B_9），有利于血红细胞生成，减少贫血。泛酸，有助肾上腺素的产生，有效缓解压力和疲劳，保持肌肤活力，加快伤口愈合。维生素B族片能辅助治疗人体因缺少B族维生素引起的代谢障碍，如人体出现怠滞或者食欲不振等。

◆ **常见错误用法**

本品适合工作生活压力较大的人群、经常性吸烟喝酒和服药人群、有脚气病和带状疱疹患者、口腔经常出现炎症的人群、营养缺乏症患者服用。

我们看到了维生素B族成员众多，而不同种B族维生素成员对人体的作用不同。所以我们在需要补充维生素B的时候，要看清楚自己需要补充的是哪一种维生素B，做到有针对性，才能收到良好的效果。

维生素B族，作为人体一种所需微量元素，并不需要大量补充。一般来说每日服用1~2片B族维生素就可以了。如果服用两片，可以分为早晚饭后30分钟服用，这样能够促进对B族维生素的吸收。

身体比较差的中老年人，每日可以服用2~3片，服用方法参考一般成年人。如果体质差，并要治疗疾病可适当加量，一天3~4片，因为量有点多，最好咨询专业人士。集中在早晚吃效果最好。

睡眠不佳的人可以服1片B族维生素，但不能吃太多，否则更容易睡不着。

服用B族维生素时，尽量不要饮酒。如果在饮酒前服用1片B族维生素，也能起到保肝解酒的作用。

◆ **药品使用注意**

（1）维生素B_1遇到碳酸氢钠、枸橼酸钠等碱性药物会变质。

（2）维生素B_1不宜与含有鞣质的食物合用。

（3）服用维生素B_2时不宜饮酒。

（4）维生素B_2不宜与甲氧氯普胺（胃复安）合用。

（5）帕金森患者不宜将维生素B_6与左旋多巴合用。

（6）维生素B_6不宜与氯霉素、盐酸肼酞嗪、异烟肼、青霉胺及免疫抑制剂包括糖皮质激素、环磷酰胺、环孢素等药物合用。

（7）痛风患者不应另外摄入维生素B_{12}，不然会引起痛风发作。

（8）神经系统损害患者应该在诊断明确后才服用维生素B_{12}。

（9）在服用药物制剂的维生素B族制品时，如在同时服用其他药物，请咨询医生或者药剂师。

◆ **特殊人群用药指南**

（1）过敏体质者慎用，对B族维生素过敏者禁用。

（2）孕妇因其体质的特殊性，在服用维生素B时，请咨询医生或者药剂师的建议。

◆ **药物安全性**

B族维生素是水溶性的，过量服用会跟随体液排出体外，一般不会有太多的副作用。但如果长期过量服用，还是有可能导致周围神经炎、神经感觉异常、手脚麻木。另外也有低血钾及高尿酸血症等不良反应报道。同时B族维生素还分为天然B族维生素和化学制品的B族维生素。天然B族维生素副作用较少，可以作为长期的营养补充剂。

市面上还有单独的维生素B$_2$、维生素B$_6$等制剂卖，人们可以根据它们各自的作用，来选择正确的B族维生素补充品，适当且适量补充自身所缺的维生素B，切忌盲目大量补充B族维生素。

三、维生素C

本品又叫L-抗坏血酸，是一种水溶性的维生素，补充维生素C的产品很多，通常以咀嚼片、泡腾片、饮料为主。维生素C能够合成胶原蛋白，治疗坏血病，预防牙龈出血、萎缩，预防动脉硬化，抗氧化，对抗和预防癌症，保肝解毒，提高人体免疫力和反应力。服用补充维生素C的产品能够帮助人们补充所需要的维生素C，也用于预防坏血病，也可用于各种急（慢）性传染疾病及紫癜等的辅助治疗。

◆ **常见商品名及用法**

养生堂天然维生素C咀嚼片

每粒0.85克，每瓶90粒。口服，1次1粒，1日2次。

汤臣倍健维生素C片

每片600毫克，每瓶100片。口服，1次1片，1日1次。

华南维生素C片

每片100毫克，每瓶100片。口服，1次1片，1日1次。

力度伸维生素泡腾片

每片1克，每瓶10片。温水冲服，1次1片，1日1次。

不同的商品其用法用量不同，请依据商品包装说明上推荐的用法用量或者按医嘱服用。

◆ **适用情况**

服用补充维生素C的产品能够帮助人们补充所需要的维生素C，也可以用于预防坏血病和各种急（慢）性传染疾病及紫癜等的辅助治疗。

◆ **常见错误用法**

维生素C产品适合于容易疲倦的群体服用，可以帮助缓解疲劳。在污染环境下工作的人士适当补充维生素C，可以减少粉尘对身体的伤害。剧烈运动和高强度工作的人群，脸上色斑较多的人群，长期服用阿司匹林、安眠药、抗癌药、四环素、钙制品、避孕药、降压药的人，以及白内障患者也适宜服用维生素C。

要注意，一个成年人每日的最低维生素C摄入量是60毫克，这个量只需要半杯橙汁就可以满足了。所以如果日常饮食中已经含有一定的维生素C，其实无须额外服用维生素C片了。一般的维生素C每片含量多为60~100毫克，一般成年人用于补充维生素C时，每日吃1~2片就可以了。

如果用来治疗维生素C缺乏症，成人1次1~2片，1日3次；儿童1日1~3片，至少服2周。这里要提醒大家，对于维生素C缺乏症，应到专门的门诊接受治疗。

◆ **药品使用注意**

（1）服用维生素C时，可以与维生素E同服，这样有助于增强两者的疗效。

（2）当与阿司匹林同服时，应先服维生素C，隔一小时后再服阿司匹林。

（3）不要与动物肝脏一起服用，肝脏中的铜元素会令维生素C失效。

（4）不要与牛奶一起服用，否则牛奶会还原维生素C，令其失效。

（5）不要与具有抗菌作用的磺胺类药同用，否则容易形成结石。

（6）胆固醇过高患者，维生素C不要与消降胆固醇药物一同服用，否则容易令胆固醇药物失效。

（7）维生素C会对抗肝素和华法林的抗凝作用，减弱药物的抗凝作用。

◆ **特殊人群用药指南**

（1）本品有可能进入胎盘或分泌入乳汁，因此孕妇、哺乳期妇女服用时要慎重。

（2）小儿生长期过量服用，容易产生骨髓疾病。

（3）对本品过敏者禁用，过敏体质者慎用。

（4）有肾结石、半胱氨酸尿症、痛风、高草酸盐尿症、草酸盐沉积症、尿酸盐性肾结石、葡萄糖-6-磷酸脱氢酶缺乏症、血色病、铁粒幼细胞性贫血或地中海贫血、镰形红细胞贫血、糖尿病、白癜风患者都应慎用维生素C片。

（5）正在接受放射线或者化学药物治疗的癌症患者不宜服用维生素C。

◆ **药物安全性**

科学补充维生素C一般不会出现较大的危险。但如果摄取过量，就会出现常说的维生素C中毒。

维生素C有一个维生素C的肠道耐受量，当一个人口服维生素C达到相当的量，身体就会产生轻微的腹泻。这个耐受量会随着身体状况而变化。在人体有病的时候，肠道耐受量会大幅度提升，比如平时1克的耐受量，在急性感染或者患有肿瘤、心脏病等慢性疾病，甚至是感冒的时候，耐受量都会有不同程度的提升。

另外，如果每日的维生素C摄入量超过600毫克，那么腹泻的情况可能会加重，而且还会出现多尿、皮疹、恶心呕吐、胃痉挛等症状。同时不要长期过量服用本品，突然停药有可能出现坏血病症状。所以，不要被一些推荐的口服剂量所误导，要慢慢寻找出最适合自己的服用量。

♥ 四、维生素D

本品是一种固醇类衍生物，有抗佝偻病的作用，所以又称为抗佝偻病维生素。维生素D_2（麦角钙化醇）和维生素D_3（胆钙化醇）对人体生长发育较为重要，补充维生素的制品通常以胶囊制剂、片剂、泡腾片为主。维生素D可以促进人体对钙质和磷质的吸收，增强人体对钙离子的吸收能力，调节人体钙磷分布。另外还对多种反馈机制产生影响。通过服用补充维生素D的产品，补充人体缺少的维生素D，促进钙质的吸收，辅助治疗佝偻病、软骨病、骨质疏松等因为缺乏维生素D引起的疾病。

◆ 常见商品名及用法

贝特令维生素AD滴剂

口服，3岁以下，1日1次，1次1粒；3～6岁，1日1次，1次1～2粒；6岁以上，1次2粒，1日1次。

钙尔奇小添佳咀嚼片

片剂，一般每瓶为50片、20片装。嚼食，1日1次，1次1片。

不同的商品其用法用量不同，请依据商品包装说明上推荐的用法用量或者按医嘱服用。

◆ **适用情况**

通过服用补充维生素D的产品，补充人体缺少的维生素D，促进钙质的吸收，本品也可以用于辅助治疗佝偻病、软骨病、骨质疏松等因为缺乏维生素D引起的疾病。

◆ **常见错误用法**

补充维生素D的产品适合长期室内工作的人群，孕妇、哺乳期妇女和青少年，有骨质疏松症的老年人，软骨病、佝偻病患者。

维生素D可以直接经过日晒合成。在我国，成人维生素D的每日推荐摄入量为5～10微克，相当于200～400国际单位。这一数值在保证一定户外活动的条件下并不难达到。所以大部分有户外活动的人其实并无必要额外补充维生素D。维生素D和其他维生素不同，当它过量时，会沉淀在体内，造成中毒，因此绝对不能过量补充。

大部分的维生素D制剂都和钙片配合补充。从儿童到老人，都可以在需要补充维生素D的情况下服用本品，以补充人体所需的维生素D。维生素D制剂一般在10多天后才产生活性作用，因此，一般在服用1个月后，方可以观察到服用本品的效果。

成人服用的补充维生素D的产品，一般不适合给孩子服用，儿童有符合儿童生长发育特点的儿童型补充维生素D的专用产品。

◆ **药品使用注意**

（1）本品不要与降低维生素D作用的药物和诱导肝微粒体酶活性的药物同时服用。

（2）本品不要与能增加毒副作用的药物如含镁的制酸剂等合用。

（3）苯妥英钠和安眠药可能加速维生素D的代谢。

（4）如果你在服用维生素D制品的同时服用其他药物，请咨询医生或者药剂师的意见。

◆ **特殊人群用药指南**

（1）血钙过高的患者或者血液内钙离子含量过高的人禁服本品。

（2）肾结石和动脉硬化的患者慎用本品，以免引起甲状腺疾病或者心脏疾病。

（3）孕妇及哺乳期妇女，因为其体质的特殊性，应在医生的指导下服用本品。

（4）儿童有专门的补充维生素D的制品，其用法和用量一定得充分考虑其身体的实际情况。

◆ **药物安全性**

市面上的维生素D制品都有比较高的安全性。但要注意，维生素D和其他维生素不同，当它过量时，会沉淀在体内，造成中毒，因此绝对不能过量补充。目前已知超高剂量的维生素D（每日摄入超过10 000单位）将带来肾脏损害，而血液中过高的维生素D水平可能反而增加胰腺癌的患病风险。另外，维生素D中毒还会造成血钙过多、头痛、便秘、没有食欲、头晕眼花、走路困难、肌肉骨头疼痛、心律不齐等症状。

五、维生素E

本品是一种脂溶性维生素，又称生育酚，是最主要的抗氧化剂之一，补充维生素E的制品一般为维生素软胶囊和天然维生素软胶囊两种。维生素E能够延缓衰老，保护皮肤免受紫外线和污染的伤害，减少瘢痕与色素的沉积；减少细胞耗氧量，使人更有耐力，有助减轻腿抽筋和手足僵硬的状况；抗氧化，保护机体细胞、器官免受自由基的毒害；加速伤口的愈合。通过服用补充维生素E，能够辅助治疗各种因为缺乏维生素E引起的疾病。

◆ **常见商品名及用法**

养生堂天然维生素E软胶囊

每瓶160粒。吞服，1次1粒，1日1次。

汤臣倍健天然维生素E软胶囊

每粒500毫克，每瓶60粒。1次1粒，1日1次。

星群维生素E软胶囊

每粒100毫克，每瓶60粒。成人1次1粒，1日2~3次。

不同的商品其用法用量不同，请依据商品包装说明上推荐的用法用量或者按医嘱服用。

◆ 适用情况

维生素E能够延缓衰老，保护皮肤免受紫外线和污染的伤害，减少瘢痕与色素的沉积；减少细胞耗氧量，使人更有耐力，有助减轻腿抽筋和手足僵硬的症状；抗氧化，保护机体细胞、器官免受自由基的毒害；加速伤口的愈合。通过服用补充维生素E，能够辅助治疗各种因为缺乏维生素E引起的疾病。

◆ 常见错误用法

补充维生素E的产品适合怀孕和哺乳期的女性；希望孕育健康宝宝的准爸爸、准妈妈；有色素沉着现象的女性；想要保持年轻容颜和青春活力的成年女性；进入更年期的女人；长期处于电脑辐射中的办公室人群；长期吸烟、喝酒或者长期处于过大工作压力下的人；希望保持健康、延缓衰老的中老年人。

一般来说，需要补充维生素E的基本上为成年人，儿童不宜服用补充维生素E的产品。

对于一般人来说，可以从食物中获取维生素E，只有在确认每日维生素E的摄入量不足时，才可以适当补充维生素E。补充维生素E的产品一般饭后服用效果更好。但是本类产品尽量不要长期大量服用，正常来说，一个人的维生素E的每日摄入量不要超过100毫克。

维生素E有抗氧化的功效，因此有些爱美的朋友会每日服用，甚至每日超量服用本品来维持美容的效果，这其实是过犹不及的做法。摄入低剂量维生素E具有抗氧化作用，而摄入大剂量时，可能不再具有抗氧化活性，此时维生素E反成了促氧化剂，也就是说，超量服用维生素E反而会加速服用者衰老，同时超量服用维生素E可能妨碍其他脂溶性维生素的吸收。所以我们服用维生素E一定要科学合理。

现在很多朋友发现维生素的一些新外用功效，如祛除痘印，将维E产品和乳液等混用来保持护肤等，都有一定的功效，而且也是符合维生素功能的，但是如果我们在外用维生素时，出现过敏反应，一定要立即停用，情况紧急时，应该寻求医生的帮助。

◆ **药品使用注意**

（1）补充维生素E能够促进维生素A的吸收、利用和肝脏的贮存。

（2）补充维生素E的产品不宜与影响脂肪吸收的药物如考来烯胺、新霉素以及硫糖铝等同时服用。

（3）缺铁性贫血患者在补铁时，应注意无机铁（硫酸亚铁）会破坏维生素E，不能同时服用。若服用含少量硫酸亚铁的营养补品而又服用维生素E时，必须前后隔8小时。

（4）口服避孕药可以加大维生素E代谢，导致维生素E缺乏。

（5）雌激素与补充维生素E的产品同时服用时，如用量大、疗程长，可诱发血栓性静脉炎。

（6）如果在服用维生素E补充品的同时服用其他药物，请咨询医生或者药剂师的意见。

◆ **特殊人群用药指南**

（1）由于维生素K缺乏所致的低凝血酶原血症患者慎用补充维生素E的产品。

（2）缺铁性贫血患者慎用。

（3）儿童必须在成人监护下使用，且用法和用量必须征询医生或药剂师的建议。一般不建议儿童服用本类产品。

◆ **药物安全性**

补充维生素E给人们带来各种好处，所以现在很多人服用补充维生素 E 的产品，市场上补充维生素 E 的产品基本上是安全可靠的，我们要特别注意的是长期过量服用补充维生素E的产品可引起恶心、呕吐、眩晕、头痛、视力模糊、皮肤皲裂、唇炎、口角炎、腹泻、乳腺肿大和乏力等症状。

我们始终要记住，人体每日所需的维生素都是有一定限量的，盲目过多补充维生素的后果是十分严重的。维生素E属于脂溶性维生素，适合成年人服用，但维生素E毕竟是药物，不可盲目的服用。

六、蛋白质粉

本品是以大豆分离蛋白、乳清蛋白、大豆磷脂、植脂末为主要原料制成的提高免疫力的保健食品，产品以颗粒制剂为主。蛋白质粉的主要成分是氨基酸，功效是有效保障人体的正常生理需求。通过服用蛋白质粉能提供均衡营养，增强人体免疫力，帮助身体制造新组织以替代坏掉的组织。

◆ 常见商品名及用法

汤臣倍健蛋白质粉

每罐455克。1次10克，1日1次，可以加入牛奶、果汁及谷物、蔬菜等食品中食用。

美澳健蛋白质粉

每罐455克。1次10克左右，1日2次。

不同的商品其用法用量不同，请依据商品包装说明上推荐的用法用量或遵医嘱。

◆ 适用情况

蛋白质粉能提供均衡营养，增强人体免疫力，帮助身体制造新组织以替代坏掉的组织，有效保障人体的正常生理需求、预防心血管疾病的发生，替代动物蛋白，减轻糖尿病患者肾脏负担。

◆ 常见错误用法

　　蛋白质粉适合的人群有既需摄取丰富蛋白质，又必须避免吸收过多热量，积聚过多脂肪和胆固醇者；日常饮食中牛奶、肉类的摄入量不足者；儿童、青少年、消化能力降低的老人；烧烫伤、脑外伤、手术前后、肌伤患者；胃溃疡、胃下垂、胃肠疾病患者；糖尿病、肥胖者。

　　健康人只要坚持正常饮食，蛋白质缺乏这种情况一般不会发生。奶类、蛋类、肉类、大豆、小麦和玉米含必需氨基酸种类齐全、数量充足、比例适当。因此，我们只要坚持食物丰富多样，就完全能满足人体对蛋白质的需要，没有必要再补充蛋白质粉。

　　《中国居民膳食指南》提出的最高蛋白质摄入量是每千克体重0.92克，如果超过这个量，就有可能损害人体健康。长期大量盲目补充蛋白质粉，会使肠胃功能减弱，机体抵抗力降低，还会加重肾脏负担，造成肾功能下降，出现蛋白尿；过量摄入蛋白质粉，易引发心脑血管疾病，会使人肥胖；吸收不了的话易导致骨质疏松，尤其是绝经后妇女。

　　蛋白质粉不适合空腹吃，如果空腹吃的话，蛋白质被大量分解而产生热量，而不是我们所需要的作用，还会伤肝肾，最好是随餐吃或者饭后吃。我们每日可以补充10克（约2勺）的蛋白粉，先用少许凉开水稀释，再根据个人喜好加入适量温开水冲调（注意冲调水温不要超过40℃，以免破坏蛋白粉的营养），也可加入牛奶、果汁（橙汁类产品除外）及谷物等食品中食用。

　　刚开始吃蛋白质粉的时候可以小量服用，否则容易上火，上火属正常现象，出现上火，减量服用即可。

◆ 药品使用注意

　　（1）蛋白粉不宜与橙汁类产品一起服用，否则易影响蛋白质的消化吸收。

　　（2）由于维生素B能帮助糖类、脂肪、蛋白质代谢以释放出能量，所以搭配维生素B可以提高蛋白质的吸收率。

◆ **特殊人群用药指南**

（1）妊娠期、哺乳期妇女可以根据自身情况适当补充蛋白质。

（2）老年人补充蛋白质时，一定要注意别超量服用，以免引起身体机能不适，或加重肥胖，心血管疾病症状。

（3）肾脏疾病患者要严格限制蛋白质的摄入量，并且以含9种必需氨基酸的蛋白质为主。蛋白质的摄入量要限制在20～40克/天。

（4）肝脏疾病患者由于肝脏对蛋白质的加工、利用出现障碍，应适当增加蛋白质的摄入量。但对于肝昏迷、肝硬化晚期患者，供给过多蛋白质会增加肝脏负担，加剧病情，应限制动物蛋白，适量补充植物蛋白，特别是大豆蛋白。

（5）新生儿不宜食用蛋白质粉，他们应选择蛋白质含量在10%～20%的奶粉。

（6）痛风患者要避免食用以大豆蛋白为主要成分的蛋白质粉。因为大豆中的嘌呤可以造成体内尿酸增高，促成或加重痛风。

◆ **药物安全性**

现在很多年轻的人群喜欢服用蛋白质粉，认为年轻时尚健康，当然按照科学的方法补充人体所需的蛋白质粉是十分安全的，但是我们要知道长期大量盲目补充蛋白质粉，会使肠胃功能减弱，机体抵抗力降低，还会加重肾脏负担，造成肾功能下降，出现蛋白尿；过量摄入蛋白质粉，易引发心脑血管疾病，会使人肥胖；吸收不了的话易导致骨质疏松，尤其是绝经后妇女。同时健康人只要坚持正常饮食，蛋白质缺乏这种情况一般不会发生。我们只要坚持食物丰富多样，就完全能满足人体对蛋白质的需要，没有必要再补充蛋白质粉。而且，食物带给人的心理享受和感官刺激，是蛋白质粉所不能替代的。

❤️➕ 七、螺旋藻片

本品的主要成分螺旋藻粉、银杏叶提取物、植物性蛋白质、碳水化合物，矿物质钙、镁、铁、钾、碘，叶绿素、类胡萝卜素、藻蓝蛋白，维生素A、维生素B_1、维生素B_2、维生素B_6、维生素E，肌醇、γ-亚麻酸，常见剂型为片剂和胶囊制剂。螺旋藻片中富含的蛋白质能够有效补充人体所需的蛋白质，也富含丰富的β-胡萝卜素以及各种B族维生素。含有多种人体必需的微量元素如钙、镁等，同时其含的叶绿素A具有独特的造血净血功能。螺旋藻中含很高的γ-亚麻酸，有促进钙吸收、提高免疫力、防止代谢紊乱和防止衰老的功能。

◆ **常见商品名及用法**

汤臣倍健螺旋藻片

每片600毫克，每瓶300片。口服，1次5片，1日2次。

美媛春螺旋藻咀嚼片

每片500毫克，每瓶120片。咀嚼食用，1次3片，1日2次。

不同的商品其用法用量不同，请依据商品包装说明上推荐的用法用量或者遵医嘱。

◆ **适用情况**

通过服用本品，能减轻癌症放疗、化疗的毒副反应；提高免疫功能；降低血脂；具有减肥功效。本品也可以作为癌症的辅助治疗；高脂血症、缺铁性贫血、糖尿病、营养不良、病后体虚者，适合将本品用作保健食品。

◆ **常见错误用法**

本品适合的人群有病后体虚需要补充营养、调理的老人；处于生长发育快速阶段的婴幼儿和青少年；因为生理原因造成缺铁性贫血的妇女和希望保持良好外形的妇女；需要消除疲劳的运动员和长时间体力劳动工作者；经常使用电脑的办公室工作人员。

有的青少年服用本品，希望达到减肥的效果。当然本品能够起到辅助减肥的效果，每日食用本品6～8克，分三次餐前服用，可以避免因减肥引起的营养失衡或者贫血现象的发生，但是本品是一种营养保健品，对人体主要起调理作用，对直接减肥的效果并不明显。不能以为通过服用本品，就能自然瘦下来，减肥还是要通过运动和科学饮食为主来实现的。

很多人在饭后服用本品，其实不利于本品的吸收，本品最好的服用时间是饭前1小时左右，服用时，如果是咀嚼片，将其咀嚼后服用，更有利于吸收。

通过服用本品，能减轻癌症放疗、化疗的毒副反应这一点是已经被证实了的，但是本品只能辅助治疗癌症，对癌症等严重疾病本身是没有特别的治疗效果的。患者在服用本品时，不要被某些产品的宣传语所诱导，误认为本品就能够治疗癌症。

◆ **药品使用注意**

服用本品期间，忌食辛辣刺激、油腻食物。

◆ **特殊人群用药指南**

（1）对本品及其成分过敏者禁用，过敏体质者慎用。

（2）营养不良由结核病引起者不宜单独使用本品，建议与抗结核药联合使用。

（3）小儿及孕妇应在医生指导下服用。

◆ **药物安全性**

本类产品作为提高人体免疫力的营养补充制剂，其安全性是比较可靠的，副作用也相当小，部分人在服用本类产品后，会出现过敏症状，同时有部分人在服用本类产品数日之后，可能会有拉肚子（一天数次软便）、放屁多、发晕、倦感、白天嗜睡等现象，属于正常现象。但螺旋藻具有富集金属的特点，因此要尽量避免长时间大量服用本类产品，以免在体内产生金属超标而中毒的现象，要尽可能通过健康的饮食习惯和适量的运动来保持身体的健康。同时值得引起大家注意的是某些不良厂家会生产假冒产品进行销售，这些产品很可能重金属超标，所以在购买时，应该选择正规生产厂家生产的螺旋藻深加工产品。

❤ 八、膳食纤维素

本品主要来自谷类精华胚芽膳食纤维，一般以片剂和胶囊制剂较为常见。它富含多种矿物质、纤维素及低聚糖，是人类健康减肥、降脂的天然食品。纤维素能够改变肠内菌群的构成和代谢，并使粪便保持一定水分和体积，也能刺激肠道黏膜，加快粪便的排泄，起到排斥毒素、润肠通便、改善便秘的作用。纤维素还有降血脂、排毒、防止肥胖、降胆固醇的功能。一般来说，服用本品可以清肠通便，吸油排脂，排毒养颜。

◆ 常见商品名及用法

康恩贝膳食纤维片

每瓶100片。口服，1次1~2片，每日2次。

◆ 适用情况

纤维素有降血脂、排毒、防止肥胖、降胆固醇的功能。一般来说，服用本品可以清肠通便，吸油排脂，排毒养颜。

◆ 常见错误用法

本品适合的人群有单纯性肥胖人群；胆固醇高人群；消化功能差，需要增加膳食纤维摄取量人群；日常饮食中谷类食物、新鲜蔬菜、水果摄取不足人群；适宜长期排便不畅、有便秘习惯人群。

很多肥胖和想保持苗条身材的人们服用本品，希望达到瘦身的效果，当然本品有相当不错的帮助排便和排毒的功效，但是减肥还是得依靠运动和合理饮食，本品只能起辅助减肥的效果。

　　本品能够润肠通便，适合长期排便不畅、有便秘习惯的人群，但是这种人群是指排除了自身器质性的疾病因素的便秘人群，如果是器质性病变如肠梗阻等引起的便秘服用本品就解决不了问题，所以发生便秘时，最好去医院进行检查后，再服用本品。

　　本品有很强的吸水性，在消化吸收过程中，会吸收细胞中的水分，所以在服用本品时，应该适当多喝水。

　　有的肥胖者为了追求强力减肥效果，会超量服用本品，其实，人体本身能从所吃的食物中获取一定量的膳食纤维，一般来说，每日摄入的膳食纤维总量在20～30克为合适，摄入过多的膳食纤维会影响维生素和微量元素的吸收。我们在增加膳食纤维摄入量的同时，还应增加钙、铁、锌和磷等元素的摄入量，确保营养平衡。

◆ 药品使用注意

　　膳食纤维片可以与其他的减肥药物同时服用，但时间最好间隔半小时以上。

◆ 特殊人群用药指南

　　（1）孕产妇、哺乳期妇女及慢性腹泻者不宜食用。

　　（2）婴幼儿不宜长期不间断服用这类产品，会影响消化系统功能的正常发育。

　　（3）膳食纤维不易消化，过多摄入易引起一过性腹胀排气等现象。老年人胃肠道消化功能较弱，不宜摄入过多的膳食纤维。

　　（4）各种急（慢）性肠炎、伤寒、痢疾、结肠憩室炎、肠道肿瘤、消化道少量出血、肠道手术前后、肠道食道管腔狭窄、某些食道静脉曲张的患者，不宜多食膳食纤维。

◆ 药物安全性

　　膳食纤维素被现在的国际膳食营养专家认定为继蛋白质、水、矿物质、碳水化合物、维生素、脂类之后的第七大要素，对于人们健康有十分重要的意义。天然膳食纤维片可以明显增加大便的体积，使大便变软，同时促进肠道蠕动，诱导肠道中有益菌群的繁殖，减少致癌物的产生，预防结肠癌和直肠癌的发生，没有副作用。但是一些非天然膳食纤维片中因含有添加剂可能会对人体产生不良的影响，购买的时候需小心辨别。成人一般每日膳食纤维总摄入量40～50克，过多的摄食膳食纤维会导致腹部不适，如增加肠蠕动和增加产气量，影响其他营养素如蛋白质的消化和钙、铁的吸收。

♥ 九、大豆卵磷脂

本品是一种强化脑细胞功能、辅助降血脂的保健食品，主要成分为大豆卵磷脂，常见剂型为胶囊制剂。大豆卵磷脂是从大豆中提取的精华物质，是细胞的基础物质之一，决定细胞之间能量和信息的传递，可以提高大脑活力和保护血管。人体拥有足够的卵磷脂，就意味着具有较好的免疫力、代谢力和生命活力。通过服用大豆卵磷脂可以强化脑细胞功能，使思维敏捷、记忆力增强、降低胆固醇，预防动脉粥样硬化等心血管疾病及中风等血管栓塞性疾病的发生。

◆ 常见商品名及用法

盛生大豆卵磷脂软胶囊

每粒1200毫克，每瓶100粒。口服1次1粒，1日2次。

不同的商品有不同的用法用量，应根据商品说明书上用量服用。

◆ 适用情况

通过服用大豆卵磷脂可以强化脑细胞功能，使思维敏捷、记忆力增强，降低胆固醇，预防动脉粥样硬化等心血管疾病及中风等血管栓塞性疾病的发生。

◆ 常见错误用法

本品适合的人群为高血压、高血脂、高血糖人群，心血管疾病患者；为了提高记忆力的年轻人和预防老年痴呆症的老年人；饮酒过量或其他原因造成的肝功能异常的人；预防胆结石的人和胆结石患者；糖尿病患者；皮肤粗糙、有色斑、容易长痘痘和肥胖的人。

首先要知道的是大豆卵磷脂产品属于保健品，也就是食字号的，它能对一些相关疾病起辅助治疗的效果，但是要想治好病，还是得对症用药。

大豆卵磷脂能够使人思维敏捷，增强记忆力，但是这是针对年轻人和老年人来说的，正常的少年儿童不宜服用本品。

◆ **药品使用注意**

（1）不吃油腻、辛辣、刺激食物。

（2）多选择用植物油烹制菜肴，不用或少用动物油，多吃蔬菜和水果。

（3）戒烟限酒。

◆ **特殊人群用药指南**

（1）孕妇和哺乳期妇女可以吃卵磷脂，因为胎儿大脑发育所需的卵磷脂比其他组织发育所需的卵磷脂多，而婴儿主要是靠母乳中的各种营养物质发育成长的。

（2）少年儿童不宜食用。

◆ **药物安全性**

本品是一种功能性的健康食品，虽然不是立即见效，但有着全面、长远、稳定的效果，同时又没有药物的副作用，因此是相当安全可靠的。但是我们要知道，为了避免耐药性和依赖性，我们最好不要长期服用本品。

十、葡萄籽（软）胶囊

本品是一种抗衰老、去斑、美白肌肤和抗过敏抗辐射的营养补充食品。主要成分是葡萄籽提取物，以胶囊剂、片剂为常见。本品含有多酚类物质——原花青素（OPC）、白藜芦醇等许多有益健康的营养成分，具有抗氧化、防治心脑血管疾病、清除自由基等作用，保护血管和大脑免受随年龄增长而增多的自由基的破坏。同时还能阻挡紫外线侵害皮肤，并能修复受伤的胶原蛋白和弹性纤维。本品具有祛黄褐斑、抗氧化、防辐射、抗衰老、防晒、提高心脑血管活性的保健功效。

◆ 常见商品名及用法

葆宁营养葡萄籽软胶囊

每粒0.5克，每瓶100粒。一般来说，1日1次，1次2粒，以水伴服。

不同的商品有不同的用法用量，应根据商品说明书上用量服用。

◆ 适用情况

本品具有祛黄褐斑、抗氧化、防辐射、抗衰老、防晒、提高心脑血管活性的保健功效。

◆ 常见错误用法

适合本品的人群有需要抗氧化、延缓衰老的人群；需要美容、保持肌肤美白、润泽、弹性的女性；肤色不佳、灰暗、黄褐斑、皮肤松弛、有较多皱纹的女性；心脑血管疾病患者；过敏体质者；长期使用电脑、手机以及爱看电视的人士。

我们也要清楚，本品是属于食字号的，是一种保健营养品，并不具有药物的功效，虽然它能够对很多疾病都起到辅助治疗的效果，但是它并不能替代药物。有些商品会过分夸大其抗肿瘤和提高心脑血管的活性的作用，服用者应该对其有清醒的认识。

本品能够提高心脑血管的活性，但是如果服用者之前有过心脑血管出血史，有出血倾向者，或者凝血功能障碍者，在服用本品时，应该特别小心，最好在医生的指导下服用。

本品具有抗氧化功能，是许多爱美女性的常用美容药，但是要注意的是，本品可能对其他药物、草药、抗氧化剂和其他保健品的功效产生影响，如果混用，可能产生不可预知的后果。

本品有轻微的兴奋作用，不宜睡前服用，最好是早上八点前后空腹服用。

◆ **药品使用注意**

（1）如果你正在使用药物、草药、抗氧化剂或其他保健品，葡萄籽产品有可能对这些药物的效果产生影响。

（2）本品不能与胶原蛋白同时服用，一般两者的服用时间应该错开2～3小时。

◆ **特殊人群用药指南**

（1）由于以往针对葡萄籽产品的研究没有涉及孕妇和儿童，所以孕期及哺乳期妇女、儿童不宜使用。

（2）对本品过敏者禁用，过敏体质者慎用。

（3）有出血倾向者或者凝血功能有障碍者慎用。

◆ **药物安全性**

本品是现在广受欢迎的一种营养补益品，不能代替药物。本品属于保健营养食品，是天然的植物制剂，虽然副作用不大，但也还是需要适可而止，最好是服用一段时间再间断一段时间，断断续续服用比较好，不要长期持续服用。

购买时要注意OPC纯度和加工情况，选择值得信赖的商家和产品。另外虽然葡萄籽软胶囊主要成分由葡萄籽提取而成，但是并不代表我们可以通过直接食用葡萄籽来达到葡萄籽软胶囊的功效。

❤ 十一、番茄红素

本品是一种抗辐射、抗氧化和美容的保健食品，主要成分是番茄红素提取物，以胶囊剂、片剂为常见。本品具有强抗氧化活性，在抗癌、延缓衰老、保护心血管、保护皮肤等方面有明显的效果。

◆ 常见商品名及用法

汤臣倍健番茄红素软胶囊

每粒500毫克，每瓶60粒。一般来说，1日1次，1次2粒，饭后食用。

不同的商品有不同的用法用量，应根据商品说明书上用量服用。

◆ 适用情况

本品具有祛黄褐斑、抗氧化、防辐射、抗衰老、防晒、提高心脑血管活性的保健功效。

◆ 常见错误用法

本品适用于生活在环境污染严重地区者；免疫力较低的中老年人群；抗氧化，需延缓衰老者；心血管疾病患者；长期操作电脑，皮肤暗淡粗糙者。

我们也要清楚，本品是属于食字号的，是一种保健营养品，并不具有药物的功效，虽然它能够对很多疾病都起到辅助治疗的效果，但是它并不能替代药物。当然服用本品，对于前列腺增生和有前列腺炎的患者的确有相当不错的效果。

本品有一定的抗氧化、延缓衰老的作用及使皮肤美白的功效，所以很受爱美女性的欢迎。但是要注意的是，本品不能与同类营养素补充剂同时食用，同时食用的话，可能对其功效产生影响。

本品是一种营养补充剂，需要引起人们注意的是其用法用量，一般来说，本品是一种脂溶素物质，和膳食一起摄入可提高其吸收率和生物利用度，因此随餐或饭后服效果更佳。作为一种补益品，多食无益，正常来说，用于保健，每日1~2粒，用于治疗每日2~4粒的量足够。

◆ 药品使用注意

（1）如果你正在使用药物、草药、抗氧化剂或其他保健品，本品有可能对这些药物的效果产生影响。

（2）服用本品时，忌烟，因为吸烟可使番茄红素在体内耗尽，使番茄红素浓度降低而无法防止吸烟的致癌作用，从而诱发肺癌。

◆ 特殊人群用药指南

（1）儿童不宜服用。

（2）有其他病症的人在服用番茄红素制品的同时，应先咨询医生或者药剂师的意见，以免产生不良后果。

◆ 药物安全性

本品内服不会使人体产生不良反应，适合长期保健服用。只是有些厂家产品质量良莠不齐，购买的时候要注意鉴别，选择可靠的产品。同时我们也可以从食物中获取人体所需的番茄红素，主要存在于番茄、西瓜、红色葡萄柚、木瓜、苦瓜籽、番石榴、草莓、李子等的果实和茶叶及胡萝卜、萝卜、甘蓝的根部，其中番茄中含量最高，且番茄成熟度越高，番茄红素含量越高。

♥➕十二、补充益生菌

益生菌是指对人和动物有益的细菌。补充益生菌的产品通常为冲饮剂，通常以补充乳酸菌和双歧杆菌为主。益生菌是能改善宿主微生态平衡而发挥有益作用、提高宿主健康水平和健康状态的活菌制剂及其代谢产物。通过服用补充益生菌的产品，能够及时补充对人体有益的细菌，以维持人体的动态平衡，恢复人体应有的抵抗力，这样自然能起到改善肠胃功能、促进营养吸收、提高人体免疫力的作用。本类产品能够辅助用于消化不良、腹胀、食欲不佳、营养不良、肠道菌群失调见便秘或腹泻、免疫力低下等疾病的治疗。

◆ **常见商品名及用法**

合生元益生菌冲剂

每盒26包，温水冲饮，每日1～2次，每次1包。

益彤益生菌

每盒8袋，温水冲饮，每日2次，每次1袋。

不同的商品有不同的用法用量，应根据商品说明书上用量服用。

◆ **适用情况**

本类产品能够辅助用于消化不良见腹胀、食欲不佳、营养不良，肠道菌群失调而便秘或腹泻，免疫力低下等疾病的治疗。

◆ **常见错误用法**

本品适合的人群有由各种原因造成肠道菌群失调的人（便秘、腹泻、体弱、血内毒素升高的人）；一些由于缺乏益生菌造成消化功能失调、挑食、饮食无规律、非母乳喂养的儿童，其表现有便秘（粪便呈球状）、厌食、睡觉不实，或有腹泻、营养不良等症状；以固定姿势工作或体力劳动强度低的人；大量使用抗生素或接受灌肠治疗的患者；外出旅游、出差、开会等饮食起居发生变化的人。

本品能够辅助治疗一些疾病，帮助肠道恢复健康，有排毒功效，但是基本上所有补充益生菌的产品都是作为保健营养品存在的，因为本品取代不了药物的功效。简单地说，得了什么病，就要怎么治，想要依靠本品来治愈疾病，是做不到的。

现在很多补充益生菌的制品的宣传广告都说自己有减肥排毒的作用，于是一些想瘦身的朋友都大量服用本品，其实，作为一种营养补益类健康食品，要根据实际情况来补充，过度补充益生菌会造成肠道依赖性，而且会打破原有的肠道内的菌群平衡，时间久了，对身体造成更为不利的影响。

补充益生菌能够提高孩子免疫力，让一些小朋友食欲增加，因此很多父母给小朋友服用补充益生菌的产品，其实如果孩子是因为服用抗生素、消化不良、牛奶不适应症、急（慢）性腹泻、大便干燥及吸收功能不好引起的营养不良、免疫力低下或者需要增强免疫力我们才可以给其适当补充益生菌，孩子在健康状态时，不宜服用本品，以免打破孩子体内原本正常的肠道菌群平衡。

◆ **药品使用注意**

（1）避免与感冒消炎抗生素等药物同时服用，可以在服完药后2~3小时后服用本品。

（2）避免与健脾胃、清热祛火的药物如七星茶、消食片、凉茶、清火宝等药物同一天服用。

（3）如与其他药物同时使用可能会发生药物相互作用，详情请咨询医生或药剂师。

◆ **特殊人群用药指南**

（1）婴幼儿最好按建议用量服用，即1岁以内的婴幼儿，隔天服用1包，1~3岁的儿童，每日服用1包，3~5岁的儿童，每日服用1~2包。

（2）孕妇及哺乳期妇女，因其特殊体质，应该在医生或者药剂师的建议下服用本品。

（3）过敏体质者慎用，对本品过敏者禁用。

◆ **药物安全性**

补充益生菌的产品有很多，经过实验证明，补充益生菌确实有增加免疫力的功能，并能调节肠道菌群。大多数正规产品其安全性是十分可靠的，副作用也相当小。但是我们需要清楚地知道，本类产品不能替代药物功效。对于任何一种营养补充品，我们都要根据实际情况，适量服用。同时，补充益生菌的产品也不能长期服用。

第二节　适用于儿童营养补充

♥ 一、复方赖氨酸颗粒

本品为复方制剂，每包3克，含盐酸赖氨酸2 700毫克、葡萄糖酸钙150毫克、维生素B$_1$10.5毫克、维生素B$_6$6毫克，常见剂型为颗粒制剂。它能有效补充人体所必需的氨基酸，能促进生长发育，修复受损神经组织，维生素B$_1$和维生素B$_6$参与体内辅酶的形成，促进体内新陈代谢，对人体骨骼的形成、骨组织的重建、肌肉收缩、神经传递、凝血机制以及维持毛细血管通透性等具有重要作用。一般来说，本品主要用于防治赖氨酸缺乏引起的小儿食欲缺乏、营养不良，补充赖氨酸、维生素与钙元素。

◆ 常见商品名及用法

邕江复方赖氨酸颗粒

每包3克，每盒10包。口服，1次3克，1日3次。以温开水、汤或者果汁饭后伴服。

◆ 适用情况

一般来说，本品主要用于防治赖氨酸缺乏引起的小儿食欲缺乏、营养不良，补充赖氨酸、维生素与钙元素。

◆ 常见错误用法

本品主要用于生长发育旺盛期的婴儿、儿童和青少年；需要补充营养的孕妇、哺乳期妇女和年老体弱者；发育不良、食欲不振、各种慢性病导致的体虚、贫血、维生素缺乏者；对肿瘤患者也有良好的辅助治疗作用。但是并不是所有的儿童、青少年等都需要补充赖氨酸。一般来说，经过医生证明，因为缺少赖氨酸而对身体造成了影响的才需要补充。

另外，服用本品，一般1次1包，1日3次即可，并不需要加大服用量或者增加服用次数，微量元素的补充合理即可，多补无益。同时经过研究也发现，长期吃过量的赖氨酸会增加肝、肾的负担，可能导致血氨升高和脑细胞损害，这样不仅降低了孩子的食欲，还有可能出现手足痉挛和生长停滞，因此不能长期服用赖氨酸颗粒。

◆ **药品使用注意**

如果你在服用本品的同时服用其他药物，请征询医生或者药剂师的意见。

◆ **特殊人群用药指南**

（1）本类制品过敏体质者慎用，对本类制品过敏者禁用。

（2）孕妇和哺乳期妇女可以在征询医生意见后，合理服用本类产品。

（3）本品属于微量元素增补品，一般来说，儿童按推荐用量服用即可满足生长发育所需要的赖氨酸及维生素。儿童必须在成人监护下服用本品。

◆ **药物安全性**

本品作为一种氨基酸增补制剂，其安全性是相当可靠的，副作用也比较小，偶见嗳气、腹部不适、便秘等，过量服用可出现头痛、疲倦、烦躁、食欲缺乏等表现。值得一提的是，本品也能够有效治疗脑部因一些原因造成的损害。对人体因缺少赖氨酸而造成的骨质疏松、记忆力减退、脑部反应迟钝等问题也有一定效果。但是本品属于氨基酸类制剂，其代谢产物经肾脏排出，因此，本品不宜长时间服用，以避免加重肾脏的负担。

♡± 二、葡萄糖酸锌

葡萄糖酸锌制剂是一种常见的补锌药，其主要成分是葡萄糖酸锌，剂型主要为软胶囊、颗粒制剂或者口服液等。本品是体内多种酶的重要组成成分，具有促进生长发育、改善味觉等作用。本品主要用来治疗因缺锌引起的生长发育迟缓、营养不良、厌食症、口腔溃疡反复发作、痤疮等疾病。

◆ 常见商品名及用法

三精牌葡萄糖酸锌口服液

每支10毫升，每盒12支。成人1次1支，1日2次，9岁以下儿童1次1支，1日1次，孕期和哺乳期妇女1次1支，1日3次。

海南葡萄糖酸锌片

每片70毫克，每瓶100片。用法用量见下表。

年龄/岁	标准体重/千克	用量、用法
1~3	10~4	1次2片，1日2次
4~6	16~20	1次3片，1日2次
7~9	22~26	1次4片，1日2次
10~12	28~32	1次4片，1日2次

本品不同的剂型用法用量不相同，请根据商品包装说明书或者医嘱服用。

◆ 适用情况

本品主要用来治疗因缺锌引起的生长发育迟缓、营养不良、厌食症、口腔溃疡反复发作、痤疮等疾病。

◆ 常见错误用法

本品主要用于生长发育旺盛期的婴儿、儿童和青少年；因缺锌引起生长发育迟缓、营养不良患者；有厌食症，或者复发性口腔溃疡及皮肤痤疮症等患者；妊娠期的妇女。值得注意的是许多家长听信别人的经验，给自己的孩子服用本品，以促进孩子生长发育。其实本品应该在缺锌时服用，特别是儿童患者，更是不应该随便补锌。如需长期服用，更应在医生指导下服用。

10岁以下的儿童，世界卫生组织建议每日应摄入10毫克的锌，儿童在正常饮食和没有疾病的情况下，每日从膳食中摄取的锌基本能达到这一标准。但多汗的儿童必须增加一些富含锌的食物，如牡蛎、瘦肉、鱼虾及动物内脏等，也可适当服用本品。此外，还可服用一些有补气敛汗功效的中药，如黄芪、大枣等。

本品对胃肠有一定的刺激，所以一般应在餐后服用，减少对胃肠的刺激。

◆ **药品使用注意**

（1）本品勿与牛奶同服。

（2）本品勿与铝盐、钙盐、碳酸盐、鞣酸等同时使用。

（3）本品可降低青霉胺、四环素类药品的作用。

◆ **特殊人群用药指南**

（1）本类制品过敏体质者慎用，对本类制品过敏者禁用。

（2）孕妇应该在医生指导下服用本类制品，以补充缺乏的锌元素，有利于胎儿的健康。

（3）儿童需在成人监护下按照推荐的量服用本品。本品可以分次服用。

◆ **药物安全性**

本品是一种补锌的非处方药，能够补充患者所需的微量元素锌，效果很好，安全性也很高。不过有的患者在服用本品后，会出现轻度的恶心、呕吐、便秘等消化道反应，这时可以在饭后服用以减少其对胃肠道的刺激或者停药减量处理以观反应。值得大家注意的是，一般儿童都可以从饮食中得到所需的锌，不需特别服用补锌产品，如果需要长期服用本品的，请在医生指导下服用。

❤️ 三、鱼肝油

本品主要由不饱和度较高的脂肪酸甘油脂组成，此外还有少量的磷脂和不皂化物，鱼肝油中的主要成分是脂溶性维生素A、维生素D，其制成品一般为胶囊或者滴剂。本品中的维生素A的主要功能是维持机体正常生长、生殖、视觉、上皮组织健全及抗感染、提高免疫功能。维生素D的主要功能是促进小肠黏膜对钙、磷的吸收；促进肾小管对钙磷的重吸收。本品主要用于夜盲症、角膜炎、软骨病及维生素A、维生素D缺乏症。

◆ **常见商品名及用法**

珠江九维鱼肝油

每瓶400毫升。口服，成人1次10～15毫升，1日3次。儿童用量应咨询医生或者药剂师。

伊可新维生素AD滴剂（胶囊型）

每盒30粒。口服，将胶囊尖端剪开或者刺破后，将液体滴入婴儿口中，1岁以上小儿，1次1粒，1日1次。

不同的商品有不同的用法用量，应根据商品说明书上的用量服用。

◆ **适用情况**

本品主要用于夜盲症、角膜炎、软骨病及维生素A、D缺乏症，也可以用于营养不良及疾病的恢复期给患者补充体力及营养。

◆ **常见错误用法**

适合本品的人群有生长发育期的婴幼儿（3岁以上建议从食物中获取生长发育的维生素A和维生素D）；保护视力健康、骨骼发育等需要补充维生素A、维生素D的儿童青少年；缺乏维生素A导致呼吸道和消化道感染、干眼症、角膜软化及皮肤干燥等的儿童；缺乏维生素D导致佝偻病、手足抽搐、骨软化等的儿童；妊娠及哺乳期的妇女。

鱼肝油能够帮助补充维生素A和维生素D，也就是说，只有在本身维生素A和维生素D不够的情况下，才需要补充服用。当所缺乏的维生素被补充足时，就应该停止。所以在服用鱼肝油制品的时候，应该每服用5～10日便停服几天，再继续服用。至于具体服用多长的时候，可以在使用前咨询相关医生。长期过量服用鱼肝油制品，有可能加重肝脏的负担，时间长了，可能引起维生素A过量。

给孩子添加鱼肝油应从新生儿期开始，即出生后3～4周起加服浓缩鱼肝油，开始每日1滴，逐步增加，但最多不超过5滴。若是早产儿、双胎儿以及患消化道疾病的新生儿，则应从出生后第2周就开始添加鱼肝油，每日最多不超过5～7滴，一个月后改为每日3～5滴。同时可服适量钙剂，每日不超过0.5克。在给孩子服用鱼肝油的同时，平时应多饮水，增加尿液排泄，防止钙质沉淀。在服用鱼肝油的过程中，家长要观察孩子的大便，若发现有消化不良现象时应适当减少鱼肝油的用量，待孩子适应、大便正常后再逐渐增加。一般孩子可吃鱼肝油到1岁半或2岁。3岁以上建议从食物中获取生长发育的维生素A和维生素D。

在补充本品后，服用者的尿液可呈黄色，这是一种正常现象，一般在停服本品后这种现象自行消失，不要认为自己有上火的症状而服用祛火的药物。

有的人空腹服用本品，其实本品有轻微的肠胃刺激作用，加上维生素A和维生素D都是脂溶性的维生素，需要借助餐后的食物油分，才能利于充分吸收，所以本品在饭后半小时内服用效果比较好。

◆ **药品使用注意**

（1）抗酸药可影响本品中维生素A的吸收，故不应同服。

（2）不应与含有大量镁、钙的药物合用，以免引起高血镁症、高钙血症。

（3）如与其他药物同时使用可能会发生药物相互作用，详情请咨询医生或药剂师。

◆ **特殊人群用药指南**

（1）肾功能衰竭、高钙血症、高磷血症伴肾性佝偻病者禁用。

（2）老年人服鱼肝油剂量切勿过大，一般说来，每日服3次，每次服1丸，服2周停药1周。

（3）患有尿路结石或体质虚弱的人不宜服用鱼肝油，谨防加重结石症状或发生中毒。

（4）孕妇和哺乳期妇女，因为其体质的特殊性，请在医生或者药剂师的指导下服用本品。

（5）儿童一定要在监护人的监护下严格按照其用法用量来服用本品，千万别超量服用。

◆ **药物安全性**

维生素A和维生素D也就是俗称的鱼肝油，本品作为体虚与儿童常见的营养补益类产品，有较好功效，副作用也很小。但是鱼肝油并非维生素A和维生素D的唯一来源，从动物肝脏等食物和日光照射中可以获得维生素D，同时维生素A存在于动物的肝脏尤其是鱼肝，其次是乳类和蛋类中。另一种是以胡萝卜素的形式存在于食物中，如胡萝卜、番茄、豆类和绿叶蔬菜等。儿童维生素A和维生素D的每日推荐摄入量分别为2 500~5 000单位和400~800单位。如果短时间内摄入大剂量，或者长时间每日摄入过量维生素A和维生素D都可引起中毒，表现为食欲下降、体重不增、烦躁、多汗、头疼、呕吐、嗜睡、关节痛、肌肉痛等。所以我们在喂食各种婴儿配方奶粉及强化食品时，一定要仔细阅读配方中维生素A和维生素D的含量，应注意婴儿每日摄入的总量，包括来自各种维生素强化食品所含维生素A、维生素D的量，避免用量过大，甚至引起中毒。

四、龙牡壮骨颗粒

本品主要成分有党参、黄芪、麦冬、龟板（醋制）、白术（炒）、山药、五味子（醋制）、龙骨，维生素D和葡萄糖酸钙等，常见剂型为颗粒制剂。本品由十几种中药和维生素组成，服用后可以调节机体内环境使之稳定，调动人体内钙、铁、磷等元素，同时激活调动有利因素来维持机体的正常代谢和建立健全机体的防御机制。因此，龙牡壮骨颗粒的治疗作用是通过自身生物效率的提高来缓解钙摄入不足带来的影响，同时又给予积极补钙补充维生素D。本品主要用于治疗和预防小儿佝偻病、软骨病，对小儿多汗、夜惊、食欲不振、消化不良、发育迟缓等症也有治疗作用。

◆ **常见商品名及用法**

健民龙牡壮骨颗粒

每袋5克，每盒12袋。开水冲服。2岁以下儿童1次5克，2～7岁儿童1次7克，7岁以上1次10克，1日3次。

服用本品2周，症状未见好转，应该及时向医生咨询。

◆ **适用情况**

本品主要用于治疗和预防小儿佝偻病、软骨病，对小儿多汗、夜惊、食欲不振、消化不良、发育迟缓等症也有治疗作用。

◆ **常见错误用法**

本品主要用于治疗和预防小儿佝偻病、软骨病，能够给孩子积极补钙和维生素D，也就是说，本品其实主要是帮助孩子补钙。但是孩子到底需不需要补钙，什么时候才开始补钙，很多父母都比较盲目。去医院测血钙和发钙的结果一般只能用于参考。其实正常来说，婴方奶粉喂养的幼儿在3个月开始就应该适当补钙了，母乳喂养的幼儿4～5个月也应该开始补钙。也就是说，这个时候的幼儿可以服用本品。

婴幼儿典型的缺钙表现为睡时汗多、夜惊、夜啼、发稀、枕秃、擦枕等，严重的还会出现骨骼畸形如鸡胸、漏斗胸、方颅等，这个时候也应该服用本品来帮助孩子补钙。如果服药后，孩子的虚汗得到改善，脾胃运化正常，可以停止服用，改用适合孩子服用的钙剂即可。

有些父母觉得奇怪，自己已经给孩子服用过本品，但是孩子还是表现出缺钙的症状，这是因为孩子对钙的吸收不好，补钙最重要的是吸收的问题，如果能在补钙的同时补充鱼肝油，是能够有效帮助儿童对钙的吸收的。补钙的时候，多晒太阳也能帮助钙的吸收。同时由于婴儿肠道系统的不完善，也会影响到其吸收的效果，在补钙的时候，可以适当补充肠道有益菌，对钙质的吸收是相当有好处的。

作为一种补钙的产品，本品并不是说服用得多，就吸收得多，给孩子带来益处就越大，本品含有维生素D_2、乳酸钙、葡萄糖酸钙，服用时需按推荐剂量服用，不可以超量服用。

◆ **药品使用注意**

（1）忌食生冷、油腻等不易消化食品。

（2）正在服用其他药品，使用本品前请咨询医生或药剂师。

◆ **特殊人群用药指南**

（1）对本品过敏者禁用，过敏体质者慎用。

（2）儿童必须在成人监护下使用。

（3）婴儿需在医生指导下服用本品。而且本品含有维生素D_2、乳酸钙、葡萄糖酸钙，服用时需按推荐剂量服用，不可以超量服用。

（4）感冒发热患者不宜服用本品。

◆ **药物安全性**

本品的主要作用是强筋壮骨，和胃健脾。中西药复方制剂，安全性是相当高的。副作用也很少，偶见个别有肠胃不适的现象。但是本品最好不要长期服用，因为本品中有一定量的中药成分，是药三分毒，非治病需要，我们不可以将之当作食字号的产品，长期天天服用。

♥ 五、小儿七星茶颗粒

本品的主要成分为薏苡仁、稻芽、山楂、淡竹叶、钩藤、蝉蜕、甘草，常见剂型为颗粒制剂或者口服液。本品由七种中药组成，其中山楂消食健胃为君；稻芽清热除烦为臣；钩藤、蝉衣可疏风清热平肝息风；淡竹叶、生薏仁则清心利尿。本品主治儿童消化不良、夜睡不宁、惊烦哭泣等症状。

◆ 常见商品名及用法

三公仔小儿七星茶颗粒

每袋7克，每盒10袋。1次3.5～7克，1日3次。

本品饭后服用效果更好，一般服用1周症状无好转，请停药就医。

◆ 适用情况

本品主治儿童消化不良、夜睡不宁、惊烦哭泣等症状，也可以用于小儿肝火过旺。

◆ 常见错误用法

儿童如果肝火过旺，需要清火的时候，可以服用2~3剂小儿七星茶颗粒，比较合适。但是本品属于凉性的方剂，不适合给孩子经常服用，健康小儿在正常的情况下，半个月左右服用一次小儿七星茶颗粒比较合适。

本品是凉性的方剂，并不是所有的儿童都适合服用的。如果小儿体质较差，毛发稀疏、面白唇淡、舌淡苔白的脾肺气虚服用本品，会使气更虚。因此服用的时候，应该权衡一下，脾肺气虚的儿童最好不要服用。

本品属于消化导滞的药，对胃肠有一定影响，一般来说，在饭后1小时给儿童服用，效果更好。

◆ **药品使用注意**

（1）忌食生冷、油腻等不易消化食品。

（2）正在服用其他药品，使用本品前请咨询医生或药剂师。

◆ **特殊人群用药指南**

（1）对本品过敏者禁用，过敏体质者慎用。

（2）儿童必须在成人监护下使用。

（3）本品对老年人也有一定效果，老年人可以在医生的指导下服用本品。

◆ **药物安全性**

本品作为一种常见的针对儿童体质调理的中药配方，其安全可靠，副作用小。但是七星茶属于凉茶配方，部分小儿是不适合服用的，特别是脾肺气虚的小儿。

♥+ 六、黄金搭档组合维生素片（儿童礼盒）

本品的主要成分为维生素A醋酸酯微囊、硝酸硫胺素微囊、核黄素微囊、盐酸吡哆醇微囊、抗坏血酸钠、碳酸钙、富马酸亚铁、氧化锌、硒化卡拉胶等，一般为片剂。它能补充儿童和青少年发育所需要的多种维生素和矿物质，保障儿童和青少年生长发育的需要。本品一般用于需要补充维生素和矿物质的青少年、儿童。

◆ **常见商品名及用法**

黄金搭档组合维生素片（儿童礼盒）

每片1 000毫克，每盒100片。咀嚼后吞服，4~10岁儿童，1次1片，1日3次。11~17岁青少年，1次2片，1日2次。

◆ 适用情况

本品一般用于需要补充维生素和矿物质的儿童和青少年。

◆ 常见错误用法

本品每片含维生素 A 85μg、维生素 B_1 0.135mg、维生素 B_2 0.135mg、维生素 B_6 0.105mg、维生素 C 9.5mg、钙92mg、铁2.15mg、锌1.65mg、硒4.4μg。在给孩子服用本品时，应该确认孩子是不是真正缺乏这些维生素和矿物质。维生素和矿物质只要维持生长发育所需即可，多补无益，甚至可能给身体带来负面影响。

有的父母为了给孩子增加营养，补充生长发育的动力，给孩子服用各种营养补益品，却没有注意到很多同类型的补益品补充的维生素或者矿物质是相同的，结果过犹不及。所以在给孩子服用本品时，不宜服用超过推荐量，或者同时服用其他同类型营养素补充剂。

有的孩子生长发育出现问题，可能是由于其身体本身出现问题，或者患有某种相关性疾病所致，所以在服用本品一段时间后，症状没有缓解甚至孩子缺乏某类微量元素或者矿物质的症状不断加重时，应该及时就医。本品不能取代药品的功效。

有的孩子不喜欢服用药物，在服用本品时，也是直接不经咀嚼吞服，会影响到身体对本品的吸收，所以父母一定要让孩子咀嚼后再吞服本品。

黄金搭档有三种配方，分别针对不同的人群（儿童、女士和老年人），不可以搞错，混用。

◆ 药品使用注意

在服用本品的同时，不宜服用其他同类营养素补充剂。

◆ 特殊人群用药指南

（1）对本品过敏者禁用，过敏体质者慎用。

（2）3岁以下儿童不宜服用本品。

（3）有针对女性和老年人的专门配方，请根据实际需要选用不同的配方。

◆ 药物安全性

作为一种能够补充少年儿童生长发育所需的维生素和矿物质的营养补益品。本品在中国享有一定的声誉，受到很多中国家庭的欢迎。本品的安全性颇高，副作用也很少。但是我们要尽量做到不依赖营养补充剂，从每日所吃的食物中吸收生长发育所需的维生素和矿物质，同时结合体育运动，来促进身体健康成长。

第三节 适用于补气养血、女性综合调理

一、美媛春口服液

本品是以黄芪、乌鸡、女贞子、川芎、香附、枸杞子、阿胶、大枣、油菜花粉、乳酸亚铁、蔗糖为原料做成专门针对女性生理特征的营养保健品，常见剂型为溶液制剂。本品中有多种人体必需氨基酸和微量元素，能强壮机体，增强机体抵抗力，增强免疫功能，促进机体新陈代谢，尤其是对女性美容养颜、保持青春具有显著作用。服用本品可以祛黄褐斑，改善营养性贫血，增强体质，养血调经，补虚养颜，美容祛斑，改善皮肤质量。

◆ 常见商品名及用法

美媛春口服液

每支10毫升，每盒10支。口服，1日1次，1日2次。

◆ 适用情况

服用本品可以祛黄褐斑，改善营养性贫血，增强体质，养血调经，补虚养颜，美容祛斑，改善皮肤质量。

◆ **常见错误用法**

本品主要适合有痛经、月经错乱、经量过多或者过少、带下量多、有异味，产后失血、体虚、恶露不绝、食欲不振的女性；有贫血症状的女性；气色不佳、颜面色斑的女性人群服用。

本品具有养血调经、补虚养颜的功效，合适营养性贫血的女性服用。营养性贫血是指这种贫血是因为机体生血所需的营养物质如铁、叶酸等物质相对或者绝对减少，从而使血红蛋白的形成或者红细胞的生成不足，造成造血功能低下的一种疾病。简单地说这种贫血是由于营养不良造成的，没有其他器质上的病变。

本品能够辅助治疗痛经、月经错乱等妇科疾病，但是本品取代不了正规的药物治疗，不要因为服用本品后症状减轻就放松了警惕。

本品专为女性设计，合乎女性的生理特点，不适合男性服用。

◆ **药品使用注意**

（1）忌食生冷、油腻等不易消化食品。

（2）正在服用其他药品，使用本品前请咨询医生或药剂师。

◆ **特殊人群用药指南**

（1）本品专门针对成年女性设计。

（2）孕妇及哺乳期女子，因其体质的特殊性，如需要服用本品，请事先征询医生或者药剂师的意见，以免造成不良后果。

（3）在感冒、发热、体内感染性疾病发病期间，不宜服用本品。

◆ **药物安全性**

本品作为一种女性广泛使用的营养保健品，对于成年女性补血方面有良好的效果，安全性比较高，未见副作用。但是需要注意的是，本品毕竟是营养保健品，只能作为药物的辅助品，而不能取代针对症状的药物的本身功能。

💟 二、阿胶

本品含有明胶原、骨胶原、蛋白质及钙、钾、钠、镁、锌等多种元素，剂型以胶剂、合剂、煎膏剂、糖浆剂、胶囊、颗粒剂、软胶囊为常见。本品含有多种对人体有益的矿物质，所含蛋白质水解后能产生多种人体所需的氨基酸。服用本品可以治疗血虚引起的各种病症，并通过补血起到滋润皮肤的作用，还能调经保胎、增强体质、改善睡眠、健脑益智、延缓衰老。

◆ 常见商品名及用法

福牌阿胶

每小盒125克，2小盒为一大盒。

东阿阿胶

每盒500克。

阿胶药用时一般用量为3~9克，服用前将阿胶隔水加温烊化。宜饭前服用。

服用本品2周症状无缓解，或者出现新的症状时，应该停药就医。

◆ 适用情况

本品可以补益元气、健脾益肺，服之可以安神生津、提高记忆力、增强人体免疫力，有延年益寿之效。可用于滋补体质虚弱，改善营养不良、食欲不振、神经衰弱等症状，对于肝炎、风湿性关节炎、支气管哮喘、贫血以及病后恢复元气有一定的辅助作用。

◆ 常见错误用法

刚制成的新阿胶不宜服用，应该将其置于阴凉处放置3年以上，待其火毒自行消尽后方可服用。服用新鲜阿胶，可能出现上火症状，如口唇鼻咽处出现热疮、眼睛干涩、发红、大便秘结、小便发黄等情况，所以新鲜阿胶忌服。

阿胶虽好，可是不是人人都能服用的，如某些体质如本身就阴虚火旺、阳亢，或者是气血旺盛的年轻人服用本品后，能够火上加油，加重阳亢状况。

阿胶是滋补的好药，有的人却是虚不受补，比如平时脾胃虚弱、大便溏稀的人就不宜服用本品，以免出现消化不良、胃部胀满的情况。

本品生够活血生血，因此女性在经期是不宜服用本品的，应该等经期过后再继续服用。平时月经量较大的女性特别要注意这一点。

◆ 药品使用注意

（1）忌油腻食物，服用阿胶的同时不要喝茶和吃萝卜，以免影响药效。

（2）服用复方阿胶浆同时不宜服用藜芦、五灵脂、皂荚或其制剂。

（3）如正在服用其他药品，使用本品前请咨询医生或药剂师。

◆ 特殊人群用药指南

（1）孕妇、高血压、糖尿病患者应在医生指导下服用。

（2）按照用法用量服用，小儿应在医生指导下服用。

（3）感冒患者不宜服用，可待病愈后再继续服用。

（4）凡脾胃虚弱、呕吐泄泻、腹胀便溏、咳嗽痰多者慎用。

（5）体内食滞、痰浊壅盛者忌用。

（6）对本品过敏者禁用，过敏体质者慎用。

◆ 药物安全性

阿胶作为一种传统的营养滋补品，其在美容、补血方面的功效是十分显著的，其安全性也是相当可靠的。阿胶同时具有食和药的功效。服用方法多种多样，作为保健时，我国的传统服用步骤是取阿胶250克，砸碎。然后，放入汤盆或较大的瓷碗中，加黄酒半斤，浸泡1~2日，至泡软。再取冰糖200克，加水250毫升化成冰糖水，倒入泡软的阿胶中，加盖。最后置盛阿胶容器于普通锅或电饭煲内，隔水蒸1～2小时至完全溶化。将炒香的黑芝麻、核桃仁放入继续蒸1小时，搅拌，成羹状。取出容器，放冷，冰箱存放。每日早晚各服1匙，温开水冲服。大约可服用1个月。

也可以将阿胶加工成其他的食品，如阿胶羹、阿胶汤等，还可以膨化食用或牛奶冲服等，服用方法可依个人喜好选择。市场上也有各种以阿胶为主要原料的营养补益品，只要是正规厂家，大都是安全可靠的，但是我们始终要记住，阿胶虽好，不是人人能服，阿胶再好，也要看准时机服用。

❤️+ 三、气血和胶囊

本品的主要成分是当归、赤芍、桃仁、红花、川芎、桔梗、牛膝、枳壳、柴胡、香附、乌药、丹参、延胡索、升麻、甘草。一般以胶囊制剂为主。它能疏肝理气，调畅气血，清除淤滞，活血止痛，调节脏腑功能，调理内分泌平衡，促进代谢通畅，达到调和气血的目的。本品一般用于妇女月经过少、经期错后、行经不畅、经色暗淡有血块、小腹或者少腹很疼痛、经前乳房胀痛等症状。

◆ 常见商品名及用法

摩得美气血和胶囊

每粒0.4克，每盒144粒。口服，1次4粒，1日3次。

服用本品2周症状无缓解，应该停药就医。

◆ 适用情况

本品一般用于妇女月经过少、经期错后，行经不畅、经色暗淡有血块、小腹或者少腹很疼痛、经前乳房胀痛等症状，也可以用于消除黄褐斑等面部色素沉着。

◆ 常见错误用法

本品是用于妇科月经不调的非处方类药，但是并不是所有的妇科月经不调都可以服用本品。首选本品能补气养血，针对的是月经量过少的妇女，如果女性在经期本来就月经量多，是不宜服用本品的。其次，有些时候女性出现月经方面的问题，不单纯是由气血不足、身体较虚等虚证引起，有可能是由妇科炎症等实证引起，这时候服用本品，起不到从根本上治疗的效果，只能起到辅助减轻症状的作用。特别是如果平时月经正常，突然出现月经过少、经期错后，或者阴道不规则出血这些情况时，更是应该及时去医院就诊。

本品能够养气补血，消除女性黄褐斑等面部色素沉着，使女性看上去年轻漂亮，因此很受一些爱美女性的欢迎。但是本品是药字号的，是一种药，是药三分毒，不宜长期服用。

本品能够调理女性身体，补气养血，但是如果患者有内出血趋向或者消化道等有溃疡时，不宜服用本品。有高血压的朋友也最好不要服用本品，如需服用，请事先向医生咨询意见。

本品针对女性生理特点，专为成年女性设计，未成年人和男性、孕妇是不能服用本品的。

本品在经期，不宜服用，一般应等经期过后再服用。

◆ 药品使用注意

（1）忌油腻、生冷、辛辣食物。

（2）如正在服用其他药品，使用本品前请咨询医生或者药剂师建议。

◆ 特殊人群用药指南

（1）本品专为成年女性设计，未成年女性和男性不得服用。

（2）对本品过敏者禁用，过敏体质者慎用。

（3）感冒患者不宜服用，可待病愈后再继续服用。

（4）月经过多者不宜服用，平素月经正常，突然出现月经过少，或者经期错后、阴道不规则出血等情况者不宜服用，应该立即去医院就诊。

（5）孕妇禁用本品。

◆ **药物安全性**

本品是一种针对女性月经不调的非处方药，但是本品能够补气养血，调理女性身体，很受一些气血虚弱的女性欢迎。本品为纯中药制剂，安全性很高，很少不良反应，但是一般情况下，健康女性并不要长期服用本品来调理身体，是药三分毒，我们不能过分依赖药物，自身的锻炼和调理才是身体健康的根本方法。

♥ 四、芪胶升白胶囊

本品的主要成分是大枣、阿胶、血人参、淫羊藿、苦参、黄芪、当归，常见剂型为胶囊制剂。它能补气、补血、提高人体免疫能力，还能迅速增生体内白细胞，达到标本同治之功效。本品主要用于气血亏损所造成的头昏眼花、气短乏力、自汗盗汗。

◆ **常见商品名及用法**

德昌祥芪胶升白胶囊

每粒0.5克，每盒36粒。口服，1次4粒，1日3次或者遵医嘱。本品一般应在饭前服用。

服用本品2周症状无缓解，应该停药就医。

◆ **适用情况**

本品主要用于气血亏损所造成的头昏眼花、气短乏力、自汗盗汗，以及白细胞减少症出现上述状况者。

◆ **常见错误用法**

有时候感冒或者胃肠道不适引起拉肚子过多的患者也会出现头晕眼花、气短乏力、自汗盗汗等症状，好像合乎本品的医治范围，但实际上这两类患者的身体都处于自身抵抗外部不良环境的斗争中，自身免疫力正在起作用，所以这时候是不宜服用本品的，特别是感冒发热患者，更是要注意这一点。

本品能够气血双补，改善患者身体，一般久病体虚的患者适宜服用本品来调理身体，但是如果患者是有内出血现象或者体内如胃肠道溃疡未经检查证实痊愈时，不宜服用本品，以免刺激到伤口，增加出血的危险。

本品能够气血双补，所用材料都具有一定的滋补功能。久病体虚的患者应该先用食材调理一段时间后再服用本品，同时如果患者气血旺盛，处于中医所说的阳亢状态时，不宜服用本品。

本品调理身体效果很好，可是长期服用对身体有一定影响，一般患者精气神恢复正常即可停用，年轻人更是应该在身体状态转后之后停用。

◆ **药品使用注意**

（1）忌油腻、生冷、辛辣食物。

（2）如正在服用其他药品，使用本品前请咨询医生或者药剂师建议。

◆ **特殊人群用药指南**

（1）儿童和孕妇禁用本品。

（2）女性经期应停服本品，平时月经量过多者不宜服用本品。

（3）感冒发热患者不宜服用本品，如需服用，请咨询医生意见。

（4）有高血压、心脏病、糖尿病、肝病、肾病等慢性病患者应该医生指导下服用本品。

（5）对本品过敏者禁用，过敏体质者慎用。

◆ **药物安全性**

本品是根据贵州苗族民间验方，选用名贵药材，经科学方法精练而成。中药制剂，安全性很高，很受一些久病体虚、气血两亏的患者欢迎。本品副作用很少，很少出现不良反应，但是本品所用药材大都属于滋补性很强的中药，长期服用，可能出现滋补过旺、上火症状，所以，本品再好，也要避免长期服用。

❤️⊕ 五、玉屏风颗粒

本品的主要成分是黄芪、防风、白术，辅料为糊精、甘露醇、甜菊素和枸橼酸，常见剂型为颗粒制剂和口服液。本品中的黄芪能够补气固表，白术在炒制后能健脾和胃，燥湿利炎，白术镇痛、镇静、抗过敏和解热。本品主要用于表虚不固、自汗恶风、体虚患者调理身体。

◆ 常见商品名及用法

德众玉屏风颗粒

每袋5克，每盒12袋。开水冲服，1次5克，1日3次，本品饭前服用效果更好。

服用本品2周症状无缓解，甚至症状加重者，应该停药就医。

◆ 适用情况

本品主要用于表虚不固、自汗恶风、面色苍白，或者体虚易感风邪的患者调理身体。

◆ 常见错误用法

本品能够用于感冒初期出现面色苍白、自汗恶风或者身体虚弱易感风邪的患者调理身体。本品能够预防感冒，改善过敏体质，免疫力低下的情况，但是患者如果已经感冒，甚至感冒引起发烧时是不宜服用的。

本品能够补气固表，适合气虚体弱的患者使用，如果本身是年轻力壮的成年男子，或者是气血运行旺盛的小朋友，也是不宜服用本品的。

本品属于温补类中成药，所以平时高热少汗的患者不宜长期服用，否则容易出现口干舌燥、目赤肿痛、声音嘶哑等上火症状。

◆ **药品使用注意**

（1）忌油腻、生冷、辛辣食物。

（2）如正在服用其他药品，使用本品前请咨询医生或者药剂师建议。

◆ **特殊人群用药指南**

（1）对本品过敏者禁用，过敏体质者慎用。

（2）小儿、孕妇及高血压、糖尿病患者应该在医生指导下服用本品。

◆ **药物安全性**

本品是由古方玉屏风散开发而成，能够补气养脾，固本培元，调理身体，中药制剂，配方简单，安全性很高。一般很少副作用，但是我们要注意，本品为温补性中成药，一般高汗少热，实证患者应该少服本品，如果长期服用本品，可能出现滋补过旺的上火症状。

♡ 六、生脉饮（党参方）

本品的主要成分是党参、麦冬和五味子，一般以溶液制剂较为常见。本品中的党参是中国传统补益中药，有补中益气、健脾益肺的功效。现代医学更是证实党参含多种糖类、酚类、甾醇、挥发油、黄芩素、葡萄糖苷、皂苷及微量生物碱，具有增强免疫力、扩张血管、降压、改善微循环、增强造血功能等作用。此外对化疗放疗引起的白细胞下降有提升作用。本品主要适用于气阴两亏的患者。

◆ **常见商品名及用法**

汇仁生脉饮（党参方）

每支10毫升，每盒10支。口服，1次10毫升，1日3次。本品宜饭前服用。

服用本品2周症状无缓解，甚至症状加重者，应该停药就医。

◆ 适用情况

本品主要适用于气阴两亏、心悸气短、自汗的患者。

◆ 常见错误用法

有些患者在严重感冒期间也会出现心悸气短、自汗的现象，中医认为，患者一般都是外感风寒或者风热引起，此时服用滋补性的中药，能够助长邪气，影响正气驱邪，因此在感冒期间，不宜服用本品。

本品能够益气、养阴、生津，如果是气阴不足引起心悸气短，可以服用本品，如果本身健康或者身体属于气血旺盛、年轻力壮的人群不宜服用。

如果患者有脾胃虚弱、呕吐泄泻、腹胀便溏、咳嗽痰多等情况时，不宜服用本品，以免加重身体湿气，使这些不利于身体的状态更加严重。

生脉饮有党参方和人参方两种配方，党参方以党参为主要成分，人参方以人参为主要成分，两者虽然都能补气生津，但是人参方的功效偏重于提升元气，而党参方的功效则偏重于补气，患者在购买时应该注意区分。

◆ 药品使用注意

（1）忌油腻、生冷、辛辣食物。

（2）如正在服用其他药品，使用本品前请咨询医生或者药剂师建议。

◆ 特殊人群用药指南

（1）对本品过敏者禁用，过敏体质者慎用。

（2）小儿、孕妇及高血压、糖尿病患者应该在医生指导下服用本品。

（3）感冒患者不宜服用本品。

（4）脾胃虚弱、呕吐泄泻、腹胀便溏、咳嗽痰多者慎用。

◆ **药物安全性**

生脉饮（党参方）能够益气复脉，养阴生津，对于气阴两亏的患者有不错的补气养脾的效果。本品以常见中药为配方，安全性比较高，副作用很小，基本上没有什么不良反应。服用本品，我们要记住，气阴两亏、气血两亏可以服用，当补得补，对于气血旺盛、精气神足的健康人群，则没有服用的必要了。

♥+ 七、益气养血口服液

本品的主要成分是人参、黄芪、党参、白术（炒）、当归、地黄、制何首乌、鹿茸、淫羊藿、五味子、麦冬、地骨皮等13味中药，常见剂型为口服溶液制剂。本品由多种名贵中药材提纯精练，能够被各脏腑器官充分吸收，能够激活造血系统器官的细胞活性，滋阴补血，调经补血。本品主要用于身体虚弱的患者补气养血，调理身体。

◆ **常见商品名及用法**

万通益气养血口服液

每支10毫升，每盒10支。口服，1次10～20毫升，1日3次。本品在饭前服用效果更好。

服用本品4周症状无缓解，甚至症状加重者，应该停药就医。

◆ **适用情况**

本品主要用于身体虚弱、心悸气短、面色不华的患者补气养血，调理身体。

◆ **常见错误用法**

本品是虚证类非处方药，能够益气养血，用于气血不足所造成的气短心悸、面色不华和体虚乏力，也就是说这些情况主要是由于气血不足引起的，没有别的实证，服用本品才有效果。本品是一种滋补药，用于某些实证如贫血等的辅助治疗时，可能起到一定减轻症状的效果，但是本品不能替代药物本身的功效，简单地说就是得了什么病，就要怎么治，服用本品，效果不大。

有的患者感冒比较严重时，也会出现身体虚弱、心悸气短现象，但是感冒时并不适合服用本品，以免助长邪气，使身体免疫功能紊乱。特别是感冒时有身体发热现象时，更是要慎服本品。

患者心悸类型比较复杂，本品能够治疗的类型为心血不足型（表现为心悸不宁、面色少华或者萎黄、失眠多梦、胆小易惊）和心气虚弱型（表现为经常性的心悸气短、容易出汗或者自汗、面色苍白、倦怠乏力、食欲不振、四肢冰凉等），而对于阴虚火旺、痰火上扰、气滞血瘀三种类型则不太合适，在服用时应该注意对症用药。

本品是一种滋补类的中成药，没有病的健康人群不适合服用。

◆ **药品使用注意**

（1）忌油腻、生冷、辛辣、不易消化食物。

（2）如正在服用其他药品，使用本品前请咨询医生或者药剂师建议。

（3）服用本品时不宜同时服用藜芦、五灵脂、皂荚或其制剂；不宜喝茶和吃萝卜，以免影响药效。

◆ **特殊人群用药指南**

（1）对本品过敏者禁用，过敏体质者慎用。

（2）小儿、孕妇、哺乳期妇女应该在医生指导下服用。

（3）感冒发热患者不宜服用本品。

（4）糖尿病、心脏病、高血压、肝病、肾病等慢性病严重者应该在医生指导下服用本品。

◆ **药物安全性**

本品能够益气养血，特别适合气血亏虚的患者服用。本品以常见中草药为主要成分，安全性比较高，副作用很少，很少见到有不良反应。但是是药三分毒，没病的健康人群不宜服用本品。本品是一种滋补类的中成药，属于补益品，取代不了正常药物的作用。

第四节 适用于壮阳补肾、男性补益

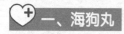 一、海狗丸

本品的主要成分为人参、鹿鞭、鹿茸、狗鞭、蛤蚧、肉桂、熟地黄、枸杞子、花椒、牛膝、黄柏、海马、补骨脂、覆盆子、白芍、当归、桑螵蛸、泽泻、山药、核桃仁、菟丝子、淫羊藿、茯苓、杜仲、阳起石等，常见剂型为糖衣水丸。本品能够补肾壮阳、保精固肾，对阳痿早泄有极好的改善作用；有效预防和改善中老年生理疲劳，生理功能退化；补充元气，改善神疲乏力、腰酸背痛，预防早衰，增强体力；改善身体虚弱、精力差、免疫力低下、易生病的症状。本品主要用于肾阳虚引起的腰膝酸软、神疲乏力等情况。

◆ 常见商品名及用法

京果海狗丸

每粒0.2克，每盒200粒。口服，1次4粒，1日2～3次。本品饭前服用效果更好（不同的产品，其用法用量可能不同，请以商品包装说明书上推荐量为准）

服用本品2周，症状无缓解甚至加重时，应该停药就医。

◆ **适用情况**

本品主要用于肾阳虚引起的腰膝酸软、神疲乏力、肢体困倦、怕冷、夜尿频多、气短作喘。

◆ **常见错误用法**

本品采用一些名贵药材，能够滋阳补益，药性上属于温热，如果患者本身处于感冒期间，应该慎服本品，如果感冒且有发热现象，更不适合服用本品，以免助长体内邪热，加重身体发热。

本品能够添精补髓、健脾养胃，对生育有一定的辅助治疗的效果。但是本品并没有多服用能够生儿子的功效，这种说法没有科学依据，不值得相信。

本品针对的是肾阳虚引起的腰膝酸软、神疲乏力、肢体困倦、怕冷、夜尿频多，气短作喘，能够壮肾补阳，但是如果患者是肾阴虚，则不适宜服用本品了。肾阴虚的患者腰膝酸软、两腿无力、眩晕耳鸣、脱发、盗汗、失眠、梦呓磨牙、口干、小便发黄、大便干燥，男子阳强易举或阳痿、早泄、遗精，妇女经少经闭，或见崩漏、形体消瘦、潮热盗汗、五心烦热、咽干颧红、溲黄便干、舌红少津、脉细数。患者在服用时一定要注意区分，以免误服，效果适得其反。

正常人可以服用本品，用于预防和改善其生理疲劳和生理功能，但是不能经常服用或者长期服用本品。

本品是一种滋补类的保健品，对于某些疾病的症状能起改善或者缓解的作用，但是本品取代不了治疗实症的药物的功效。

◆ **药品使用注意**

（1）服用本品时，忌生冷、辛辣、油腻食物。

（2）在服用本品的同时，不宜服用其他滋补性的中成药。

（3）在服用本品的同时，如需服用其他药物，请在事先咨询医生或者药剂师的建议。

◆ 特殊人群用药指南

（1）对本品过敏者禁用，过敏体质者慎用。

（2）孕妇、儿童禁用本品，高血压和糖尿病患者禁用本品。

（3）心脏病、肝病、肾病等慢性病患者应该在医生指导下服用本品。

◆ 药物安全性

本品是一种温肾助阳的保健品，中药制剂，安全性比较高，副作用目前尚不明确。但是本品毕竟属于保健品的范畴，起不了药物的功效，同时，虽然正常人可以服用本品来预防和改善其生理疲劳和生理功能退化，但是正常人不宜长期或者经常服用本品的。

二、龟龄集胶囊

本品的主要成分是人参、鹿茸、海马、枸杞子、丁香、穿山甲、雀脑、牛膝、锁阳、熟地黄、补骨脂、菟丝子、杜仲、石燕、肉苁蓉、甘草、天冬、淫羊藿、大青盐、砂仁等，常见剂型为胶囊制剂，也有将之制成药酒的。它能强身补脑，固肾补气，增进食欲。主要用于肾亏阳虚、记忆力减退、夜梦精溢、腰酸腿软、气虚咳嗽、五更溏泻、食欲不振等症状。

◆ 常见商品名及用法

广誉远国药龟龄集

每粒0.3克，每盒30粒。口服，1次2粒，1日1次，通常在早餐前2小时以淡盐水送服。

◆ 适用情况

主要用于肾亏阳虚、记忆力减退、夜梦精溢、腰酸腿软、气虚咳嗽、五更溏泻、食欲不振等症状，也常用于阳痿、早泄、遗精等症。

◆ **常见错误用法**

本品主要针对肾阳虚的患者，能够滋阳补肾，如果是肾阴虚的患者，则不宜服用本品。

本品采用一些名贵药材，能够滋阳补益，药性上属于温热，如果患者本身处于感冒期间，应该慎服本品，特别是因为伤风引起的感冒时，更应该停服本品。

本品能够壮阳补肾，有的患者会在临睡前服用本品，其实服用本品应该在早餐前2小时，也就是起床时服用效果比较好，同时，本品应该用淡盐水送服，而不是像其他的药物一样以温水送服，这一点一定要注意。

作为一种滋补药，本品虽然有一定的保健养生效果，但是本品毕竟是药字号的，是药三分毒，本品不宜长期服用。通常来说，服用本品1个疗程为1个月时间。而且本品是一种处方药，应该在医生的指导下服用，不可以自觉症状相近，就盲目买来服用。

本品成分中含有人参、海马、鹿茸等名贵滋补性的中药，药性比较强烈，一般不建议没有症状的健康人服用本品，同时气血旺盛的年轻人也不宜服用本品。本品中的鹿茸对胃肠道有一定的刺激作用，如果本身体内有胃肠道出血或者消化道溃疡的患者，应该慎用本品，以免刺激到胃肠道，如需服用，最好在饭后服后，以减小其刺激性。

◆ **药品使用注意**

（1）服用本品时，忌生冷、辛辣、油腻食物。

（2）在服用本品的同时，不宜服用其他滋补性的中成药。

（3）在服用本品的同时，如需服用其他药物，请在事先咨询医生或者药剂师的意见。

◆ **特殊人群用药指南**

（1）对本品过敏者禁用，过敏体质者慎用。

（2）孕妇禁用本品。

（3）其他高血压、心脏病、肝病、肾病等慢性病严重的患者应该在医生指导下服用本品。

◆ **药物安全性**

本品是传统医学中一种补肾填精、壮阳培本的药方，常用于阳痿、早泄、遗精等症，素有男科"圣药"美称。本品始创于嘉靖年间的皇室，至今已有400多年历史，是传统补肾名药。中药为主的配方，安全可靠，副作用比较小。但是本品长期服用，可能引起胃肠道的刺激反应。本品能够补肾壮阳，对于血气方刚的年轻人来说，非有必要，不应服用。同时要记住本品是一种处方药，应该在医生的指导下服用。

三、滋补肝肾丸

本品的主要成分是当归、熟地黄、何首乌（黑豆 酒炙）、女贞子（酒炙）、墨旱莲、五味子（醋炙）、北沙参、麦冬、续断、陈皮、浮小麦，常见剂型为黑色的大蜜丸。它能滋肝补肾，养血柔肝。本品主要用于肝肾阴虚、头晕眼花、失眠、心悸乏力、胁痛、容易午后低烧等症状。

◆ **常见商品名及用法**

同仁堂滋补肝肾丸

每丸9克，每盒10丸。口服，1次1~2丸，1日2次。

本品不可以整丸吞服。一般来说，本品宜饭前服用。

服用本品2周症状无缓解，甚至症状加重时，应该停药就医。

◆ **适用情况**

本品主要用于肝肾阴虚、头晕眼花、失眠、心悸乏力、胁痛、容易午后低烧，也可以用于慢性肝炎、慢性肾炎而见阴虚证者。

◆ **常见错误用法**

本品主要针对肾阴虚的患者，能够滋补肝肾，养血柔肝。如果是肾阳虚的患者服用本品，则属于完全药不对症了。肾阴虚的患者通常表现为头晕目眩、耳鸣胁痛、腰膝酸软、咽干颧红、盗汗、五心烦热。男子有的会表现出遗精，女子有可能月经不调，舌红无苔，脉细数等症状，在服用本品时，一定要注意看看是否对症。

本品是治疗虚证类的处方药，也就是说本品对于实证没有明显的治疗效果，如果患者已经查明患某种实病时，服用本品，可能起到减轻症状的辅助治疗效果，但是想要根治此病，还是得对症服药。所以患者在出现身体不对劲的情况时，一定要及早去医院进行检查，查明原因，再针对性服药，以免一味服用本品来减轻症状，结果拖延了病情。

本品对慢性肝炎和慢性肾炎表现出阴虚症状的有良好的治疗效果，但是对急生肾炎和急性肝炎的用处不大，同时，对慢性肾炎和慢性肝炎非阴虚症的也不是很实用，如果是慢性肾炎和慢性肝炎患者在服用本品前，最好征询医生意见。

◆ **药品使用注意**

（1）服用本品时，忌生冷、辛辣、油腻食物。

（2）在服用本品的同时，不宜服用其他滋补性的中成药。

（3）在服用本品的同时，如需服用其他药物，请在事先咨询医生或者药剂师的建议。

◆ **特殊人群用药指南**

（1）对本品过敏者禁用，过敏体质者慎用。

（2）其他高血压、心脏病、糖尿病等慢性病严重的患者应该在医生指导下服用本品。

（3）年老体弱者应该在医生指导下服用本品。

◆ **药物安全性**

本品是一种虚症类非处方药，中药配方，安全性很高，副作用很少。但是由于本品以中草药为主要成分，是药三分毒，我们不能将本品当成保健品来服用。如果发现自己肝肾等出现问题时，可以在服用本品的同时，少饮酒、抽烟，坚持科学饮食，多运动，合理休息。

♥➕ 四、知柏地黄丸

本品的主要成分是知母、黄柏、熟地黄、山药、山茱萸（制）、牡丹皮、茯苓、泽泻，辅料为蜂蜜，常见剂型为棕黑色的水蜜丸。本品中的熟地黄滋肾阴、益精髓，山茱萸滋肾益肝，山药滋肾补脾，泽泻泻肾降浊，牡丹皮泻肝火，茯苓渗脾湿，知母、黄柏清肾中伏火、清肝火，诸药合用，能滋阴降火。本品常用于有潮热盗汗、口干咽痛、耳鸣遗精、失眠多梦、头晕眼花、腰膝酸软的阴虚火旺者。

◆ 常见商品名及用法

同仁堂知柏地黄丸

每瓶360粒。口服，1次6克（约30粒），1日2次。不同产品其用法用量有所不同，请以具体商品包装说明上推荐量为准。

服用本品4周症状无缓解，甚至症状加重时，应该停药就医。

◆ 适用情况

本品常用于有潮热盗汗、口干咽痛、耳鸣遗精、失眠多梦、头晕眼花、腰膝酸软的阴虚火旺者，也可以用于小便发黄、尿道刺痛的老年患者和更年期妇女。

◆ 常见错误用法

本品主要针对阴虚火旺的患者，能够滋补肾阴、清肾火，有益于阴虚内热的患者。这类患者主要表现为口干舌燥、大便干燥、失眠多梦、面红发热、平时易烦躁发怒、头晕眼花、腰膝酸软、背部经常性出现不适等症状，而对于其他如肾阳虚、肾精亏虚和肾气虚的患者不太适用。其中肾阳虚的患者也会表现出腰膝酸软、四肢乏力，肾阳虚的患者面色发青，苍白无光，畏寒怕冷，四肢发凉，和肾阴虚患者有显著的区别。在服用本品的时候，一定要注意是否对症。

感冒患者身体处于一种特殊的状况，是其自身免疫力正在起作用的时期，如果感冒患者有发热现象时，不宜服用本品，应该等感冒好了之后，再服用本品。

本品能补肾、清肾火，而且是滋补类型的中药制剂，十分安全，但是本品不能久服，久服会因清泄过多而导致气虚，影响健康，出现胸闷气短、目倦神疲、四肢乏力等症状。正是这个原因，本身就有气虚的患者，就更不宜服用本品了。

◆ 药品使用注意

（1）服用本品时，忌生冷、辛辣、油腻食物。

（2）本品含有山茱萸成分，不宜与抗结核的利福平同时服用。

（3）在服用本品的同时，如需服用其他药物，请事先咨询医生或者药剂师的建议。

◆ 特殊人群用药指南

（1）对本品过敏者禁用，过敏体质者慎用。

（2）感冒发热、腹痛腹泻者不宜服用本品。

（3）痰多咳嗽、腹满便溏、舌苔白腻者不宜服用本品。

（4）肾阳虚患者不宜服用本品。

（5）儿童、孕妇、哺乳期妇女应该在医生指导下服用本品。

（6）有高血压、心脏病、糖尿病、肾病等慢性病严重情况者应该在医生指导下服用本品。

◆ 药物安全性

本品能够滋阴清肾热，中药制剂，对于阴虚火旺者来说，实属良药。本品的安全性比较高，副作用很小，不良反应很少，有的患者服用后会出现胸膈痞闷、腹胀脘满，食欲下降、大便溏泄等现象，此时可同服香砂养胃丸即可。本品不宜长期服用，长期服用可能导致血糖降低，更可能伤到正气，使人气虚。

❤️➕ 五、补肾强身片

本品的主要成分是淫羊藿、狗脊（制）、女贞子（制）、菟丝子、金樱子，常见剂型为片剂或者胶囊制剂。本品中的淫羊藿能够补肾，强筋骨；女贞子可以滋肝补肾，明目黑发；金樱子可以固精缩尿，湿肠止泻；菟丝子滋肝补肾，固精缩尿，明目止泻；狗脊可以补肝肾，强腰膝，祛风湿。诸药合用可以补肾强身。本品主要用于腰酸足软，眼花心悸，头晕眼花。

◆ **常见商品名及用法**

同仁堂补肾强身片

每盒60片。口服，1次5片，1日3次。不同产品其用法用量有所不同，请以具体商品包装说明上推荐量为准。

本品宜饭前服用。服用本品2周症状无缓解，甚至症状加重时，应该停药就医。

◆ **适用情况**

本品主要用于年老体虚或者是精气不足、肾亏虚引起的腰酸足软，眼花心悸，头晕眼花。

◆ **常见错误用法**

感冒患者身体处于一种特殊的状况，是其自身免疫力正在起作用的时期，如果感冒患者有发热现象时，不宜服用本品，应该等其感冒好了之后，再服用本品。

本品含有淫羊藿等成分，能够补肾强身，适合腰膝酸软、头晕耳鸣、眼花心悸的患者使用。但是首先这些症状针对的肾阳虚引起的，而肾阴虚的患者则不适合使用本品。肾阳虚的患者除了有腰膝酸软、头晕耳鸣、眼花心悸症状外，还会表现面色青白无华，平时四肢较凉，畏寒怕冷，舌苔白，男性表现出阳痿、早泄，女性表现出宫寒、不孕等区别于肾阴虚的症状，在服用本品时一定要注意区分。

◆ **药品使用注意**

（1）服用本品时，忌生冷、辛辣、油腻食物。

（2）在服用本品的同时，如需服用其他药物，请在事先咨询医生或者药剂师的建议。

◆ **特殊人群用药指南**

（1）对本品过敏者禁用，过敏体质者慎用。

（2）感冒发热患者不宜服用本品。

（3）高血压、心脏病、肝病、糖尿病、肾病等慢性患者应该在医生指导下服用本品。

（4）肾阴虚患者不宜服用本品。

（5）儿童和孕妇禁用本品。

◆ **药物安全性**

本品是内科虚证类非处方药，一般用于补益气血，其功效相当不错，药性偏温和，中药制剂，安全性是比较高的，目前来说，对其副作用还不是很明确，如果在服用过程中，出现身体不适，应该尽快停药就医。同时，作为一种药物，我们并不主张健康的人群随意服用，同时，对症用药的人群也要尽量避免长期服用。

♥ 六、六味地黄丸

本品的主要成分是熟地黄、山茱萸（制）、牡丹皮、山药、茯苓、泽泻，一般为褐色的大蜜丸。传统中医认为，本品能够滋阴补肾，而现代研究发现，本品还有抗肿瘤和抗细胞突变作用，减轻和对抗化疗药物的副作用，有改善血流动力学、抗应激反应作用。本品主要用于头晕耳鸣、腰膝酸软、遗精盗汗等症状的治疗。

◆ **常见商品名及用法**

同仁堂六味地黄丸

每盒120丸。口服，1次8丸，1日3次。不同产品其用法用量有所不同，请以具体商品包装说明上推荐量为准。

本品宜饭前服用。服用本品2周症状无缓解，甚至症状加重时，应该停药就医。

◆ **适用情况**

主要用于头晕耳鸣、腰膝酸软、遗精盗汗等症状的治疗。

◆ **常见错误用法**

感冒患者身体处于一种特殊的状况，是其自身免疫力正在起作用的时期，如果感冒患者有发热现象时，不宜服用本品，应该等感冒好了之后，再服用本品。

本品主要针对肾阴虚或者肝肾阴虚等引起的阵阵潮热、盗汗、手脚热、五心烦热，午后两颧发红，或头晕、耳鸣、腰膝酸软等症状，对于肾阳虚的患者并不合适。肾阳虚的患者除了会表现出和肾阴虚患者一样的腰膝酸软之外，还会表现出区别于肾阴虚的面色青白或者苍白无华、四肢偏凉、畏寒怕冷等症状，患者在服用本品时一定要注意区分。

本品能够滋阴补肾，但是如果痰多湿气重的患者是不宜服用本品的，以免加重体内湿气。年轻人或者肝脾湿热、肺热的人服用六味地黄丸不但会加重湿热，还会导致口舌生疮、小便发黄等现象，还可能越补身体越不适，甚至使原有病情加重。

平时畏寒怕冷、不喜饮水、睡觉流涎、痰多湿重之人，尤其虚胖、脉缓之人（除了运动员），基本上都是湿寒体质；咳嗽痰多，痰色白而清稀，容易咯出，并伴有胸脘满闷、呼吸不畅、纳差食少、身重困倦、舌苔白腻、腹胀消化不良的人，就更不适宜了。

平时肝火过旺的人也不宜服用本品，服用本品，等于火上加油，加重肝火，对身体造成不利影响。

六味地黄丸，很多人将其当作一种壮阳补肾的保健药长期服用，其实，本品只对肾阴虚引起的阳痿有一定的效果，其他情形引起的阳痿不一定适合本品。

六味地黄丸，治肾亏不含糖，这句广告语可能大家都听说过，但是并不是所有的六味地黄丸都是不含糖型适合糖尿病患者使用的，糖尿病患者在服用本品时一定要注意。

◆ 药品使用注意

（1）服用本品时，忌生冷、辛辣、油腻食物。

（2）本品含有山茱萸成分，不宜与抗结核的利福平同时服用。

（3）在服用本品的同时，如需服用其他药物，请在事先咨询医生或者药剂师的建议。

◆ 特殊人群用药指南

（1）对本品过敏者禁用，过敏体质者慎用。

（2）感冒发热患者不宜服用本品。

（3）高血压、心脏病、肝病、糖尿病、肾病等慢性患者应该在医生指导下服用本品。

（4）肾阳虚患者不宜服用本品。

（5）儿童和孕妇应该在医生的指导下服用本品。

（6）痰多湿重和平时畏寒怕冷的患者不宜服用本品。

◆ 药物安全性

作为一种传统的补肾良药，本品的安全性比较高，中药制剂，副作用很少，但是服用中药，一定要辨证服用，同时本品也不宜在没有医生指导的情况下，当作普通保健品长期服用，有人长期食用，出现越补越虚，甚至原来的症状加重，或者出现了肠胃不适的新情况。

七、肾宝合剂

本品的主要成分蛇床子、川芎、菟丝子、补骨脂、茯苓、红参、小茴香、五味子、金樱子、白术、当归、覆盆子、制何首乌、车前子、熟地黄、枸杞子、山药、淫羊藿、胡芦巴、黄芪、肉苁蓉、炙甘草，一般为溶液制剂和片剂为主。本品可以调和阴阳，温阳补肾，扶正固本。本品一般用于腰腿酸痛、精神不振、夜尿频多、畏寒怕冷等症状。

◆ 常见商品名及用法

汇仁肾宝合剂

每瓶150毫升。口服，1次10～20毫升，1日3次。

本品宜饭前服用。服用本品2周症状无缓解，甚至症状加重时，应该停药就医。

◆ 适用情况

一般用于腰腿酸痛、精神不振、夜尿频多、畏寒怕冷，也可以用于女性月经过多、白带清稀等症状。

◆ 常见错误用法

感冒患者身体处于一种特殊的状况，是其自身免疫力正在起作用的时期，如果肾虚患者在感冒期间，则不宜服用本品，应该等感冒好了之后，再服用本品。

本品对由肾虚引起的腰腿酸痛、精神不振、畏寒怕冷等症状有不错的效果，但是肾虚可以分为肾阴虚和肾阳虚，从本品的成分来看，主要针对的是肾阳虚引起的各种症状。而肾阳虚的患者与阴虚的患者相比，有畏寒怕冷、四肢冰凉、面色青白无华等情况，患者在服用前应该依据这些情况，作最起码的辨证后，再对症用药。

本品药能滋补肾阳，药性偏温，如果平时患者脾胃虚弱，有呕吐泄泻、腹胀便溏、咳嗽痰多情况时，不宜服用本品，以免加重体内湿热状态，对身体造成不利影响。

本品能够温阳补肾，安神固精，对阳痿、遗精的确有一定的治疗效果，但是这种阳痿和遗精等须由肾虚引起，而且是由肾阳虚引起的。所以患者在治疗肾虚引起的阳痿时也一定要辨证用药，否则不仅收不到效果，还可能起适得其反的效果。

◆ **药品使用注意**

（1）服用本品时，忌生冷、辛辣、油腻食物。

（2）本品含有人参成分，不宜同服藜芦、五灵脂、皂荚及其制剂，服药期间也不宜喝茶和吃萝卜。

（3）在服用本品的同时，如需服用其他药物，请在事先咨询医生或者药剂师的建议。

◆ **特殊人群用药指南**

（1）对本品过敏者禁用，过敏体质者慎用。

（2）感冒患者不宜服用本品。

（3）高血压、糖尿病等慢性患者应该在医生指导下服用本品。

（4）肾阴虚患者不宜服用本品。

（5）凡脾胃虚弱、呕吐泄泻、腹胀便溏，咳嗽痰多者慎用本品。

◆ **药物安全性**

"某某肾宝，他好我也好"这也是一句大家耳熟能详的广告语，本品在补肾主要是治疗肾阳虚方面有着相当不错的效果。本品中药配方，安全性很高。本品是一种药品，虽然有一定的保健功效，但是药三分毒，所以不建议健康人群平时服用。如果为了治疗的目的，服用本品，也应该尽量按照规定的用法用量服用，同时也要避免长期服用本品。

♡⊕ 八、古汉养生精

本品的主要成分有人参、炙黄芪、金樱子、枸杞子、女贞子（制）、菟丝子、淫羊藿、白芍、炙甘草、黄精（制）。一般以口服液或者片剂较为常见。它能补气固精，补脑安神。本品一般用于脾肾亏虚证，症见头晕心悸、目眩耳鸣、健忘失眠、食欲不振、腰膝乏力、夜尿频数、尿后余沥不尽。

◆ **常见商品名及用法**

紫光古汉养生精口服液

每支10毫升，10支每盒。口服，1次10～20毫升，1日2~3次。

古汉养生精片

每片0.41克，60片每盒。口服，1次4片，1日3次。

不同产品其用法用量不同，请以商品包装说明书推荐量或者医嘱为准。

本品宜饭前服用。服用本品2周症状无缓解，甚至症状加重时，应该停药就医。

◆ **适用情况**

一般用于脾肾亏虚证，症见头晕心悸、目眩耳鸣、健忘失眠、食欲不振、腰膝乏力、夜尿频数、尿后余沥不尽，亦可用于脑动脉硬化、冠心病、前列腺增生、更年期综合征、病后虚弱等症。

◆ **常见错误用法**

本品在包装上注明了"外感或实热内盛者不宜服用"本品，但是很多人不明白是什么意思，而照服不误，其实简单地说，外感就是指感冒有发热、恶寒、头痛、鼻塞等情况，实热内盛就是指身体内火气比较足，外在表现出小便赤黄、大便干结、口渴喜饮、体热出汗等情况。患者在服用本品时，一定要注意辨证。

本品能够促进睾丸生精功能，改善精子质量，提高受孕率。本品成分中以人参、枸杞子、黄芪、金樱子、淫羊藿为主，如果是因为肾虚而造成精子成活率低，受孕不成功的患者可以服用本品，但是要记住，本品主要对肾阳虚体质的人群比较合适。

◆ **药品使用注意**

（1）服用本品时，忌生冷、辛辣、油腻食物。

（2）本品含有人参成分，不宜同服藜芦、五灵脂、皂荚及其制剂，服药期间也不宜喝茶和吃萝卜。

（3）在服用本品的同时，如需服用其他药物，请在事先咨询医生或者药剂师的建议。

◆ **特殊人群用药指南**

（1）对本品过敏者禁用，过敏体质者慎用。

（2）感冒患者不宜服用本品。

（3）高血压、糖尿病等慢性患者应该在医生指导下服用本品。

（4）肾阴虚患者不宜服用本品。

◆ **药物安全性**

本品来源于马王堆出土的汉代养生方，中药配方，效果显著，安全性高。其副作用很少，但是本品毕竟是属于药字号的产品，是药三分毒，不能将之等同于保健品长期服用。本品中含有人参的成分，气虚者不宜服用，这些都是大家应该要注意的。

♥ 九、至宝三鞭丸

本品的主要成分有鹿鞭、海狗鞭、狗鞭、蛤蚧、海马、鹿茸、人参、肉桂、沉香、龙骨、阳起石、覆盆子、补骨脂（炒）、桑螵蛸（炒）、菟丝子（蒸）、远志、炙淫羊藿、蛇床子、牛膝、花椒（炒），常见剂型为小蜜丸，胶囊或者药酒制剂。它能补血生精、健脑补肾。本品主要用于体质虚弱、腰背酸痛、神经衰弱、过度用脑、头晕贫血等症。

◆ 常见商品名及用法

中亚至宝三鞭丸

每盒6.25克，每大盒8盒。口服，1次1盒，1日1次。不同产品其用法用量不同，请以商品包装说明书推荐量或者医嘱为准。

本品宜饭前服用。服用本品2周症状无缓解，甚至症状加重时，应该停药就医。

◆ 适用情况

主要用于体质虚弱、腰背酸痛、神经衰弱、过度用脑、头晕贫血、健忘易惊、自汗虚汗、失眠多梦、畏寒怕冷、面色苍白、气虚食减等症状。

◆ 常见错误用法

本品成分以鹿鞭、海狗鞭、狗鞭等为主，功能补血生精，健脑，壮阳补肾，但是从其成分来看并不是所有的肾虚患者都适合服用本品，本品针对的是肾阳虚的患者，如果是肾阴虚的患者则不宜服用本品了。肾阳虚患者与肾阴虚的患者从外在上区分，肾阳虚患者四肢冰凉，畏寒怕冷，面色青白或者苍白无华，舌苔白，肾阴虚的患者面色潮红，小便黄赤，舌红少津。在服用本品的时候，应该注意区分。

本品能壮阳补肾，药性较为强烈，一般不建议健康的气血旺盛的年轻人服用本品，偶尔为之可以，长久服用，则不利于身体健康。

感冒患者身体处于特殊状态，体内湿热内蕴，胃火过旺等平常说的上火人群不宜服用本品，以免火上加油，加重体内温热等不利因素，给身体带来不利影响。

本品是内科虚证类非处方药，如果患者患的是相关实证，服用本品，可能起到减轻症状的效果，但是起不了治疗作用，这一点要特别注意。

◆ **药品使用注意**

（1）服用本品时，忌生冷、辛辣、油腻食物。

（2）本品含有人参成分，不宜同服藜芦、五灵脂、皂荚及其制剂，服药期间也不宜喝茶和吃萝卜。

（3）在服用本品的同时，如需服用其他药物，请在事先咨询医生或者药剂师的建议。

◆ **特殊人群用药指南**

（1）对本品过敏者禁用，过敏体质者慎用。

（2）感冒、发热、咳嗽痰多患者不宜服用本品。

（3）高血压、糖尿病等慢性患者应该在医生指导下服用本品。

（4）肾阴虚患者不宜服用本品。

（5）孕妇禁服本品。

◆ **药物安全性**

本品来源于南宋宫廷御方，历史悠久，方中运用诸多名贵药材，在壮阳补肾生精方面确实有独特的功效，中药配方，安全性比较高。其不良反应还不明确。如果在使用过程中发现任何不适，请咨询医生意见。本品虽然有比较好的性保健功能，但是毕竟还是属于药字号的。想要身强体健，一定要合理用药，不能过度依靠本品的功能。

❤➕ 十、五子衍宗丸

本品的主要成分有枸杞子、菟丝子（炒）、覆盆子、五味子（蒸）、车前子（盐炒）。常见剂型为小蜜丸制剂。本品中的枸杞子、菟丝子补肾益精，为主药，菟丝子益阴扶阳，温而不燥，补而不滞；覆盆子、五味子固肾涩精，助阳止遗；车前子泻肾经虚火，使水窍常开，则小便利而湿热外泄，它能添精、补髓、益肾。本品主要用于肾虚精亏所致的阳痿不育、遗精早泄。

◆ **常见商品名及用法**

同仁堂五子衍宗丸

每瓶60克。口服，1次6克，1日2次。

太极五子衍宗丸

每瓶60克。口服，1次6克，1日2次。

不同厂家生产出来的产品，用法用量有差别，请以商品包装说明书为准或者遵医嘱。

本品宜饭前服用。服用本品4周症状无缓解，甚至症状加重时，应该停药就医。

◆ **适用情况**

主要用于肾虚精亏所致的阳痿不育、遗精早泄、腰痛、尿后余沥等。

◆ **常见错误用法**

本品能够补肾、养精、补髓，用于治疗阳痿不育、遗精早泄等症，但是这些症状须由肾虚所引起，如果是其他实症如阴茎外伤、阴茎短小或者慢性前列腺炎引起，服用本品可能起到缓解症状的作用，但是起不到根本性的治疗作用。

本品能壮阳补肾，药性较为强烈，一般不建议健康的气血旺盛的年轻人服用本品。长期服用本品，容易导致药物依赖性，使内分泌紊乱，甚至可能导致真正的性功能障碍。

感冒患者身体处于特殊状态，体内湿热内蕴，胃火过旺等平常说的"上火人群"不宜服用本品，以免火上加油，加重体内温热等不利因素，给身体带来不利影响。

本品用于治疗不孕不育，服用过程中，应该节制房事，养肾补精，温养一段时间（通常在服完1个疗程3个月），使肾气充足、固本培元之后，再增加受孕的概率。

◆ **药品使用注意**

（1）服用本品时，忌生冷、辛辣、油腻不易消化食物。

（2）在服用本品的同时，如需服用其他药物，请在事先咨询医生或者药剂师的建议。

◆ **特殊人群用药指南**

（1）对本品过敏者禁用，过敏体质者慎用。

（2）感冒发热患者不宜服用本品。

（3）高血压、心脏病、肝病、肾病、糖尿病等慢性患者应该在医生指导下服用本品。

（4）儿童、孕妇、哺乳期妇女应该在医生指导下服用本品。

◆ **药物安全性**

本品能养精、补髓、益肾，治疗男性不育症有较好的效果，被称为"古今种子第一方""补阳方药之祖"，有"五子壮阳、六味滋阴"之说。中药制剂，安全性比较高，对其副作用和不良反应暂时还不清楚，如果在服用过程中，出现任何不适，请咨询医生意见。作为一种功能壮阳的药，健康的人群应尽量避免长期服用，以免养成药物依赖性，导致真正的性功能障碍。

第五节　适用于老年人养生延寿

❤️ 一、参茸丸

本品的主要成分有红参、鹿茸、熟地黄、肉苁蓉（制）、巴戟天、炙黄芪、茯苓、菟丝子（炒）、肉桂、当归等。常见剂型为黑褐色水蜜丸。它能滋阴补肾，益精壮阳。本品一般用于肾虚肾寒、阳痿早泄、梦遗滑精、腰腿酸痛等症状。

◆ 常见商品名及用法

同仁堂参茸丸

每瓶30克，每盒6瓶。口服，1次6克，1日2次。

鹿王参茸丸

每丸10克，每盒10丸。口服，1次1丸，1日2次。

不同厂家生产的产品规格不同，请按其商品包装说明书推荐量或者医嘱服用。

◆ 适用情况

一般用于肾虚肾寒、阳痿早泄、梦遗滑精、腰腿酸痛、形体瘦弱、气血两虚等症状。

◆ 常见错误用法

本品能够滋阴补肾，壮阳益精，用于治疗阳痿不育、遗精早泄等症，但是这些症状须由肾虚所引起，如果是其他实症如阴茎外伤、阴茎短小或者慢性前列腺炎引起，服用本品可能起到缓解症状的作用，但是起不到根本性的治疗作用。

本品能壮阳补肾，药性较为强烈，不建议健康的气血旺盛的年轻人服用本品。平时性欲比较旺盛、阳事易举的人群更是不宜服用本品。平时有房事表现欠佳的人服用本品也应注意克制，不要一味贪图服用本品后，房事的畅快感，做到合理使用。长期服用本品，容易导致药物依赖性，使内分泌紊乱，甚至可能导致真正的性功能障碍。

感冒患者和体内湿热内蕴、胃火过旺等平常说的"上火人群"不宜服用本品，以免火上加油，加重体内温热等不利因素，给身体带来不利影响。

本品作为一种滋补佳品，除了肾虚人群可以服用外，其他气血衰弱、体弱神疲、气短无力、腰酸背痛、自汗失眠、健忘心悸的中老年人或者是久病后体虚的人也可以服用本品，但是要注意有一些病后或者年长的人群，身体特别虚弱，虚不受补，这一类人群应该先行一段时间的食补，待身体强健些再服用本品。

本品用于治疗不孕不育，服用过程中，应该节制房事，而是应该养肾补精，温养一段时间（通常在服完1个疗程3个月），使肾气充足，固本培元之后，增加受孕的概率。

◆ **药品使用注意**

（1）服用本品时，忌生冷、辛辣、油腻不易消化食物。

（2）在服用本品的同时，如需服用其他药物，请事先咨询医生或者药剂师的建议。

◆ **特殊人群用药指南**

（1）对本品过敏者禁用，过敏体质者慎用。

（2）阳事易举和体内有实火者忌用本品。

（3）高血压、心脏病、肝病、肾病、糖尿病等慢性患者应该在医生指导下服用本品。

（4）孕妇禁用本品，儿童不宜服用本品。年老体虚的患者服用本品应该慎重。

◆ **药物安全性**

本品在清代时就是皇家用药，历史悠久，疗效显著。从其成分就可知其在补肾壮阳方面有着相当不错的功效。本品中药配方，还是比较安全的，很少副作用，但是平时阳事易举或者体内有实火的人群忌用本品。有些患者服用本品后可能出现流鼻血或者上火症状，一般在停药后症状即能自动消失。本品能够壮阳健肾，但是一定要注意合理使用。

❤➕ 二、西洋参

本品产自北美洲，又被称为花旗参。其药性偏寒，味道微苦，常见剂型为含片、胶囊、冲剂、口服液等。西洋参中的洋参皂甙可调节内分泌代谢，抗疲劳，皂苷、多糖及微量元素可保护心肌细胞，扩张血管，抗心肌缺氧，抗心律失常，抗心肌缺血，也能调节免疫，增强体质，促进血液活力。本品一般用于抗疲劳、滋阴补气、清热生津、益智宁神。

◆ **常见商品名及用法**

斯必利牌西洋参含片

每片1 250毫克，每盒12片。含服，1次1片，1日3次。

康洲西洋参

每瓶100克。每日3 ~ 6克，含服或者开水泡服。

不同形态的产品，其用法用量不同，请按商品说明书为准。

◆ **适用情况**

一般用于抗疲劳、滋阴补气、清热生津、益智宁神，也可以用于提高免疫力、增强记忆力、降血压、降血糖、增强心脏活力等。

◆ **常见错误用法**

本品主要适合平时工作压力大、节奏快、易疲劳的城市人群；用脑比较多的脑力工作者；加班比较多、生活不规律的人群；需要补充脑力消耗、提高记忆力的中学生；心脑血管患者和平时身体比较虚弱的中老年人。

这中间特别要注意的是儿童，中学以下的儿童是不宜服用西洋参的，因为西洋参有激素样作用，不利于儿童的正常生长发育。

西洋参药性偏寒，因此身体虚寒、胃有寒湿的人群不宜服用本品。这些人主要表现为面色苍白、身体浮肿、心跳缓慢、经常食欲不振、恶心呕吐、腹痛腹胀、畏寒怕冷、舌苔白腻，男性可能出现阳痿、早泄、滑精等，女性性欲淡薄、痛经、闭经、白带多。

很多人在感冒期间，会出现身体疲劳、全身乏力等现象，会服用西洋参制品来提神，其实感冒期间的患者身体处于特殊状态，是不宜服用本品的。

◆ **药品使用注意**

（1）服用本品时，忌生冷、辛辣、油腻不易消化食物。

（2）本品含有皂苷成分，不宜同服藜芦、五灵脂、皂荚及其制剂，服药期间也不宜喝茶和吃萝卜。

（3）在服用本品的同时，如需服用其他药物，请在事先咨询医生或者药剂师的建议。

◆ **特殊人群用药指南**

（1）对本品过敏者禁用，过敏体质者慎用。

（2）12岁以下儿童不宜服用本品。

（3）高血压、心脏病、肝病、肾病、糖尿病等慢性患者应该在医生指导下服用本品。

（4）身体虚寒、脾胃寒湿的患者不宜服用本品。

（5）感冒患者不宜服用本品。

◆ **药物安全性**

西洋参，一直以来就是名贵的滋补药材，属于参类，但是性属清补，与人参相比，不上火，正规厂家生产的西洋参制品一般来说安全性是比较高的，副作用很少，但是值得注意的是西洋参药性寒凉，如果服用后，出现畏寒怕冷、食欲不振、体温下降、腹泻甚至过肿、浮肿或者是瘙痒时，一定要及时停药。西洋参虽好，但并不适合所有人。

♥➕ 三、灵芝

一般来说，作为药用的灵芝以赤灵芝、紫灵芝和云芝为主。灵芝制品常见的有灵芝胶囊、灵芝茶等。灵芝对神经系统有明显的抑制作用，用于呼吸系统有祛痰作用，用于循环系统可以起到加强心脏收缩力和降压的作用。此外，还有护肝、抗菌、提高免疫力等作用。灵芝及其制品一般用于抗肿瘤、保肝解毒、抗衰老、提高免疫力和治疗心血管系统的疾病。

◆ **常见商品名及用法**

韩都灵芝胶囊

每粒0.27克，每盒24粒。口服，1次2粒，1日3次。

众享灵芝孢子粉胶囊

每粒0.35克，每盒90粒。口服，1次4粒，1日1次。

不同形态的产品，其用法用量不同，请按商品说明书为准。

◆ **适用情况**

一般用于抗肿瘤、保肝解毒、抗衰老、提高免疫力和治疗心血管系统的疾病。

◆ **常见错误用法**

灵芝制品品种繁多，大部分以灵芝为主要原料，由于其添加料的不同，有的是药字号的，具有药物功能，有的食字号的，只有保健的功能，不能起替代药物的作用，这一点在购买时候，应该看清楚。

灵芝制品作为一种补益品，适合中老年人群服用，少年儿童是不宜服用的，以免影响其正常的生长发育。

灵芝有抗肿瘤的功效，能够提高患者免疫力，但是并不是每个癌症患者都可以吃灵芝制品的。灵芝制品通常有较强的补益功效，药性偏热，吃了容易上火，可能加重病情。不同的灵芝品种对不同的癌症的疗效有很大区别，南方的紫灵芝和北方的赤灵芝就有明显的不同，吃错了灵芝品种，等于白吃，甚至起相反的效果。在服用灵芝制品前，最好事先征询医生或者药剂师的意见。

通常来说，紫灵芝性甘、温、无毒，可以益精气，坚筋骨，利关节，疗虚劳，增加人体的免疫力，糖尿病患者这类需要降血糖的特别合适服用紫灵芝。赤灵芝性苦、平、无毒，能解胸胃郁结，补中益气，使人神志清明，有促进新陈代谢、增强脑神经功能，可以补心肾，调节血压，更适合癌症患者和高血压患者服用。

◆ **药品使用注意**

（1）服用本品时，忌生冷、辛辣、油腻不易消化食物。

（2）在服用本品的同时，如需服用其他药物，请在事先咨询医生或者药剂师的建议。

◆ **特殊人群用药指南**

（1）对本品过敏者禁用，过敏体质者慎用。

（2）感冒发热患者忌服本品。

（3）高血压、心脏病、肝病、肾病、糖尿病等慢性患者应该在医生指导下服用本品。

（4）少年儿童不宜服用本品。

◆ **药物安全性**

灵芝品种有200多种，并不是每种灵芝都能作为药物，有些灵芝甚至是毒灵芝。目前市场上正规的灵芝产品都是比较安全的，副作用很少。但是值得强调的是，有些患者看到一些野生灵芝也会拿来药用，其实是相当不安全的，对中药和灵芝不熟悉的人最好不要随便自制灵芝服用。同时灵芝产品滋补性很强，有的服用后，会出现上火等症状。在服用灵芝产品时，也要注意虚不受补的情况发生。

♥ 四、何首乌

本品是一种传统名贵中药，中国的大部分地区都有何首乌出产，通常来说，河南和华东出产的何首乌品质较好。何首乌的制品一般以片剂和口服液较为常见。何首乌制品具有补肝肾、益精血、乌须发、强筋骨、降血脂、抗衰老的功效。何首乌及其制品一般用于血虚萎黄、眩晕耳鸣、须发早白、腰膝酸软、肢体麻木、崩漏带下、久病体虚、高脂血症。

◆ **常见商品名及用法**

邦民复方首乌补液

每瓶120毫升，口服，1次15毫升，1日2～3次。

百花首乌延寿片

每盒50片，口服，1次5片，1日3次。

不同形态的产品，其用法用量不同，请按商品说明书为准。

◆ **适用情况**

何首乌及其制品一般用于血虚萎黄、眩晕耳鸣、须发早白、腰膝酸软、肢体麻木、崩漏带下、久病体虚、高脂血症。

◆ **常见错误用法**

何首乌制品品种繁多，大部分以何首乌为主要原料，但是要注意，有的产品是药字号的，具有药物功能，有的产品是食字号的，只有保健的功能，不能替代药物的。

何首乌有乌发生发的功能，这是众人皆知，于是有人会买来何首乌磨粉后食用，但是在食用后会感觉到食欲不振、恶心、全身无力，有些甚至还出现了呕吐、腹胀、小便发黄等情况，这是因为市场上买到的何首乌有生熟之分，生的何首乌中含有蒽醌衍生物大黄酚，有一定的毒性，能够造成肝脏损害和刺激肠道充血。而制过的何首乌，也就是熟何首乌则不会出现这种情况。

通常来说，直接切片入药的为生首乌，用黑豆煮汁拌蒸晒干后为制首乌，生首乌甘、苦、性平，归心、肝、大肠经，生首乌能解毒，消肿痈，润肠通便，常用于治疗瘰疬疮痈、风疹瘙痒、肠燥便秘；熟首乌甘、涩，微温，归肝、肾，功能补肝肾、益精血、乌须发、强筋骨，用于血虚萎黄、眩晕耳鸣、须发早白、腰膝酸软、肢体麻木、崩漏带下、久疟体虚等。平时在自行使用时，一定要分清楚自己需要的是生首乌还是熟首乌。

有的朋友平时讲究食补，知道何首乌能够滋阴补肾，于是在煲汤时放些何首乌，但是何首乌禁忌与猪肉、羊肉、无鳞鱼、血、葱、蒜、萝卜一起搭配，这一点应该特别注意。

何首乌忌用铁器煮食，这也是大家平时要注意的地方。

◆ **药品使用注意**

（1）服用本品时，忌生冷、辛辣、油腻不易消化食物。

（2）在服用本品的同时，如需服用其他药物，请在事先咨询医生或者药剂师的建议。

◆ **特殊人群用药指南**

（1）对本品过敏者禁用，过敏体质者慎用。

（2）感冒发热患者忌服本品。

（3）高血压、心脏病、肝病、肾病、糖尿病等慢性患者应该在医生指导下服用本品。

（4）平时肠胃虚寒，大便溏薄的人群慎用何首乌制品。

◆ **药物安全性**

何首乌是中国中医传统的中药，其滋补肝肾、乌发的效果广为人知。通常来说，市场上正规的何首乌产品都是比较安全的，但是有专家指出，何首乌可能存在肝损害的副作用。同时生熟首乌的功效也是不同的，消费者在服用时，一定要注意区分，同时，何首乌毕竟是药，不宜当作一般食品天天食用。

♥ 五、深海鱼油

本品是一种调节血脂的保健食品，主要成分是鱼油，剂型以胶囊剂为常见。本品具有降低胆固醇、预防心脑血管疾病的功能，预防血栓形成，减少动脉硬化，降压降脂，降低血液黏稠度，促进血液循环，消除疲劳。DHA和EPA是大脑、神经细胞及人体防御系统的重要组成部分，具有调节血脂、改善记忆的功效。服用本品可以调节血脂，清理血栓，防止血液凝固，预防脑血栓、脑溢血及中风，预防关节炎，缓解痛风、哮喘，暂时缓解由关节炎引起的肿痛等功效。

◆ **常见商品名及用法**

美澳健深海鱼油软胶囊

每粒1克，每瓶99粒。

汤臣倍健鱼油软胶囊

每粒1克，每瓶100粒。

不同牌子的深海鱼油产品用量是不同的。

不同的商品有不同的用法用量，应根据商品说明书上用量服用。

◆ **适用情况**

服用本品可以调节血脂，清理血栓，防止血液凝固，预防脑血栓、脑溢血及中风；预防关节炎，缓解痛风、哮喘，暂时缓解由关节炎引起的肿痛；预防老年痴呆症、营养大脑、改善记忆；改善视力、防治老花眼；预防视网膜相关疾病出现视力减退、视物变形等症状，可维护视网膜。

◆ **常见错误用法**

本品适合"三高"人群，动脉硬化、血栓、脑溢血及中风迹象或已病患者；关节炎、痛风、哮喘、偏头痛者；有青光眼、白内障、视力衰退者；饮食不规律，常吃油炸、腌制及高脂类食品的人群。

我们也要清楚，本品是属于食字号的，是一种保健营养品，并不具有药物的功效，虽然它能够对很多疾病都起到辅助治疗的效果，但是它并不能替代药物。

很多人都服用深海鱼油产品，但是搞不清自己到底要怎么服。如果以保健为目的，可按小剂量服用，比如每日服1次，每次1粒。早晚随餐服用，可以减少副作用的产生。如果以治疗为目的，开始可用较大剂量，每日2次，早晚各1粒，3个月以后可减少，每日1

次，每次1粒，以维持疗效。老年人最好在服用鱼油的同时服用卵磷脂，鱼油与卵磷脂同服，不但对降脂有协助作用，而且卵磷脂能增强肝的排泄功能，从而保护肝脏不受损害。

在服用深海鱼油产品时，我们要看清楚DHA和EPA含量比。DHA：EPA≥3：1的鱼油适宜学生和脑力劳动者服用；而DHA和EPA含量都较高的鱼油不适宜少年儿童、孕期和哺乳期妇女、有出血倾向和出血性疾病患者服用。

◆ 药品使用注意

（1）深海鱼油与其他药物同服时，最好间隔半小时以上，以免相互作用产生不良反应。

（2）如果你每日服用血液稀释剂或阿司匹林，在服用深海鱼油软胶囊时，请向医生咨询，以免摄取过量导致出血，严重者会出现出血性中风。

◆ 特殊人群用药指南

（1）怀孕或哺乳期、服药、面临手术、有出血问题或进行任何其他处理的患者，可能影响凝血功能者，服用此产品需格外谨慎，使用前最好咨询医生。

（2）由于某些鱼类含有汞，会损害新生儿以及儿童正在发育的神经系统，所以婴幼儿和儿童应慎吃鱼油。

（3）对鱼和海鲜过敏的人，服用时需谨慎。

（4）摄入高剂量的鱼油可能会增加肝病患者出血的危险。

（5）躁郁症、抑郁症患者服用鱼油可能会加重病情。

（6）糖尿病患者摄入高剂量的鱼油可能会使血糖控制更加困难。

（7）深海鱼油可以降低血压，因此正在服用降压药的人，摄入高剂量的鱼油可能会造成血压太低。

（8）摄入高剂量的鱼油可能会进一步增加家族性腺瘤性息肉患者的癌症风险。

（9）有出血性疾病和出血倾向者禁服。

◆ **药物安全性**

本品是现在广受欢迎的一种营养补益品，一般来说，在每日服用不超过3克的情况下，其安全性是比较高的。服用本品，我们要了解适宜和禁忌人群，服用深海鱼油后，可能会出现的不良反应有：嗳气、口臭、胃灼热、恶心、稀便、皮疹和流鼻血。服用深海鱼油剂量过高的话，还会导致血液不易凝结，增加出血的风险。另外需要注意的是，某些鱼类特别是鲨鱼、鲭鱼和养殖鲑鱼，可能会受到汞和其他化学品的污染。因此，选择鱼油类补充剂时，要选择纯度高、提取自深海无污染鱼类的鱼油产品。

❤️⁺ 六、虫草

本品又称冬虫夏草、冬虫草等，是麦角菌科的真菌与蝙蝠蛾幼虫在特殊条件下形成的菌虫结合体，虫草制品一般为胶囊、片剂等。虫草体内含虫草酸、维生素B_{12}、脂肪、蛋白质等。虫草性甘、温平、无毒，是著名的滋补强壮药。本品一般用于治疗肺气虚和肺肾两虚、肺结核等所致的咯血或痰中带血、咳嗽、气短、盗汗等。

◆ **常见商品名及用法**

福临门冬虫夏草含片

每片0.25克，每盒20克。含服，1次3～4片，1日2次。

樟树复方虫草口服液

每支10毫升，每盒20支。口服，1次10毫升，1日2次。

同济堂虫草清肺胶囊

每粒0.3克，每盒24粒。口服，1次2～3粒，1日3次。

不同形态的产品，其用法用量不同，请按商品说明书为准。

◆ **适用情况**

虫草及其制品常用于治疗肺气虚和肺肾两虚、肺结核等所致的咯血或痰中带血、咳嗽、气短、盗汗等，对肾虚阳痿、腰膝酸疼等亦有良好的疗效，同时也是年老体弱者的滋补佳品。

◆ **常见错误用法**

市场上的虫草制品大部分是以虫草为主要原料，添加了其他成分做成的复方型功能产品，这些产品有的是药字号的，具有一定的药物功能，有的是食字号的，具有保健功能，在购买的时候，一定要根据自己的实际需要，选择合适的产品。特别是食字号的产品没有替代药物的功能，这一点消费者一定要有清醒的认识。

冬虫夏草主要分布在我国的青海、西藏、云南、四川、贵州、甘肃等地。一般来说，青海和西藏两地出产的虫草品质要好过其他地方的。据统计，世界上虫草属有507种，但是只有一种是冬虫夏草，其余的都只能称为虫草。近年来就有人用湖南、江西等地的亚香棒虫草作为正品冬虫夏草在市场上销售，购买时一定要小心辨别。即便是青海、西藏的冬虫夏草，品质也是分等级的。一般来说，海拔越高，质量越好，如西藏那曲和青海玉树出产的虫草品质最好，青海果洛和西藏昌都出产的次之等。

冬虫夏草的吃法很多，常见的有泡水、煎水、煲汤、煮粥、泡酒等。但是研究发现，加热超过60℃时，冬虫夏草的精华成分如多糖等会被破坏，其药用功效明显降降，而加热至80℃15分钟后，冬虫夏草具有的抗肿瘤作用的酸性非限制性DNA内切酶彻底失活。所以一般以泡酒、泡水或者胶囊形式，能够保存冬虫夏草更多的营养精华。

冬虫夏草作为滋补药品，多服无益，作为保健用量，一天在2克以内，作为治病用量，一天2~5克即可。

并不是所有的人都可以服用冬虫夏草，有阴虚火旺、湿热内盛、实火或者邪胜者不宜服用，炎症较重或者外感咳嗽、急性咳嗽，并有发热患者不宜服用，感冒期间不宜服用本品。

现在市场上虫草商品被有些商家吹捧成壮阳、抗癌，包治百病的灵药，不足为信。

◆ **药品使用注意**

（1）服用本品时，忌生冷、辛辣、油腻不易消化食物。

（2）在服用本品的同时，如需服用其他药物，请在事先咨询医生或者药剂师的建议。

◆ **特殊人群用药指南**

（1）对本品过敏者禁用，过敏体质者慎用。

（2）感冒发热、炎症较重、外感咳嗽、急性咳嗽等患者忌服本品。

（3）高血压、心脏病、肝病、肾病、糖尿病等慢性患者应该在医生指导下服用本品。

（4）婴儿和青少年不宜服用本品。

（5）有阴虚火旺、湿热内盛、实火者不宜服用本品。

◆ **药物安全性**

冬虫夏草是我国的一种名贵药材，自古以来就和人参、鹿茸一起列为中国三大补药。现在市场上正规的虫草制品都是比较安全的，科学服用虫草制品，副作用很少，很少不良反应。但是作为一种中药，是药三分毒，我们还是应该坚持适当服用。同时，在服用前，对市场上的虫草应该辨别优劣、真假。

❤ 七、人参

本品被人们称作百草之王，是中药传统名贵药材之一。人参可以直接食用，也可以作为主要成分与其他药材一起组成复方制剂。常见的以人参为主要成分的剂型有口服液、胶囊等多种形式。

人参能"补五脏、安精神、定魂魄、止惊悸、除邪气，明目开心益智"，"久服能轻身延年"，"治男妇一切虚证"。人参及其制品主要用于劳伤虚损、食少、倦怠、反胃吐食、大便滑泄、虚咳喘促、自汗暴脱、惊悸、健忘、头痛头晕、阳痿、尿频、消渴等一切气血津液不足之症。

◆ 常见商品名及用法

三精人参口服液

每支10毫升，每盒10支，口服，1次1支，1日3次。

同仁堂人参归脾丸

每丸9克，每盒10丸。口服，1次1丸，1日2次。

不同形态的产品，其用法用量不同，请按商品说明书为准。

◆ 适用情况

人参及其制品主要用于劳伤虚损、食少、倦怠、反胃吐食、大便滑泄、虚咳喘促、自汗暴脱、惊悸、健忘、头痛头晕、阳痿、尿频、消渴、妇女崩漏、小儿慢惊及久虚不复等一切气血津液不足之症，也是人们公认的名贵补益品。

◆ 常见错误用法

人参及人参制品品种繁多，功效不一，有的是食字号的，有的是药字号的，大家也可以直接用人参泡酒、煲汤、冲水、煎服等等，但是要注意的是，在一些实际病症中，人参及其制品不能取代原本要服用的药物功能，只能起辅助治疗的效果。

人参历来就属于大补之物，名贵药材，对人体的滋补性很强，人参药性偏温热，因此本身体内有实热，或者外感风热发烧的患者是不宜服用人参制品的，以免起到火上加油的作用。

人参历来就是用来益气强身的，特别是气虚的患者，特别适合用人参来固本培元益气，但是如果本身就是身健体壮、气盈血足的人就不宜服用本品了。

人参能助火益气，如果是肾阴虚不盛者可以服用，阴虚火轻盛者少用，阴虚火旺者则应该忌用，阴虚火旺者服用了可能使阴虚程度加重。

人参可以益气健脾，适当使用可以改善消化功能，但是长期服用就有可能出现腹胀腹满、消化不良、食欲不振，影响胃肠健康了。

很多人会直接用人参来煲鸡汤，或者泡参须茶，煎水服药等，人参不管是煎服还是炖服，都忌用五金炊具，应该用陶瓷或者是其他材质的炊具较好。

◆ 药品使用注意

（1）服用本品时，忌生冷、辛辣、油腻不易消化食物。

（2）人参制品不宜与藜芦、五灵脂、皂荚及其制品同服，服用人参后，忌吃萝卜和海鲜，忌饮茶，人参也忌与葡萄同吃。

（3）在服用本品的同时，如需服用其他药物，请在事先咨询医生或者药剂师的建议。

◆ 特殊人群用药指南

（1）对本品过敏者禁用，过敏体质者慎用。

（2）感冒发热、炎症较重、外感咳嗽、急性咳嗽等患者忌服本品。

（3）高血压、心脏病、肝病、肾病、糖尿病等慢性患者应该在医生指导下服用本品。

（4）实证、热证、正气不虚者忌服本品、

◆ 药物安全性

人参是我国传统的补益名药，它在很多种医学领域都发挥着相当不错的效果。现在市场上的正规人参制品都是比较安全的。但是人参如果长期大量服用，还是有一定的副作用的，可能出现人参滥用综合征，表现为心情兴奋、失眠、烦躁忧虑，出现人格丧失或精神错乱等类似皮质类固醇中枢神经兴奋和刺激症状。俗话说，人参医死人无罪，我们还是要正确看待人参的功过，合理使用人参及人参制品。

❤ 八、人参蜂王浆

本品是以人参、蜂王浆、炼蜜、葡萄糖、维生素C、山梨酸为主要原料制成的保健食品。一般为口服液或者软胶囊制剂。人参味甘性温，补气圣药，蜂王浆性平味甘，含有蛋白质、脂肪及多种维生素，还含有叶酸和多种人体所需的氨基酸和生物激素，营养价值丰富。本品将两者的功能结合起来，有提高抗病能力、活化人体衰老组织的功效。本品可以补益元气，健脾益肺，服之可以安神生津，提高记忆力，增强人体免疫力，有延年益寿之效。可用于滋补体质虚弱，改善营养不良、食欲不振、神经衰弱等症状。

◆ 常见商品名及用法

美媛春人参蜂王浆软胶囊

每粒500毫克，每瓶60粒。

北京人参蜂王浆口服液

每支10毫升，每盒10支。

不同商品用法用量不同，以商品包装说明书为准。

本品饭后服用效果更好，一般服用1周症状无好转，请停药就医。

◆ 适用情况

本品可以补益元气，健脾益肺，服之可以安神生津，提高记忆力，增强人体免疫力，有延年益寿之效。可用于滋补体质虚弱，改善营养不良、食欲不振、神经衰弱等症状，对于肝炎、风湿性关节炎、支气管哮喘、贫血以及病后恢复元气有一定的辅助作用。

◆ 常见错误用法

本品能够补益元气，健脾益肺，但是不是所有人都合适服用的。首先是儿童、青少年不宜服用本品。有的家长为了给孩子提高记忆力，改善其营养不良的状况给孩子服用本类产品，结果孩子出现假性性早熟。

有些低血压的患者（需要和贫血患者进行区分），也会表现出营养不良、容易疲劳的状况，所以会服用本品来给自己补补元气，但是人参与蜂王浆结合后，会产生低血糖的反应，所以这类朋友服用本品后，可能产生比较严重的反应和后果，一定要慎服，甚至能不服就不服。

有的孕妇身体比较虚，为了给身体补充营养，认为本品是来自于自然，非西药，可以放心服用，其实是相当危险的，本品能够刺激子宫的收缩功能，可能影响胎儿的正常发育，甚至可能导致流产或者是死胎现象。孕妇最好在医生指导下服用本品。

本品是一种营养补益品，有辅助治疗某些疾病的效果，但是本品不能代替药物的作用。

◆ **药品使用注意**

（1）在服用本品的同时，忌烟、生冷海鲜类食物。

（2）本品不能与降压类药物同时服用。

（3）如服用本品时正在服用其他药物，请咨询医生或者药剂师的建议。

◆ **特殊人群用药指南**

（1）本品小孩服用后，是否会促使其性早熟尚无研究报道，但非体虚的小孩忌服。

（2）胃肠功能紊乱者忌服。

（3）过敏体质者忌服，非体虚的孕妇慎服。

（4）手术初期、高烧、吐血及黄疸者都不能服用本品。

◆ **药物安全性**

本品作为一种传统且广泛使用的营养补品，其功效显著，以中老年人特别是女性服用最适合，尤其适合平素体质虚弱、疲劳乏力、抵抗力差的人群，可以起到滋补强壮、增强免疫力、抗衰老、治疗更年期不适的作用。但是正是因为本品的补益效果十分强烈，因此在服用本品时，一定要避免虚不受补或者补益过旺的情况发生，特别要注意无必要让正常小孩服用。同时本品只是一种营养补充品，并不能代替药物的真正功效。

❤️➕ 九、十全大补丸

　　本品由人参、肉桂、川芎、熟地黄、茯苓、白术、炙甘草、黄芪、川当归、白芍药制成，常见剂型为水蜜丸或者膏药制剂，也有的将之制成药酒。它能增强免疫效果，明显促进特异性免疫功能和非特异性免疫功能，快速增加红细胞、血红蛋白，保护骨髓的造血功能，能纠正和减轻术后低蛋白血症和贫血等。本品一般用于气血两虚、面色苍白、气短心悸、头晕自汗、体倦乏力、四肢不温等情况。

◆ 常见商品名及用法

　　九芝党十全大补丸

　　每瓶200丸。口服，1次8~10丸，1日3次。

◆ 适用情况

　　一般用于气血两虚、面色苍白、气短心悸、头晕自汗、体倦乏力、四肢不温等情况。

◆ 常见错误用法

　　本品名为十全大补丸，能够气血双补，但是并不是人人都能服用的，首先，如果本身身体壮实、气血充盈的健康人群，服用本品，有损无益，甚至可能出现一些口角生疮等上火症状。

　　本品成分中含有肉桂等成分，药性温热，因此体内有实热者忌用本品，同时本品针对的是肾阳虚的患者，如果平时有四肢发冷、畏寒、腰酸、面色青白无华等症状时可以服用本品，如果是肾阴虚，平时腰酸、燥热、盗汗、虚汗、头晕、耳鸣等表现的患者是不宜服用本品的。

本品属于温热性产品，因此外感风寒、风热（简单说就是感冒），实热内盛者（简单说就是有上火症状）不宜用本品，以免火上加油，助长湿热，给身体带来不利影响。

◆ **药品使用注意**

（1）服用本品时，忌生冷、辛辣、油腻不易消化食物。

（2）本品不宜与感冒药同服。

（3）本品含有皂苷成分，不宜同服藜芦、五灵脂、皂荚及其制剂，服药期间也不宜喝茶和吃萝卜。

（4）在服用本品期间，如需服用其他药物，与事前咨询医生或者药剂师意见。

◆ **特殊人群用药指南**

（1）对本品过敏者禁用，过敏体质者慎用。

（2）外感风寒、风热，实热内盛、体内有实热者忌服。

（3）孕妇忌用本品，身体壮实不虚者忌服本品。

（4）儿童和体虚老人应该在医生指导下服用本品。

◆ **药物安全性**

十全大补丸由补气的四君子汤和补血的四物汤加上温补的黄芪、肉桂组成，是传统的温补气血的名药，能够气血双补，中药配方，安全性很高，副作用很少。但是作为一种滋补药物，健康人群气血充盈是不宜服用的，如果在服用期间出现小便发黄、口干、舌红、苔黄等情况时，一定要及时停服，必要时就医。